新 骨軟部画像診断の勘ドコロ

【監修】**髙橋 雅士**
友仁山崎病院病院長

【編集】**藤本 肇**
沼津市立病院放射線科部長

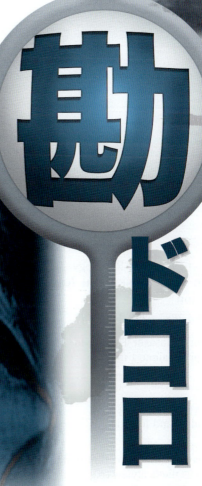

MEDICAL VIEW

本書では，厳密な指示・副作用・投薬スケジュール等について記載されていますが，これらは変更される可能性があります．本書で言及されている薬品については，製品に添付されている製造者による情報を十分にご参照ください．

Essentials of Diagnostic Radiology
Pearls in Musculoskeletal Radiology, new edition
(ISBN978-4-7583-0898-4 C3347)

Chief Editor：Masashi Takahashi
　　　Editor：Hajime Fujimoto

2015　1.1　1st ed

©MEDICAL VIEW, 2015
Printed and Bound in Japan

Medical View Co., Ltd.
2-30 Ichigayahonmuracho, Shinjyukuku, Tokyo, 162-0845, Japan
E-mail　ed @ medicalview.co.jp

監修の序

　ある教科書の内容が優れていることと，それが売れるということは，必ずしも共存しない現象である．一見わかりやすく，本屋で思わず買ってしまっても，あとでゆっくりと読んでみると浅薄な感じが否めない教科書は少なくはない．監修者として甚だ手前味噌ではあるが，『勘ドコロ』シリーズは，稀少にも，このふたつの要件を満たし得たものであったのではないかと自負している．事実，この8年の間，継続して多くの書店の書架に陳列され，確実に多くのファンを得てきたという実感を持っている．

　そして，この度，本シリーズの新版を上梓することになった．初版が発刊されてから，すでに8年の歳月が流れたが，画像医学の進歩において，この8年という時の流れはあまりに長く，近年，多くの読者から新版発行のご希望を頂戴するようになった．そこで，編集部の方々，編者の先生方と議論を重ね，リニューアル版の方向性を確認したあと，原稿依頼の作業に取りかかり，原稿をいただいてからの長い校正作業を経て，こうして発刊と相成ったわけである．

　本シリーズの基本コンセプトは，旧版からそのまま受け継がれている．それは，「増加する一方の画像診断への需要に限られた時間で対応していくため，必要なことが簡潔に記載された教科書」というものである．具体的には，「先輩が後輩に現場で伝授している診断のおさえどころ」をイメージし，若手医師への効率のよい教育に貢献できるようにすることが最大の狙いである．そして，もちろん，本シリーズはベテランの先生方が自らの知識の復習とブラッシュアップのためにも十二分な機能を果たせることも視野に入れている．さらに，本シリーズは，旧版と同様に，診療放射線技師の方々が，本書により，様々な病態と関連する画像医学ならびに関連する技術学を学んでいただけるという特徴も継承している．

　本シリーズの編集は，前回と同様に，頭部が前田正幸先生，腹部が兼松雅之先生，胸部は私が担当させていただき，骨軟部は新たに藤本肇先生にお願いすることとなった．また，頭部には新たに頭頸部領域を加えていただき，骨軟部には脊髄領域を加えていただくことになった．全体に大幅なボリュームアップとなってしまったが，それぞれの編者の先生方が，たいへん魅力的な構成を構築されており，旧版とは味わいの異なった全く新しい勘ドコロシリーズとなっている．このように，本シリーズは，編者の各先生の迸る情熱と中澤　恵さんたち編集部の方々の真摯で沈着な編集作業によってようやく完成に漕ぎ着けたものであるが，監修者として何より感謝の意を表したいのは，各巻に珠玉の文章と画像をご提供頂いた各執筆者の先生方である．いずれも，日常臨床，研究，教育，講演，執筆と非常に多忙な方ばかりであり，おそらく，本教科書の執筆に当たって，我々が想像する以上のご迷惑をおかけしたものと考えている．日本の放射線診療の向上のためという大義のため，そこは何とかご容赦いただきたくお願いする次第である．

2014年2月

髙橋雅士

編集の序

　朋友・佐志隆士先生からの依頼で，『新　骨軟部画像診断の勘ドコロ』の編集を引き継ぐこととなった。初版が出て8年が経過し，他の領域と同様，骨軟部の画像診断においても様々な変革が進行しつつある。

　初版からの引き継ぎにあたり，全体を3章に再構成することとした。

　第1章は検査のモダリティ別レビューで，単純X線写真，CT，MRIに加えて新たに核医学と超音波検査の項を設けた。

　第2章は系統別の疾患レビューとして，特定の部位にかかわらず発生しうる疾患（腫瘍や感染症，骨系統疾患など）について，各論をまとめた。

　第3章は部位別疾患レビューとして，各部位別（脊椎，肩，肘…）に主要な疾患を解説している。脊椎・脊髄疾患もこの巻で取り扱うこととなり，組み入れた。

　これに伴い，執筆陣を大幅に補強し，新たに多数の方々に加わっていただいた。例えば超音波検査を担当された皆川洋至先生は整形外科医で，我が国におけるこの道のトップランナーのひとりである。骨系統疾患については宮嵜治先生に独創的なアプローチ法を解説していただいた。その他の章も，全てその道の第一人者とされる気鋭のメンバーを配置した。

　骨軟部疾患は頭蓋骨から足の末節骨まで，全身の様々な部位がかかわってくるが，第2章と第3章は言うなれば"縦糸"と"横糸"のような関連があり，さらに検査のモダリティという"斜め糸"が複雑に絡み合って画像診断の体系が構築されていることになる。

　本書の基本コンセプトは，"これだけは押さえておこうという基本的事項"を簡潔にまとめることである。これは初版から受け継がれているもので，全巻に共通した事項である。この巻では，特に"簡潔な記載"に力点をおくため，長い文章での表現をできるだけ避け，箇条書きを多用した。多忙な日常臨床の合間に素早く重要事項を把握できるよう，配慮したつもりである。

　基本的な疾患は網羅したつもりであるが，紙数の制約もあり，割愛した事項も少なくない。世の中にある全ての疾患を載せることは困難であり，そもそも，たった600頁足らずの書物をもってmusculoskeletal radiologyという深遠で果てしない世界を語り尽くすなど不可能で，畏れ多い話である。

　読者諸氏は，本書だけで100点満点をとろうなどとはどうか思わないで欲しい。**本書は，これから骨軟部画像診断を学ぼうとする者が，"70点くらい"を目指して勉強するための座右の書になるように企画したつもりである。**70点とっていれば大学の成績なら優・良・可の3段階のうち真ん中の"良"くらいは貰えるだろう。それを踏み台にして，さらに各自で勉学を深めていただきたい。

　多忙のところ，企画の意図を酌んで貴重な時間を割いて原稿を執筆していただいた各著者の先生方に，深く御礼を申し上げる。初版の編者である佐志隆士先生には，引き続き執筆陣に加わってもらうだけでなく，編集についてもアドバイスをいただいた。また，企画と出版に際して，終始，冷静かつ粛々と編集作業を続けていただいた編集部の中澤　恵さんと伊藤　彩さんにこの場を借りて感謝の意を表する。

　本書が，骨軟部疾患の画像診断に興味を持つ全ての医師，放射線技師，その他のコメディカルの人々，さらには学生の方々の入門書としての役割を果たすことができれば，編者としてこの上ない喜びである。

2014年12月
雪化粧した富士山をながめつつ

　　　　　　　　　　　　　　　　　　　　　　　　　　　　　　　　　　　　　藤本　肇

執筆者一覧

■ 監修

髙橋 雅士　友仁山崎病院 病院長

■ 編集

藤本　肇　沼津市立病院 放射線科部長

■ 執筆（掲載順）

小川 博之　富士フイルムメディカル株式会社

佐志 隆士　八重洲クリニック

米永 健徳　東京慈恵会医科大学 放射線医学講座

鬼塚 英雄　田主丸中央病院 副理事長

宮谷 美行　東芝メディカルシステムズ株式会社 本社CT営業部

小野 英雄　八重洲クリニック

勝又 康友　株式会社フィリップスエレクトロニクスジャパン ヘルスケア事業部アプリケーション部

田渕　隆　八重洲クリニック

堀越 浩幸　群馬県立がんセンター 放射線診断部長

皆川 洋至　城東整形外科 診療部長

隅屋　寿　富山県立中央病院 放射線診断科部長

杉本 英治　自治医科大学 放射線医学教室教授

神島　保　北海道大学大学院保健科学研究院 医用生体理工学分野教授

江原　茂　岩手医科大学 放射線医学講座教授

吉岡　大　Department of Radiological Sciences, University of California, Irvine Professor

髙尾 正一郎　徳島大学大学院ヘルスバイオサイエンス研究部 医用放射線技術科学分野

宮嵜　治　国立成育医療研究センター 放射線診療部

土肥 美智子　国立スポーツ科学センター メディカルセンター副主任研究員

福田 国彦　東京慈恵会医科大学 放射線医学講座教授

藤本　肇　沼津市立病院 放射線科部長

佐藤 嘉尚　東北大学病院 放射線診断科

植野 映子　がん研究会有明病院 画像診断部副医長

松本 誠一　がん研究会有明病院 整形外科部長

青木 隆敏　産業医科大学 放射線科学准教授

畠中 正光　札幌医科大学医学部 放射線診断学教授

玉川 光春　札幌医科大学 放射線診断学講師

山口 哲治　長崎大学大学院医歯薬学総合研究科 放射線診断治療学講師

上谷 雅孝　長崎大学大学院医歯薬学総合研究科 放射線診断治療学教授

木内 信司　八重洲クリニック

稲岡　努　東邦大学佐倉病院 放射線科准教授

明石 敏昭　奈良県総合医療センター 放射線科

山本 麻子　帝京大学医学部 放射線科学講座

天野 大介　明理会中央総合病院 放射線科

野崎 太希　Department of Radiological Sciences, University of California, Irvine 聖路加国際病院 放射線科

常陸　真　東北大学病院 放射線診断科

森分 周子　株式会社日立メディコ MRIシステム本部クリニカルサイエンスグループ

白丸　淳　株式会社日立メディコMRI システム本部ソフト開発部ソフトグループ

岡本 嘉一　筑波大学附属病院 放射線科 放射線診断・IVRグループ

橘川　薫　聖マリアンナ医科大学 放射線医学講座

中村　茂　帝京大学医学部 整形外科学教室教授

新津　守　埼玉医科大学 放射線科教授

辰野　聡　八重洲クリニック

目 次

I　検査のモダリティ：撮像と画像再構成の勘ドコロ

01　これだけは知っておきたい骨・関節X線撮影の技術学　　小川博之・佐志隆士　　2

はじめに：単純X線写真とは …………… 2
単純X線写真の画質に影響を及ぼす因子 … 2
　管電圧とコントラスト …………… 2
　透過線量は「管電流(mA)×撮影時間(sec)」
　　に比例する …………… 3
　焦点サイズと鮮鋭度 …………… 4
　散乱線は画質を低下させる …………… 4
　撮影条件の最適化 …………… 6
骨・関節撮影・ポジショニングの勘ドコロ … 6
これだけは知っておきたい
　X線フィルムの仕組みと特性 …………… 7
スクリーン／フィルム系システム …………… 7
フィルム特性曲線：X線露光量とフィルム
　濃度との関係 …………… 8
デジタル化時代の単純X線写真 …………… 9
　computed radiography (CR) …………… 10
　フラットパネルディテクタ
　　(flat panel detector : FPD) …………… 10
　FPDを使用した新技術トモシンセシス … 11
　デジタルX線画像の画像処理 …………… 12

02　単純X線撮影の基本　　米永健徳・鬼塚英雄　　14

なぜ，今，単純X線写真か？ …………… 14
撮影技術 …………… 14
よい骨・関節の単純X線写真とは ……… 15
どこを観るか …………… 16
主な骨・関節単純X線写真のポイント … 17
　頸椎 …………… 17
　胸椎 …………… 18
　腰椎 …………… 19
　骨盤 …………… 20
肋骨 …………… 20
鎖骨・胸骨 …………… 20
肩関節・肩甲骨 …………… 21
肘関節 …………… 22
手関節・手 …………… 23
股関節 …………… 24
膝関節 …………… 24
足関節 …………… 25
コントラストと管電圧 …………… 26

03　CTの技術学　　宮谷美行・佐志隆士　　28

CT本体 …………… 28
　CT装置とMRI装置の違いは何か？ … 28
　ヘリカルスキャンとは？ …………… 29
　マルチスライスCTとは？ …………… 29
CTの画像 …………… 31
　CTの画素 …………… 31
有効視野 (field of view : FOV) ……… 32
再構成関数 …………… 32
3次元CT …………… 33
　3次元CTのいろいろ …………… 33
　3D-CT画像作成の実際 …………… 34

04　MRIの技術学　――小野英雄ほか／佐志隆士ほか　38

Part I　これだけは知っておきたい骨軟部MRIのコントラスト ── 38
- コントラストを決める内的因子 …… 38
  - プロトン密度（水素の原子核密度）…… 38
  - 緩和時間（T1とT2）…… 38
- コントラストを決める外的因子：TRとTE … 39
  - TR（repetition time, 繰り返し時間）… 39
  - TE（echo time, エコー時間）…… 39
- 組織コントラストとは？ …… 40

（小野英雄・佐志隆士）

Part II　これだけは知っておきたいMRIの機器構成と撮像法 ── 41
- 受信コイルの選択 …… 41
  - 専用受信コイル，汎用受信コイル …… 41
- 撮像法と空間分解能を理解する …… 45
  - ピクセルサイズ（pixel size）…… 45
  - ボクセルサイズ（voxel size）…… 47
  - 2次元（2D）撮像と3次元（3D）撮像の違い（2次元と3次元フーリエ変換法）…… 48
- アーチファクトを減らす …… 50
- 骨軟部MRIにおける先端技術 …… 51
  - 3.0 Tesla（T）高磁場MRI装置 …… 51
  - マイクロスコピー・コイル …… 52
  - 骨軟部領域における定量画像 …… 52

（佐志隆士・勝又康友・田渕　隆）

APPENDIX　全身MRIによる骨転移のスクリーニング ………… 堀越浩幸　54

05　超音波診断　――皆川洋至　56

- はじめに：まず単純X線写真？ …… 56
- 今さら聞けない超音波の基礎 …… 56
  - 超音波とは？ …… 56
  - 超音波の4つの特性 …… 56
  - 超音波像と周波数の関係 …… 57
  - 超音波像の感度（sensitivity）と分解能（resolution）…… 58
  - 超音波像のアーチファクト（artifact）… 59
- 知らなければできない超音波検査の基本… 61
  - 超音波診断装置の構造 …… 61
  - プローブの選択 …… 61
  - プローブの使い方 …… 62
- 操作パネルの使い方 …… 63
- 読影の基本と描出のコツ …… 64
  - 骨の超音波像 …… 64
  - 軟骨の超音波像 …… 66
  - 筋の超音波像 …… 68
  - 腱の超音波像 …… 70
  - 靭帯の超音波像 …… 73
  - 末梢神経の超音波像 …… 76
  - 末梢血管の超音波像 …… 79
- 超音波ガイド下 intervention …… 81
- おわりに：まずエコー！ …… 83

06　核医学診断　骨シンチ・タリウムシンチ　――隅屋　寿　84

- 核医学検査の基本 …… 84
  - 原理・特徴 …… 84
- 適応 …… 86
  - 骨シンチの適応 …… 87
  - 腫瘍シンチの適応 …… 87
- 注意事項 …… 87
- 読影のポイント …… 88
  - 基本事項 …… 89
  - 骨シンチ …… 89
  - 腫瘍シンチ …… 91

APPENDIX　骨シンチ診断支援ソフト"BONENAVI®"とは ………… 堀越浩幸　93

07 核医学診断　PET/CTによる骨転移診断 ― 堀越浩幸　95

PETおよびPET/CTの概要 ………… 95
骨および骨軟部病変へのFDGの
集積の特徴 ……………………… 96
PET/CTでの骨転移読影 ………… 97

II 系統別疾患レビュー：診断のおさえどころ

01 関節炎：その1　総論・関節リウマチおよび類縁疾患　杉本英治／神島　保　100

関節炎総論 …………………………… 100
関節炎の単純X線写真：読影総論 …… 101
　A：alignment（アライメント）…… 103
　B：bone density（骨濃度）……… 104
　C：cartilage space（軟骨）……… 106
　S：soft tissue（軟部組織）……… 109
関節リウマチ（RA）………………… 111
　単純X線写真 ………………… 111
　　　　　　　　　　　（杉本英治）
　超音波 ………………………… 112
　　　　　　　　　　　（神島　保）
MRI ………………………………… 114
RA類縁疾患 ……………………… 117
　乾癬性関節炎（psoriatic arthritis：PA）… 117
　反応性関節炎（reactive arthritis）…… 118
　RS3PE症候群（remitting seronegative symmetrical synovitis with pitting edema syndrome）……………………… 119
　SAPHO症候群（synovitis-acne-pustulosis-hyperostosis-osteitis syndrome）…… 119
　　　　　　　　　　　（杉本英治）

02 関節炎：その2　その他の骨と関節の炎症 ― 神島　保　122

四肢の感染症（infectious diseases）…… 122
　化膿性関節炎（pyogenic arthritis）… 122
　結核性関節炎（tuberculous arthritis）… 123
　骨髄炎（osteomyelitis）…………… 124
結晶沈着症（crystal deposition diseases）… 126
　痛風性関節炎（gouty arthritis）…… 126
　塩基性リン酸カルシウム結晶沈着症
　　[basic calcium phosphate（BCP）crystal deposition：BCP結晶沈着症，
　　ハイドロキシアパタイト（hydroxyapatite：HA）結晶沈着症] ……………… 127
ピロリン酸カルシウム結晶沈着症
　[calcium pyrophosphate dihydrate（CPPD）crystal deposition disease：CPPD結晶沈着症] ……………… 128
血友病性関節症（hemophilic arthropathy）… 129
神経障害性関節症
　[neuropathic arthropathy（Charcot関節）]… 130
色素性絨毛結節性滑膜炎
　（pigmented villonodular synovitis：PVNS）… 131
滑膜骨軟骨腫症
　（synovial osteochondromatosis）……… 132

03 変形性関節症 ——————————— 江原　茂／吉岡　大　134

Part I　疾患概念と画像所見の基本 —— 134
変形性関節症とは何か……………………… 134
　関節疾患はありふれている ………… 134
　用語にだまされるな ………………… 134
　変形性関節症は加齢か病気か ……… 135
　日常の診断基準と科学的診断基準は異なる… 135
変形性関節症を画像診断でどう見るか … 135
　何が基本的所見となるか …………… 135
　病変は進行し，停止し，自然軽快もする… 136
　関節軟骨で変性が始まる …………… 136
　軟骨下骨で破壊が起こる …………… 136
　さまざまな骨棘がつくられる ……… 136
　二次的変化は非特異的だが多彩である… 138

あらゆる関節疾患は変性に終わる …… 139
変性でも滑膜炎を起こす ……………… 140
変形性関節症は部位により多様である… 141
代謝異常では高度で広範な変性を起こす … 143
　　　　　　　　　　　　　　　　（江原　茂）

Part II　MRIによる早期診断 ——————— 134
MRIで軟骨をどう評価するか……………… 144
　評価法概説…………………………… 144
　ICRS分類を用いた評価法の実際 …… 145
　軟骨イメージングの新手法：
　　早期の軟骨変性を定量的に測る……… 147
　　　　　　　　　　　　　　　　（吉岡　大）

04 代謝性骨疾患 ——————————————— 髙尾正一郎　149

骨粗鬆症と骨軟化症（くる病）…………… 149
　骨量減少（osteopenia）……………… 149
　骨粗鬆症（osteoporosis）…………… 149
　骨軟化症（くる病）[osteomalacia(reckets)] … 155
　腎性骨異栄養症（renal osteodystrophy）と
　副甲状腺機能亢進（hyperparathyroidism）… 158

アミロイドーシスと破壊性脊椎関節症… 160
　アミロイドーシス（amyloidosis）…… 160
　アミロイド関節症（amyloid arthropathy）… 160
　破壊性脊椎関節症（destructive
　spondyloarthropathy：DSA）………… 162

05 骨系統疾患—診断に寄与するkey findingを見出すための読影ポイント—
——————————————————————————— 宮嵜　治　164

骨幹端の異常（metaphyseal dysplasia） 165
　杯状変形（cupping）………………… 166
　フレアリング（flaring）……………… 166
　ダンベル型変形（dumbbell-shaped deformity）… 167
　骨幹端の不整像……………………… 167
骨端/骨端核の異常（epiphyseal dysplasia）… 168
　骨端の不整…………………………… 168
　大きな骨端核（megaepiphysis）……… 168
　点状軟骨石灰化（stippled epiphysis）… 168
骨幹の異常…………………………… 169
　彎曲…………………………………… 169
　overmodeling ……………………… 171
　undermodeling …………………… 171
四肢短縮の分類……………………… 172

近位肢節型短縮（rhizomelic shortening）… 172
中間肢節型短縮（mesomelic shortening）… 172
遠位肢節型短縮（acromelic shortening）… 173
サイン名の付いた椎体の変形……………… 173
脊椎・椎体の異常 ……………………… 175
胸郭の異常……………………………… 177
　胸郭全体の異常……………………… 177
　肋骨の形態異常……………………… 178
　鎖骨・肩甲骨の形態異常 …………… 178
骨盤の変形……………………………… 180
　サイン名の付いた骨盤の変形……… 180
　その他の骨盤や股関節の変形……… 181
頭蓋骨の異常と鑑別診断………………… 182

06　疲労骨折と脆弱性骨折 ——土肥美智子・福田国彦　184

Part I　疲労骨折 —— 184
総論 …… 184
各論 …… 185
　肋骨 …… 185
　脊椎（脊椎分離症）…… 186
　骨盤 …… 187
　大腿骨 …… 188
　脛骨 …… 190
　中足骨 …… 192
　　　　（土肥美智子・福田国彦）

Part II　脆弱性骨折 —— 194
総論 …… 194
各論 …… 195
　脊椎 …… 195
　骨盤 …… 197
　四肢 …… 198
　軟骨下脆弱性骨折（subchondral insufficiency fracture：SIF）…… 199
　局所の脆弱化した骨に発生する脆弱性骨折 …… 201
　　　　（福田国彦・土肥美智子）

07　転移性骨腫瘍 ——藤本 肇　202

臨床的事項のおさらい …… 202
　どんな癌が骨転移しやすいか？ …… 202
　どこに骨転移するか？ …… 202
　いつ骨転移するか？ …… 203
　骨転移の古典的3形態と画像所見 …… 203
　骨梁間型骨転移 …… 204
　骨転移による臨床症状 …… 204
画像診断の戦略 …… 205
骨転移の基本的画像所見 …… 206
　全般的事項 …… 206
　単純X線写真 …… 206
　骨シンチグラフィ …… 207
　CT …… 208
　MRI …… 209

原発巣別にみた骨転移の特徴 …… 210
　前立腺癌 …… 210
　乳癌 …… 211
　肺癌 …… 211
　肝細胞癌 …… 212
　腎癌 …… 213
非典型的な骨転移 …… 214
　症例供覧 …… 214
骨転移と鑑別を要する疾患 …… 216

08 原発性骨腫瘍 ——————————— 佐藤嘉尚・植野映子・松本誠一　219

Part I　原発性骨腫瘍総論 ——— 219
原発性骨腫瘍の臨床像………………… 219
　頻度…………………………………… 219
　好発年齢……………………………… 219
　好発部位……………………………… 219
　画像診断のモダリティ……………… 221
単純X線写真による骨腫瘍の評価…… 222
　辺縁の性状（正常な骨との境界）と
　骨破壊のパターン…………………… 222
　骨膜反応……………………………… 224
　特徴的な腫瘍基質…………………… 225

Part II　原発性骨腫瘍各論 ——— 226
骨形成性腫瘍（osteogenic tumors）…… 226
　骨肉腫（osteosarcoma：OS）………… 226
　類骨骨腫／骨芽細胞腫
　　（osteoid osteoma/osteoblastoma）… 227
軟骨形成性腫瘍（chondrogenic tumors）… 228
　骨軟骨腫（osteochondroma）
　　［外骨腫症（exostosis）］…………… 228
　内軟骨腫（enchondroma）…………… 230
　軟骨肉腫（chondrosarcoma）………… 231
富破骨型巨細胞性腫瘍
（osteoclastic giant cell rich tumors）… 232

骨巨細胞腫（giant cell tumor of bone）… 232
線維組織球性腫瘍（fibrohistiocytic tumors）… 233
　骨幹端線維欠損／非骨化性線維腫
　　（metaphyseal fibrous defect/non-
　　ossifying fibroma：NOF）………… 233
血管性腫瘍（vascular tumors）………… 235
　血管腫（hemangioma）……………… 235
脊索性腫瘍（notochordal tumors）…… 236
　脊索腫（chordoma）………………… 236
造血器系の新生物
（hematopoietic neoplasms）…………… 237
　骨髄腫（myeloma）…………………… 237
　骨原発リンパ腫（primary lymphoma
　　of bone）…………………………… 237
その他の腫瘍（miscellaneous tumors）… 238
　Ewing肉腫（Ewing sarcoma）……… 238
骨腫瘍類似疾患［新生物としての性格が
不明確な腫瘍（tumors of undefined
neoplastic nature）］…………………… 239
　単純性骨嚢腫（simple bone cyst）…… 239
　動脈瘤様骨嚢腫（aneurysmal bone cyst）… 240
　線維性骨異形成（fibrous dysplasia）… 241
　骨線維性異形成（osteofibrous dysplasia）… 243

09 軟部腫瘍 ——————————— 青木隆敏　244

軟部腫瘍における画像診断の役割……… 244
　MRI…………………………………… 244
　CT…………………………………… 244
知っておきたい基本事項……………… 244
　良・悪性鑑別の基本事項…………… 245
　留意すべき臨床事項………………… 246
　病理診断分類………………………… 248
頻度の高い良性腫瘍の画像所見……… 249
　脂肪腫（lipoma）……………………… 249
　血管腫（hemangioma）……………… 251

神経鞘腫・神経線維腫………………… 252
病理学的特徴に着目した軟部腫瘍の
画像診断各論…………………………… 254
　石灰化／骨化………………………… 254
　脂肪…………………………………… 255
　嚢胞…………………………………… 256
　粘液状基質…………………………… 258
　膠原線維……………………………… 259
　ヘモジデリン………………………… 260
　大きな栄養血管……………………… 261

　APPENDIX　軟部腫瘍の拡散強調像に関する最近のトピック
　　　　　　　—治療効果・予後予測— ……………………………… 畠中正光　262

10 軟部の非腫瘍性疾患 ──────────── 玉川光春　264

軟部組織に石灰化・骨化をきたす疾患 … 264
　腫瘤状石灰化症(tumoral calcinosis：TC) … 264
　化骨性筋炎(myositis ossificans) …… 266
　開花性反応性骨膜炎
　　(florid reactive periostitis) ………… 267
　傍骨性骨軟骨異型増生
　　(bizarre parosteal osteochondromatous
　　 proliferation：BPOP, Nora's lesion) … 268
　爪下外骨腫［subungual exostosis
　　(Dupuytren's exostosis)］ …………… 269
筋疾患：外傷 ………………………………… 271
　筋損傷(muscle injury) ……………… 271
　筋肉内血腫(intramuscular hematoma) … 272
筋疾患：筋の虚血・梗塞 …………………… 273
　筋区画(コンパートメント)症候群
　　(compartment syndrome) ………… 273
　横紋筋融解症(rhabdomyolysis) ……… 274
　糖尿病性筋梗塞
　　(diabetic muscle infarction) ………… 275

筋疾患：感染および炎症性筋疾患 ……… 276
　化膿性筋炎(pyomyositis) …………… 276
　多発性筋炎，皮膚筋炎
　　(polymyositis, dermatomyositis) …… 277
　壊死性筋膜炎(necrotizing fasciitis) … 278
　好酸球性筋膜炎(eosinophilic fasciitis) … 279
　結節性筋膜炎(nodular fasciitis) …… 280
筋萎縮をきたす疾患 ………………………… 282
　筋ジストロフィ(muscular dystrophy) … 283
　運動ニューロン疾患
　　(motor neuron disease) …………… 283
　神経絞扼症候群［nerve entrapment
　　 syndrome, 絞扼性神経障害
　　(entrapment neuropathy)］ ………… 284
皮下組織の病変 ……………………………… 285
　蜂窩織炎(cellulitis) ………………… 285
　Weber-Christian病 ………………… 286

11 骨髄疾患 ──────────── 山口哲治・上谷雅孝　287

正常骨髄について知っておくべき事項とMRI
所見 ………………………………………… 287
　骨髄の構成要素は何？ ………………… 287
　骨髄の転換(conversion)と
　　再転換(reconversion) ……………… 287
　正常骨髄のMRI所見 ………………… 288
　骨髄疾患評価のためのMRI撮像法
　　(部位と撮像シーケンス) ……………… 289
　骨髄病変に特異的なMRI所見はあるか？ … 291

主なびまん性骨髄疾患の特徴とMRI所見 … 292
　白血病(leukemia) …………………… 292
　骨髄異形成症候群
　　(myelodysplastic syndrome：MDS) … 293
　再生不良性貧血(aplastic anemia) … 294
　多発性骨髄腫(multiple myeloma) …… 295
　骨髄線維症(myelofibrosis) ………… 296
　化学療法，放射線治療，骨髄移植後の
　　骨髄変化 ………………………………… 297

12 全身性疾患・その他の骨軟部病変 ──────────── 藤本　肇　299

神経皮膚症候群
　(neurocutaneous syndromes) ………… 299
サルコイドーシス(sarcoidosis) ……… 303

組織球症 ……………………………………… 304
脂質代謝異常症 ……………………………… 307

III 部位別疾患レビュー

01 脊椎・脊髄　　　　　　　　　木内信司ほか／稲岡　努／明石敏昭／山本麻子　　312

MRIポジショニングの要点 — 312
- コイルの用意 — 312
- ポジショニング — 312
- コイルの装着，固定 — 312
- 位置決め撮像 — 313
- スライス面の設定方法 — 313
- 撮像プロトコル例 — 315

（木内信司・佐志隆士・勝又康友・田渕　隆）

脊椎疾患 — 316
- 脊椎の正常解剖 — 316
  - 骨性の要素 — 316
  - 椎間板と周囲の構造物 — 318
  - 脊柱管と椎間孔 — 319
  - 椎体周囲の構造物 — 320
- 骨折・外傷 — 321
  - 好発部位 — 321
  - 各論①：環椎（C1）の破裂骨折（Jefferson骨折） — 321
  - 各論②：軸椎（C2）の歯突起骨折 — 321
  - 各論③：下位頸椎から上位胸椎 — 322
  - 各論④：胸腰椎移行部以下 — 322
- 椎間板ヘルニア（disc herniation） — 324
  - 概念と発生機序 — 324
  - 椎間板ヘルニア：程度による分類 — 325
  - 椎間板ヘルニア：位置による分類 — 326
- 変形性脊椎症（spondylosis） — 329
  - 疾患概念 — 329
  - 病変の構成要素 — 329
  - 臨床像との関連 — 329
- 脊椎すべり症（spondylolisthesis） — 331
- 化膿性脊椎椎間板炎（pyogenic spondylodiscitis） — 333
- 結核性脊椎椎間板炎（tuberculous spondylodiscitis） — 335
- 後縦靱帯骨化症（ossification of the posterior longitudinal ligament：OPLL） — 337
- 黄色靱帯骨化症［ossification of the ligamentum flavum（yellow ligament）：OLF, OYL］ — 338
- びまん性特発性骨増殖症（diffuse idiopathic skeletal hyperostosis：DISH） — 340

（稲岡　努）

脊髄疾患 — 342
- 脊髄とその周囲の解剖 — 342
  - 脊髄（spinal cord） — 342
  - 髄膜（meninges） — 343
- 脊髄の横断解剖 — 343
- 主な神経伝導路 — 344
  - 上行路 — 344
  - 皮質脊髄路（corticospinal tract） — 346
- 疾患各論①：脊髄腫瘍 — 347
  - 星細胞腫（astrocytoma） — 347
  - 上衣腫（ependymoma） — 349
  - 神経鞘腫（schwannoma） — 352
  - 髄膜腫（meningioma） — 354
  - 血管芽腫（hemangioblastoma） — 357
  - 血管腫（hemangioma） — 360
- 疾患各論②：脊髄血管障害 — 363
  - 脊髄梗塞（spinal cord infarction） — 363
  - 脊髄硬膜動静脈瘻（spinal dural arterioveous fistula） — 366
  - 脊髄硬膜外血腫（epidural hematoma） — 368

（明石敏昭）

- 疾患各論③：先天性奇形 — 371
  - Chiari I型奇形（Chiari malformation type I） — 371
  - 脊髄髄膜瘤（myelomeningocele） — 372
- 疾患各論④：脱髄疾患 — 373
  - 多発性硬化症（multiple sclerosis：MS） — 373
  - 視神経脊髄炎（neuromyelitis optica：NMO） — 375
- 疾患各論⑤：その他の疾患 — 377
  - サルコイドーシス（sarcoidosis） — 377
  - 脊髄ヘルニア（spinal cord herniation） — 379
  - 亜急性連合性脊髄変性症（subacute combined degeneration of spinal cord） — 380

（山本麻子）

02 肩関節 ───木内信司ほか／佐志隆士ほか／野崎太希／常陸 真／天野大介　382

MRIポジショニングの要点 ─── 382
コイルの用意 …………………………… 382
ポジショニング ………………………… 382
コイルの装着，固定 …………………… 383
位置決め撮像 …………………………… 384
3方向位置決め画像を使った
スライス面の設定方法 ………………… 385
撮像プロトコル例 ……………………… 387
（木内信司・佐志隆士・勝又康友・田渕 隆）

画像解剖 ─── 388
T2強調斜冠状断像 ……………………… 388
脂肪抑制T2強調斜矢状断像 …………… 388
T2*強調横断像 ………………………… 388
（佐志隆士・天野大介）

疾患各論 ─── 392
腱板損傷 ………………………………… 392
　腱板腱症
　[rotator cuff tendinopathy（腱板変性）] … 392
　腱板断裂（rotator cuff tear）………… 393
　腱板術後評価 ………………………… 398
（野崎太希）
不安定肩 ………………………………… 400

投球障害肩
（throwing injury of the shoulder）…… 400
脱臼肩（dislocation of the shoulder）… 406
（常陸 真）
その他の疾患 …………………………… 412
　石灰沈着性腱板炎（calcific tendinitis）… 412
　上腕骨頭大結節骨折
　（greater tuberosity fracture）………… 413
　拘縮肩[stiff shoulder, 癒着性関節包炎
　（adhesive capsulitis）] …………… 414
　腱板疎部病変（rotator interval lesion）… 415
　上腕二頭筋長頭腱炎（biceps tendinitis）… 418
　上腕二頭筋長頭腱断裂（tear of the long
　head of the biceps brachii）………… 419
　上腕二頭筋長頭腱亜脱臼，脱臼
　（subluxation/dislocation of the long head
　of the biceps brachii）……………… 420
　hidden lesion（隠された病変）……… 421
　肩甲上神経絞扼症候群（suprascapular
　nerve entrapment syndrome）……… 423
　腋窩神経絞扼障害
　（quadrilateral space症候群）………… 424
（天野大介）

APPENDIX どこを撮像するか？　どの方向に撮像するか？
どのようなシーケンスで撮影するか？ ……………………………佐志隆士　426

APPENDIX 肩関節MRIを撮像するのはとても難しい ─ chain obliqueの立ち振舞いを知っているか？─
………………………………佐志隆士・森分周子・白丸 淳　427

03 肘関節 ───木内信司ほか／岡本嘉一　432

MRIポジショニングの要点 ─── 432
コイルの用意 …………………………… 432
ポジショニング ………………………… 433
コイルの装着，固定 …………………… 433
位置決め撮像 …………………………… 434
スライス面の設定方法 ………………… 434
撮像プロトコルの例 …………………… 435
（木内信司・佐志隆士・勝又康友・田渕 隆）

画像解剖 ─── 436
（岡本嘉一）

疾患総論 ─── 440
内側（尺側）側副靱帯 …………………… 440
外側（橈側）側副靱帯および周囲の筋腱 … 442
肘部管 …………………………………… 442

肘関節疾患の特性 ……………………… 443
（岡本嘉一）

疾患各論 ─── 444
投球障害 ………………………………… 444
　離断性骨軟骨炎
　（osteochondritis dissecans）………… 445
　内側側副靱帯損傷
　（medial collateral ligament injury）… 448
　野球肘の複合損傷 …………………… 449
外側上顆炎（lateral epicondylitis）……… 450
肘部管症候群（cubital tunnel syndrome）… 451
後骨間神経麻痺
（posterior interosseous nerve palsy）… 452
（岡本嘉一）

04 手関節 ───── 木内信司ほか／橘川　薫　454

MRIポジショニングの要点 ───── 454
- コイルの用意……………………… 454
- ポジショニング…………………… 454
- コイルの装着, 固定 ……………… 455
- 位置決め撮像……………………… 456
- スライス面の設定方法…………… 456
- 撮像プロトコルの例[三角線維軟骨複合体（TFCC）損傷を疑う場合] ……………… 457

（木内信司・佐志隆士・勝又康友・田渕　隆）

画像解剖 ───── 458
- 手関節の外観……………………… 458
- 画像解剖…………………………… 459
- ulnar variance …………………… 465

（橘川　薫）

疾患各論 ───── 465
- 三角線維軟骨複合体（triangular fibrocartilage complex：TFCC）損傷 … 465
  - TFCCの解剖と機能…………… 465
  - TFCC損傷……………………… 466
- 尺骨突き上げ症候群（ulnocarpal impaction/abutment syndrome） ……… 467
- Kienböck病（Kienböck disease） ……… 468
- 手根骨骨折………………………… 469
  - 舟状骨骨折（fracture of the scaphoid）… 469
  - 有鈎骨骨折（fracture of the hamate）… 471
- 末梢神経絞扼症候群（nerve entrapment syndromes） ……… 472
  - 手根管症候群（carpal tunnel syndrome）… 472
  - 尺骨神経管症候群（Guyon canal syndrome）… 473

（橘川　薫）

05 股関節 ───── 木内信司ほか／山本麻子ほか　474

MRIポジショニングの要点 ───── 474
- コイルの用意……………………… 474
- ポジショニング…………………… 474
- コイルの装着, 固定 ……………… 475
- 位置決め撮像……………………… 475
- スライス面の設定方法…………… 476
- 撮像プロトコルの例……………… 477

（木内信司・佐志隆士・勝又康友・田渕　隆）

画像解剖 ───── 478

（山本麻子・中村　茂）

疾患各論 ───── 484
- 発育性股関節形成不全症（developmental dysplasia of the hip：DDH） ……… 484
- 大腿骨頭すべり症（slipped capital femoral epiphysis）…… 486
- Perthes病（Perthes disease）………… 487
- 特発性大腿骨頭壊死（avascular necrosis of the femoral head：AVN, idiopathic osteonecrosis of the femoral head：ION）… 489
- 一過性大腿骨頭萎縮症／一過性骨髄浮腫症候群（transient osteoporosis of the hip：TOH/transient bone marrow edema syndrome）… 491
- 軟骨下脆弱性骨折（subchondral insufficiency fracture：SIF） ……… 492
- 急速破壊型股関節症（rapidly destructive coxarthropathy/coxarthrosis/coxopathy/arthrosis：RDC/RDA）……………… 494
- femoroacetabular impingement（FAI）… 495
- 大転子疼痛症候群（greater trochanteric pain syndrome）… 498
- 股関節周囲の滑液包炎（bursitis of the hip）……………… 498

（山本麻子・中村　茂）

06 膝関節 ———— 木内信司ほか／新津 守　500

MRIポジショニングの要点 —— 500
- コイルの用意 …… 500
- ポジショニング …… 501
- コイルの装着，固定 …… 501
- 位置決め撮像 …… 502
- スライス面の設定方法 …… 502
- 撮像プロトコル例 …… 503
  （木内信司・佐志隆士・勝又康友・田渕 隆）

画像解剖 —— 504
（新津 守）

疾患各論 —— 511
- 前十字靱帯（anterior cruciate ligament：ACL）…… 511
  - 前十字靱帯（ACL）完全断裂（complete tear of ACL）…… 511
  - ACL部分断裂（partial tear of ACL）…… 512
  - ACL陳旧性断裂（chronic tear of ACL）…… 513
- 後十字靱帯（posterior cruciate ligament：PCL）…… 514
- 内側側副靱帯（medial collateral ligament：MCL）…… 515
- 外側側副靱帯（lateral collateral ligament：LCL）を含む外側支持機構 …… 516
  - LCL断裂 …… 516
  - 腸脛靱帯炎（iliotibial band friction syndrome）…… 517
- 半月板（meniscus）…… 518
  - 半月板断裂の定義，分類 …… 518
  - バケツ柄断裂（bucket handle tear）…… 519
  - 円板状半月板（discoid meniscus）…… 521
- その他の疾患 …… 522
  - 膝蓋腱炎［patellar tendinitis, ジャンパー膝（jumper's knee）］…… 522
  - 鵞足包炎（pes anserine bursitis）…… 522
  - タナ障害（内側滑膜ヒダ）（medial shelf syndrome）…… 523
  - 分裂膝蓋骨（partite patella）…… 524
  - 大腿骨遠位皮質骨不整（distal femoral cortical irregularity）…… 524
  - 軟骨下脆弱性骨折と特発性骨壊死（subchondral insufficiency fracture & spontaneous osteonecrosis）…… 525
  - Baker嚢腫（膝窩嚢胞，Baker's cyst）…… 525
  （新津 守）

07 足関節・足部 ———— 木内信司ほか／辰野 聡　526

MRIポジショニングの要点 —— 526
- コイルの用意 …… 526
- ポジショニング …… 526
- コイルの装着，固定 …… 527
- 位置決め撮像 …… 527
- スライス面の設定方法 …… 527
- 撮像プロトコルの例 …… 529
  （木内信司・佐志隆士・勝又康友・田渕 隆）

画像解剖 —— 530
（辰野 聡）

疾患各論 —— 539
- 副骨（過剰骨）障害（disorder of accessory bones）…… 539
  - 外脛骨障害［symptomatic os tibiale externum（accessory navicular bone）］…… 539
  - 三角骨障害（symptomatic os trigonum, os trigonum syndrome）…… 540
  - 母趾種子骨障害（symptomatic sesamoid bone）…… 540
- 足関節外側靱帯損傷（injury of lateral collateral ligament）…… 540
- 後脛骨筋腱損傷（injury of tibialis posterior tendon）…… 543
- 距骨の骨軟骨損傷［osteochondral disease（lesion）of talus］…… 545
- 足根骨癒合症（tarsal coalition）…… 546
- 足根管症候群（tarsal tunnel syndrome）…… 547
- 足根洞症候群（tarsal sinus syndrome）…… 548
- 足底筋膜炎（plantar fasciitis）…… 549
- 足底線維腫症（plantar fibromatosis）…… 550
- Morton神経腫（Morton's neuroma）…… 550
  （辰野 聡）

索引 …… 552

I

検査のモダリティ：
撮像と画像再構成の勘ドコロ

01 第1章 検査のモダリティ：撮像と画像再構成の勘ドコロ

小川博之・佐志隆士

これだけは知っておきたい骨・関節X線撮影の技術学

用語アラカルト

＊1 X線の吸収と透過
吸収(absorption)とは，X線が物質との相互作用によりエネルギーを失い減弱すること。組織に吸収されるエネルギーを吸収線量(absorbed dose)といい，X線の管質，物質の原子番号や密度などに依存する。吸収されなかった分が物質(人体)を通り抜ける［透過(transit)］が，このX線量を透過線量(transit dose)という。

＊2 コントラスト
画像の隣り合う2つの部分の濃度差をいう。

＊3 鮮鋭度(sharpness)
画像の輪郭部の明瞭さ。

＊4 粒状性(granularity)
画像の粗さ。

はじめに：単純X線写真とは

- 単純X線写真(conventional radiograph)は，人体にX線を照射し，透過[*1]してきたX線によりフィルムを感光させて体内を可視化する手法である。1895年にWilhelm Conrad RoentgenによりX線が発見された直後から広く用いられてきた。
- X線は人体を通過する際に一部が組織に吸収[*1]されるが，吸収線量は原子番号や組織の密度に比例して大きくなる。人体を構成する物質を考えると，空気＜脂肪＜水＜カルシウムの順で原子番号が大きくなり，吸収線量も大きくなる。この差が画像上の濃度差［コントラスト(contrast)[*2]］を生む。
- 骨・関節はカルシウムを多く含み，筋肉(水)や脂肪などとの間に高いコントラストを生み出すので，単純X線写真での診断に適している。
- 単純X線写真上で骨は"白く"，筋肉，脂肪，空気の順で"黒っぽく"描出される。
- 最近では，フィルムではなくデジタル媒体を用いて画像を記録・保管する様式が広く普及している。

単純X線写真の画質に影響を及ぼす因子

- 単純X線写真の画質はコントラスト，濃度，鮮鋭度[*3]，粒状性[*4]などで評価される。
- 画質を決める要素(パラメータ)は，①管電圧，②透過線量，③焦点サイズ，④散乱線である。

管電圧とコントラスト

- 管電圧とはX線管球のフィラメント(陰極)とターゲット(陽極)の間の電圧をいう。
- 高電圧がかけられるとフィラメントから電子が放出されターゲットに衝突しX線が発生する。ターゲットは円盤状で回転しており，電子線の衝突は円状に分散され，発熱が抑えられる(図1)。
- 管電圧が高くなるとX線透過力が強まり，全体としてX線透過量が増大し，写真濃度は高濃度に(黒く)なる。しかし，組織間の透過線量の差が小さくなるのでコントラストが低下する。
- 管電圧を低くすれば，骨と軟部組織との透過線量の差が大きくなりコントラストが上がる。ただし，管電圧が低すぎると透過力が弱まりすぎて低濃度(白い)写真になり読影できない(図2)。

図1 管電圧

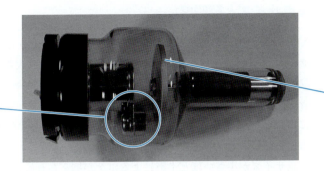

フィラメント（陰極）　　　　　　　　　　　　　　　　　　　　　ターゲット（陽極）

図2 管電圧とコントラスト

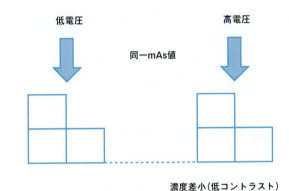

低電圧　　　　　　高電圧
同一mAs値

濃度差大（高コントラスト）　　　濃度差小（低コントラスト）
低濃度　　　　　　　　　　　　　高濃度

骨と軟部組織との透過量の差が大きくなり，コントラストが上がる。

全体としてX線透過量が増大するが，組織間の透過線量の差が小さくなるのでコントラストが低下する。

- 骨の辺縁や骨梁，軟部組織が最適なコントラストで観察できる管電圧は撮影部位ごとに異なっており，それぞれの部位ごとに標準値が存在する。体格の大小によって標準値から±2〜5kVp程度の調整を行う。
  例）四肢；40〜60kVp，肩関節や椎体など体幹部；70〜90kVp

透過線量は「管電流(mA)×撮影時間(sec)」に比例する

- 管電圧が同じならば，「透過線量は管電流(mA)×撮影時間(sec)」に比例し，mAs（マス）値という。
- 透過線量は組織ごとに同じ比率で増減するのでコントラストには影響しないが，写真濃度や粒状性を変化させる。
- 最適なmAs値も部位ごとに異なり標準値があるので，体格によって調整をする。
- 骨・関節撮影はボケの原因となる体動を抑制するため，なるべく短時間で撮影する。
- 「透過線量≒管電流×撮影時間[※1]」なので，短時間撮影するには管電流を増やす。
  ※1：撮影時間とはX線を照射する時間である。

焦点サイズと鮮鋭度

- X線は回転するターゲットに電子を衝突させて発生させる。電子が衝突する瞬間のターゲットの面積を焦点サイズという。X線管球は大焦点用と小焦点用の2種類のフィラメントをもっている。
- 骨・関節撮影では可能な限り小焦点で撮影を行う。ただし，小焦点用フィラメントには流せる管電流に制限があり，腰椎や骨盤など大きなmAs値（電流量）を必要とする撮影部位は大焦点を用いる。
- 焦点サイズが小さいほど半影によるボケが抑えられ鮮鋭度が向上する。
- 被写体がフィルムから離れると半影によるボケが大きくなる。撮影部位をフィルムに密着させるとボケは減少する（**図3**）。
- 撮影距離[※2]を大きくとることでも半影の程度を抑えることができるが，同時にX線透過線量は低下する[※3]。

※2：骨・関節領域における撮影距離は1〜1.2m程度。
※3：X線は距離の2乗に反比例して減少する。

散乱線は画質を低下させる

- X線が組織に入射すると散乱線（scatter radiation；スキャッター）が発生し，コントラストや鮮鋭度を低下させる。
- 管電圧が高いほど，照射野が大きいほど，被写体が厚いほど散乱線を生じやすい。
- 散乱線を除くためにはグリッドを使用する。グリッドは薄い鉛箔と，X線吸収の少な

図3　焦点サイズ

焦点サイズが小さいほど半影によるボケが抑えられ鮮鋭度が向上する。被写体がフィルムから離れると半影によるボケが大きくなる。撮影部位をフィルムに密着させるとボケは減少する。

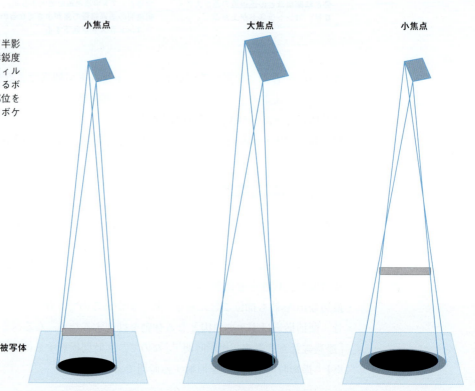

図4 散乱線の遮蔽

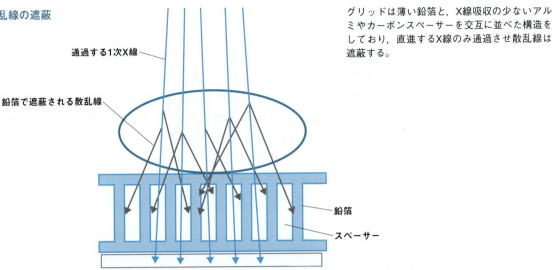

グリッドは薄い鉛箔と，X線吸収の少ないアルミやカーボンスペーサーを交互に並べた構造をしており，直進するX線のみ通過させ散乱線は遮蔽する。

いアルミやカーボンスペーサーを交互に並べた構造をしており，直進するX線のみ通過させ散乱線は遮蔽する（**図4**）。
・絞りを使って必要な照射野のみにX線を照射することによっても，余分な散乱線を減らすことができる。

> **ここが 断ドコロ**
>
> **単純X線写真の画質**
>
> ●管電圧を高くすると
> ・写真コントラストは低くなる。
> ・腰椎側面など体幹の厚い部位でも撮影できる。
>
> ●mAs値を上げると
> ・写真コントラストは変化せず，全体の濃度が高（黒）くなる。
> ・粒状性が改善され，ザラツキが減る。
>
> ●半影を抑えるには
> ・小焦点サイズで撮影する。
> ・被写体をフィルムに密着させる。
>
> ●体幹部の撮影の散乱線を除くには
> ・グリッド，絞りを使用する。

撮影条件の最適化

- 骨・関節領域の読影には，骨だけでなく周囲軟部組織も重要であり，単純X線写真は双方を観察できる濃度，コントラストでなければならない。
- 管電圧とmAs値の設定が適正であれば，透過線量は適正化され写真画質も安定する。部位ごとに標準撮影条件は決まっているが，最適な画質を得るためには患者さんの体格や年齢に応じて調整する必要がある（**表1**）。
- 後述するCRやフラットパネルディテクタなどデジタル画像システムでは，濃度，コントラストを自動調整する機能が搭載されている。しかし，X線量が少なく"白っぽい"写真は粒状性が悪くなる。さらに絶対量が足りない場合は調整不可となる。

表1　撮影条件例

	電圧	電流	照射時間	焦点	グリッド	焦点-フィルム間距離
胸部正面	110kV	200mA	フォトタイマー	小	有	180cm
腰椎正面	75kV	400mA	フォトタイマー	大	有	120cm
腰椎側面	85kV	160mA	フォトタイマー	大	有	120cm
膝関節正面	55kV	200mA	25msec	小	無	100cm
膝関節側面	55kV	200mA	28msec	小	無	100cm
手	50kV	100mA	16msec	小	無	100cm

骨・関節撮影・ポジショニングの勘ドコロ

- 骨，関節はそれぞれに特有の構造をしている。これらを目的に合わせた体位・方向から撮影する。
- 3次元空間に存在する被写体はX線写真撮影により2次元平面像となるので，写真上で管球側から見た（＝管球目線で見た）撮影部位が思い浮かぶように，骨や関節間隙などが明瞭に描出されなければならない。
- 2次元の写真上でも3次元像が同定しやすいように，撮影部位の解剖学的構造に併せた平均的入射角度が知られている。例えば，頸椎撮影の前後像，斜位像では標準X線入射角度はともに頭方向15°であるとされている。その意味合いは，前後像は椎体部と椎体間隙を正しく投影するためであり，斜位像は椎間孔を正しく投影するためである（**図5**）。
- ポジショニングは患者さんの年齢や体型，状態によって変化させなければならない。正常像を常に念頭に置き，体位や角度の違いによって画像がどのように変わるのかを想定して撮影する。さらに実際に撮影した写真を読影して毎回検討評価する必要がある。

図5 撮像ポジショニング

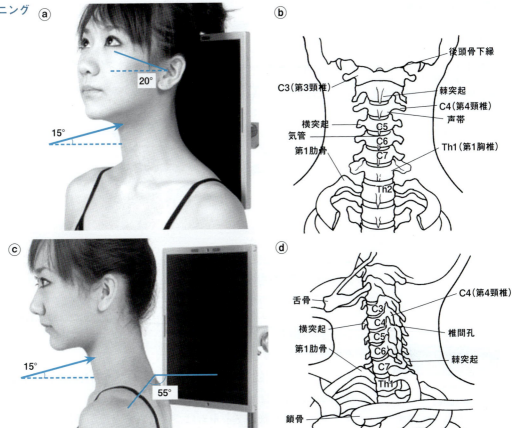

これだけは知っておきたいX線フィルムの仕組みと特性

スクリーン／フィルム系システム

- 後述するデジタル機器による撮影系に対して，フィルムを用いる撮影系は"スクリーン/フィルム系システム"とよばれる。
- デジタル撮影が普及した現在では，フィルムを使った撮影をすることはほとんどなくなりつつあるが，その概要を知っておくことは単純X線写真の成り立ちを理解する基礎となる。
- X線フィルムには両面に光に感光する乳剤[*5]が塗布されている。乳剤は可視光に対する感度は高いが，X線に対しての感度は低く，それ自体では十分に感光しない。
- そこで，X線フィルムを用いるときは，可視光を遮断する薄い箱のようなもの（cassette，カセッテ）に収納しておく。カセッテのフロント板にはX線を通しやすいカーボンやアルミニウムが使われている。内側はクッション材に増感紙（screen）が貼られており，フィルムをはさんで固定できるようになっている（**図6**）。
- 被写体を透過したX線はカセッテの増感紙を発光させ，その光がX線フィルムを感光させる。

用語アラカルト

[*5] 乳剤
ゼラチンの水溶液にハロゲン化銀粒子が混じっている状態。ハロゲン化銀には感光作用がある。

図6 カセッテの構造

カセッテのフロント板にはX線を通しやすいカーボンやアルミニウムが使われている。内側はクッション材に増感紙(screen)が貼られており、フィルムをはさんで固定できるようになっている。

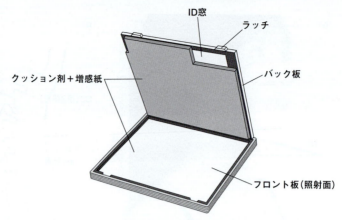

フィルム特性曲線：X線露光量とフィルム濃度との関係

- フィルムの特性は縦軸を濃度，横軸にX線露光量をとった特性曲線によって知ることができる(図7)。
- 直線部分の傾きがコントラストを表す。
- 適正な濃度範囲をもって表現することができるX線露光量の範囲をラチチュード(latitude，寛容度)[*6]という。
- ラチチュードが狭いフィルムは，より厳密な撮影条件設定が要求されるが，コントラストのよい写真が得られる(図7のA線)。
- ラチチュードの広いフィルムは，撮影条件が多少ずれていても失敗の少ない写真を得られるが，全体的にコントラストの低い画質となる(図7のB線)。
- 骨関節では骨から脂肪までの広い濃度差の組織を描出する必要があり，ラチチュードの広いフィルムを使用する。

用語アラカルト

＊6 ラチチュード (latitude)

一般名詞としては"緯度""許容範囲"の意味をもつ。語源はラテン語の"latus"で，広さ，幅を意味する。側腹部を意味する"latus"も同じ語源とされる。

図7 特性曲線

骨関節では骨から脂肪までの広い濃度差の組織を描出する必要があり，ラチチュードの広いフィルムを使用する。

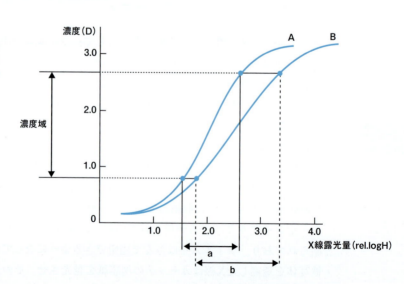

デジタル化時代の単純X線写真

- 現在では単純X線写真もCTやMRIのようにデジタル化され，画像配信，画像複製，画像処理が容易となり，画像保存通信システム(picture archiving and communication systems：PACS)を可能としている。
- アナログX線写真では画像(位置情報)も，濃度も，無段階連続的に表現されるが，デジタルX線写真の画像は区切られた画素(pixel，ピクセル)[*7]で構成され，濃度も階調(gray scale，グレイスケール)化されている。
- X線の人体透過は自然現象であり，X線写真もアナログ的な過程にある。デジタル化するためには，ある大きさの画素に区切り，濃度も階調化される。これを標本化，量子化[*7]という。
- 標本化も量子化も人間の目にはわからないほど細かくされる。骨関節画像では100～200μm程度の画素に区切られ，濃度は1,024～4,096段階に階調化される。デジタル化の過程を図8に示す。

> **用語アラカルト**
>
> **＊7 画素，量子化**
> 連続的に変化するデータを区切ることを標本化といい，区切られた最小単位を画素という。
> 各画素に濃淡情報を段階的に割り当てることを量子化という。

図8 デジタル化の過程

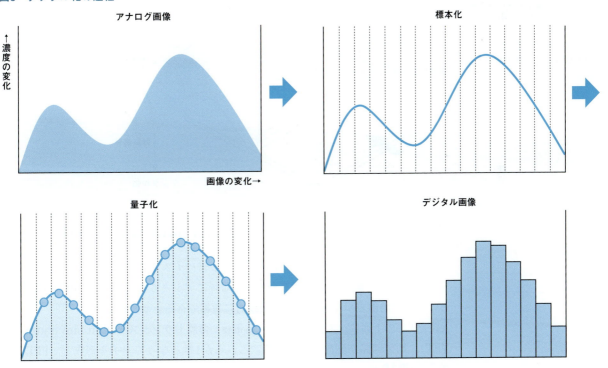

> **ここが 勘ドコロ**
>
> **画像のデジタル化**
> ● 画素の大きさで空間分解能が決まる(どこまで細かく正確に見分けられるか)。
> ● 濃度の階調化レベルで濃度分解能が決まる(どこまで正確に濃淡の差を表現できるか)。

用語アラカルト

＊8 レーザ光
light amplification by stimulated emission of radiationの略語"LASER"で，純粋な単波長の光で高い出力が得られる。直進性や収束性に優れており出力を一定に保つことができる。

＊9 光電子増倍管
photomultiplier tube (PMT)のことで，光を電気信号に変換する機能をもつ真空管。

computed radiography (CR)

- 富士フイルム（株）が1980年代に実用化したデジタルX線画像システムで，商品名のFuji Computed Radiographyの略称をとって"FCR"ともいわれる。既存のX線装置がそのまま使用可能でデジタル化が容易かつ安価に行える。
- CRはフィルムの代わりにイメージングプレート（imaging plate：IP）を使用し，これをカセッテに収納して用いる。増感紙は必要とせず，フィルムと異なり繰り返し使用できる。
- IPは被写体を透過してきたX線をその量に応じて受光蓄積する。
- 蓄積されたX線情報は，画像読取装置でレーザ光＊8を照射すると透過線量の多寡に応じて発光する。この発光を光電子増倍管＊9で電流に変えデジタル信号として取り出す（**図9**）。

図9 イメージングプレート（IP）

IPは被写体を透過してきたX線をその量に応じて受光蓄積する。蓄積されたX線情報は，画像読取装置でレーザ光を照射すると透過線量の多寡に応じて発光する。この発光を光電子増倍管で電流に変えデジタル信号として取り出す。

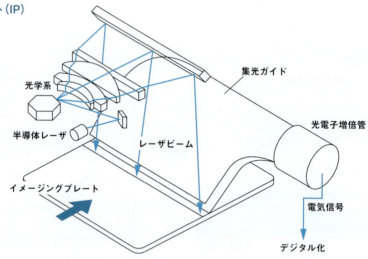

フラットパネルディテクタ（flat panel detector：FPD）

- FPDは，入射したX線を直接に電荷変換するデバイスで，CRのように画像読取装置を必要とせず，被写体を透過したX線は即時にデジタル化される。FPDを用いることにより，画像表示や撮影間隔を飛躍的に短縮できる。
- X線受光部の下面に，電荷が蓄積される電極，薄膜トランジスタ（thin film transistor：TFT），制御回路が配置されている。これらが1組となって素子を形成し，FPDを構成する（**図10a**）。
- 被写体を透過したX線はその透過線量に応じた電荷に変換され電極に蓄積される。電荷はTFTを制御して読み出されデジタル化される。
- FPDには直接変換方式と間接変換方式がある（**図10b**）。
  ①直接変換方式：X線→電荷→デジタル化
  ＊受光部が半導体で，透過線量に応じた電荷に直接変換され電極に蓄電される。
  ＊X線発生装置との一体型システムで設置環境（温度・湿度など）の管理が必要となる。
  ＊X線の検出能が高く，小さな画素でも鮮鋭度の高い画像を得ることができる。

*10 **フォトダイオード**
(photodiode)
光が当たると電流を発生する半導体ダイオード。

②間接変換方式：X線→光→電荷→デジタル化
 * 受光部は蛍光体で，X線は透過線量に応じていったん光に変換される。
 * 光量に応じてフォトダイオード[*10]で電流に変え，電極に蓄電する。
 * 光の広がりに起因するボケにより，直接変換方式に比べ鮮鋭度が低下する。
 * パネル構造を簡略化でき小型軽量化が可能となる。

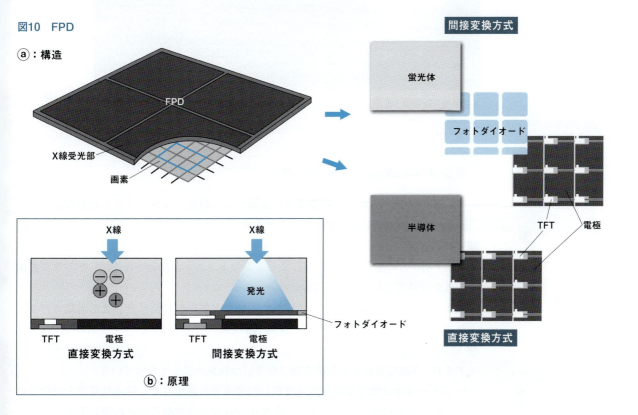

図10　FPD
ⓐ：構造
ⓑ：原理

FPDを使用した新技術トモシンセシス

用語アラカルト

*11 **ダイナミックレンジ**
画像表現できるX線透過量の幅（許容範囲）のこと。アナログX線フィルムは1つの特性曲線しかもちえなかったが，デジタルX線写真では低吸収域から高吸収域までの画像情報を直線的にサンプリングした後，自由自在に階調処理できる利点がある。

・CTの出現でアナログX線断層撮影は駆逐されたが，FPDがトモシンセシス（tomosynthesis）としてX線断層撮影を復活させた。
・X線フィルムを使用した断層撮影では，X線管球を一定の角度で移動させ1断層像を撮影，1回ごとにフィルムを得ていた。
・トモシンセシスでは，1回の移動で撮影したデータを用いて画像再構成処理を行えるので，複数の断層画像を一度に得ることができる。
・トモシンセシスは，
　①空間分解能が高い
　②ダイナミックレンジ[*11]が広い
　③かつての多軌道断層撮影に比べ被ばく線量低減が図れる
　④金属プレートによるアーチファクトが少ない
という特徴をもつ（**図11**）。

図11 距骨・第5中足骨骨折のトモシンセシス

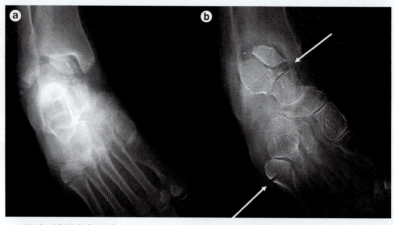

a：単純X線写真（正面）　　b：トモシンセシス

（GE社提供　Volume RAD）

デジタルX線画像の画像処理

・デジタル画像データは自動濃度補正処理により濃度・コントラスト調整可能で，撮影部位ごとに適切に画像処理を施し出力することができる．

■ 階調処理
・X線フィルムの場合は特性曲線によってコントラストが決定されるが，デジタル画像では直線階調でX線情報を収集する．
・収集したデジタル画像データに胸部や四肢など各撮影部位に合わせた階調カーブを与え，濃度コントラストを適切にする（**図12**）．

■ 周波数処理
・アナログX線写真は小さな構造物になるにつれ見えにくくなっていく．
・デジタル画像は低周波数～高周波数の信号成分の集まりで，周波数処理とは特定の信号成分を強調することにより，画像中の病変や体内構造物を観察しやすくする処理である．

図12 階調処理

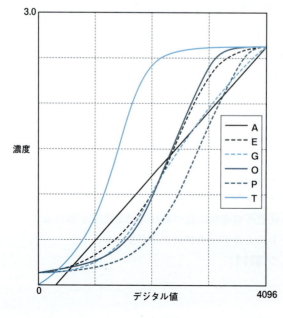

A：階調処理前
E：胸部
G：体幹部
O：四肢
P：頸部
T：高コントラスト階調

- 構造物の大きさごとに強調の度合いを変化させることが可能で，大きな構造物(椎体など)から小さな構造物(骨の辺縁，骨梁など)まで任意に見え方を調整できる(**図13**)。

■ **ダイナミックレンジ圧縮処理**
- デジタル画像では階調カーブを部分的に調整することができる。
- 画像中の白抜けあるいは黒つぶれしている部分について，ほかの関心領域の濃度，コントラストを変化させることなく可視化することを可能とする画像処理である(**図14**)。

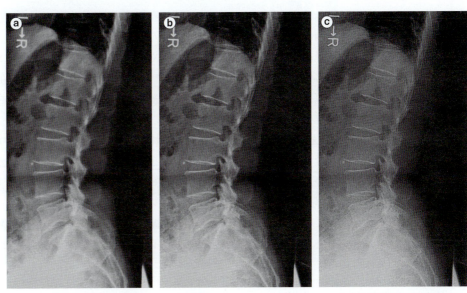

図13　周波数処理
a：大きな構造物の強調像　　b：通常像　　c：小さな構造物の強調像

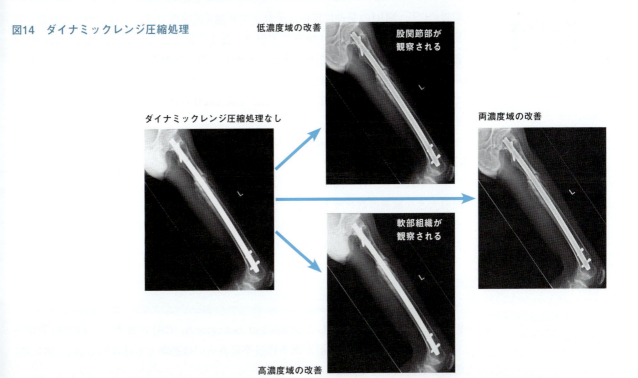

図14　ダイナミックレンジ圧縮処理

02 単純X線撮影の基本

第1章 検査のモダリティ：撮像と画像再構成の勘ドコロ

米永健徳・鬼塚英雄

はじめに

- 胸部と並んで骨は単純X線写真の格好の被写体である。
- 単純X線写真は体内を通過するX線の吸収の差をコントラストとして画面上に表示するが，骨の主成分であるカルシウムは通常体内に豊富に存在する元素のなかで最も原子番号が高く（ちなみに原子番号20），X線をよく吸収してほかの物質と比べ高いコントラストを示す。
- X線が発見されて最初に撮影されたのもRoentgen博士の妻の手の骨であった。以来，骨のX線診断学は胸部のそれとともに急速に進み，確立されたものとなった感があるが，CTやMRIにより得られた知見が単純X線写真にフィードバックされ，単純X線写真に新たな発見をもたらしているのも事実である。
- この節では，骨・関節の単純X線写真の基本について画像診断に従事する者が理解しておくべき基本的撮影法を中心に述べる。対象が身体各所に及ぶために，多少"まとまり感"を欠くかもしれないが，ご容赦願いたい。

なぜ，今，単純X線写真か？

- 最近のCT，MRIの発達に伴い，それまで単純X線写真ではわからなかった病態を容易に，詳しく，かつ明瞭に知ることができるようになった。これは医療の質の向上という点で大変喜ばしいことである。しかし，若い医師たちを見ていると，画像診断を専門としている放射線科医でさえ，彼らの興味のほとんどはCTやMRIに注がれており，少なくともわが国においては，単純X線写真は忘れ去られた存在といっても過言ではない。
- 単純X線写真については基礎から体系的に教育する者も施設もわずかである。確かに，CT，MRI時代における単純X線写真の役割は以前に比べると非常に少なくなった。しかしそれでも，骨・関節領域での単純X線写真の役割は大きく，次の検査法を選ぶ際の大きな最初の選択肢として，その特性を十分に理解しておくことが肝要である。また，単純X線写真で培われた診断技術や知識は，CTやMRIを学ぶ者の基礎として大いに役に立つことは明白である。

撮影技術

- 近年コンピュータを駆使したcomputed radiography (CR) が普及し，X線量（管電流×曝射時間，すなわちmAs）がある程度不足あるいは過剰でもほぼ同じ濃さ（黒化度）の画像を提供してくれる。

- 電圧にあまり関係なくほぼ同じコントラストの(むしろあまりコントラストのない)画像を得ることができるようになっている。
- したがって，最近では撮影条件などに興味を示す方は放射線科医でさえ少ないようである。しかし，画像診断に携わる者として，X線写真に対する撮影条件の影響に関してもある程度の知識を有しておくことが必要と考える。
- そこで，この節では，特に若手の医師を念頭に置いて，これだけはぜひ知っておいていただきたい，あるいはこれを知っておけば放射線技師に一目置かれるであろうポイントを豆知識としてまとめた。

よい骨・関節の単純X線写真とは

用語アラカルト

＊1 PAとAP
PA(posteroanterior)：フィルムを被写体の前に置き，後ろ側からX線を出して撮影する方法。立位での胸部撮影などが典型。
AP(anteroposterior)：フィルムを被写体の後ろ側に置き，前側からX線を当て撮影する方法。仰臥位での腹部単純X線撮影が典型。

- 骨・関節の単純X線写真では少なくとも2方向の画像が必要である。
- 多くは正面(PAまたはAP[*1])と側面ということになるが，手・足や肩あるいは骨盤など，側面では複数の骨が重なり合って観察しにくい部位では斜位撮影などが行われる。
- 骨折の有無を評価する場合では正，側あるいは45°の斜位方向に加え，10〜15°程度，少しずつ角度を変えて撮影する方法もある。また，必要であれば透視下に観察して最もよい方向で撮影することもできる。
- よい正・側面写真とは，いわゆる真正面，真横で撮られたものをいう。
- 例えば肘関節ではanterior fat padやposterior fat padなどの評価のために側面撮影が鍵であり，膝関節では単に膝を撮影台に置いただけでは外旋しやすいため，撮影時にはやや内旋気味に補正して撮影する必要がある。
- **読影にあたっては，主な部位の基本的な撮影方法などについてもある程度精通しておく必要がある。**
- 単純X線写真の画質には電圧が大きく関係する。X線写真は撮影電圧が低いほどコントラストが高くなるが，撮影装置の性能などを考えると，**約50〜75kVp**くらいが標準的な撮影電圧であろう。
- 手足など被写体が薄い場合などは散乱線が少ないために，グリッドを使う必要はないが，躯幹など厚い被写体では撮影線量を増すために電圧を上げ，かつ散乱線をカットするためにグリッドを使用する。
- 膝や肘関節あたりがグリッドを使うか使わないかの境界にあたり，施設によって，あるいは症例によってさまざまである。筆者らの施設では肘の撮影には使用しないが，膝には使用することが多い(**図1**)。
- よいX線写真の画質とは，骨の皮質，髄質ならびに骨梁が明瞭に認められ，軟部組織の輪郭がある程度観察できるものといえそうである。
- 適正な濃度(黒化度では約0.3〜2.0くらいの間)に観察すべき対象(骨から軟部組織まで)が，高いコントラストで描出されているものということになる。
- 軟部組織はグリッドなどを使ってコントラストを上げると露出過多となり黒すぎて見えにくくなるが，コンベンショナル・フィルムを用いている場合は，いわゆるbright lightを使えば観察することもできるし，CRやモニタ上で診断するのであれば表示条件を変えれば描出が可能となる(**図2**)。
- X線管球の焦点は骨梁などの詳細な構造を描出するためには小焦点を使うほうが望ましい。

図1　高電圧と低電圧撮影，グリッドの影響

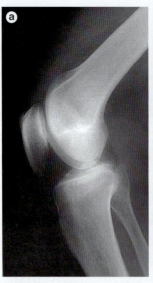
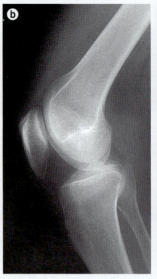
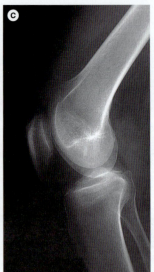

a：50kVp，グリッドなし（30mAs）　　b：80kVp，グリッドなし（5mAs）　　c：80kVp，グリッド（8：1）あり（20mAs）

それぞれの特徴を把握すること．各mAsの比にも注意．

図2　bright lightと虫眼鏡

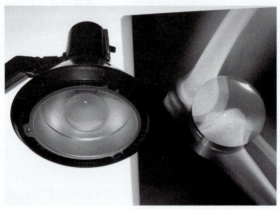

露出過多の部分（軟部組織など）の観察に有用である．（かつては）読影室に必需品である（あった）．電球は市販の100ワットで十分である．

- 小焦点，撮影電圧，電流ならびに曝射時間（撮影時間）はそれぞれ互いに相反する特性があり，撮影装置の性能を十分吟味して最大の効果を上げられる方法で撮影していただきたい．
- 以前は読影室には前述のbright lightと虫眼鏡が必需品であったが，最近のCRの普及でbright lightは必要性がなくなってきた（CRではbright lightを使っても見えないものは見えない）．しかし，虫眼鏡は（モニタで拡大観察をしている施設を除く）今でも詳細な観察には欠かせない．

どこを観るか

- 観察する骨の形状，ほかの骨との位置関係，皮質の厚さならびに状態，骨梁の状態，皮髄境界，骨膜反応の有無，軟部組織の状態について観察する．
- 限られた誌面でそれぞれについて解説することは不可能であり，詳細は他稿に譲る．

主な骨・関節単純X線写真のポイント

頸椎

- 頸椎は通常，正面ならびに側面の2方向撮影を行う．椎間孔の評価には両側の斜位撮影を加えた4方向を撮ることも多い．
- 軸椎と環椎の正面像を観察する開口撮影や，頸椎の安定性を見るため，屈曲ならびに伸展位での側面撮影を追加することもある．
- 側面撮影ではTh1まで描出されていることが望ましいが，肩が障害陰影となりやすい．せめてC7までは観察できるのがよいポジショニングである．
- そのためには健常者であれば椅子に腰かけさせ，両手をシートの下面に回して背筋ならびに頸をピンと伸ばし，自身の両手で肩をできるだけ引っ張り下げるようにしながら撮影する（図3）．
- 座位がとれない被検者では，可能なら助手が被検者の足許に立ち，被検者の両手を引っ張り，肩を下げてcross table lateral view[*2]で撮影するとうまくいくことが多い．
- 太った症例の側面撮影ではどうしてもC7，Th1が描出しにくいことがあるが，片方の腕を挙上させてやや露出過多気味に撮影すれば観察が可能となることが多く（swimmer's view）（図4），やってみる価値はある．
- 斜位は左右それぞれ45〜50°の角度をつけ，前下方から後上方へ約15°の傾きを加えて撮影する．斜位の撮影においては各椎間孔が真正面に認められ，その後縁に沿って横突起の楕円状陰影が連なるように見えるのがよい写真である（図5）．

用語アラカルト

＊2 cross table lateral (XTL)
撮影台の上に被写体を仰臥位に寝かせ，フィルムを被写体の横に撮影台に直角となるように立て，X線管球を反対側から照射し，水平X線束にて側面像を撮影する方法．air-fluid levelやfluid-fluid levelの観察が主な目的であるが，被写体が立位や側臥位をとれないときの側面撮影でやむをえず行うこともある．

図3　頸椎側面撮影法

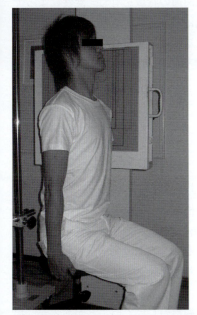

両手を椅子の裏側にかけて背筋を伸ばすことにより，両肩を下げることができる．

図4　下部頸椎に対するswimmer's view

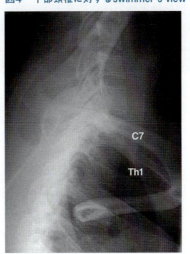

頸・胸椎移行部の描出には片腕を上げ，頸部と胸部の厚さの差を最小にして撮影する．

図5　頸椎斜位像

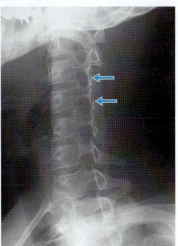

各椎間孔が横突起の楕円状陰影（→）のすぐ前縁に沿って見られる．

図6 Luschka関節

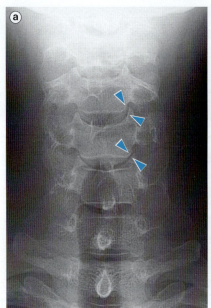
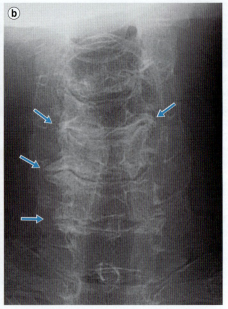

a：正常正面像でのLuschka関節(▶)　　b：変形性脊椎症におけるLuschka関節の骨棘形成(→)

- 頸椎の正面撮影も斜位撮影同様，X線束を約15°傾けて撮影する施設が少なくない。
- C1，2は環椎，軸椎といわれるようにほかの椎骨とは形態的に大きな違いがある。
- C3〜7の椎体の間には**Luschka関節(鉤椎関節)**とよばれる特徴的な構造が認められる(**図6**)。これは椎体上終板の両外側やや後ろ寄りに突出する角状の隆起(**鉤状突起**)と，それに対応する下終板両側の斜面状の部からなる関節様構造で，椎間孔の前内側壁を形成する。
- Luschka関節には椎間板は存在せず，一部は滑膜関節の特徴を有し，変性によって骨棘が形成されやすい。骨棘が大きくなれば椎間孔の狭窄をきたす。
- Luschka関節の骨棘形成ならびに椎間孔を評価するには，上述したように斜位撮影が行われるが，正面撮影のほうがむしろ敏感に変性の程度をとらえることができ，正面撮影の評価を怠ってはいけない(**図6**)。

胸椎

- 胸椎は通常正面(AP)ならびに側面撮影が行われる。
- 脊柱の斜位撮影は一般に椎間孔や椎弓などを観察する場合に行われることが多いが，胸椎では肋骨が重なり観察しにくいことに加え，椎間孔や椎弓などの後方成分の異常が少ないことから斜位を撮影することはまれである。
- 胸椎の撮影は被検者を仰臥位にして正面(AP)を，側臥位にして側面を撮影することが一般的である。側面撮影では，胸椎が側彎になりやすいときにはタオルやスポンジなどで補正する。
- 胸椎側面撮影では肋骨や肺血管が重なって脊柱の観察がしにくいことがあるが，撮影時間を長くし(mAsは同じにするために管電流は下げ)，ゆっくり呼吸をさせながら撮影を行うと，肋骨や肺血管が呼吸運動によりボケるので，胸椎だけを明瞭に描出させることができる。これを**autotomography**とよぶ(**図7**)。

図7 胸椎側面の autotomography

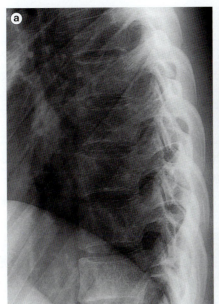
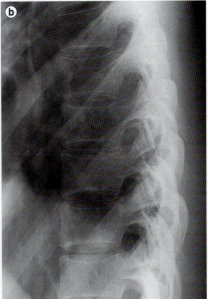

a：呼吸停止にて撮影　　　b：呼気中に撮影

横隔膜，肺血管がぶれて胸椎がより明瞭となっている。

腰椎

- 腰椎は通常正面，側面の2方向に加え，両斜位を撮影することが多い。
- 正面は仰臥位にて，腰椎へのストレスを軽減するために軽く膝を曲げた姿勢で撮影する。側面はL5ならびに仙椎が骨盤に重なって露出不足になりやすいので，下部腰椎・仙椎だけ追加撮影をすることもある。
- 腰椎は可動域が大きく，また脊柱のなかで最も荷重を支えるところであり，外傷を受けやすいなどの理由から退行性変化に陥りやすい。
- 腰椎の椎間板腔はL1/2～L4/5にいくに従い，次第にその上下径が大きくなり，正常ではL4/5が最も広く，L5/S1ではまた狭くなる。L4/5の椎間板腔がL3/4と同じ程度の広さであれば，L4/5レベルの椎間板腔はやや狭小化があると判断できる。
- 腰椎は上述したように変性に陥りやすく，椎間関節や椎弓，横突起の変化も伴いやすい。その評価のために斜位撮影が行われる頻度が高い。
- 腰椎撮影は胸椎同様，通常，被写体を撮影台に横たえて撮影するが，各椎体の安定性を観察するために，立位で腰椎の前屈，後屈での側面撮影を追加することもある。

ここが動ドコロ

脊椎の単純X線写真

- 頸椎の単純X線写真の守備範囲はTh1まで。
- Luschka関節の評価には正面像を疎かにしない。
- 正常例では腰椎の椎間板腔は尾側へいくほど広い。
- 後方要素の評価には斜位像を活用する。

骨盤

- 骨盤も仰臥位による正面が一般的である。両斜位を撮影することもある。仙骨，尾骨の観察には側面を追加することも多い。正面はAPが原則である。

肋骨

- 肋骨は後上から前下に向かって左右逆の曲線を描きながら走行する複数の構造であり，1枚のフィルムで十分な観察を行うことは困難である。
- さらに下部肋骨は腹部と重なり，管電圧，mAsなどの撮影条件が肺に重なる上中部と大いに異なるところから，"技師泣かせ"の被写体である。特に骨粗鬆症の高齢者では肺とのコントラストがつきにくく条件設定が難しい。
- **肋骨は通常，正面と両斜位の3方向撮影を行う。**2方向では死角になる部分が多すぎる。肺に重なる部分と腹部に重なる部分で極端に黒化度が異なるようであれば，別々に撮影することもある。
- 肋骨の読影は，1本1本，後ろから前，あるいは前から後ろへ，丁寧に目で追っていくしか方法はない。簡単にパッと効率よく読むうまい方法などない，というところは"医師泣かせ"でもある。
- 肋骨撮影の多くは骨折の評価であり，ときに転移などの骨腫瘍の検索がある。
- 肋骨は上下の肋骨と筋肉で強固に固定されているために，転落や交通事故などで数本の肋骨が一度に強い衝撃を受ける場合を除いて，1～2本の肋骨が折れても大きく偏位しない。したがって，読影も難しい。
- 骨折がないと診断して，2週間後に再度撮影されたフィルムに仮骨が明瞭に認められて恥をかくことも珍しくない。
- 肋骨骨折で臨床的に重要なことは「胸膜，肺を損傷し胸水（血胸）や気胸がないかどうか」であり，それ以外は，肋骨撮影で骨折を認めようが認めまいが，局所に圧痛があれば圧迫帯を巻くなどの骨折に準じた治療が行われる。したがって，少々肋骨骨折を見逃したとしても臨床的には問題とならないが，読影する者として恥はかきたくないものである。

> **ここが 勘 ドコロ**
> **肋骨の単純X線写真**
> ● 肋骨の単純X線写真は撮影も読影も難しい。
> ● 肋骨骨折に伴う気胸や血胸を見逃さないこと！

鎖骨・胸骨

- 鎖骨は肺尖部の肋骨との重なりを避けるため，また骨折の際に前後方向への偏位を評価するために，正面（AP）撮影と前下から後上に管球を傾けた撮影が行われる。
- 胸骨は正面と側面を撮影する。正面は真の正面でなくわずかに斜位にして胸骨と胸

椎が重ならないようにする。それでも、胸骨の詳細な観察は難しい。
- ただし、胸骨骨折は通常は体部に水平（骨軸には直角）に生じ、前後方向に骨折片が偏位するために、正面で評価困難でも**側面撮影で骨折を発見することは少なくない**。（胸骨の評価にはCTがよくオーダーされるが、胸骨骨折ではCTでもスキャン面と骨折線が平行になり見逃されやすい）。

肩関節・肩甲骨

- 肩関節は通常、正面、斜位ならびに軸位の3つが主な撮影法である（図8）。
- 正面は上腕骨頭を中心に、身体に直角なX線束で撮影する。腕は（スーパーマンのように）コブシを腰につけるような位置に置けば、上腕骨が内旋気味となり、小結節が骨頭の内側接線方向に描出される。ここでは主に肩甲骨関節面の辺縁、関節裂隙の状態、肩鎖関節などを評価する。
- 斜位は対象となる肩を約20〜30°後ろへ回した位置で、管球を前上から後下へ約15°傾けて撮影する。これは肩甲骨関節面ならびに肩峰上腕骨頭間隙を接線方向に観察するのが主な目的である。この際、上腕骨は手掌を前に向けた位置で撮影すると上腕骨頭はやや外旋気味となり、大結節が骨頭の外側接線方向に描出される。
- この撮影では大結節の状態をよく観察する必要がある。また肩峰と上腕骨間距離、肩峰下骨棘の有無、その程度などを評価する。これらはいわゆる肩関節周囲炎（肩峰下インピンジメントや腱板断裂など）を評価する際に有用なことが多い。
- **肩峰上腕骨間距離は上腕骨の位置により大きく変化するが、7mm以下になると棘上筋の変性や断裂を疑う必要があるとされている。**
- 軸位では肩甲骨関節窩と上腕骨頭の位置関係が明瞭に描出され、それを囲む肩峰ならびに肩鎖関節、烏口突起の状態を把握できるが、撮影法がやや煩雑でありルーチンではあまり行われない。

図8　肩関節撮影

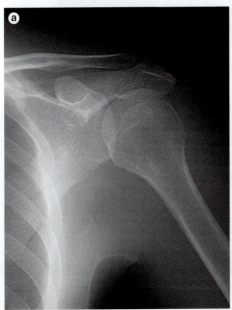
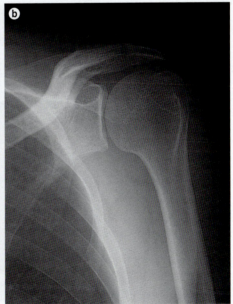

a：正面（上腕骨内旋）　　　b：斜位像
関節面ならびに肩峰上腕骨間状態を観察するのによい。上腕骨はやや外旋気味となる大結節もよく描出される。

- その他，肩甲骨関節面ならびに肩甲骨自体の評価のために，肩甲骨の側面を撮影することもある。

> 肘関節

- 肘関節の単純X線写真のポイントは正面，側面写真がいかに真正面ならびに真横から撮影されているかである。
- 特に側面が重要で，真横から撮影するには，上腕と前腕のいずれも撮影テーブルから浮かせてはならないし，それには同側の肩も肘と同じレベルに置く必要がある（図9）。
- 肘の側面写真は外傷の際のanterior humeral line, anterior fat pad, posterior fat padなどの評価がきわめて重要であり，そのためには真横から撮影された側面像が鍵となる（図10）。
- 正面像ではcarrying angleや関節面辺縁の骨棘の状態などを評価する。
- 脱臼などの評価で重要なポイントは，**正常では正面，側面いずれにおいても橈骨の中心軸の延長が上腕骨小頭のほぼ中心を通る**ことである。

図9　肘関節側面撮影法

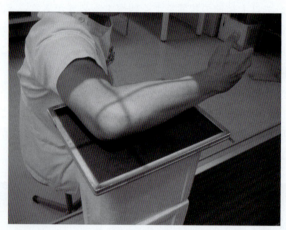

肘関節を撮影するには，肩，肘，手関節をフィルム面と同レベルに置く必要がある。

図10　肘関節側面像

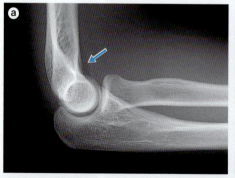 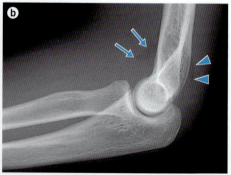

正常の右肘（**a**）ではanterior fat pad（→）のみが認められるが，左肘（**b**）のように骨折などで関節液が貯留すると，同脂肪層は前側にヨットのセール状に偏位する（▶）。またposterior fat pad（→）も認められるようになる。上腕骨の軸と小頭のなす角度に注意。

手関節・手

- 手関節は正面,側面撮影を通常行うが,必要に応じて斜位を撮影することもある。
- 正面は通常,手掌をフィルム面につけて撮影(PA)する。しかし,前腕骨を主体に撮影する場合はPAでは橈骨と尺骨がねじれるため,APで撮影する必要がある。
- 手の側面は複数の指が重なり合って観察しにくいために,斜位を撮影することが多い。
- 斜位はバレーボールのトスを上げるような形の斜位(**throwing position**)と,ボールを受け取るような形の斜位(**catching position**)がある。
- 通常はどちらか一方(多くは前者)のみが多いが,リウマチの初期変化など,詳細な観察を必要とするときは両方の撮影が行われることもある(**図11**)。
- 母指は手の正面撮影では斜めに傾いているため,母指を中心に評価するときは母指だけの正面,側面を撮影する。正面はPAでは拡大されるので,できればAPで撮影する(**図12**)。

図11 手の斜位撮影法
通常の斜位(**a, b**)はthrowing positionで撮影するが,リウマチの早期所見の評価にはcatching position(**c, d**)のほうが有用とされている。

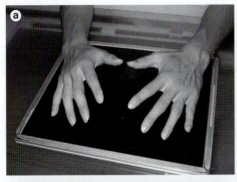
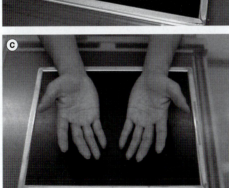
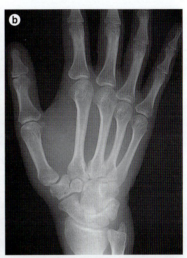
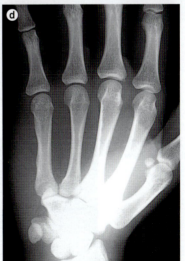

図12 母指正面撮影法
母指をフィルムに密着しての正面撮影法。

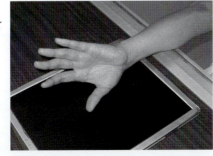

> ### ここが勘ドコロ
> **肩・肘・手の単純X線写真**
> - 肩関節では肩峰上腕骨間距離，肩峰下骨棘に注目する。
> - 正常肘ではすべての撮影で橈骨の中心線が上腕骨小頭を通る。
> - 手の詳細評価には斜位撮影が用いられる。

股関節

- 股関節の正面は**大腿骨頭にX線束の中心を置くようにして**撮影する。
- このとき，大腿骨を軽度内旋するようにすると，大腿骨頸部が正面を向き，大転子，内転子が重なりにくい。
- 側面撮影は評価の目的が大腿骨頭や頸部である場合と臼蓋である場合ではやや体位が異なるが，通常は被写体を目的側に斜位にして大腿を外転させて撮影する（**Lauenstein法**／ラウエンシュタイン）。股関節の撮影法は各施設あるいは被写体の状態により異なることが多く，ここでは詳細は省略する。

膝関節

- 膝関節の正面撮影で重要なことは**下肢を内旋気味**にして撮影することである。
- 側面は膝を約30°屈曲して撮影する。側臥位がとれない症例では，背臥位にてcross table lateral撮影を行うことがあるが，その際も真の側面を撮影するために膝をやや内旋気味にする。
- 関節裂隙の状態を見るために，立位にて膝関節に荷重をかけて撮影することもある。
- 関節鼠など顆間窩の状態を見る際には，**顆間撮影**が行われる。
- 膝蓋骨の観察には**skyline view**（別名：sun-rise view）を撮影することもある（**図13**）。
- **膝関節の関節液貯留の有無については，側面像にて評価する**。正常側面像では大腿骨骨幹端前縁と大腿四頭筋との間に脂肪層が見られるが（**図1**），関節液が貯留すると，その大腿四頭筋と骨の間に拡張した膝蓋上包が水濃度として認められてくる（**図14**）。

図13　膝蓋骨skyline view（sun-rise view）

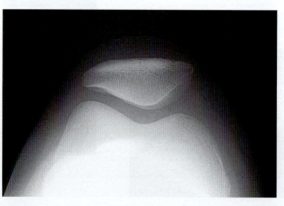

膝蓋骨の背面は平たく広いほうが外側になる。

図14　膝関節液

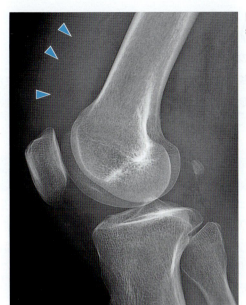

関節液が貯留すると，側面像で脂肪層内に拡張したsuprapatellar bursaが見えてくる(▶)。

足関節

- 足関節は正面ならびに側面を撮影する。
- 足関節をひねった際に第5中足骨基部が裂離骨折をきたす可能性があるため，**側面撮影では踵骨と第5中足骨基部を必ず含む必要がある**。
- 正面では距骨と脛骨，腓骨との関節面が重ならないように膝関節の正面と同様にやや下腿を内旋気味にして撮影する。
- 踵部の評価では側面と踵骨の軸位を撮影する。
- 足は正面撮影と，第5趾側を浮かすようにした斜位撮影を行うことが多い(**図15**)。側面は趾が重なり合って観察しにくいので，特殊な場合を除いて行われない。

図15　足撮影法

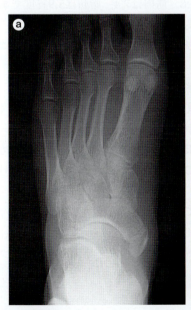
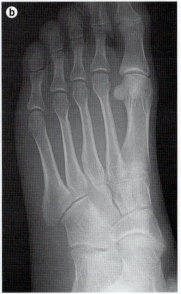

a：正面像　　b：斜位像

> **ここが㊙ドコロ**
>
> **股・膝・足の単純X線写真**
> - 股関節・膝関節の正面像では大腿あるいは下腿を軽度内旋させて撮影する。
> - 膝関節・足関節では目的に応じて種々の撮影法がある。

コントラストと管電圧

- 単純X線写真のコントラストは，被写体を透過してきたX線量の差，すなわち透過する間に減衰するX線の差による。
- この差は，
    - ①透過する物体の厚さの差
    - ②密度(電子密度)の差
    - ③原子番号の差
    - ④X線の電圧の違い

  によって左右される。
- ①と②については今さら説明をする必要はなかろう。同じ物質でも厚いほどX線は減衰する。密度の差を利用した典型的なものが胸部(空気)のX線写真である。
- ③，④について少し解説する。空気を除いて，同じ厚さの異なる物質を通過するX線の減衰は，主に光電効果とCompton散乱による。
- 光電効果は物質自体によるX線の吸収であり，その差がコントラストとして画像となる。
- Compton散乱による減衰の差もコントラストとして利用されるが，同時に散乱線を発生する。
- 光電効果の起こる確率はその物質の原子番号に依存し，Compton散乱による減衰の確率はその物質の電子密度(一定容積当たりの電子の数)に左右される。
- 骨の実効原子番号は約13.8，筋肉は7.4，脂肪は5.9程度であり，また骨の電子密度は5.55($\times 10^{23}$)，筋肉は約3.34，脂肪は3.27とされており，その比は原子番号のほうが大きく，したがって光電効果による減衰のほうが高いコントラストを呈することがわかる。
- X線の電圧はこの減衰に深い関係がある。
- 低い電圧の場合，X線の減衰の主な要因は光電効果であり，電圧が高くなると減衰はほとんどがCompton散乱によって起こる。
- すなわち撮影電圧が低いほうが，光電効果による減衰のためにコントラストが高くなり，電圧を高くするとCompton散乱による減衰が主となり，コントラストは低下する。
- そのうえ，散乱線が増えてコントラストはさらに低下する。ただし，低い電圧のX線ほど光電効果により物体によって吸収されやすく，その分被ばくが大幅に増え，X線装置にも負担がかかるために，骨・関節の単純X線写真については部位にもよるが50〜75kVp程度で撮影されることが多い。

【+アルファ】 撮影電圧

・筆者が大昔，ミシガン大学放射線科にレジデントとして勤務し始めた頃，先輩が露出不足の単純X線写真を見て，「あと4キロ上げて」と（もちろん英語で）指示している光景を見て，電圧や電流とフィルムの黒化度などについてまったく知識のなかった筆者には，どうしてそんなことが言えるのかわからず，ただ驚いたことを今でもしっかり覚えている。しかし，まもなく放射線物理を勉強してその謎が解けることとなった。

・人間の目の明るさに対する感覚は，確実に明るく（あるいは暗く）なったと思うためには，そのときの光の量が2倍（あるいは半分）に変化する必要がある。フィルムの黒化度でいえば約0.3の違いといわれている。この黒化度0.3は常用対数の値であり，その真数は2であることからも理解できる。それではこの黒化度を0.3変化させるためにはどのくらいのX線量の変化が必要か？ これはX線フィルムの特性曲線の傾き（ガンマ）によるが，平均的フィルムの特性曲線の傾きは3～3.5程度であることから，常用対数約0.1のX線量の相対的変化が必要となり，その値は約1.3となる。すなわち撮影電圧を一定にしてmAsを約1.3倍に上げるか，23％ほどカットして77％（1/1.3＝0.77）にすれば一段階黒くなったり，白くなったりするわけである。

・話は少しややこしくなるが，今までは撮影電圧を変えずにmAsを変えたときの話だが，撮影電圧を変化させても黒化度が変化する。mAsを変えずに電圧を変えた際の黒化度への相対的影響は，その電圧の4乗に比例するといわれている。すなわち50～60kVpに変化した際は，$60^4/50^4 ≒ 2.07$となりmAsを約2倍とした場合とほぼ同じ効果を得ることができる。昔から50～100kVpの間では電圧を10kVp上げればmAsを半分にできるといわれてきたのは，このためである。これでいけば上述の特性曲線での黒化度0.3の変化は，撮影電圧を3～4kVp変えれば得られることとなる。

・黒化度を増すためにmAsを増すのは撮影装置に負担がかかったり，撮影時間が長くなるなどの欠点があるため，撮影電圧を一定に保つ必要がある場合を除いては電圧を調整するほうが簡単である。

さあ，明日からあなたも自信をもって言ってください，「あと4キロ上げて」と（ただし，最近はCRが普及しているので，X線量は粒状性には影響するが，あまり黒すぎたり，白すぎたりする写真が見られない）。

（鬼塚英雄）

ここが勘ドコロ

コントラストと管電圧

● フィルム骨化度を少し上げる（下げる）ためには，mAsを3～4割上げる（下げる）必要がある。撮影電圧を3～4キロ上げ（下げ）てもほぼ同じ効果が得られる。
● 撮影電圧が低いとコントラストは上がるが，被ばくが増える。電圧を上げるとコントラストが低下する。
● 自分の施設がどのような撮影法をしているか理解しておく必要がある。

おわりに

・骨・関節の単純X線写真読影に際して知っておくべき主な撮影法を中心に解説した。
・これを機会に，少しでも骨の単純X線撮影について興味をもっていただければ幸いである。

03 第1章 検査のモダリティ：撮像と画像再構成の勘ドコロ

宮谷美行・佐志隆士

CTの技術学

はじめに

- この節では，CT（computer tomography, computed tomography）について，その原理と機器構成，画像の概要を簡潔に解説した後，骨・軟部領域で特に多用されている3次元再構成像について概略を述べる。

CT本体

CT装置とMRI装置の違いは何か？

- ドーム状のガントリー（装置本体）は，一見MRI（magnetic resonance imaging）と似ているが，CTは透過したX線を画像化，MRIは磁場による人体を組成する原子（水素原子）の動きを画像化したもので，一般的にCTは細かい構造物を描出する性能（空間分解能）が高く，MRIは組織の濃度差を描出する性能（密度分解能）が高いのが特徴である。
- 骨・軟部領域では，微細な骨折や血管の画像診断はCT[※]が，椎間板や筋組織の画像診断はMRIが優先されることが多いのはそのためである（**図1**）。
  ※CTによる血管の画像診断は造影剤が必須である。

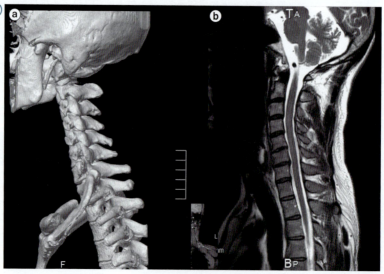

図1　頸椎CT（a）とMRI（b）
骨・軟部領域では，微細な骨折の画像診断はCTが，椎間板や筋組織の画像診断はMRIが優先されることが多い。

ヘリカルスキャンとは？

- CT画像を得るには，原則として人体周囲360°のデータが必要なため，X線管球と検出器を回転させる必要があり，かつ体軸方向に長い人体を連続してスキャンするためには寝台を移動しながらスキャンしなければならない。
- この2つの動作を同時に行い，スキャンの軌道がらせん状になる技術が「ヘリカルスキャン（helical scan）」である。
- 電力や信号などをやりとりするケーブルが連続回転しても絡まないよう，レール状の構造物とその上を走行する送受信器でやりとりする「スリップリング技術」が開発されたことにより，ヘリカルスキャンが実用化できた（図2）。

図2 ヘリカルスキャン概念図
X線管球と検出器を回転させ，同時に寝台を移動させることによりスキャンの軌道がらせん状になる技術がヘリカルスキャンである。

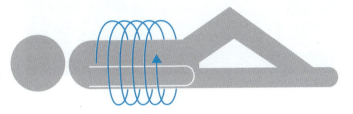

【＋アルファ】ヘリカルスキャン
- ヘリカルスキャン以前は，X線管球に流す電力や検出器から受け取る電流などをやり取りするケーブルが絡まないように，右に1回転・左に1回転を交互に繰り返していた。
- 最初は寝台を固定して撮影していたが（クラスタースキャン），さらに進歩して，検出器とX線管球を連続回転させながら寝台を動かしてデータを収集し画像を再構成する技術が開発された。

マルチスライスCTとは？

- ヘリカルスキャンの登場によって，人体の体軸方向に連続したスキャンが可能になったが，1mmスライス厚でスキャンすると胸部だけでも5分くらいかかってしまう。そのため10mmスライス厚を使って1呼吸でスキャンし，詳細に見たい部位のみ1mmスライス厚で再スキャンする時代があった。
- 現在のCTの主流であるマルチスライスCT（multislice CT：MSCT, multidetector-row CT：MDCT）は，体軸方向に複数の検出器が装備されており，ガントリー1回転で複数断面を得ることができるため，薄いスライス厚で広範囲を1呼吸でスキャンすることができる（図3，4）。
- 骨・軟部領域では，マルチスライスCTの登場により，骨梁を観察できる解像度で，全脊椎を1回のスキャンで撮影することができるようになった。これにより，例えば救命救急領域において全脊椎を含む広範囲骨折の診断が可能となった（図5，6）。
- 近年では，160mm幅を寝台移動なしに一度にスキャンできるエリアディテクタCT（area detector CT：ADCT）も登場し，同じ場所で連続回転スキャンをすることで関節などの動態評価も行えるようになった。

図3 マルチスライスCT
概念図

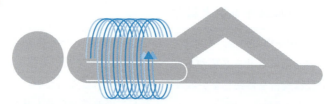

体軸方向に複数の検出器が装置され，1回転の間に複数断面を得ることができる。

図4 検出器外観像

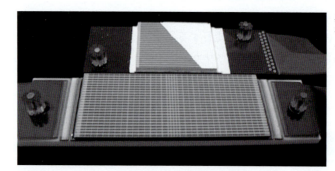

奥がシングルスライスCT検出器，手前がマルチスライスCT検出器(マルチスライスCT検出器はセルがマス目のように配列されている)。

図5 面検出器CT装置
外観像

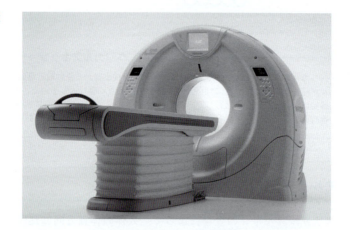

図6 臨床画像：救命救急
骨折画像

骨梁を観察できる解像度で，全脊椎を1回のスキャンで撮影することができるようになった。これにより，例えば救命救急領域において全脊椎を含む広範囲骨折の診断が可能となった。

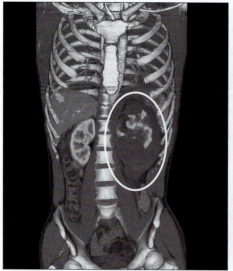
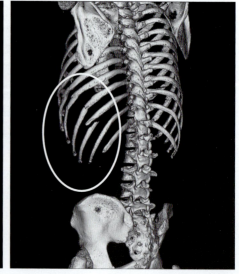

(大阪府三島救命救急センターご提供)

> **ここが勘ドコロ**
> **CTとMRI**
> ● CTは細かい構造物を描出する性能（空間分解能）が高く，MRIは組織の濃度差を描出する性能（密度分解能）が高い。
> ● マルチスライスCTでは，全脊椎を含む広範囲骨折の診断が可能となった（図6）。

CTの画像

CTの画素

・CTの画素1つ1つは，スキャンによって得られたX線の物質透過度から，水を0（ゼロ），空気を−1,000とした相対値（CT値，→Point advice）に変換し濃度として表示をしている。これは水が凍る温度を0（ゼロ）℃，水が沸騰する温度を100℃と規定していることと似ている。

> **Point advice　CT値（CT number）**
> ● 物質のX線透過度を表す相対値で，単位はHU（Hounsfield unit）が用いられる。CTを開発した英国の技術者Godfrey Newbold Hounsfield（1919−2004年）にちなんでいる。
> ● "水を0（ゼロ），骨を1,000とした相対値"と誤解されている場合があるので注意したい（勘ドコロ，表参照）。

・骨・軟部領域では，骨の状態によってX線透過度が変化することを利用して，骨粗鬆症の診断にCT値を用いている。ただし，CT値は撮影条件などでも変化するため，CT値を用いた診断をする場合は留意する必要がある。

> **ここが勘ドコロ**
> **CT値とは?**
> ● 組織のX線減弱計数の値を水を基準として表したものをCT値といい，水を基準の「0」として，空気を「−1,000」，そしてその間の比重とCT値が直線関係となるように設定し，その濃度からそれぞれの画素を形成している。
>
> $$\text{Hounsfield number} = \frac{\mu_t - \mu_w}{\mu_w} \times \kappa$$
>
> ● 各組織のCT値はおおよそ右記の値となる。
>
> | 組織 | CT値 |
> | --- | --- |
> | 筋肉 | 30〜60 |
> | 血液 | 50 |
> | 水 | 0 |
> | 脂肪 | −100 |
> | 空気 | −1,000 |

有効視野（field of view：FOV）

- 横断面におけるCTの範囲をFOVとよぶ（図7）。CTでは，撮影FOVと再構成FOVの2種類があり，前者は撮影前にスキャンのサイズを決めるのに対し，後者は撮影後にスキャンしたデータからサイズを決めている（撮影FOVのまま再構成するのか？ ある領域を拡大して再構成するのか？）。
- 例えば，肩関節の検査では，撮影FOVを両肩を入れた広範囲でスキャンし，スキャン後に左右の肩関節それぞれに分けた再構成FOVで再構成をすることが多い。

【＋アルファ】 FOVの大きさ

図7　FOVの大きさ
a：片手を挙上し，被写体を小さくすることができるときは，撮像FOVも小さくしたほうがより精細な撮像ができる。
b：逆に，片方の肩だけを撮像することはできない。通常は大きな撮像FOVでスキャンし，右肩と左肩を別々に再構成して左右を比較する。

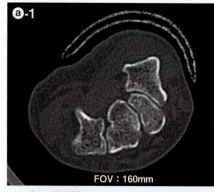

a：手CT横断像　　参考画像

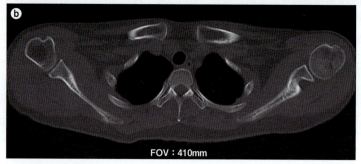

b：両肩CT横断像

再構成関数

- 収集したデータをCTコンソール内のコンピュータで計算（画像再構成）する際に，コントラストの低い領域（低周波領域）を強調した画像処理や，コントラストの高い領域（高周波領域）を強調した画像処理を行う。この処理に用いるアルゴリズムを，一般的に「再構成関数」または「カーネル」という。
- 骨・軟部領域においては，低周波領域強調関数を用いた場合は筋肉や椎間板などの軟部組織が，高周波領域強調関数を用いた場合は，椎体や骨が観察しやすくなる（図8，9）。

図8　高周波強調関数で見た骨

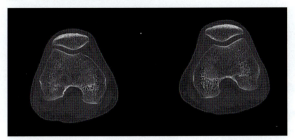

高周波領域強調関数を用いた場合は，微細な骨構造が観察しやすくなる。

図9　低周波強調関数で見た軟部組織

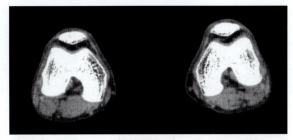

低周波領域強調関数を用いた場合は，筋肉や靱帯などの軟部組織が観察しやすくなる。

> **ここが勘ドコロ**
>
> **CTの画像**
> - CTは，水を0（ゼロ），空気を−1,000と規定した相対値を濃度で表した画素の集合体である。
> - FOVは横断面断層像における範囲（視野）のことである。
> - 診断目的の領域に応じて，画像再構成する際の再構成関数を決定する。

3次元CT

3次元CTのいろいろ

- 前述のマルチスライスCTの登場により，日常臨床で3次元CT（3-dimensional CT：3D-CT）が使われるようになった。
- CTは，1回のスキャンデータから，任意の方向の画像など，さまざまな画像を後で作ることができるのが特徴の1つである。3D-CTといっても，さまざまな種類がある。

■ VR像（volume rendering image）（図10）
- 3D-CTの代表的画像表示法で，光の透過や反射を計算し，影などをつけることによって立体的に表示した画像。対象物の外観を観察するのに適している。

■ MPR像（multiplanar reconstruction image）（図11）
- 多断面再構成法ともよばれ，任意に設定した断面を表示した画像。矢状断面や冠状断面などの断面像もMPR像となる。

■ ray sum像（図12）
- 総和値投影法ともよばれ，単純X線写真に似た画像。

■ MIP像（maximum intensity projection image）
- 最大値投影法ともよばれ，任意の視点方向から投影方向に，最も高いCT値のピクセルだけを表示した画像。造影検査で得られたデータから骨を画像処理で削除した後，MIP処理を行うことで血管だけを描出することができる。

図10 VR像	図11 MPR像	図12 ray sum像
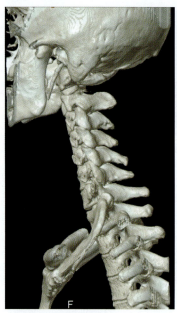	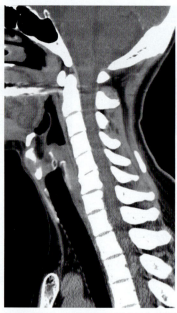	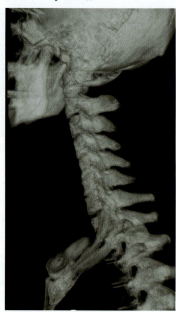
光の透過や反射を計算して影などをつけて立体的に表示した画像。	任意に設定した断面（この場合は矢状断）を表示した画像。	単純X線写真に似た画像。

> **ここが勘ドコロ**
>
> **3次元CT**
>
> ● CTは，1回のスキャンデータから，さまざまな種類の画像を再構成することができる。
> ● MPR像は，ある任意断面を再構成した画像で，MRIのような矢状断面，冠状断面などの画像をいう。

3D-CT画像作成の実際

■ 骨の3D-CT画像を作ってみよう（図13，14）

- 骨とその周囲組織である筋肉や脂肪などはCT値が大きく異なるので，骨に合わせて"しきい値"[*1]を設定し，比較的容易に骨だけを抽出することが可能である。ただ，骨密度が低下した部位がある場合は，周囲軟部組織とのコントラストが低下してしまうため，骨だけを抽出する場合に注意が必要である。

■ 血管の3D-CT画像を作ってみよう（図15，16）

- 最新のCT用Workstationでは，造影された血管のみを抽出する機能がある。この機能を用いることにより，比較的楽に血管を抽出することができるが，血管内の造影剤濃度や撮影条件などによって，細い血管が抽出されないケースがあるので，必要とする血管を取りこぼしていないかどうかの確認が重要である。
- また，前述の骨だけの3Dデータができていれば，すべてのデータが含まれた元データから骨の3Dデータを減算すれば，MIP表示することで血管の3D画像を作ることができる。

用語アラカルト

＊1 しきい値
3D-CT画像作成に際しては，あるCT値より高い部分だけを選択する必要がある。このための境界値として設定するCT値をしきい値という。例えば，骨の3D画像を作成する場合，150HU程度に設定する。

図13 骨のしきい値に合わせて骨を抽出

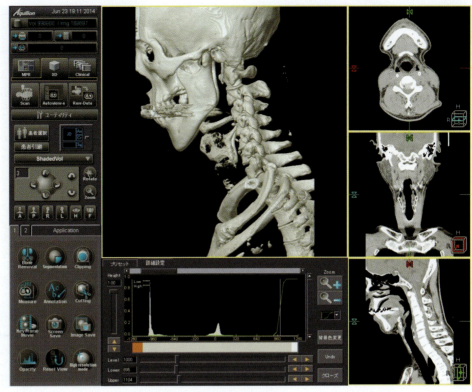

図14 骨のVR像

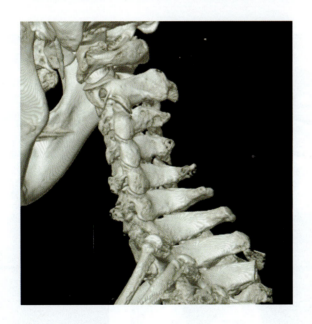

■ 骨と血管のfusion(合成)画像を作ってみよう

・多くのCT用Workstationでは,"Photoshop"などの画像編集ソフトでレイヤーを重ねるのと同様に,骨と血管の画像を合成することができる(図17)。
・さらにオパシティ機能(透明度設定)を使うことにより,骨の画像だけを透けさせた状態にすることよって,血管の画像をより見やすくすることができる(図18)。

図15　血管3D画像

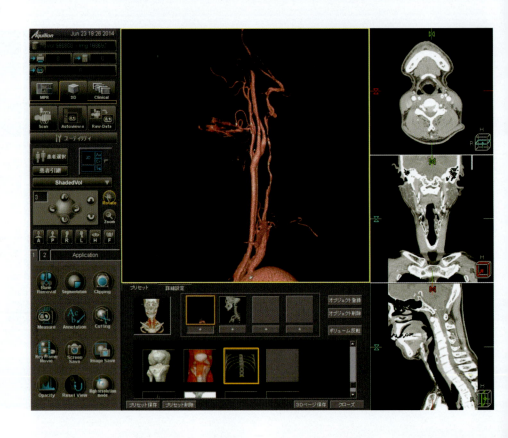

図16　元データから
　　　骨データを減算

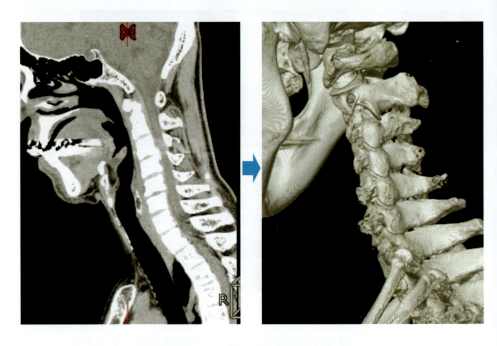

図17 通常の骨＋血管の
VR像

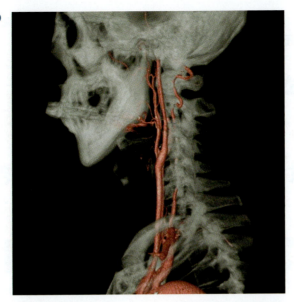

図18 透明度設定の骨＋
血管のVR像

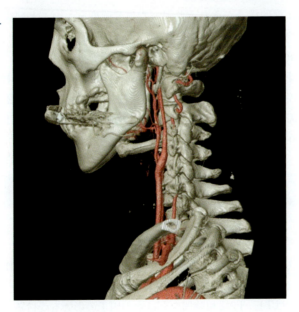

> ここが 勘 ドコロ
>
> **3次元画像の作成**
>
> ● 1つのCTデータから，特定のCT値をしきい値に設定することにより，Workstation上で骨や軟部組織，血管などに分離して抽出することができる。
> ● また，分離したそれぞれの領域の画像をWorkstation上で着色し，1つの画像として合成することができる。

04　第1章　検査のモダリティ：撮像と画像再構成の勘ドコロ

小野英雄・佐志隆士／勝又康友・田渕　隆

MRIの技術学

Part I　これだけは知っておきたい骨軟部MRIのコントラスト

はじめに

- コントラスト（contrast）[*1]を複数もち，可変であることがMRI（magnetic resonance imaging）のすばらしい特徴である。
- 解剖的・病的構造がそれぞれ違った信号強度をもつことによって画像はコントラストをもつ。
- 骨軟部領域においても臨床的価値のある画像を得るためにコントラストは重要である。
- MRIにおけるコントラストは内的因子と外的因子の2つに分けることができる。
  ①内的因子：解剖的・病的構造が有するプロトン密度，T1およびT2緩和時間。
  ②外的因子：撮像条件。多くの設定可能なパラメータ（TR，TE，フリップ角，造影剤）が存在する。

> **用語アラカルト**
>
> [*1] **コントラスト**
> ここでは違った構造として視覚的に認識できること。

コントラストを決める内的因子

プロトン密度（水素の原子核密度）

- MRI信号の発生源であり，組織内の磁化はプロトンにより作られる。プロトン密度により信号強度の最大値が決定される。
- 信号強度はT1，T2緩和時間などほかの因子の影響も受けるので，高いプロトン密度が必ずしも高い信号強度になるとは限らない。ただし，もともとプロトンの存在しない空気や骨皮質は無信号となる。
- プロトン密度はコントラストに影響を与える内的因子のなかで，最も単純で大きな要素である。

緩和時間（T1とT2）

- 励起パルスによって励起されたプロトンは，そのエネルギーを電磁波として放出しながら，元の平衡状態にもどっていく。
  ＊与えた電磁波と放出する電磁波は静磁場強度で決まる同一の共鳴数波数である。
- 元の平衡状態にもどることを緩和という。縦緩和（スピン格子緩和，spin-lattice relaxation）と横緩和（スピンスピン緩和，spin-spin relaxation）がある。

- 縦緩和は，励起されたスピンと周囲の磁場との相互作用による。縦磁化ベクトルは指数関数的に元の強度に回復する。この過程の速さは時定数（T1値）で特徴付けられる。縦磁化が元の値の63％にもどるまでの時間である。
- 横緩和はスピン同士の相互作用による。横磁化ベクトルが指数関数的に減少していくもので，時定数（T2値）は横磁化が元の値の63％だけ減少する時間である。
  - ＊指数関数的に平衡状態にもどる過程の速さは時定数で定義される。
  - ＊横磁化ベクトルは一瞬にして消失し，縦磁化ベクトルはゆっくりともどる。MRIでは横磁化ベクトルしか信号としてとらえることができない。
  - ＊63％≒1－1/e……計算が便利なように「e：自然対数の底」を使って定義する。

コントラストを決める外的因子：TRとTE

TR（repetition time，繰り返し時間）

- 励起パルスから，次の励起パルスまでの時間がTRである。
- TRはT1緩和の影響を画像に与える。TRが長いと水などのT1が長い組織と軟部組織などT1の短い組織の両方の縦磁化が回復することにより，T1の差が目立たない。逆に，TRを短くすると，T1の長い組織とT1が短い組織の差が大きくなり，信号強度に反映される（**図1a**）。

TE（echo time，エコー時間）

- 励起パルスから，エコー信号取得までの時間がTEである。
- TEはT2緩和の影響を画像に与える。TEが短いと水などのT2が長い組織と軟部組織などT2の短い組織の両方とも横磁化の減少が十分でなく，T2の差が目立たない。逆に，TEを長くすると，T2の長い組織とT1が短い組織の差が大きくなり，信号強度に反映される（**図1b**）。

図1　TRとTEの長さによるコントラストの違い

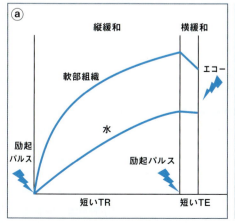
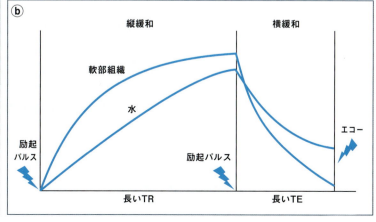

組織コントラストとは？

- 組織コントラストは各組織から得られる信号強度の差と定義される。
- **図1a, b**から，TRを短くしてT1の影響を強調し，TEを短くしてT2の影響を少なくすればT1強調像になり，逆にTRを長くしてT1の影響を少なくし，TEを長くしてT2の影響を強調すればT2強調像になることが理解できる。
- また，TRを長くし，TEを短くすると，T1とT2両方の影響が少なくなり，プロトン密度を反映した，プロトン密度強調像が得られる。
- グラディエントエコーのシーケンスではこれらに加えて，フリップ角(flip angle)がコントラストに関係してくる。

ここが勘ドコロ

MRIのコントラスト

- 内的因子（プロトン密度，T1，T2）と外的因子（TR，TE）の両方が影響する
- 短TR，短TE→T1強調像（T1の差異を反映した画像）
- 長TR，長TE→T2強調像（T2の差異を反映した画像）
- 長TR，短TE→プロトン密度強調像（T1，T2の差異にあまり影響されない画像）

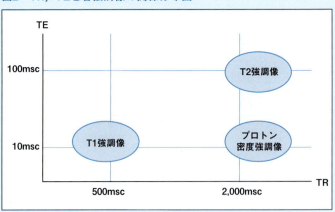

図2 TR，TEと各強調像の関係分布図

【+アルファ】 脂肪抑制T2強調像におけるTEの設定

- 脂肪抑制T2強調像では，通常のT2強調像よりTEを短く設定（60msec前後）して撮像を行う。TEを短く設定することにより，信号の減衰は抑えられ，信号/雑音比（SNR）が改善される。加えて，画像全体が暗くなりすぎずに，解剖構造のオリエンテーションがわかりやすい。
- TEが短くなることによるT2強調効果の減弱があるが，脂肪抑制により水成分のみが高信号となり，滲出液や浮腫が存在する関節，骨病変を描出できる。

【+アルファ】 骨軟部におけるプロトン密度強調像

- プロトン密度強調像は最も信号が強い。さらに脂肪抑制を併用すれば微少な滲出液や浮腫の検出が可能である。
- 骨軟部領域では，半月板や靱帯の損傷によって生じ欠損部にfilling-inする微量な滲出液の描出能力が高く，有用な撮像法として用いられている。

（小野英雄・佐志隆士）

Part II これだけは知っておきたい MRIの機器構成と撮像法

受信コイルの選択

- MRIでは図3のように人体からの信号を受信している。
- 骨軟部領域では，頭部や腹部と異なり，撮像対象となる部位が多岐に及ぶ。そのため，撮像部位に合わせて適切な受信コイルを選択する必要がある。これを誤るとその後のすべてが無駄になるといっても過言ではない。

図3　MRIの原理

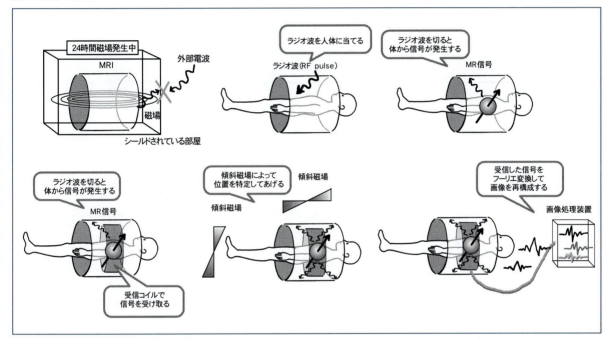

専用受信コイル，汎用受信コイル

- MRI検査では，目的とする撮像範囲をカバーするように受信コイルを使用する。骨軟部領域においても，各MR製造メーカーから膝関節や肩関節など(図4)を撮像するための専用の受信コイルが供給されている。
- 骨軟部領域では微細な構造物や疾患を観察する必要があるため"高い空間分解能画像を短時間で得る"ということが期待されている。そのためには各部位専用コイルでの撮影が望ましい。
- 専用のコイルがない場合，汎用サーフェスコイルなど，手持ちのコイルを駆使して各関節領域に使用して撮影することも可能である(図5)。汎用サーフェスコイルは専用コイルよりも，自由にセッティングすることができるため，あらゆる部位に発症する軟部腫瘍などにおいては，描出したい部位をしっかりとコイル中心にセッティングすることで高い信号強度を得ることができる。

図4　骨軟部における専用コイル

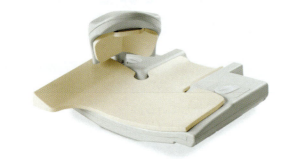

a：shoulder coil（8ch）

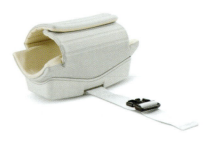

b：small extremities coil（8ch）

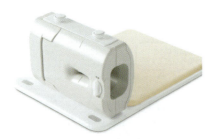

c：wrist coil（8ch）

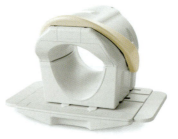

d：knee coil（8ch）

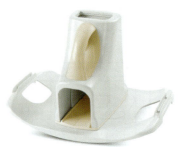

e：ankle/foot coil（8ch）

図5　サーフェスコイル

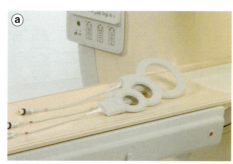

a：サーフェスコイル

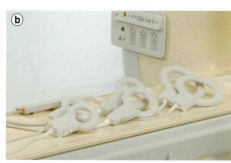

b：フレキシブル・コイル（2ch）

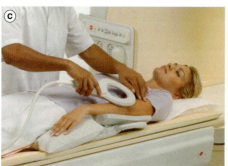

c：フレキシブルコイルを使用した肘関節のセッティング

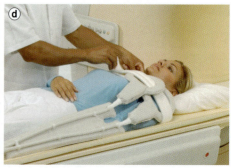

d：フレキシブルコイルを使用した肩関節のセッティング

- 一方で，MRIの"信号受信"や"コイル特性"を知らずに誤ったセッティングをしてしまうと，十分な信号強度が得られず，いわゆる「汚い画像」，「ノイジーな画像」といわれてしまうこととなる。

■ 受信とコイル特性
[静磁場方向とコイルの角度で受信信号強度が大きく変わる]

- 各関節専用受信コイルでも，コイルの特性を意識しながらセッティングすることにより，安定した信号強度を得ることができる。
- 汎用サーフェスコイルは自由度が高く，疾患部位の中心にコイルを設置する技術が必要である。この際，コイルの感度特性を把握していないと，「いつも使用しているプロトコルなのに信号が低い」となってしまう（図6）。
- 静磁場方向とコイルセッティングと受信信号との間には密接な関係がある（図7）。静磁場方向に対して平行（0°）になるようにセッティングした状態から，徐々にコイルを傾けていくに従い信号強度が低下していく。静磁場方向に対して垂直（90°）にセッティングした場合は，75％も低下してしまう。コイルの傾ける角度は30°以内までに抑えなければならない。静磁場の向きとコイルの特性を理解して"高い信号強度を得る"必要がある。

図6 コイルセッティングの違いによる画像比較

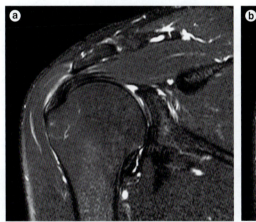
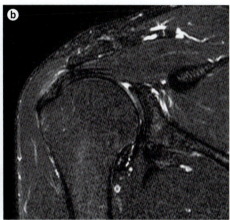

a：最適なコイルセッティング　　b：誤ったコイルセッティング

同一撮像条件における画像比較であるが，コイルセッティングの違いによりこれだけ画質（信号強度）が変わってしまう。

図7 コイルの配置の違いによる信号強度

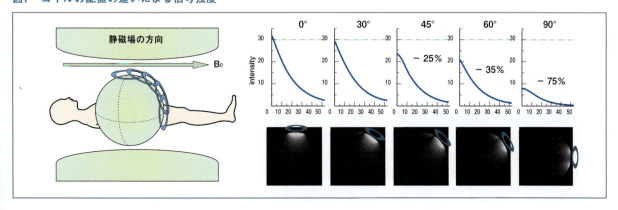

[適切なサイズの受信コイルを選ぶ]

- コイル感度特性は、そのサイズで大きく変わる。**図8**は、コイルの直径が「16cm」、「10cm」、「8cm」の円形コイルの感度分布である。
- 小さな径のコイルは感度が非常に高いが、距離が離れると急激に感度が低下する。つまり、皮下などの軟部腫瘤に関しては、その深度や撮像範囲を把握したうえで、コイルを選択する。一般的には、**コイル半径までが感度領域**として適切である。

図8 コイル径と感度分布

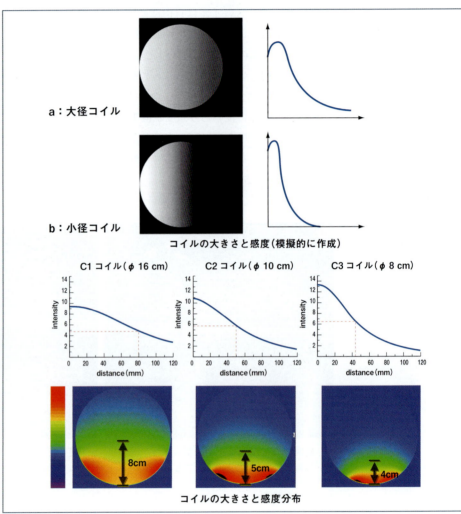

Point advice　　コイル選びのポイント

- 検査依頼書を事前にチェックし、診断医の求める撮像範囲・部位を想定し、最も信号強度が高く得られるコイルを選択する（頭部や脊椎など他部位の専用コイルを骨軟部に適応することも有用である（図9）。
- 問診時から患者さんの撮像部位を観察し、想定したコイルで感度領域が収まるかチェックする。
- 患者さんの容態を確かめ、無理のないポジショニングで検査できるコイルを選択する。
- 例えば、リウマチ検査で指先から手関節遠位部までの撮像範囲という依頼で、17cm径のサーフェスコイルしか保有しておらず感度が足りない場合は、脊椎用のコイルを代用する。

図9 脊椎コイルにおけるリウマチ検査

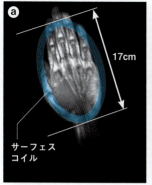
a：サーフェスコイルのsurvey画像

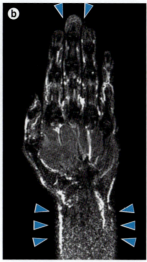
b：サーフェスコイルの画像　　c：脊椎コイルの画像

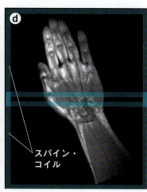
d：脊椎コイルのsurvey画像

17cmのサーフェスコイルではコイル径の撮像範囲外（末節骨や手関節近傍など）は極端に信号が低下してしまう。しかしながら，脊椎コイルではもともと広範囲の脊椎を撮像できるような構造になっているため，撮像範囲は広いため，末節骨から手関節遠位部まで均一な信号強度で描出することが可能。

［フェイズドアレイコイルとパラレルイメージング］

- 近年の専用コイルは小径のコイルを複数組み合わせることで高い信号強度が得られるようになった。これを「フェイズドアレイコイル」または「シナジーコイル」とよぶ。
- 「フェイズドアレイコイル」は高速撮像法のパラレルイメージングにも対応しているため，高い信号強度を得ながら高速撮像を可能とする。

> **ここが勘ドコロ**
>
> **受信コイル**
>
> - 患者さんの容態や疾患，体型，撮像部位や撮像範囲を的確に見きわめ，最適な受信コイルを選択・セッティングする。
> - コイルを傾ける角度は静磁場方向から30°以内。
> - コイルの半径までが感度領域である。

撮像法と空間分解能を理解する

- 骨軟部領域では空間分解能が重要であるが，空間分解能を上げるだけでは，撮像時間が延長し，画像は劣化する。MRIの空間分解能に関して理解しておく必要がある。

ピクセルサイズ（pixel size）

- MRIでは，撮像の対象となる領域を設定するが，これをFOV（field of view, 撮像視野）とよぶ。そしてFOVを縦横に分割（マトリクス）して撮像する。マトリクス数でスラ

イス面内の空間分解能（画像の鮮鋭度）は決定されるが，この空間分解能をピクセルサイズという。

- マトリクス数が大きくなると，このピクセルサイズが小さくなり，空間分解能は高いとなる。ピクセルサイズが小さいということは，1ピクセル当たりから得られる信号の量は少なくなる。ピクセルサイズと信号強度は相反する関係となるため，最適なバランスを見つける必要がある。
- MRIのFOVは，原理上，周波数エンコード方向と位相エンコード方向に振り分けられるが，撮像時間に影響するのは位相エンコード方向である。MRIの撮像時間は一般的に下記式で示される。

撮像時間＝TR×加算回数×位相エンコード数

＊TR：repetition time（繰り返し時間），加算回数：信号強度を向上させるために複数回の撮像を行う

- このため，撮像時間の短縮を考えた場合は，周波数エンコード方向を少なくするよりも，位相エンコード方向のマトリクスを少なくしたほうが，ある程度の空間分解能を保ちながら撮像時間を短縮することができる。また，RFOV（rectangular FOV，矩形FOV）といい，FOVを正方形ではなく，位相エンコード方向に対して狭めることもMRIでは可能である。これにより位相エンコード数が少なくなるため，空間分解能を低減せずに撮像時間を短縮することができる（**図10，11**）。

図10　ピクセルサイズと撮像時間の関係

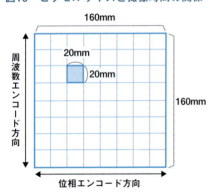

【例】まず，最初にFOVを「160×160mm」と設定し，周波数(M)・位相(P)エンコード方向のマトリクスを「8×8」とする。ピクセルサイズは「160mm/8」＝「20mm」となり，1ピクセル当たりの空間分解能は「M×P＝20×20mm」である。TRは1,000ms，加算回数を1とした場合，撮像時間は「1,000msec×1×8」＝8secとなる。この条件から下記のように変更してみる。

a：空間分解能を上げるために周波数・位相エンコード方向ともにマトリクスを2倍に設定。
b：空間分解能を上げるため，周波数エンコード方向のみ2倍に設定。
c：空間分解能を上げるため，周波数・位相エンコード方向ともにマトリクスを2倍に設定。さらに位相エンコード方向の撮像範囲を1/2に狭めるよう設定。

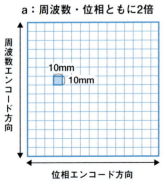 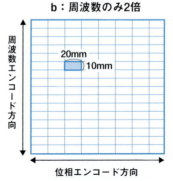 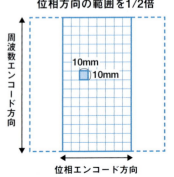

図11　ピクセルサイズと撮像時間の比較画像

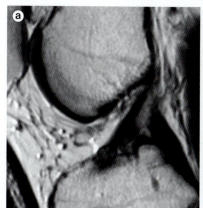 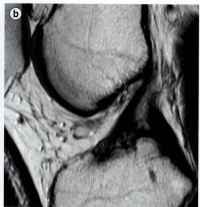 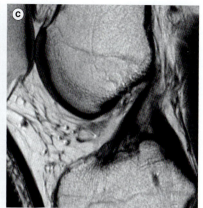

a：ピクセルサイズ(M×P)＝
0.6mm×0.6mm
撮像時間＝3min 3sec

b：ピクセルサイズ(M×P)＝
0.3mm×0.6mm
撮像時間＝3min 3sec

c：ピクセルサイズ(M×P)＝
0.3mm×0.3mm
撮像時間＝6min 10sec

ボクセルサイズ(voxel size)

- ピクセルサイズに加え，さらにスライス厚方向の空間分解能まで考慮して体積として扱ったものをボクセルサイズという(**図12**)。
- いくらピクセルサイズを小さくして面内の空間分解能を上げたとしても，スライス厚が10mmで撮像していては，スライス方向の空間分解能が悪く，微細な疾患や構造物は描出できない。軟骨や半月板などの小さい損傷などの描出を目的とする骨軟部領域の"空間分解能"は，ピクセルサイズよりもボクセルサイズの影響を受ける(**図13**)。

図12　ピクセルサイズとボクセルサイズ

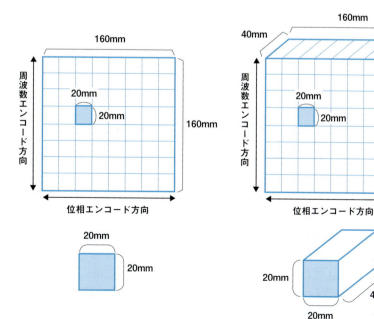

a：ピクセルサイズ

b：ボクセルサイズ

図13　ボクセルサイズの違いによる空間分解能

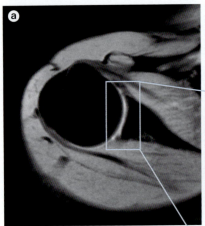
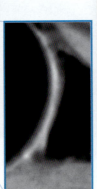
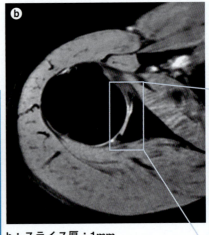
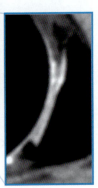

a：スライス厚：8mm
M/P/S：0.75mm×0.75mm×8.0mm

b：スライス厚：1mm
M/P/S：0.75mm×0.75mm×1.0mm

2次元(2D)撮像と3次元(3D)撮像の違い(2次元と3次元フーリエ変換法)

・スライス方向の空間分解能を上げるには，スライス厚を薄くする必要がある。一般的に用いられている2次元(2D)の撮影方法では，4mmと設定すると4mmのスライス厚分だけをRF(90°)パルスで励起して信号を受信する。例えば，4mmから2mmにスライス厚を薄く設定すると，2mmのスライス厚分のみを励起するため，得られる信号量は4mmより少なくなり，信号強度は極端に低下する。

・これに対して3次元(3D)のデータ収集法では，2mmと設定した場合，2mmスライス厚のみを励起するのではなく，そのスライス枚数分を合わせた範囲をまず励起するところが2Dと大きく異なるところである。スライス方向の分割に関しては，位相エンコード方向と同様に傾斜磁場を可変させて位置情報を特定するため，1mm以下のスライス厚を設定しても信号強度の高い画像を取得することが可能である（**図14，15**，→Point advice）。例えば軟骨イメージング用の撮像シーケンスにおいて3Dが活用されている。

Point advice　3D撮像のパラメータ設定

● 3Dの撮像パラメータを作成するときは，まず目的を明確にすることが重要である。特に後処理でMPR（multiple planner reconstruction，多断面再構成像）を作成するかどうかで変わってくる。

● 3Dを行う目的として下記3点が挙げられる。
　①読影医が後から任意断面を自由に作成しながら観察する。
　②3Dで1方向のみ撮像し，他2方向はMPRを作成することで撮像時間の短縮を図る。
　③スライス厚を薄くさせつつも信号強度を保つ。

● 上記の①と②に関しては，MPRが必要であるため，周波数・位相・スライスエンコード方向のボクセルサイズがすべて等しくなるような等方性ボクセル（iso tropic，立方体）に設定する。

● しかし③に関しては，薄いスライス厚でありながら面内空間分解能の高い画像を取得することができる（**図16**）。

図14 2Dと3Dにおけるスライス選択性の違い

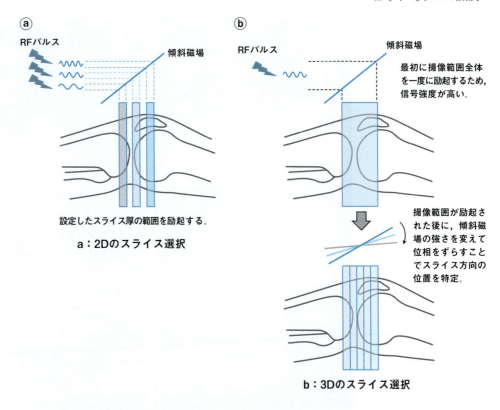

a：2Dのスライス選択

b：3Dのスライス選択

図15 2Dと3Dの1mm厚の比較

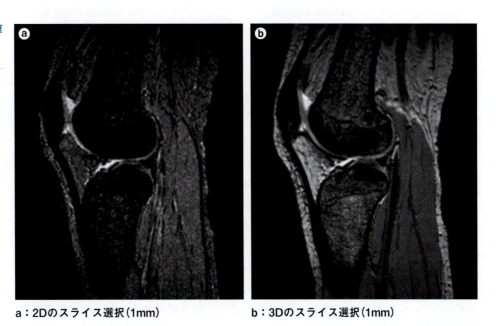

a：2Dのスライス選択（1mm）　　b：3Dのスライス選択（1mm）

ここが勘ドコロ

空間分解能

- 骨軟部MRIでは空間分解能が"いのち"である。
- 高い信号強度を維持しつつ空間分解能を向上させるため，3D撮像を活用する。

図16　3Dデータの画像比較

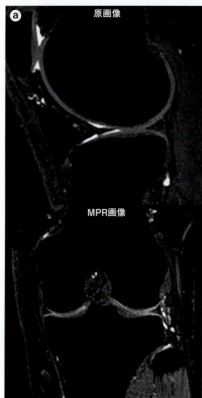
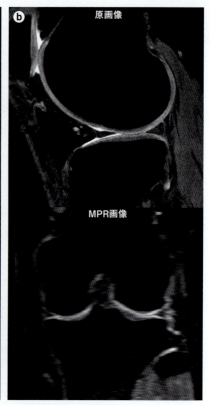

a：iso tropic像
ボクセルサイズ(M×P×S)＝0.8mm×0.8mm×0.8mm
撮像時間＝3min 6sec

b：non-iso tropic像
ボクセルサイズ(M×P×S)＝0.35mm×0.4mm×1.6mm
撮像時間＝3min 6sec

アーチファクトを減らす

- ほかの部位と同様，骨軟部領域においても多種多様なアーチファクトが存在する。体動によるアーチファクト(motion artifact)は，嚥下や蠕動，身体の位置を無意識に動かすなど，不規則な動き(random motion)によるものと，心臓，動脈，あるいは脳脊髄液の拍動や呼吸などの周期的な動き(periodic motion)によるものがある。
- 体動を抑えるために最も効果的な手法は，やはり"しっかりと固定する"ことである。装置付属の固定ベルトの活用や，砂嚢のような重しを乗せて固定する。同時に撮影時間中に痛くならないように優しく固定する。さらに患者さんに親切に話しかけ，痛くないことを確認し，積極的協力を得ることが"勘ドコロ"である。
- また，技術革新によって動き補正やデータ収集時間の短縮が可能となっている。
- 調整するパラメータは下記のとおりである。
  ① 動きが目的部位にかからないように位相エンコードを変更する(動きやフローは位相エンコード方向に出現する)。
  ② 受信バンド幅[*2]を増やす(メーカーにより，Water fat shiftなどの名称で表現されていることがある)。
  ③ エコー間隔[*3]を短くする。
  ④ saturation pulse[*4]により体動個所を抑制する。

用語アラカルト

[*2] 受信バンド幅
信号受信時の1ピクセルに含まれる周波数帯域幅。バンド幅を増やすと信号強度は低下するがアーチファクトも減る。水と脂肪の境界に生じる化学シフトアーチファクトも減る(water fat shiftが減る)。

[*3] エコー間隔
高速スピンエコー法における受信エコーの間隔。

[*4] saturation pulse
データ収集前に選択的に信号を飽和させる技術。

用語アラカルト

＊5 flow compensation
流れの補正を行う技術。

⑤flow compensation＊5を使用する。
⑥撮像時間を短縮する。
⑦体動補正シーケンスを使用する。

- その他にも，折り返し，金属アーチファクト，魔法角（magic angle, マジックアングル）によるアーチファクトなどがある。関節のMRIにおいて特に留意すべきものはマジックアングルアーチファクト（magic angle artifact）である。

- 腱や靱帯は膠原線維が一定の方向性をもって配列しているが，静磁場とのなす角が約55°（正確には55.74°，$3\cos^2\theta - 1 = 0$の解）になると，本来無信号であるはずの腱や靱帯が高信号を呈してしまう。これが魔法角効果［magic angle effect，または魔法角現象（magic angle phemomenon）］であり，その結果，あたかも炎症や変性あるいは部分断裂のごとき偽病変を認める。これをマジックアングルアーチファクトという。いろいろな部位で出現し，診断の邪魔になるが，例えば肩の棘上筋腱などは好発部位である（p.392参照）。

- マジックアングルアーチファクトは，TEの短い撮像で出現が必至である。これを回避するためには，TEの長い撮像法を必ず追加することが肝要である。

ここが動ドコロ

アーチファクト
- 体動アーチファクトを減らすには，とにかくしっかり固定する。
- マジックアングルアーチファクトを回避するためにはTEの長い撮像をする。

骨軟部MRIにおける先端技術

3.0Tesla(T)高磁場MRI装置

- MRIでは静磁場強度が上がると信号強度が高くなるため，その結果，高空間分解能の画像を取得することができる。従来までは高磁場＝1.5Tという概念が一般的であったが，全身対応の3.0T MRI装置が導入されてからは，高磁場＝3.0Tesla(T)という認識が共通のものとなってきた。

- 3.0Tは信号強度が高いということが最大の利点であるが，反面，以下の欠点もある。
①SAR（specific absorption rate，比吸収率）＊6の増加による時間延長
②B1＊7不均一による感度ムラ
③磁化率アーチファクトの増大
④T1値延長に伴うT1強調像におけるコントラストの低下

- しかしながら，高空間分解能を求められる骨軟部領域，特にSARの制限も受けにくい四肢関節領域に関しては，3.0Tにおける信号強度増加の恩恵はきわめて高く，今後は3.0T装置も用いた高空間分解能像が主流になると予想される（**図17**）。

用語アラカルト

＊6 SAR
被検者に吸収される単位質量当たりの高周波電力で，高周波による温度上昇の程度を示す指標である。

＊7 B1
RFパルスにより生じる局所磁場。

図17　1.5Tと3.0Tの比較

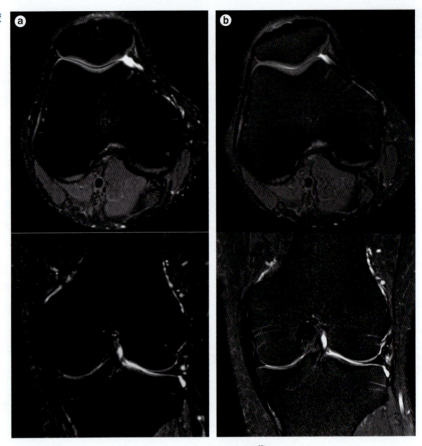

a：1.5T像　　　　　　　　　　　　b：3.0T像

1.5Tと3.0Tにおいて，同一空間分解能で撮像した画像の比較。3.0Tのほうが明らかに信号強度が高い。

マイクロスコピー・コイル

- 関心領域が狭ければ，コイル径が小さいほうが信号強度を高く取得できる。この原理を最大限利用したコイルがマイクロスコピー・コイルである。コイル径は23mmや47mmと非常に小さいため，感度領域も当然狭くなる。
- 目的とする病変が表在近傍にあり，位置が特定できているのであれば有用である。1.5Tにおいてもピクセルサイズを0.2mm以下に設定することができ，3.0Tのような非常に空間分解能の高い画像を追究することが可能となる（**図18**）。

骨軟部領域における定量画像

- MRIを用いた定量画像の需要が高まっている。骨軟部領域においては，
  ①T2値を反映させたT2 map
  ②プロテオグリカン（proteoglycan）を反映させたT1rho map
  ③DIXON法を使用した脂肪定量（fat fraction）
  などがある。また，靱帯や神経を高信号でとらえるultrashort TEやzero TEなどの新しいコントラスト画像もある。

・T2 mapはTEの異なるエコーを複数撮像し，そのエコーから近似式を基にT2減衰曲線を求め，各ピクセルでT2値を算出し画像化するものである．これにより従来のT2強調像などでは診断できなかった早期の軟骨変性などをとらえることが可能となる（**図19**）（p.147参照）。

図18 マイクロスコピー・コイル

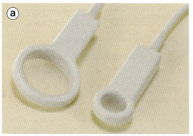
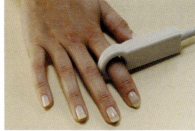
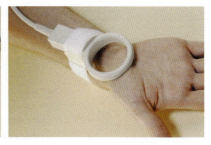

a：マイクロスコピー・コイル 47mmと23mm。

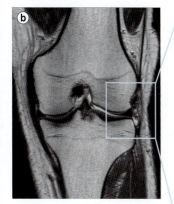

b：knee coil像（FOV：150mm）
ピクセルサイズ（M×P）＝ 0.3mm×0.5mm

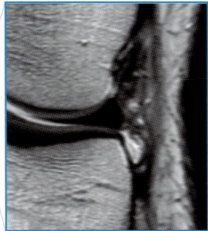

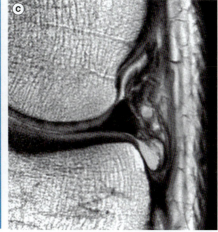

c：マイクロスコピー・コイル（FOV：50mm）
ピクセルサイズ（M×P）＝0.2mm×0.2mm

図19　T2 map

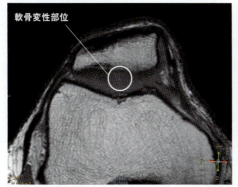
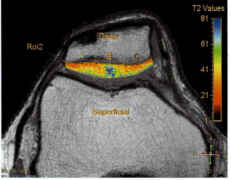

組織のT2値を反映させたT2 map上では，軟骨内に関節液が滲出し水分含有量が増加した軟骨変性部位が，T2値の上昇により正常軟骨部と異なりブルーカラーで表示され，正常軟骨との違いが明瞭に描出されている．

（佐志隆士・勝又康友・田渕　隆）

APPENDIX

全身MRIによる骨転移のスクリーニング

> **用語アラカルト**
>
> **＊8 パラレルイメージング**
> パラレルイメージングには，各コイルから得られる画像から再構成するSENSE（sensitivity encoding）と，位相方向の各コイルのk-spaceデータを計算して再構成するSMASH（simultaneous acquisition of spatial harmonics）法を改良したGRAPPA（generalized autocalibrating partially parallel acquisitions）に大別される。SENSE法はコイルが対抗配列の場合に有用で，横断像，矢状断像に適する。一方，GRAPPA法はコイルが直線状に配列する場合に有用で全脊椎撮像に適する。また，GRAPPA法は折れ返しアーチファクトが発生しないため冠状断像やFOVを絞った撮像に適している。

- 機種によっては多チャンネルのサーフェス・コイルとパラレルイメージング[*8]の組み合わせにより全身のMRIを高精細画像で撮像することが可能で，この手法を全身MRI（whole body MRI：WBMRI）という[1〜3]。
- 撮像時間は造影検査を行うと約40分。1回の検査で局所の精査，全身のスクリーニングが可能で，癌のステージング，癌治療後の経過観察に使用可能である。
- 多部位を撮像するために各部位の撮像方向，シーケンスが制限され，スライス数が膨大になるが，拡散強調像とのフュージョン像を作成することでPET/CTと似た画像を取得することができる[2]。
- 全身を多チャンネルのサーフェス・コイル（total imaging matrix：Tim）で覆い，頸部から大腿骨までを3〜4部位に分けて撮像する[1]（**図20**）。
- 代表的な撮像法を以下に示す。
  ① STIR冠状断像（必須）：冠状断のSTIR像は全身撮像のシーケンスで最も用いられており，黄色髄の信号を抑制することで骨病変を鋭敏に描出可能である[4]。
  ② STIR像，T1強調矢状断像：適宜。
  ③ 拡散強調像（b＝0，1,000）[2,3]：必須。
  ④ 脂肪抑制造影T1強調横断像，冠状断像：必須。
  ⑤ 脂肪抑制造影T1強調矢状断像：適宜。
  ⑥ 後処理；拡散強調像（b＝1,000）と脂肪抑制造影T1強調横断像とのフュージョン像作成[3]：必須。
- 典型的な骨転移像を**図21**に示す。
- 全身MRIでは骨転移以外に原発巣，リンパ節転移，臓器転移，播種巣などを検出可能である。骨転移目的でない全身MRIで骨転移を発見することも多い。
- 被ばくの心配がないので，骨転移検索を含め術前の転移検索，術後や化学療法後の癌再発精査に利用される機会が多い。
- 拡散強調像（b＝1,000）と脂肪抑制造影T1強調横断像とのフュージョン像（横断像）で，全身病変検出を行ってから，冠状断像で病変を確認する方法がよい。
- 椎体の骨転移を検出する際は，矢状断像を撮像しておくと位置確認が容易になり，病変も観察しやすい。

1) Nael K, et al：Multistation whole-body high-spatial-resolution MR angiography using a 32-channel MR system. AJR Am J Roentgenol, 188：529-539, 2007.
2) Takahara.T, et al：Diffusion weighted whole body imaging with background body signal suppression（DWIBS）：technical improvement using freebreathing, STIR and high resolution 3D display. Radiat Med. 22：275-282, 2004.
3) 堀越浩幸ほか：全身MRIによる転移性骨腫瘍の診断. 画像診断, 27：958-968, 2007.
4) Lausenstein TC, et al：Three-dimensional volumetric interpolated breath-hold MR imaging for whole-body tumor staging in less than 15 minutes：a feasibility study. AJR Am J Roentgenol 179：445-449, 2002.

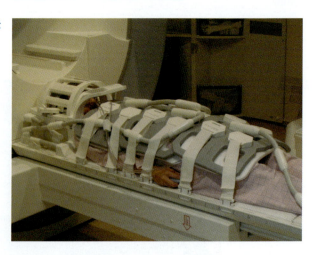

図20 Timシステムを装着した様子

図21 全身MRIによる骨転移検索

STIR像(a)で高信号, 脂肪抑制造影T1強調像(b, c)で造影される骨転移が椎体, 仙骨, 腸骨に多数認められる(→)。フュージョン像(d, e)では, 骨転移(→)のほか, 肝転移, リンパ節転移が高信号病変として認識できる(▶)。

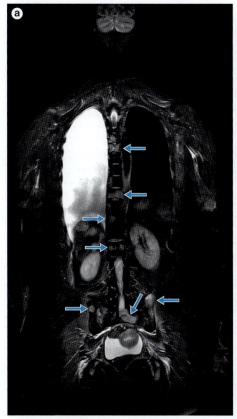

a：STIR冠状断像

b：脂肪抑制造影T1強調冠状断像

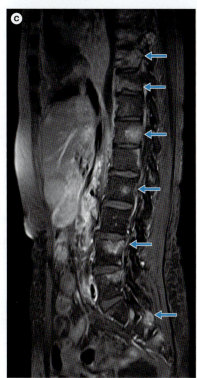

c：脂肪抑制造影T1強調矢状断像

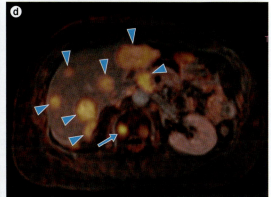

d：フュージョン像（横断像）

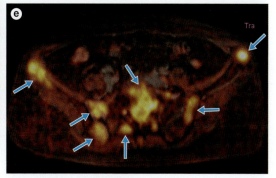

e：フュージョン像（横断像）

(堀越浩幸)

05 超音波診断

第 1 章　検査のモダリティ：撮像と画像再構成の勘ドコロ

皆川洋至

はじめに：まず単純X線写真?

- 外来画像診断の第一選択は一般的には単純X線写真，つまり「まず，レントゲン」が常識である．最も画像診断の歴史が古く，最も広く一般に普及し，最も医学教育に使われてきたことが背景にある．
- しかし，実際の臨床では軟部組織損傷を直接画像診断できないばかりでなく，強みと信じられていた骨折診断ですら見落としが少なくない．さらにCT・MRIは，人手・時間・お金がかかり，対象を限定しなければ使えない問題を抱える．この節では，画像診断の第一選択になり始めた運動器超音波の基本と臨床的価値について解説する．

今さら聞けない超音波の基礎

超音波とは？

- 人間の耳で聞こえない周波数20Hz～20kHzの音を一般に「超音波(ultrasound)」とよぶ．プローブから発射された超音波は，生体内を深部へ向かう途中，さまざまな組織で反射(エコー，echo)する．反射した超音波がプローブへもどるまでの時間から反射体までの距離を計算し，位置情報を2次元平面に表示したものが超音波像(Bモード画像)である(B：brightness；明るさ)．

超音波の4つの特性

- 超音波には，光と同じ直進，反射，屈折，減衰といった特性がある．

■ **直進(rectilinear propagation)**

- 超音波は生体内を直進し，皮膚，脂肪，筋，骨など組織により伝搬速度が異なる(**表1**)．超音波の通過しやすさは"音響インピーダンス(acoustic impedance)"とよばれ，**組織密度×組織音速**で表現される．

■ **反射(reflection)**

- 超音波は音響インピーダンスが異なる組織同士の境界で一部が反射し，残りが深部へと通過していく．音響インピーダンスの差が大きい組織間ほど反射する超音波の割合が大きくなり，差が小さいほど反射する超音波の割合が小さくなる(**図1**)．

■ **屈折(refraction)**

- 音響インピーダンスが異なる組織同士の境界では，超音波の入射角によって進行方向が変わる(屈折)．屈折によって本来と違う位置に像が表示されてしまうことがある(**図2**)．

表1 超音波の伝搬速度
音は空気中の約4倍の速さで水中を伝わる。

媒質	速度(m/秒)
空気	340
脂肪	1,450
水	1,480
血液	1,570
筋	1,585
皮質骨	4,080

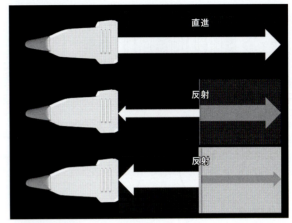

図1 超音波の反射

超音波像は反射してプローブにもどってきた超音波を画像化するため，反射量が多い組織は高エコー像(白い)，反射量が少ない組織は低エコー像(黒い)を示す。

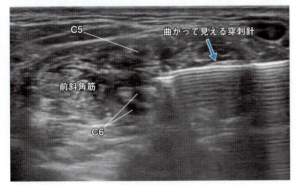

図2 超音波の屈折

刺入した直針が曲がって見える。

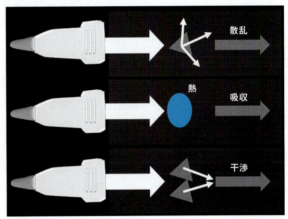

図3 超音波の減衰

超音波は生体内を通過する過程で，組織に当たって四方八方へ散乱したり，組織吸収によって熱変換されたり，超音波同士が干渉し合ったりして減衰する。

■ 減衰(attenuation)
・超音波は，生体内を通過する過程で徐々にエネルギーが弱くなる(減衰)(図3)。画面の深部ほど暗くなるのは減衰の影響である。

超音波像と周波数の関係

■ 縦波と周波数(frequency)
・水面に投げ込んだ石の波紋のように，波が伝わる方向と振動の方向が直角になるものを横波とよぶ。一方，バネのように，波が伝わる方向と振動の方向が同じものを縦波(疎密波)とよぶ。

図4　ばねと縦波

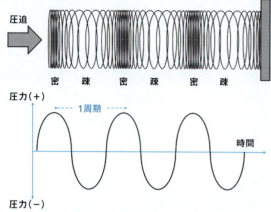

密度が高い場所が通過した後，再び密度が高い部分が通過するまでを1周期とよび，1秒間に何周期の波が通過していくかを周波数とよぶ。

図5　周波数と観察臓器

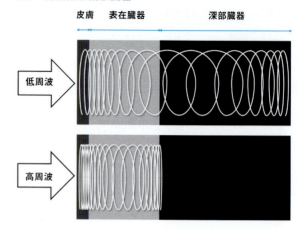

- ばねに圧迫を加えると，ばねは伸び縮みしながら力を伝え，ばねの疎な部分と密な部分が順次伝搬していく。超音波も同様に，膨張と圧縮による疎密の状態を繰り返しながら，縦波として生体内を伝わっていく。超音波が生体内を通過する場合，密度が高い場所（密：圧力が高い）と密度が低い場所（疎：圧力が低い）が周期的に発生する（**図4**）。

■ 周波数と減衰
- 低い周波数の超音波は，減衰が少ないため深部臓器まで届く。一方，高い周波数の超音波は，表在臓器を細かく通過するが，減衰が大きいため深部臓器まで届かない（**図5**）。
- したがって，消化器など深い組織の観察には中心周波数3〜7MHzの低周波プローブ，運動器のような浅い組織の観察には中心周波数12〜15MHzの高周波プローブを使用する。同じ超音波像でも，消化器より運動器の画像のほうが詳細かつ鮮明に描出される理由である。

超音波像の感度(sensitivity)と分解能(resolution)

- 浅い部分から深い部分まで広範囲に描出する能力を"感度"，構造をより詳細に描出する能力を"分解能"とよぶ。一般に，周波数を上げれば感度が低下し，分解能が向上する。一方，周波数を下げれば感度が向上し，分解能が低下する。
- 超音波の分解能には，空間分解能，コントラスト分解能，そして時間分解能の3つがある。

■ 空間分解能(spatial resolution)
- 近接した異なる2点を識別する能力を空間分解能とよぶ。3次元的に距離，方位，厚み3方向の分解能がある。一般に2点間を識別できる最少距離で表現され，3Tesla MRIが0.3〜0.4mmなのに対し，高機能超音波装置では0.2mmとMRIより優れる。

■ コントラスト分解能(contrast resolution)
- 反射してきた信号の強さはグレースケールで画面表示される。この灰色濃淡の違いを識別する能力をコントラスト分解能とよぶ。
- コントラスト分解能に優れた装置では，腱の局所変性など，わずかな信号変化をとらえることができる。

■ 時間分解能(temporal resolution)
・時間変化を識別する能力を時間分解能とよぶ。一般に動画の表示コマ数(フレームレート)で表現される。時間分解能に優れた装置では，ばね指の弾発現象や，肘内障における輪状靱帯の整復の瞬間など，素早い動きを正確にとらえることがでる。

超音波像のアーチファクト(artifact)

・超音波の特性によって生じる虚像をアーチファクトとよぶ。本来と異なる画像が描出されてしまうが，画像を解釈するうえで役立つ場合もある。

■ 音響陰影(acoustic shadow)
・超音波がほとんど通らない骨や空気の後方に生じた影(低エコー領域)をいう。骨表面の後方は影になるため観察できない。注射時に気泡が混入すると画像が見にくくなる。影そのものが役立つことは少ないが，異物や関節内遊離体などの存在診断に役立つ(図6)。

■ 側方陰影(lateral shadow)
・超音波が対象物の辺縁にあたって生じる低エコー像をいう。骨やガングリオンなど辺縁が平滑で周囲組織と異なる音響インピーダンスの構造物に生じやすい(図7)。

図6 音響陰影(acoustic shadow)

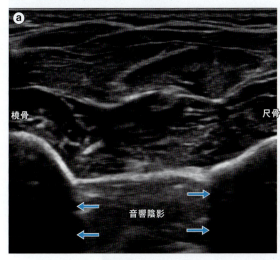

a：前腕掌側走査・短軸像

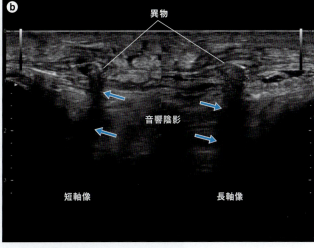

b：皮下異物(金属片)

図7 側方陰影(lateral shadow)：ガングリオン

手関節背側走査・長軸像

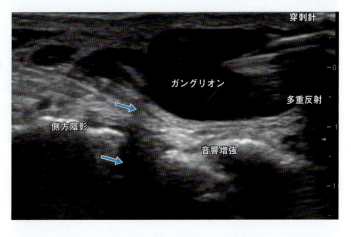

■ 音響増強（acoustic enhancement）
・超音波が減衰の少ない構造物を通過したとき，その後方臓器が通常より高エコー像を示す現象をいう。内部構造が均質な水や関節軟骨を通過した後方に生じやすい（図8）。

■ 多重反射（multiple echo）
・注射針のような強い反射体があると，プローブとの間で繰り返し反射を起こし，複数の高エコー像が生じる。これを多重反射とよぶ（図9）。

■ 異方性（anisotropy）
・画像の信号強度が，超音波のビーム方向に依存して変化する性質をいう。線維配列が同一方向の腱，靱帯は異方性の影響を受けやすいため，線維方向に対し垂直に超音波ビームがあたるようプローブ方向を微調整する必要がある（図10）。

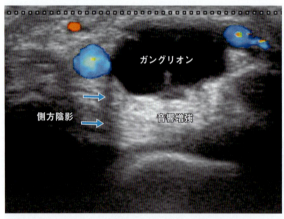

図8 音響増強（acoustic enhancement）：ガングリオン
手関節掌側走査・短軸像

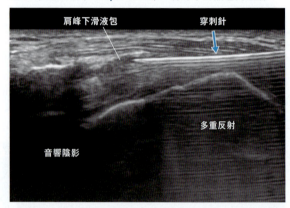

図9 多重反射（multiple echo）：肩峰下滑液包内注射
左肩外上方走査・長軸像

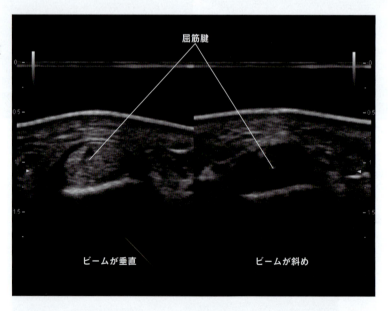

図10 異方性（anisotropy）
中指屈筋腱掌側走査・短軸像・左右2画面表示

知らなければできない超音波検査の基本

・超音波装置の電源を入れ，プローブにゼリーを塗って体表にあてれば簡単に画像が得られる。しかし，瞬時に見たい場所を描出し，再現性ある画像を得るためには技術が必要となる。そのためには，基本的な超音波装置の使い方を知っておく必要がある。

超音波診断装置の構造

・超音波診断装置は，超音波を送受信する「プローブ」，画像を写し出す「モニタ」，そして画質調整やデータ管理などを行う「操作パネル」の3つから構成される（**図11**）。

図11　超音波診断装置の構造

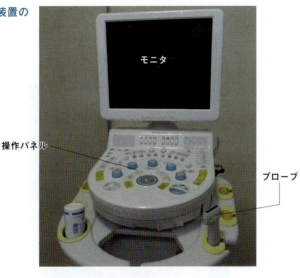

プローブの選択

・運動器の多くが皮下3cm以内に存在するため，中心周波数12～15MHzの高周波リニアプローブを選ぶ。
・極端な肥満，筋肉質で関心領域が深い場合にのみ，10MHz以下の低周波リニアプローブを使用することがある。通常，腹部などで使用される中心周波数3～7MHz低周波コンベックスプローブは使用しない（**図12**）。

図12　プローブの選択

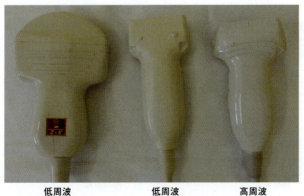

低周波　　　　低周波　　　　高周波
コンベックスプローブ　リニアプローブ

プローブの使い方

■ 持ち方
- 母・示・中指の3本で軽く握り，プローブを自由自在に動かせるようにする。残りの環・小指は検査対象に付け，プローブがぶれないようにする(**図13**)。

■ 当て方
- 患者さんが痛がらない程度にプローブ面全体を体表へ密着させる。患者さんが痛がる場合や，体表の凹凸で密着させられない場合は，ゼリーを増やしたり，専用カプラを使ったりする(**図14**)。

■ 走査法
- プローブを体表にあて，関心領域を超音波ビームで横断することを走査(scan)という(**図15**)。

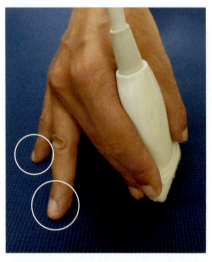

図13　プローブの持ち方

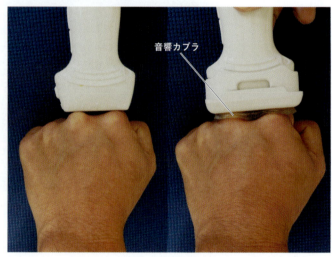

図14　プローブの当て方

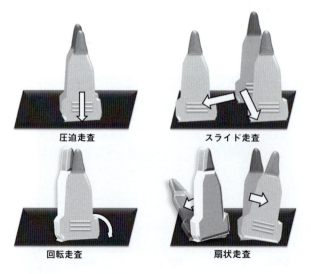

図15　プローブの走査法

①圧迫走査(pressure)：体表面への圧迫力を変えながら観察する走査法．動静脈の区別や，組織の歪み量から硬さを定量化する超音波エラストグラフィで使われる．

②スライド走査(sliding)：長軸，短軸方向にスライドして観察する走査法．主に病変の描出に使われる．パノラマ画像は長軸方向へのスライド，3D画像は短軸方向へのスライドで画像を再構築する．

③回転走査(rotation)：観察方向を切り替える走査法．腱や末梢神経の長軸，短軸方向の切り替えや靱帯の描出で使われる．

④扇状走査(tilt)：傾きを変え超音波ビームが垂直にあたるようにする走査法．骨輪郭，軟骨表面の輝線，fibrillar pattern，異方性などがプローブ位置を決める指標になる．

ここが勘ドコロ

超音波検査の基本
- プローブ走査の基本は関心領域に垂直に超音波ビームが当たるよう走査すること．
- 観察は圧迫走査，スライド走査，回転走査，扇状走査の4つを組み合わせて行う．

操作パネルの使い方

・日常使用頻度が高い操作ボタンは，フォーカス，フリーズ，Bモード・ドプラ像表示，2画面表示，画像の記録・保存である（**図16**）．

■ フォーカス

・見たい部分に焦点を合わせるツマミ．焦点はモニタ画面内の左右端に△印として表示される．

■ フリーズ

・リアルタイムに描出される画像を静止するボタンで，患者さんへの説明，画像保存，プリントアウトの際に使用する．

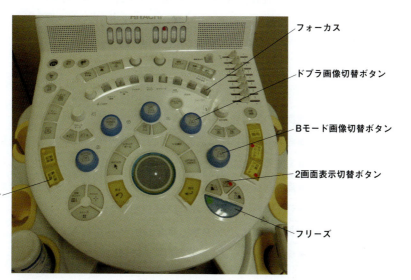

図16　操作パネル

■ Bモード像とドプラ像
・通常の検査で用いるグレースケール断層像をBモード像，断層像上に血流情報を表示したものをドプラ像とよぶ。プローブに対し近づく血流を暖色(赤系統)，遠ざかる血流を寒色(青系統)で表示したものがカラードプラ像，血流方向ではなく血流の有無を感度よく表示したものがパワードプラ像である。

■ 2画面表示(split screen)
・モニタに異なる複数画面を同時表示するボタン。健側と患側を比較する場合，基本的に短軸像は左右2画面，長軸像は上下2画面で表示する。

■ 画像の記録・保存
・紙媒体としてプリントアウトする方法と，デジタルデータとして内蔵ハードディスクやUSBなどに記録・保存する方法がある。

読影の基本と描出のコツ

・運動器超音波像を読影する基本は，運動器構成体の正常，異常所見を知っていることである。病変を的確かつ鮮明に描出するコツは，適切なプローブ走査とわかりやすい画面表示の選択にある。

骨の超音波像

・骨は超音波がほとんど通過しないため，骨表面(骨輪郭)が連続性ある線状高エコー像として描出される。線状高エコー像を示す骨輪郭上には線状低エコー像の骨膜が観察できる。成長期では，骨端と骨幹端の間に低エコーを示す成長軟骨がある。靱帯，腱付着部の骨輪郭は特徴的な形状を示し，再現性ある画像描出の指標になる。
・骨折例では，血腫が肉芽に置換し，仮骨が形成されていく修復過程を血流状態の変化とともに経時的に観察できる。単純X線写真で見逃されやすい腱や靱帯付着部の裂離骨折，肋骨骨折などの診断に威力を発揮する。

■ 骨の異常所見
①骨輪郭の不連続像(discontinuity of diaphysis，図17)
②骨輪郭の不整像(abnormal contour of diaphysis，図18)
③骨膜肥厚(periosteal thickening，図19)

ここが 勘 ドコロ

骨病変の超音波診断
● 疼痛部，特に圧痛点を中心に骨輪郭の異常をスライド走査し観察する。
● 骨輪郭が鮮明に描出されるよう扇状走査する。
● 痛みが強い場合には，ゼリーを多めにして軽くプローブをあて観察する。
● 骨折診断は骨輪郭の途絶と骨膜肥厚で判断する。
● 骨膜肥厚は2画面表示で厚み，血流の左右差を比較する。
● 疲労骨折診断は2つの大仏サインに注目

図17 骨輪郭の不連続像

骨折に特徴的な所見で，通常骨折部周囲には血腫，さらに骨膜肥厚が観察できる。単純X線写真で見落とされやすい肋骨骨折，大結節骨折，小児の上腕骨外顆骨折，靱帯裂離骨折，離断性骨軟骨炎の診断に威力を発揮する。

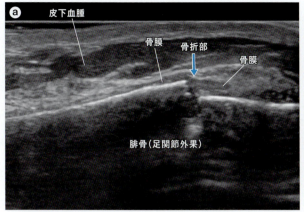

a：足関節外果骨折（足関節外側走査・長軸像）　　b：肋骨骨折（肋骨長軸像）

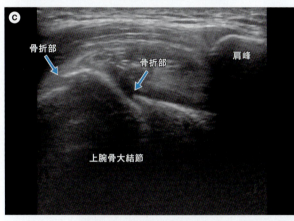 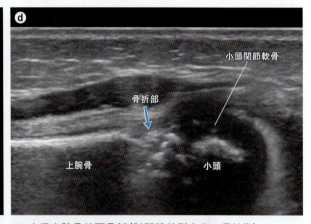

c：上腕骨大結節骨折（肩関節外上方走査・長軸像）　　d：小児上腕骨外顆骨折（肘関節外側走査・長軸像）

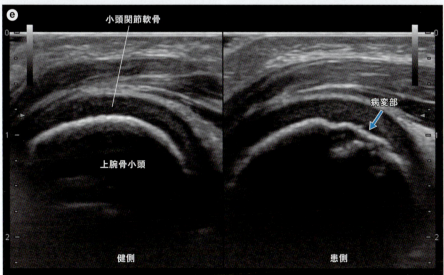

e：小児上腕骨小頭離断性骨軟骨炎（肘関節屈曲位後方走査・長軸像・左右2画面表示）

図18 骨輪郭の不整像

疲労骨折の治癒過程で現れる仮骨に特徴的な所見である。骨膜内に形成された仮骨は，複数の骨隆起として描出され，あたかも大仏の髪型である螺髪のように見える［螺髪サイン（Buddha's spiral hair sign）］。

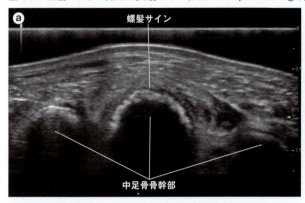
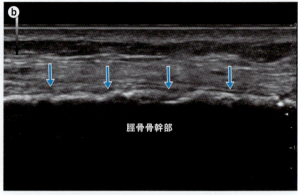

a：中足骨骨幹部疲労骨折（足背走査・短軸像）　　b：脛骨骨幹部疲労骨折（下腿内側走査・長軸像）

図19 骨膜肥厚

疲労骨折が生じる前病変として特徴的な所見で，大仏の頭に射した後光のように見える［後光サイン（Buddha's halo sign）］。

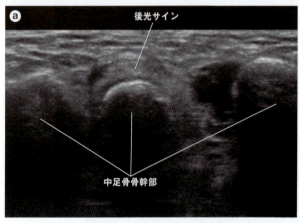
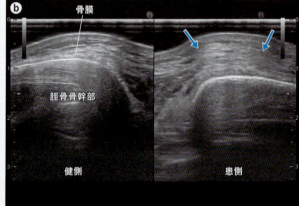

a：中足骨骨幹部疲労骨折（足背走査・短軸像）　　b：脛骨骨幹部疲労骨折（下腿内側走査・短軸像・左右2画面表示）

軟骨の超音波像

- 超音波がほとんど反射しない関節軟骨は帯状低エコー像，密な膠原線維で構成される半月板（meniscus）などの線維軟骨は三角形高エコー像として描出される。
- 成長期では，骨端，腱付着部，靱帯付着部が未骨化の軟骨で低エコー像を示す。肋軟骨は加齢とともに第1肋軟骨から下位に向かって骨化が進み，男性では辺縁骨化，女性では中心骨化を示す。

■ 軟骨の異常所見
①関節軟骨の摩耗，欠損像（abrasion of articular cartilage，図20）
②関節軟骨の不連続像（discontinuity of articular cartilage，図21）
③半月板サイズの異常（small and large meniscus，図22）
④半月板内の線状低エコー像（linear low signal intensity in meniscus，図23）
⑤骨端軟骨の輪郭異常（abnormal contour of epiphyseal cartilage，図24）
⑥肋軟骨輪郭の不連続像（discontinuity of costal cartilage，図25）

第1章・05 超音波診断

> **ここが勘ドコロ**
> **軟骨病変の超音波診断**
> - 関節軟骨は，表面の線状高エコー像（輝線）が鮮明に描出されるよう扇状走査する。
> - 半月板は，三角形高エコー像の先端が鮮明に描出されるよう扇状走査する。
> - 骨端軟骨は，付着する靱帯との境界が鮮明に描出されるよう扇状走査する。
> - 肋軟骨は，短軸方向にスライド走査して観察し，病変部では回転走査し長軸像も観察する。

図20 関節軟骨の摩耗，欠損像

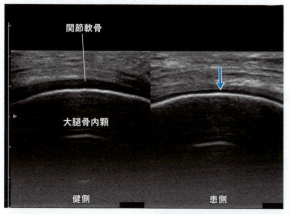

膝関節屈曲位前方走査・大腿骨内顆荷重部長軸像・左右2画面表示
変形性関節症や関節リウマチなどで見られる。

図21 関節軟骨の不連続像

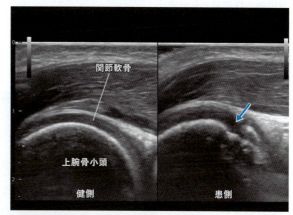

肘関節屈曲位後方走査・上腕骨小頭長軸像・左右2画面表示
関節軟骨表面の段差は軟骨の亀裂を意味し，進行期，末期の離断性骨軟骨炎で観察される。関節を動かしながら軟骨面の不安定性を評価する。

図22 半月板サイズの異常

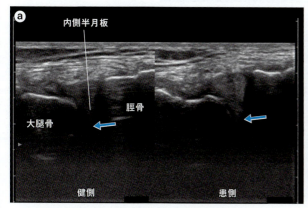

a：大きな円板状半月板（膝関節外側走査長軸像）

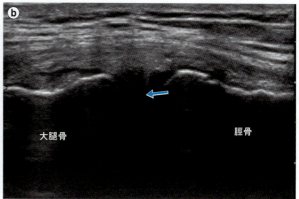

b：転位または欠損した小さな内側半月板
（膝関節内側走査・長軸像）

図23　半月板内の線状低エコー像

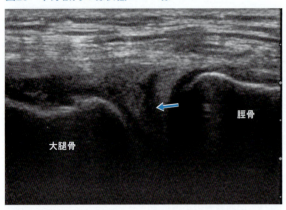

膝関節内側走査・長軸像
半月板の水平断裂を示す。

図24　骨端軟骨の輪郭異常

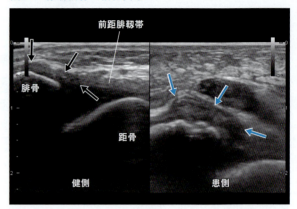

足関節外側走査・前距腓靱帯長軸像・左右2画面表示
小児の靱帯損傷は多くが靱帯付着部である骨端の裂離骨折となる。強い外力や繰り返す外力では，しばしば骨端軟骨の輪郭異常が生じる。

図25　肋軟骨輪郭の不連続像

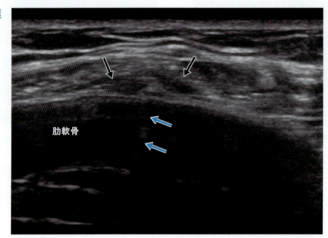

胸郭前方走査・肋軟骨長軸像
単純X線写真では画像診断できない肋軟骨骨折は，軟骨輪郭を示す線状高エコー像の不連続像で診断できる。転位がない場合でも，骨折部周囲の血腫(→)，骨折部後方のコメットテイル・サイン(→)が診断に役立つ。

筋の超音波像

- 筋線維の集まりである筋束は低エコー像，筋束を包む筋周膜，筋膜は高エコー像を示す。
- 介達外力（自家筋力）で生じた筋損傷を肉ばなれ，直達外力で生じた損傷筋を筋挫傷とよぶ。
- 肉ばなれは下肢に多く，若年者では大腿，中高年では下腿に生じやすい。大腿前面は大腿直筋，大腿後面は大腿二頭筋長頭・半腱様筋・半膜様筋，下腿は腓腹筋内側頭に好発し，いずれも2関節筋に属する特徴がある。大腿部の筋挫傷は「ももかん」とよばれ，損傷が中間広筋に及んだ症例では高頻度に骨化性筋炎の像を呈する。

■ 筋の異常所見

①肉ばなれ(muscle strain，図26)
②筋挫傷(muscle contusion，図27)
③骨化性筋炎(myositis ossificans，図28)

図26　肉ばなれ

損傷筋は高エコー像，新鮮例の血腫は高エコー像を示す。時間経過とともに血餅は高エコー像，血清は低エコー像を示していく。

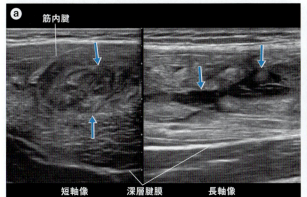

a：近位型大腿直筋肉ばなれ（大腿前方走査）
大腿直筋の筋束起始部である筋内腱周囲で損傷が観察される。

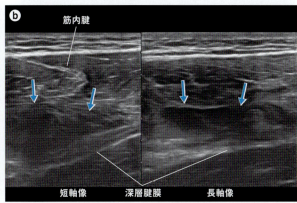

b：遠位型大腿直筋肉ばなれ（大腿前方走査）
大腿直筋の筋束停止部である深層腱膜周囲で損傷が観察される。

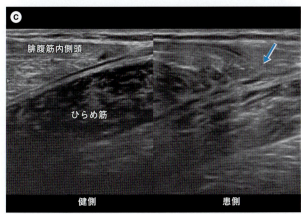

c：腓腹筋内側頭肉ばなれ（下腿後方走査・長軸像）
腓腹筋内側頭末梢の筋束が筋膜から剥れる場合が圧倒的に多い。先細りの末梢端が丸みを帯び，やや高エコーの血腫を認める。

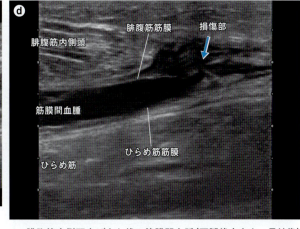

d：腓腹筋内側頭肉ばなれ後の筋膜間血腫（下腿後方走査・長軸像）
初期圧迫が不十分な場合，腓腹筋とひらめ筋の筋膜間に血腫が広がってしまう。

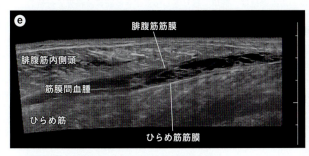

e：腓腹筋内側頭肉ばなれ後の筋膜間血腫
（下腿後方走査・長軸像・パノラマ画像）
1画面で全体像を描出できないときにはパノラマ画像を用いる。

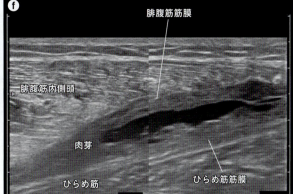

f：腓腹筋内側頭肉ばなれ後の治癒過程
（下腿後方走査・長軸像・2画面表示合成画像）
筋膜に接した部分から徐々に肉芽が厚みを増し，筋膜血腫が吸収されていく。

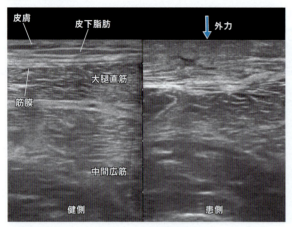

図27 筋挫傷
大腿前方走査・短軸像・左右2画面表示
損傷筋ばかりでなく，外力の伝達経路となる皮膚，皮下脂肪も高エコー像を示す。

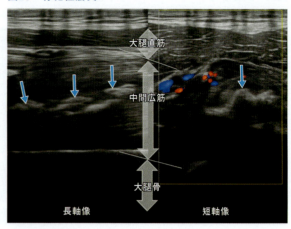

図28 骨化性筋炎
大腿前方走査
中間広筋の血腫周囲に音響陰影を伴う骨化の伸展と周囲の血流増加が観察される。

ここが勘ドコロ

筋病変の超音波診断

- 疼痛部を中心に短軸像でスライド走査する。
- 損傷範囲が広いため，2画面表示による合成画像やパノラマ画像で全体像表示する。
- 修復経過とともに筋のエコー輝度は正常化していくが，筋挫傷では骨化性筋炎の発生を見逃さない。

【+アルファ】 経過を予測する

- 骨折の治癒過程は，単純X線写真を繰り返し撮影することで経時的，客観的に評価できる。単純X線写真だけで判断が難しい場合には，被ばく問題で使用頻度は限られるがCTで骨の内部構造を調べることができる。一方，軟部組織損傷の治癒過程は，簡単に繰り返し検査できる超音波検査で経時的，客観的に評価できる。人手，費用，時間がかかりすぎるMRIは，超音波検査ほど役に立たない。
- 診断ばかりでなく，予測される経過の正確性は，患者さんとの強力な信頼関係を作り出すカギになる。

腱の超音波像

- 線維密度の高い膠原線維が平行に配列するため，長軸像では複数の線状高エコー像が層状配列したfibrillar pattern，短軸像では卵円形高エコー像を示す。関節運動で走行が変わる手指の腱などでは，線状低エコー像の腱鞘(tendon sheath)を観察できる。

■ 腱の異常所見
① 腱断裂(tendon tear, rupture, 図29)
② 腱炎(tendonitis, 図30)
③ 腱鞘炎(tenosynovitis, 図31)
④ 石灰性腱炎(calcified tendinitis, 図32)

ここが 勘 ドコロ

腱病変の超音波診断

- 長軸像ではfibrillar patternが鮮明に描出されるよう扇状走査する。
- 短軸像では高エコー像となるよう扇状走査する。
- 腱断裂は，fibrillar patternを示す線維の途絶と介在する低エコーの血腫が特徴。
- 腱の連続性は，他動的に関節を動かしながら確認する。
- 腱炎は，腱の局所肥大，腱内の低エコー像を2画面表示で健側と比較する。
- 石灰性腱炎は，音響陰影を伴う腱内の高エコー像が特徴。

【＋アルファ】 動きで病態を把握する

- 単純X線写真・CT・MRIは日常診療に欠かすことができない検査であるが，いずれも静止画という共通の弱点をもつ。
- 静止画から異常所見を見つける訓練をしてきた医師は，静止画で病態を考える癖が染み付いている。しかし，リアルタイムな情報が得られる超音波像では，筋の収縮，腱の滑走，ストレス負荷時の靱帯の緊張，脱臼と整復に伴う軟部組織の動きなどから，静止画でわからなかった疾患の病態を把握できる。
- 動画で考える頭の再教育が必要である。

図29 腱断裂
fibrillar patternを示す線維の途絶と介在する低エコーの血腫が特徴。腱の連続性は他動的に関節を動かすとよりわかりやすい。

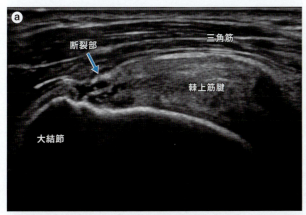

a：棘上筋腱断裂（右肩関節外上方走査・長軸像）

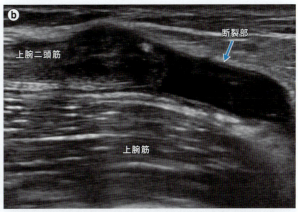

b：上腕二頭筋腱断裂（肘関節前方走査・長軸像）

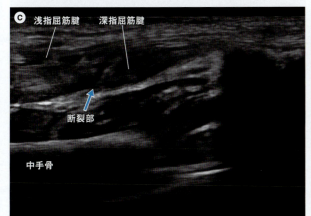

c：深指屈筋腱断裂（指掌側走査・長軸像）

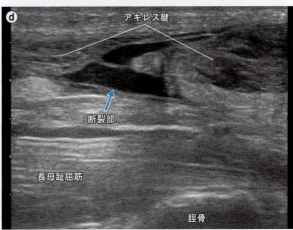

d：アキレス腱断裂（下腿後方走査・長軸像）

図30 腱炎

腱炎は，腱の局所肥大，fibrillar patternを示す線維束間の開大，腱内の低エコー像が特徴で，2画面表示による左右差比較が診断に役立つ。

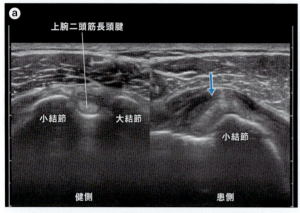

a：上腕二頭筋長頭腱炎（肩関節前方走査・短軸像）

b：上腕骨外側上顆炎/テニス肘（肘関節外側走査・長軸像）

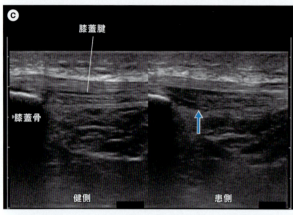

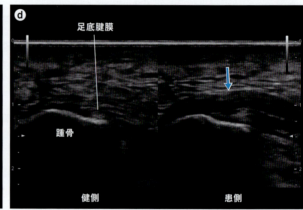

c：膝蓋腱炎/ジャンパー膝（膝関節前方走査・長軸像）

d：足底腱膜炎（足底走査・長軸像）

図31 腱鞘炎

腱鞘炎は低エコー像を示す腱鞘肥厚が特徴で，2画面表示による左右差比較が診断に役立つ。

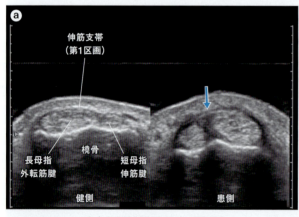

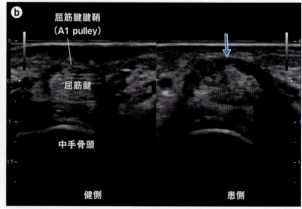

a：de Quervain病（手関節橈側走査・短軸像）

b：ばね指（指掌側走査・短軸像）

図32 石灰性腱炎

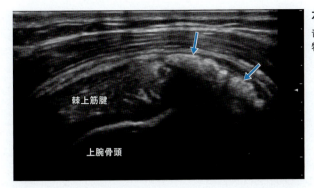

左肩関節外上方走査・長軸像
音響陰影を伴う腱内の高エコー像が特徴である。

靱帯の超音波像

・長軸像では付着部となる骨輪郭の間に線状高エコー像の層状配列（fibrillar pattern）を認める。

■ 靱帯の異常所見
①靱帯断裂（ligament tear, rupture, 図33）
②裂離骨折（avulsion fracture, 図34）
③靱帯弛緩（ligament elongation, 図35）

ここが勘ドコロ

靱帯病変の超音波診断
- fibrillar patternが鮮明に描出されるよう扇状走査する。
- 靱帯付着部となる一方の骨輪郭を描出し，これを保持した状態でもう一方のプローブ端を回転走査する。
- 靱帯を描出しようとするのでなく，靱帯付着部となる骨輪郭を描出する。
- ストレスをかけながら靱帯の緊張状態を観察する。
- 靱帯付着部の裂離骨折では，骨輪郭とともに軟骨輪郭の連続性，形状にも注意をはらう。

【+アルファ】 病名を付ける

・病名は，医師，患者さん，そして第三者それぞれの間を情報伝達する共通語としての役割を担う。
・Alzheimer病・Parkinson病など発見者の名前に由来するもの，高血圧・糖尿病など特徴的な所見に由来するもの，メタボリックシンドローム・ロコモティブシンドロームなど複数の所見を組み合わせたものなど，数多くの病名が臨床現場で使われている。
・整形外科領域では，構造異常が主病態になる場合が多いため，肩腱板断裂・足関節前距腓靱帯裂離骨折など病変（画像所見）がそのまま病名として使われる場合が多い。
・しかし，実際には単純X線写真で病変を視覚化できないと，五十肩（中高年に生じた肩痛），足関節捻挫（足首を捻る，挫くこと）など病歴が病名として使われてしまう。
・病歴診断は素人でもできる。しかし，超音波を使いこなせれば，五十肩の4割を肩腱板断裂，小学生に生じた足関節捻挫の8割を前距腓靱帯裂離骨折と正確に診断できるため，より正確な治療方針決定，予後推定ができる。

図33 靱帯断裂

断端が明瞭に描出される場合もあるが，多くは靱帯が腫大し低エコー像を示す。ストレスをかけると異常可動性が確認できる。

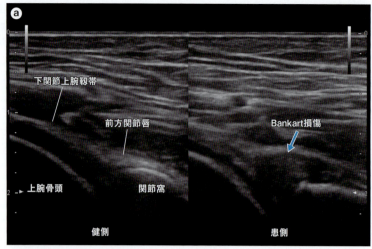

a：肩関節下関節上腕靱帯断裂（Bankart損傷）（肩関節腋窩走査・長軸像・左右2画面表示）

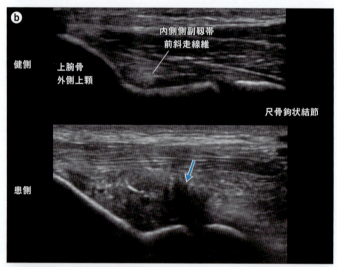

b：肘関節内側側副靱帯断裂（肘関節内側走査・内側側副靱帯長軸像・上下2画面表示）

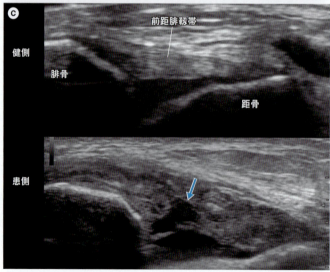

c：前距腓靱帯断裂（足関節外側走査・前距腓靱帯長軸像・上下2画面表示）

図34 裂離骨折

骨の力学的強度が靱帯より劣る成長期の子供や骨粗鬆症の中高年女性では，靱帯断裂よりも靱帯付着部の裂離骨折を示す場合が圧倒的に多い．靱帯に付着する音響陰影を伴う高エコー像，母床の骨輪郭不整像を示す．裂離骨片周囲の軟骨が厚い小児例では成長とともに骨置換しながら骨癒合していく．

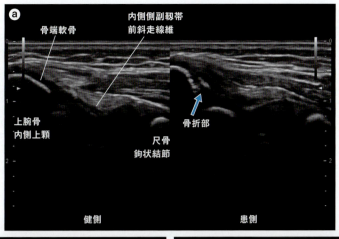

a：小児上腕骨内側上顆裂離骨折
（肘関節内側走査・内側側副靱帯長軸像・左右2画面表示）

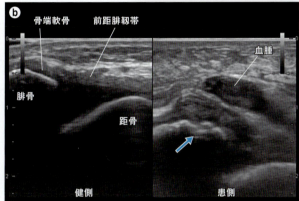

b：小児足関節外果裂離骨折
（足関節外側走査・前距腓靱帯長軸像・左右2画面表示）

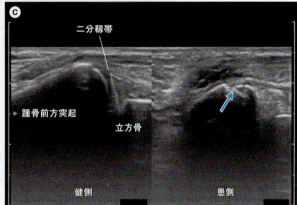

c：踵骨前方突起骨折
（足外側走査・二分靱帯長軸像・左右2画面表示）

図35 靱帯弛緩

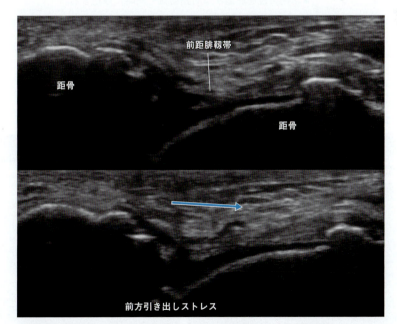

足関節外側走査・前距腓靱帯長軸ストレス画像・上下2画面表示
初期固定が不十分な前距腓靱帯断裂例などでは，靱帯が細く蛇行し，ストレスで動揺性を確認できる．

末梢神経の超音波像

・神経線維束が低エコー像，神経周膜や神経上膜が高エコー像として描出されるため，長軸像では線状の低エコー像と高エコー像が層状配列したfascicular pattern，短軸像では"ぶどうの房状"に見える。末梢神経障害は，手根管・肘部管・Guyon管・Frohseアーケード・足根管などの生理的絞扼部位で生じやすく，肥厚した腱鞘・骨棘・ガングリオン・軟部腫瘍などが関与することが多い。圧迫が長期にわたる場合には，圧迫部近位が局所的に太くなる［偽神経腫（pseudoneuroma）］。

■ 末梢神経の異常所見
① ガングリオンによる圧迫（compression caused by ganglion，図36）
② 骨棘による圧迫（compression caused by bony spur，図37）
③ 偽神経腫（pseudoneuroma，図38）
④ くびれ（hourglass-like constriction，図39）
⑤ 数の異常（anomaly in number of peripheral nerve，図40）
⑥ 形の異常（anomaly in shape of peripheral nerve，図41）

ここが勘ドコロ

末梢神経病変の超音波診断
- 臨床所見から推定される末梢神経を，短軸像でスライド走査し観察する。
- 短軸像の観察では，太さの局所的な変化に注目する。
- 主病変部で回転走査し，長軸像を観察する。
- 長軸像ではfascicular patternに注目する。
- 末梢神経を圧迫する周囲組織も同時に観察する。
- 神経病変，周囲組織による圧迫は2画面表示で健側と比較する。

図36　ガングリオンによる圧迫

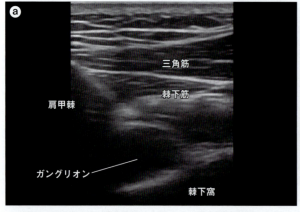
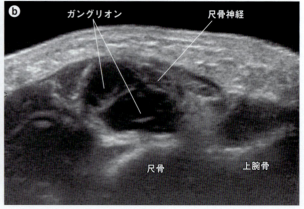

a：肩甲上神経麻痺（肩関節後方走査・棘下筋短軸像）　　b：尺骨神経麻痺（肘関節内側走査・肘部管短軸像）

図36 ガングリオンによる圧迫（つづき）

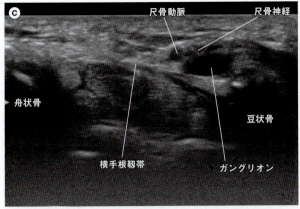

c：尺骨神経麻痺（手関節掌側走査・Guyon管短軸像）

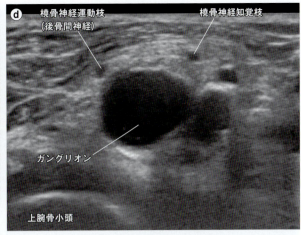

d：橈骨神経麻痺（肘関節前方走査・短軸像）

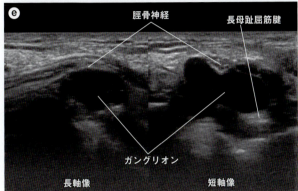

e：脛骨神経麻痺（足関節内側走査・足根管）

図37 骨棘による圧迫

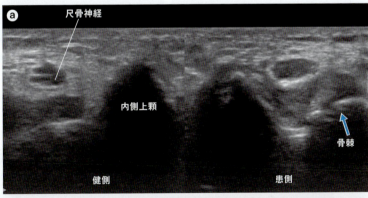

a：尺骨神経麻痺（肘関節内側走査・肘部管短軸像）

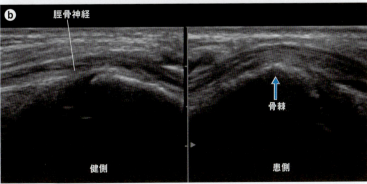

b：脛骨神経麻痺（足関節内側走査・足根管長軸像）

図38 偽神経腫

神経絞扼部の近位が偽神経腫（pseudoneuroma）を形成している。

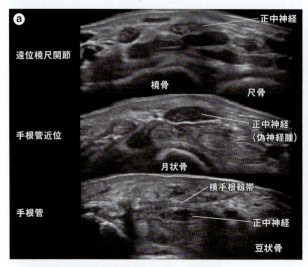

a：手根管症候群（手関節掌側走査・短軸像）

b：手根管症候群（手関節掌側走査・長軸像）

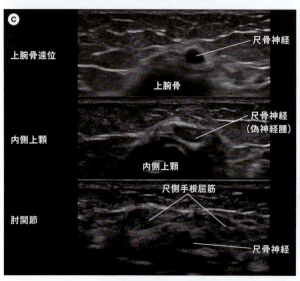

c：肘部管症候群（肘関節内側走査・短軸像）

d：肘部管症候群（肘関節内側走査・長軸像）

図39 くびれ（Frohseアーケード）

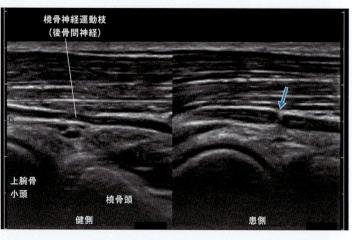

肘関節前方走査長軸像・左右2画面表示

後骨幹神経麻痺では、しばしば神経のくびれを認める。くびれた部分の近位、遠位ともに神経が太くなっている特徴がある。

図40 数の異常

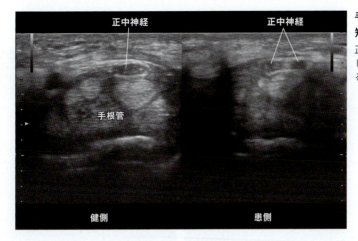

手根管・手関節掌側走査
短軸像・左右2画面表示
正中神経や坐骨神経は，しばしば2本観察されることがある。

図41 形の異常

神経に特徴的なfascicular patternの消失と太さの異常は腫瘍の存在を示唆する。しばしば見かける神経鞘腫は神経と連続する紡錘形低エコー像を示す特徴がある。

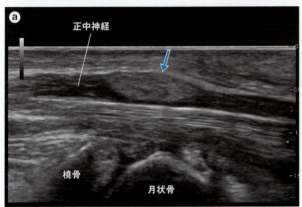

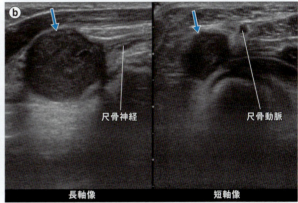

a：正中神経内腫瘍（手関節掌側走査・長軸像）

b：尺骨神経鞘腫（手関節掌側走査・短軸像・左右2画面表示）

末梢血管の超音波像

・血液は超音波をほとんど反射しないため，血管内腔は低エコーに描出される。動脈は壁が厚く，静脈のように圧迫変形しにくい。

■ 末梢血管の異常所見
①血管新生（neovascularity，図42）
②静脈血栓（venous thrombosis，図43）

> **ここが動ドコロ**
>
> **末梢血管の超音波診断**
> - ゼリーを多めにし，プローブを軽く押しあて観察する。
> - 血流方向を確認する場合は，カラードプラ法で観察する。
> - 血流の有無に注目して観察する場合は，描出感度が高いパワードプラ法で観察する。
> - 圧迫走査で動静脈の鑑別，血栓の有無を観察する。

図42 血管新生

腫瘍，組織炎症部，組織修復部，成長期軟骨，虚血部などで観察できる。

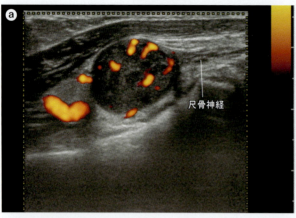

a：尺骨神経鞘腫（手関節掌側走査・短軸像・パワードプラ画像）　b：足趾爪下Glomus腫瘍（足趾背側走査・長軸像）

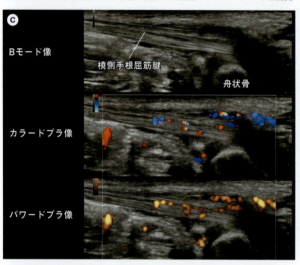

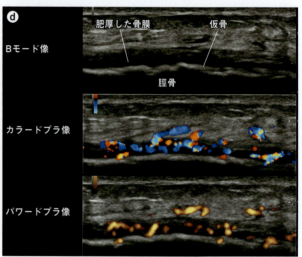

c：橈側手根屈筋腱炎・腱鞘炎（手関節掌側走査・長軸像）　d：脛骨骨幹部疲労骨折（下腿内側走査・長軸像）

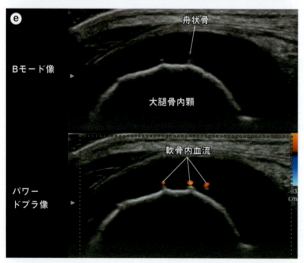

e：成長期大腿骨内顆軟骨内血流（膝関節屈曲位前方走査・長軸像）

図43 静脈血栓（venous thrombosis）

血管内高エコー像を示す古い血栓は，通常のBモード画像で観察できる。新鮮血栓はプローブの圧迫走査，ドプラ像で確認する。

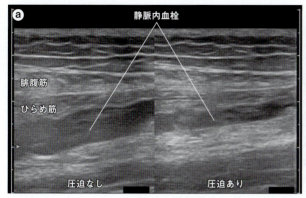

a：Bモード像　　　　　　　　　　　　　　b：ドプラ像

超音波ガイド下intervention

- 単純X線写真・CT・MRIと異なり，超音波ではリアルタイムな病変観察が簡単にできる。したがって，身体所見をとりながら画像で確認し，画像を見ながら身体所見を再確認できる。
- さらに，病変部に対して超音波ガイド下に注射し，除痛効果から主病態をすぐに確認することもできる。診断と治療を瞬時に行えるため，低侵襲，低コスト，短時間であることを基本に，超音波診療は今後大きく発展していく分野になる。

■ 超音波ガイド下注射（図44）

- 目的部位への針先誘導，狙った部位への薬液注入がきわめて正確にできる。滑液包・関節・腱鞘内への注射，神経ブロックによる手術麻酔・術後疼痛管理，さらに骨折整復・関節マニピュレーションなどに使われている。

■ 超音波ガイド下異物摘出（図45）

- 外傷時に生体内へ侵入した金属片・硝子片・木片・植物の棘，医療行為で生体内へ残った針・カテーテル・ガーゼなど，異物の多くは生体と音響インピーダンスが異なる

図44 超音波ガイド下注射

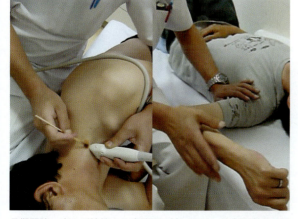

長期間強い痛みが持続する凍結肩に対しては，外来診察室で超音波ガイド下C5，6ブロック後サイレント・マニピュレーションを行っている。

図45 超音波ガイド下異物摘出

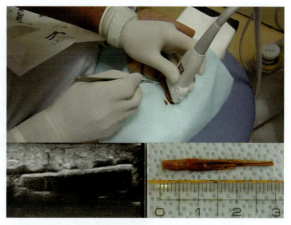

単純X線写真で描出困難な木片は，超音波で簡単に観察でき，小切開で超音波ガイド下に摘出できる。

ため，高エコー像として簡単に観察できる．疼痛や感染の原因となる場合は，エコーで位置確認し，エコー下に小侵襲で摘出できる．

■ 超音波ガイド下手術（図46）
・筋膜切開，腱鞘切開など，低侵襲手術への臨床応用が行われている．傷が小さく，余分な組織を損傷しないため回復が早い利点がある．

■ 超音波ガイド下体外衝撃波治療（extracorporeal shock wave therapy：ESWT，図47）
・超音波ガイド下体外衝撃波療法は，治療に難渋する腱付着部炎，例えば足底腱膜炎，アキレス腱炎，テニス肘などに有効な治療成果を上げている．

■ 超音波ガイド下platelet rich plasma（PRP）治療（図48）
・患者さんから採取した血小板を損傷組織に注入し，組織の修復能力を一時的に高める治療法．腱付着部炎の治療や手術時における組織修復の補助に使われている．

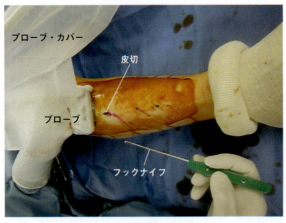

図46　超音波ガイド下手術

下腿の慢性コンパートメント症候群に対し，約1cmの皮切だけで広範囲の筋膜切開を行っている．

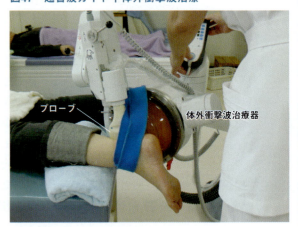

図47　超音波ガイド下体外衝撃波治療

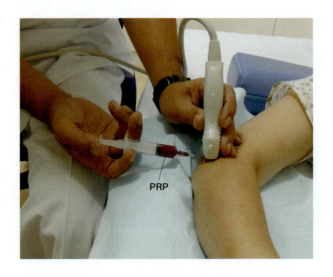

図48　超音波ガイド下PRP治療

> ### ここが 勘 ドコロ
> - 診断だけでは不十分。
> - 治療だけでも不十分。
> - 患者さんに提供するべきものは"診療"であり，超音波はこれを達成するための必須ツールとなる。

おわりに：まずエコー！

- 超音波検査は聴診器感覚で手軽に扱えるため，CT，MRIのように検査対象の制約を受けない。
- 画像所見が独り歩きしやすい単純X線写真・CT・MRIと異なり，超音波検査は身体所見をとりながら病変を描出し，病変を見ながら身体所見を再確認できる，すなわち臨床所見と画像所見の間に時間差がない。
- 単純X線写真・CT・MRIに比べ装置が安価であることに加え，外来診療で使いこなせば無駄な検査の節約，患者さんの待ち時間短縮など医療費削減に直結する。
- 読影力だけあれば済む単純X線写真・CT・MRIと異なり，超音波検査は描出能力を鍛えるトレーニングが必要である。
- しかし，トレーニングで学ぶ大半は解剖学と整形外科学である。
- したがって，超音波検査を使いこなせるか否かで臨床能力に大きな差が生じる。
- 運動器疾患に対する画像診断の第一選択は，間違いなく超音波検査へ移行していくであろう。

06 核医学診断 骨シンチ・タリウムシンチ

第1章 検査のモダリティ：撮像と画像再構成の勘ドコロ

隅屋 寿

はじめに

- 本節では，骨軟部疾患の核医学診断において利用頻度の高い骨シンチグラフィ（シンチ）と腫瘍シンチ検査について述べる。

核医学検査の基本

原理・特徴

- 主としてガンマ線（γ線）を発生する **放射性医薬品[radiopharmaceuticals, radioisotopes（RI）]** を人体に投与（静注）し，その分布を撮像するのが核医学検査の原理である（図1）。
- 骨シンチではリン酸化合物を^{99m}Tc（テクネチウム99m）[*1]で標識した^{99m}Tc–MDP（methylenediphosphonate），または^{99m}Tc–HMDP（hydroxymethylenediphosphonate）を用い，投与から3ないし5時間後に全身を撮像する。この医薬品は骨のハイドロキシアパタイトの代謝が盛んな部位に多く集積する性質があり，一言でいえば骨芽細胞の働きを反映した画像が得られる。
- 腫瘍シンチでは塩化タリウム（^{201}TlCl）[*2]，またはクエン酸ガリウム（^{67}Ga–citrate）[*3]を用いる。骨軟部腫瘍では前者がよく用いられ，投与から約15分後と3時間後に撮像を

用語アラカルト

[*1] ^{99m}Tc（テクネチウム99m）
原子番号43の元素で，核異性体転移により崩壊して^{99}Tcに変わる。半減期は6時間で139keVのγ線を放出する。半減期，γ線のエネルギーともに"ほどよい"もので，核医学検査に適した核種である。モリブデン99（^{99}Mo）のβ崩壊によって産生され，両者は過渡平衡の関係にある。^{99}Moはウラン235（^{235}U）の核分裂生成物の1つで，原子炉で製造される。国内では生産できずすべて輸入に頼っている。2010年のアイスランドの火山噴火の際，航空機での輸送に制限が生じて供給制限を招いたのは記憶に新しい。なお，半減期が0.01秒より長い準安定（metastable）状態は各核種と同様独立に扱い，質量数の後に"m"を付けることになっている。

[*2] ^{201}Tl（タリウム201）
原子番号81の元素で，軌道電子捕獲により崩壊して^{201}Hg（水銀201）に変わる。半減期は72時間で，71keVの特性X線を放出する。サイクロトロンで生成され，国内でも生産されている。塩化タリウムの形で投与する。

[*3] ^{67}Ga（ガリウム67）
原子番号31の元素で，軌道電子捕獲により崩壊して^{67}Zn（亜鉛67）に変わる。半減期は78時間で，さまざまなエネルギーのγ線を発生するが，主に93keV，185keV，300keVの3つのピークがあり，これらを計測に用いる。サイクロトロンで生成され，国内でも生産されている。クエン酸ガリウムの形で投与され，リンパ腫やサルコイドーシスなどによく集積する性質がある。

図1 X線検査(a)と核医学検査(b)の違い

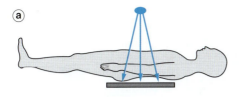
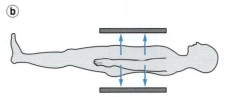

a：X線検査では，X線管から出たX線を対側の検出器で検知する。

b：核医学検査では，体内から四方八方に放出されるγ線のうち検出器に垂直方向のものを検知する。

図2 ガンマカメラの構造模式図

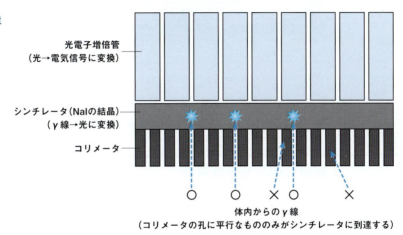

体内からのγ線
（コリメータの孔に平行なもののみがシンチレータに到達する）

行う。生体内での挙動はカリウムに類似し，ナトリウム−カリウムポンプによる能動輸送により全身の筋肉などの細胞内に分布する。

- 撮像機器は前後像を同時に撮像可能な2検出器対向型ガンマカメラが用いられる。
- ガンマカメラはシンチレーション検出器によって入射したγ線を発光に変える装置である。検出器は，ヨウ化ナトリウム（NaI）の板状結晶（シンチレータ）の後方に数十本の光電子増倍管（p.10「用語アラカルト」参照）が並んだ構造をしている。さらに，前面には多数の孔があいた鉛またはタングステンの板（コリメータ）[*4]を装着して撮像を行う（図1b）。この孔に平行に入射するγ線のみがシンチレータを発光させ，さらに光電子増倍管により電気的パルスに変換され，最終的に分布が画像化される（図2）。
- カメラの撮像視野は40×50cm程度で，特定の部位に固定して撮像するスポット像，カメラを体軸方向に移動させながら全身を撮像する全身像がある。これらは平面画像（planar image）と総称される。さらに，カメラを体軸と直交する方向に回転させてさまざまな方向から撮像を行い，CTと同様に再構成して身体の任意断面におけるRIの分布を画像化したものを単光子放出断層像（single photon emission computed tomography：SPECT）という。撮像には一定の時間がかかり，平面画像1枚につき数分，1症例当たりの総検査時間は約30分以上を要する。
- 一般に**病変の検出感度は高く**，比較的短時間で**全身検索できる**のが利点であるが，**画像の解像度は低く，微小病変は検出できない**ことがある。

用語アラカルト

[*4] コリメータ（collimator）

一般に平行光線を作るための装置をいう。ガンマカメラに使われるものは，対象となるγ線のエネルギーと撮像方法に応じて通常数種類のものが用意されている。症例に応じてその都度適切なものを選択し，カメラの前面に装着して用いる。

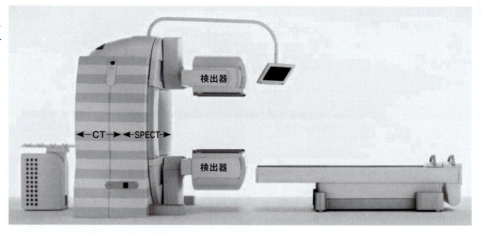

図3 SPECT/CT装置
回転可能な検出器を支えているSPECT装置保持部にCT装置が入り込む設計になっている。

1) Patton JA, et al : Hybrid imaging technology : From dreams and vision to clinical devices. Semin Nucl Med, 39 : 247-263, 2009.

- 近年CT装置を結合させた**SPECT/CT**装置が登場した(**図3**)。SPECTとCTを重ね合わせたフュージョン画像により異常集積の解剖学的情報がより正確に得られる[1]。

撮像に際しての留意点

①造影剤使用検査との同日実施はできるだけ避ける。やむをえない場合はシンチ用製剤を先に投与し，他検査とは数時間以上空ける。
②骨・腫瘍シンチともに検査前の食事制限はない。
③比較的苦痛の少ない検査であるが，痛みで同一体位をとれない患者さんでは鎮痛薬が必要となることがある。
④注射漏れを完全には避けられないが，**最低限患肢や患部近傍からの静注は避ける**。読影時悩まないために**注射部位を記録**しておくとよい。
⑤肋骨の異常集積が何番目のものか判断しにくい場合は斜位像を追加する。後面像で肋骨の異常集積が腎と重なるときも確認のため斜位像の追加が望まれる。
⑥リン酸化合物は腎から排泄されるため，下着など少量の尿汚染あると骨盤や下肢の異常集積と紛らわしいことがある。**尿汚染が疑われた場合は確認**が必要である。側面(異常集積部の接線方向からの)像により皮膚の汚染かどうかは通常容易に判断可能である。

ここが 勘 ドコロ

核医学検査の特徴
- 全身を簡単にサーベイ可能。
- 検出感度は高いが，解像度は低い。

適応

骨シンチの適応

①乳癌，前立腺癌，肺癌などの**悪性腫瘍の骨転移検出**に有用である（p.202参照）。硬化性（造骨型）骨転移では後述の**FDG-PETより感度が高い**[2]。多発性骨髄腫（p.295参照）は骨シンチで病変の検出率が低い[3]。

②原発性骨腫瘍では**単発性・多発性の鑑別**に用いる。**良・悪性の鑑別は単独では困難**である。

③腫瘍類似疾患では**多発性骨病変をきたしうる線維性骨異形成**（p.241参照），**骨Paget病，メロレオストーシス（melorheostosis）**などが適応である。**硬化性病変には強く集積し**，Erdheim–Chester病（p.305参照）などは特徴的な病変分布が診断に役立つことがある。

④腫瘍性疾患以外の適応については**表1**[4,5]に示した。

表1 腫瘍性疾患以外における骨シンチの適応

骨折	骨折そのものの診断よりも骨転移などの腫瘍性病変との鑑別や全身分布の評価に用いられる。集積パターンから疲労骨折とシンスプリント[4]や，脆弱性骨折と転移の鑑別[5]も可能である。
炎症疾患	骨髄炎，関節炎，SAPHO症候群などは病巣の範囲や全身分布を評価できる。
代謝性骨疾患	副甲状腺機能亢進症，肥大性骨関節症では特徴的な集積増加を認め診断に有用である。
人工関節置換術後の感染やゆるみの評価	両者とも集積増加が見られるが，両者の鑑別は困難である。
原因不明の骨痛・関節痛	特定の疾患と診断できるわけではないが，活動性病変の有無や全身分布から客観的な評価が可能である。
その他の疾患	移植骨の血流や生存性の評価，無菌性壊死，反射性交感神経性ジストロフィー，進行性骨化性線維異形成症なども適応になる。

腫瘍シンチの適応

・腫瘍シンチは病変の良・悪性の鑑別ではなく，**化学療法の早期治療評価や再発診断**に用いる[6]。**治療効果判定は骨・ガリウムよりもタリウムが優れており**[7]，主にタリウムを使用する。タリウムの集積分布は，生検部位の選択においても有用な情報になる。

・ガリウムは悪性リンパ腫や悪性黒色腫など高集積が期待される症例や**炎症性疾患（サルコイドーシスなど）**の分布・活性度評価に使用する。

・術後の残存・再発腫瘍の評価において，**腫瘍シンチは局所に金属が入っていても評価可能である**[8]。

---

2) Nakai T, et al : Pitfalls of FDG-PET for the diagnosis of osteoblastic bone metastases in patients with breast cancer. Eur J Nucl Med Mol Imaging, 32 : 1253-1258, 2005.
3) 津布久雅彦：多発性骨髄腫に対する全身タリウムシンチグラフィの臨床的意義. 核医学, 33 : 33-47, 1996.
4) Etchebehere EC, et al : Orthopedic pathology of the lower extremities : scintigraphic evaluation in the thigh, knee, and leg. Semin Nucl Med, 28 : 41-61, 1998.
5) Fujii M, et al : Honda sign and variants in patients suspected of having a sacral insufficiency fracture. Clin Nucl Med, 30 : 165-169, 2005.
6) Sumiya H, et al : Midcourse thallium-201 scintigraphy to predict tumor response in bone and soft-tissue tumors. J Nucl Med, 39 : 1600-1604, 1998.
7) Ramanna L, et al : Thallium-201 scintigraphy in bone sarcoma : comparison with gallium-67 and technetium-MDP in the evaluation of chemotherapeutic response. J Nucl Med, 31 : 567-572, 1990.
8) Sumiya H, et al : Nuclear imaging of bone tumors : thallium-201 scintigraphy. Semin Musculoskelet Radiol, 5 : 177-182, 2001.

> ### ここが勘ドコロ
>
> **骨シンチの適応**
> - 骨転移検索が主目的。
> - 良・悪性を問わず全身分布評価も適応。
> - 良・悪性の鑑別は単独では困難。
>
> **腫瘍シンチの適応**
> - 化学療法の効果判定や再発の診断が主目的。
> - 治療効果判定はタリウムが優れる。
> - ガリウムは原則炎症性疾患に用いる。
> - 体内に金属があっても検査可能。

注意事項

- 妊娠女性以外に特に禁忌はない。ただし，同日あるいは2日連続して2種類の検査は原則不可である。また，ガリウムシンチ施行後は原則1〜2週間，他のシンチ検査が施行できない。
- 造影剤使用が禁忌の**腎不全，肝不全やヨード過敏症の患者さんにも安全に施行できる**。骨・腫瘍シンチ用製剤での**副作用発生率は0.001〜0.003％（10万件で1〜3件程度）である**[9]。報告されている副作用は主に血管迷走神経反応やアレルギー反応で重篤なものはない[9]。
- 被ばくは避けられないが，通常の使用量で被ばく線量はCT検査と大差ない。
- **授乳中の女性も極力避けるべきであるが**，やむをえない場合，検査前に搾乳・保存し一定期間授乳を禁止する。骨シンチは原則検査当日のみでよいが，腫瘍シンチでは約3週間禁止となる。

9)（社）日本アイソトープ協会 医学・薬学部会 放射性医薬品安全性専門委員会 松田博史，ほか：放射性医薬品副作用事例調査報告，第31報（平成20年度第34回調査）．核医学，47：29-43, 2010.

> ### ここが勘ドコロ
>
> **禁忌・注意事項**
> - 造影剤アレルギーの患者さんでも検査可能。
> - 副作用はきわめてまれ。
> - 妊娠女性は原則禁忌。
> - 授乳中の女性もできれば避ける。

読影のポイント

基本事項

- 全身像は2種類の条件で表示された前後2方向のキャプチャー画像[*5]（**図4**）と生データ画像が提供される。通常はキャプチャー画像の評価で十分であるが，評価不十分の場合は生データの表示条件（最高カウントとウィンドウ）を操作し，**至適条件で読影**する。
- BONENAVI®（p.93参照）のようなコンピュータ診断支援ソフトウェアは経験の浅い読影医の助けになるが，結果を鵜呑みにしてはいけない。

用語アラカルト

＊5 キャプチャー画像
コンピュータの画面などに表示された画像をそのまま画像ファイルとして保存したものをいう。個々のピクセルが元来保有しているデジタルデータは失われている。

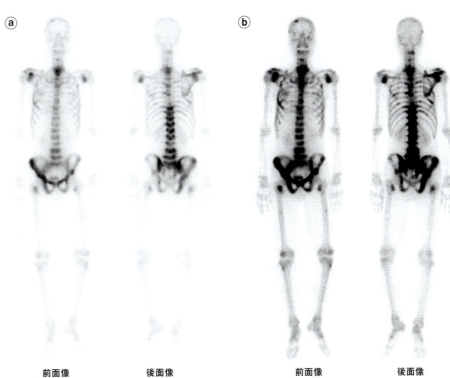

図4　前立腺癌多発骨転移例
50歳台，男性。

a：最大カウントを100％で表示。　　b：最大カウントを低く抑えた表示。
頭蓋骨，脊椎，肋骨，肩甲骨，骨盤骨，胸骨，両大腿骨に多発性の異常集積を認める。aの表示では大腿骨骨幹部の異常集積が指摘困難である。bでは胸骨や胸腰椎の高集積部が飽和し，病変の正確な範囲が不明である。通常体幹部の骨はa，四肢骨はbの条件で評価する。

骨シンチ

■ 正常像

- 異常集積を検出するためには正常像の知識が重要である。
- 左右対称が基本だが，軽度の左右差はあっても異常ではないことが多い。
- **成長中の骨端線は強い集積**を示し，15歳ごろまで認められる（**図5**）。正常像の詳細は加齢による分布の違いを含め，成書[10,11]を参考にしていただきたい。

> **これは必読！**
>
> 10）滝 淳一ほか：骨．核医学画像診断ハンドブック 改訂版－良い読影と効果的な利用のために－，中嶋憲一ほか編．エルゼビア・ジャパン，東京，2011, p6-31.
> 姉妹本の『核医学イメージングハンドブック』も良本であったが重版未定になってしまった．適応や検査法は載っていないが，読影に関してはより詳しくなっている．ポケット判なので持ち運びに便利である．
>
> 11）Hahn K, et al：Atlas of bone scintigraphy in the developing paediatric skeleton：the normal skeleton, variants and pitfalls. Springer-Verlag, Berlin, 1993, p1-316.
> 一時絶版状態になっていたIsky Gordon著の骨シンチアトラスが再出版された．0歳からほぼ1歳刻みで22歳までの正常骨シンチ症例が載っているだけの地味な本であるが，小児の読影には重宝する．個人では持たなくても読影室に1冊は置いておきたい本である．技術的な面も含んだ所見解説が非常に詳しく勉強になるうえに，英文で記載するときにも役立つ．

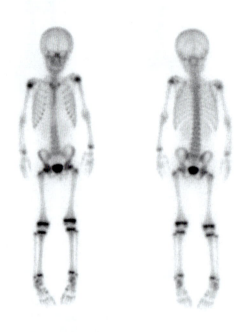

図5　正常例
5歳，男児。
長管骨の骨端線部に強い集積を認める。

■ 異常集積の評価

- 骨シンチにおける異常集積の検出は比較的容易であるが，**疾患特異性**はない。腫瘍，**骨折，炎症病変いずれも通常集積増加**が見られる。また，**集積低下**を呈する病変もある。
- 骨シンチ所見だけでもある程度の鑑別は可能であるが，厳密には単純X線写真，CT，MRI，血液データなどを併せた**総合的な判断**が必要である。
- 骨腫瘍性病変への集積程度を**表2**に示したが，絶対的なものではない。骨折を合併すると集積が増加するので，シンチ所見だけで判断せずほかの**画像検査所見**や**症状**も**確認**する。

表2 骨シンチグラフィにおける各骨病変への集積程度

	骨病変	集積の程度
良性	骨巨細胞腫	＋＋
	線維性骨異形成	＋＋
	骨線維性異形成（骨化性線維腫）	＋＋
	軟骨芽細胞腫	＋＋
	類骨骨腫	＋＋
	骨芽細胞腫	＋＋
	動脈瘤様骨嚢腫	±〜＋＋（病変の辺縁に集積）
	Langerhans細胞組織球症	−〜＋＋（多彩）[注1]
	骨髄炎	±〜＋（慢性期は集積弱）
	骨軟骨腫	±〜＋
	骨壊死	−〜＋（時期による）[注2]
	内軟骨腫	−〜＋
	孤立性骨嚢腫	−〜±
	非骨化性線維腫	−〜±
	骨島	−
悪性	骨肉腫	＋＋
	Ewing肉腫	＋
	悪性線維性組織球症	＋
	軟骨肉腫	±〜＋
	多発性骨髄腫	−〜±
	脊索腫	−〜±
	その他の悪性骨腫瘍	＋
	転移性骨腫瘍	＋[注3]

注1：同一症例内でも部位により集積程度が違うことがある。
注2：超早期は−でその後＋となる。慢性期は−〜＋と一定しない。
注3：腎癌，甲状腺癌や肺癌などの溶骨性転移では−となることがある。

- 悪性腫瘍や活動性の高い病変は集積が強い傾向があるが，集積の強弱による良・悪性の鑑別は不可能である。逆に集積が陰性であれば悪性腫瘍の可能性は低い。
- 骨転移に対する化学療法の効果判定も可能ではあるが，治療中や治療直後は転移巣の集積が増加し評価は困難である。治療中や治療後1カ月以内の早期の効果判定はタリウムシンチやFDG-PET（現時点では保険適用の縛りがあるが）で行う。
- 腎，膀胱以外に乳房への生理的集積がしばしば見られる。**転移性肝癌**などの種々の**腫瘍，梗塞巣，転移性石灰化，アミロイドーシス，横紋筋融解症，仮骨性筋炎**などにも**骨外集積**が見られる。
- 骨折と骨転移の鑑別は困難な場合があるが，**外傷などの既往を確認**することが正しい診断につながる場合がある（p.216参照）。

腫瘍シンチ

■ 正常像
- タリウムシンチでは生理的集積以外に投与経路の静脈に集積が残る場合がある。
- ガリウムシンチでは全身状態や血清鉄の増減により，特に肝臓や骨髄の分布が変化する。

■ 異常集積の評価
- 病変部の集積を対側あるいは周囲の健常部と比較する。他部位の異常集積の有無も検討する。**全身像で予期せぬ転移巣や原発巣が検出**される場合もある。

- 治療効果判定では必ず治療前後での集積を比較する。病理学的に完全壊死でも軽度の集積が残る場合がよくある。定量的評価も可能だが，論文のしきい値は参考程度にして，自分の施設である程度データを蓄積するまで効果判定は慎重にする。
- 再発の検出では術後6カ月以内の集積増加は偽陽性の可能性に注意する。術後，化学療法が終了する2，3カ月後くらいを目安に，将来の再発評価時との比較のため一度検査を施行しておくとよい。
- 骨シンチ同様，単独で良・悪性の鑑別は困難である。良性腫瘍でも骨巨細胞腫，軟骨芽細胞腫，Langerhans細胞組織球症などや色素性絨毛結節性滑膜炎，骨髄炎，結核などの炎症病変にも強く集積する。集積が陰性であれば悪性腫瘍の可能性は低いが，低悪性度軟骨肉腫や高分化型脂肪肉腫などは細胞密度が低く，集積は弱い傾向がある[12]。

12) Caluser CI, et al : The value of thallium and three-phase bone scans in the evaluation of bone and soft tissue sarcomas. Eur J Nucl Med, 21 : 1198-1205, 1994.

【+アルファ】 思わせぶりは御法度

- 「悪性腫瘍には必ず異常集積がある」と思い込んでいると，特にSPECT像作成時にノイズ程度の集積を，あたかも異常集積のように作ってしまうことがある。おまけに関心領域まで設定し数値が出ていると，読影医もそれにつられ異常集積ありと判定してしまう。
- 逆に表示条件が不適切なために異常集積を検出できない場合もある。表示条件により検査結果がまったく違ってしまうことを胆に銘じてほしい。

ここが勘ドコロ

読影のポイント
- 表示条件に注意。
- 加齢変化も含め正常像の知識が重要。
- 集積低下や全身分布にも注意。
- ほかの画像所見や臨床情報との組み合わせにより正しい診断に。

おわりに

- 骨軟部画像診断における核医学検査について，実際の検査と読影上に際してこれだけは知っておいてほしい事項を述べた。機器や画像再構成法については最低限の説明のみに留めたので，詳細はほかの専門書を参考にしていただきたい。

APPENDIX

骨シンチ診断支援ソフト"BONENAVI®"とは

- BONENAVI®は画像処理技術と人工ニューラルネットワーク（Artificial Neural Network：ANN, 人工神経回路網）[*1]を用いたEXINI Diagnostics社（スウェーデン）のコンピュータ診断支援ソフトウェア（CAD）（EXINI Bone™）をベースに日本人1,532例の^{99m}Tc-MDPの骨シンチグラムより作成したデータベースを搭載したソフトウェアである[1~3]。
- 以下の3点の情報を提供できる。
  ① 画像スケールの統一化（複数同時解析）：同一患者さんでの異なる時期の画像を統一したスケールで評価が可能。
  ② ホットスポット検出と分類：単純なしきい値設定でなく，部位特異的しきい値を超えた集積部位をホットスポットとして検出。検出された各ホットスポットをデータベースから算出された局所ANN値[*2]によって転移の可能性が高いか低いかを分類（赤青表示）。
  ③ ホットスポット数，定量指数（Bone Scan Index：BSI）[*3]，ANN値の提示（図1, 2）
- 利用に際しては，特に骨転移の鑑別診断についてANN値のみに頼るのは避けるべきであるが，多発骨転移症例の治療効果評価などにおいては有用性が高い。

用語アラカルト

＊1 人工ニューラルネットワーク（Artificial Neural Network：ANN, 人工神経回路網）
生体の脳機能に見られるいくつかの特性を計算機上のシミュレーションによって表現することを目指した数学モデルで，情報のニューロンがシナプスを結合しつながっていくことでネットワークを形成し，学習によって結合強度を変化させ問題解決能力をもつようなモデル。

＊2 ANN値
^{99m}Tc-MDPの日本人データベースを用いたANN解析で算出される値。0～1までの連続した指標で，0に近いほど正常の確率が高く，1に近ければ異常（転移）の確率が高い。

＊3 Bone Scan Index：BSI
Memorial Sloan Kettering Cancer Centerのグループが開発した指標で骨転移の広がりを半定量化した数値[4]。BONENAVI®では，BSIを自動で算出できる[5]。

---

1) Sadik M, et al：Computer-assisted diagnosis of planar whole-body bone scans. J Nucl Med, 49：1958-1965, 2008.
2) Horikoshi H, et al：Computer-aided diagnosis system for bone scintigrams from Japanese patients：importance of training database. Ann Nucl Med, 26：622-626, 2012.
3) Nakajima K, et al：Enhanced diagnostic accuracy for quantitative bone scan using an artificial neural network system：a Japanese multi-center database project. EJNMMI Research, 3：83, 2013.
4) Imbriaco M, et al：A new parameter for measuring metastatic bone involvement by prostate cancer：the Bone Scan Index. Clin Cancer Res, 4：1765-1772, 1998.

これは必読！
5) 若林大志, ほか：Bone Scan Index－これからの骨シンチの評価法－. 前立腺癌と男性骨粗鬆症骨管理マニュアル. 医学図書出版, 東京, 2013, p169-179.

図1 BONENAVI®で解析した骨シンチグラム（原発：前立腺癌）

頸椎，胸椎，胸骨，骨盤骨などに多発の異常集積像を認める。ANN値は0.95と高値を示している。

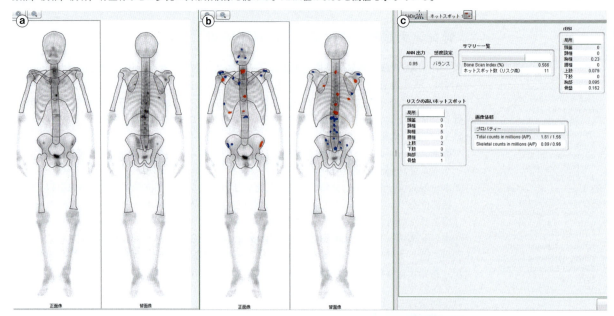

a：画像セグメンテーション
骨シンチグラムの全身プラナ像を日本人骨格データを基に12領域に区分する。

b：ホットスポット検出，分類
高集積部位を抽出して異常（骨転移）の可能性の高い部位（赤）と低い部位（青）に分類する。

c：解析画面
解析画面では，①ANN値，②ホットスポット数，③BSI，④各領域のBSIなどが解析結果として表示される。

図2 前立腺癌治療中，BONENAVI®で解析した骨シンチグラムの経過

時間経過とともに頸胸腰椎，肩甲骨，骨盤骨に多発の異常集積像を認める。BSIのグラフで骨転移の経過観察が可能である（→）。

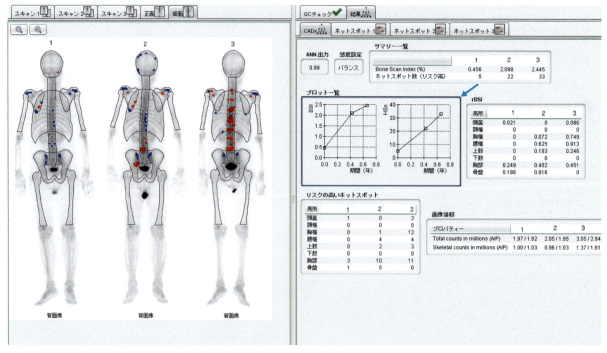

（堀越浩幸）

07 核医学診断
PET/CTによる骨転移診断

第1章 検査のモダリティ：撮像と画像再構成の勘ドコロ

堀越浩幸

はじめに

> **これは必読！**
> ●窪田和雄, ほか：FDGの集積機序と生理的集積. PET/CT画像診断マニュアル. 中外医学社, 東京, 2008, p21-36.

- PET（positron emission tomography），およびPET/CTによる悪性腫瘍の診断について，2010年4月の診療報酬改定において，すべての悪性腫瘍（早期胃癌を除く）の病期診断，再発・転移診断へと適用拡大が行われた。
- また，FDG（^{18}F-fluorodeoxyglucose）*1, 2は2005年から医薬品としての販売（デリバリーシステム）が開始され，サイクロトロンをもたない施設でもPET/CT検査が可能となり，急速に普及してきている。
- これに伴い，骨転移に遭遇する機会も増えている。本節ではPET/CTにおける骨病変の特徴，診断を中心に解説する。

PETおよびPET/CTの概要

- 主として^{18}F（フッ素18）で標識したFDGを投与（静注）し，1～2時間後に全身を撮像する。対象臓器は骨に限らない。
- 撮像にはポジトロンカメラ（positron camera，またはPETカメラ）*3を用いる。現在ではCT装置と一体化したものが普及しており，これをPET/CTとよぶ。MRI装置と一体化したものも開発されている（PET/MRI）。
- 人体内の核種から放出された陽電子は，すぐに至近の電子と結合して消滅し，511keVのエネルギーをもつ1対のγ線（消滅γ線）を正反対の方向に発生させる。
- PET装置は，リング状に並んだ検出器のうちのどれか2つの検出器が同時にγ線を検出したとき，その2つを結ぶ直線上に発生源があるとみなすような機構（同時計数回路）をもち，この情報を基にして核種の分布を画像にする。

用語アラカルト

***1 ^{18}F（フッ素18）**
フッ素の同位体の1つで，半減期110分でβ^+崩壊をして陽電子を放出する。サイクロトロンで生成され，医薬品として入手できる。

***2 ^{18}F-fluorodeoxyglucose（FDG）**
ブドウ糖（glucose）類似物質であり，hexokinaseにより細胞内に取り込まれる。その後FDG-6リン酸となるが，これは解糖系に入ることができず，細胞内に蓄積する。このため，ブドウ糖の取り込みを反映した分布を示すことになる。

***3 ポジトロンカメラ（PETカメラ）**
ガンマカメラとは異なるもので，シンチレーション検出器としてゲルマン酸ビスマス単結晶（BGO，$Bi_4Ge_3O_{12}$）などが用いられ，これがリング状または円筒状に配列し，人体を取り囲むように配置されている。

・ガンマカメラと違ってコリメータは必要とせず，このため，一般にPETの空間分解能はSPECTより優れている。また，定量性も優れている。簡便な指標としてSUV（standardized uptake value）[*4]がよく用いられる。

用語アラカルト

＊4 SUV(standardized uptake value)
次式で算出され，PET検査における定量的指標としてよく用いられる。

$$SUV = \frac{対象組織へのFDGの集積量(Bq/g)}{投与量(Bq) / 体重(g)}$$

一般に悪性腫瘍は高いSUVを示す傾向があるが，良性腫瘍や炎症性疾患でも高値を示すものがあり，解釈には注意を要する。

骨および骨軟部病変へのFDGの集積の特徴

■ 正常骨へ集積

・通常は乏しいが，PET/CTではPET単独画像より骨への集積が見える場合が多い。ときに骨髄に集積増加を認めることがある（→Point advice）。

Point advice　骨髄へのFDG集積

● FDGが骨髄へ広範囲に集積している場合，以下の可能性が考えられる。
① 顆粒球コロニー刺激因子（G-CSF）の投与（図1）
　　理由：顆粒球系の細胞増殖により骨髄の糖代謝が亢進し骨髄へのFDG集積が増加する。
② 多発性骨転移
③ 多発性骨髄腫

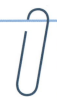

■ 高い集積を認める腫瘍
・増殖速度の速い，悪性度の高い腫瘍（未分化腺癌など）。

■ 低い集積しか認められない腫瘍
・増殖速度の遅い，悪性度の低い腫瘍，細胞密度の低い腫瘍（高分化腺癌，粘液や線維成分を多く含む腫瘍など）。

図1 G-CSF投与中のPETと投与中止後のPET（肺癌にて化学放射線療法中）

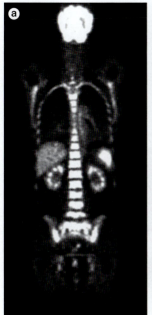 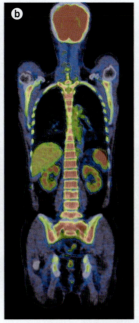 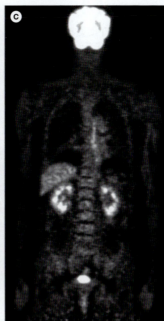 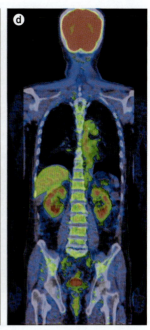

a：G-CSF投与中のPET　　b：G-CSF投与中のPET/CT　　c：G-CSF投与中止後のPET　　d：G-CSF投与中止後のPET/CT

a, b：骨髄の糖代謝が亢進し，全身骨へ広範囲にFDGの集積を認める。
c, d：骨髄へのFDGの集積は低下している。

PET/CTでの骨転移読影

- PET/CTの利点はPETとCT両方の画像を1回の検査で得られる点である。骨転移診断において，PET/CTはブドウ糖代謝の画像とカルシウム量の画像を提供しており，各々の利点を生かすとともに弱点を補完しているモダリティである[1]。
- **PETで集積のある骨の部位をCTで確認する作業が読影の基本である。**
- 現在PET/CTで使用されている機種の多くは16列以上のマルチスライスCT（p.29参照）で，容易に薄層スライス画像や冠状断，矢状断像が得られることから，CTでの骨病変観察は重要である。特に骨条件でCTを観察することは微細な骨の変化を観察できることから必須である。
- 一方，骨代謝活性性の低い造骨型骨転移ではFDGの集積が低下する傾向があるので[2]，骨へのFDGの集積がなくても必ず骨条件でCT横断像，冠状断像を観察し骨転移の有無を確認する必要がある。
- 骨転移の病理学的形態とPET/CT所見にはおよそ次のような関連がある（p.205参照）。
  ①溶骨型，混合型病変はPET，CTともに検出しやすい（**図2**）[3]。
  ②造骨型，一部の溶骨型病変はPETで検出されにくく，CTで検出しやすい[3]。
  ③骨梁間型病変はPETで検出しやすく，CTで検出が困難（**図3**）。

1) Nakamoto Y, et al：CT appearance of bone metastases detected with FDG-PET as part of the same PET/CT examination. Radiology, 237：627-634, 2005.

2) Cook GJ, et al：Detection of bone metastases in breast cancer by 18FDG PET. Differing metabolic activity in osteoblastic and osteolytic lesions. J Clin Oncol, 16：3375-3379, 1998.

3) Nakai T, et al：Pitfalls of FDG-PET for the diagnosis of osteoblastic bone metastases in patients with breast cancer. Eur J Nucl Mol Imaging, 32：1253-1258, 2005.

> **ここが 勘ドコロ**
> **PET/CTによる骨転移診断**
> ● PETでしか見えない病変：骨梁間型
> ● PETでは見逃しやすい病変：造骨型
> に注意する。

図2　腸骨骨転移（原発：肺癌）

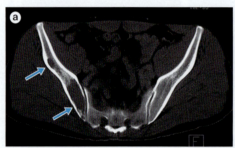

a：CT（骨条件）　　　　　　　　　　b：PET

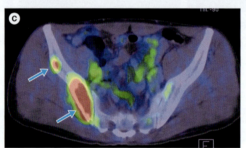

c：PET/CT

右腸骨に2カ所，FDGの限局性集積像を認める。骨条件のCTで，同部位に溶骨性変化を認める（→）。PETで病変部位を認識することで，CTで小さな病変も認識可能になる。

図3　全身骨骨転移（原発：胃癌）

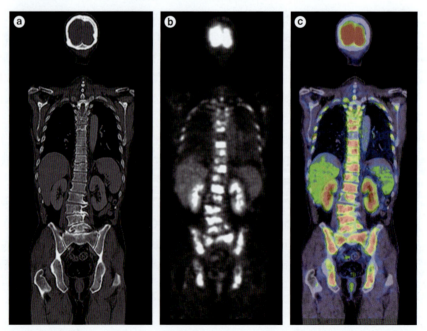

a：CT（骨条件）　　　　b：PET　　　　c：PET/CT

PET，PET/CTで全身骨にFDGの集積を認めるが，CTで骨病変は認識できず，骨梁間型の骨転移である。

II

系統別疾患レビュー：診断のおさえどころ

第2章 系統別疾患レビュー：診断のおさえどころ

杉本英治／神島　保

関節炎：その1　総論・関節リウマチおよび類縁疾患

はじめに

- 本稿では，まず関節炎について全般的事項を俯瞰し，次いで関節の単純X線写真の読影の基本的事項を総括的に記述する．その後，関節リウマチおよび類縁疾患について画像診断の各論を述べる．
- 関節炎の臨床像・画像所見の記載に際して，手足の関節名はしばしば略語で表される．主なものを**表1**に示す．

表1　手足の主な関節名と略語

日本語名	英語名	略語
遠位指節間関節	distal interphalangeal joint	DIP
近位指節間関節	proximal interphalangeal joint	PIP
指節間関節（母指）	interphalangeal joint	IP
中手指節間関節	metacarpophalangeal joint	MCP*
手根中手関節	carpometacarpal joint	CM
中足趾節間関節	metatarsophalangeal joint	MTP*

＊：MCP，MTPを区別せずMPと略すこともある．

関節炎総論

- 関節痛や関節のこわばりをきたす疾患には多数あり，①症状が関節や関節周囲に限局しているかどうか，②他覚的に腫脹があるかどうか，③多発か単発か，④病変の分布はどうか（下肢か上肢か）により大まかに鑑別される（**図1**）．
- 臨床的に単関節炎が考えられる場合には，早期診断と早期治療の重要性から，感染性関節炎の可能性を第一に除外すべきである（p.122参照）．
- 多関節炎は，①炎症性，②変性，③代謝性の3つに大別できる．
- 炎症性関節炎は圧痛を伴う関節腫脹が特徴で，関節リウマチ（rheumatoid arthritis：RA）や脊椎関節炎（spondyloarthropathy：SpA）が含まれる．
- RAとSpAの病理像は互いによく似ているが，単純X線写真所見には明確な違いがある．滑膜性連結（synovial joint）や軟骨性連結（cartilageous joint），滑液包，腱鞘，靭帯結合，軟部組織，ならびに骨病変はどちらの関節炎においても侵されるが，その分布と程度には差異があり，画像所見を反映したものとなる（**表2**）．
- RAでは，滑膜性の関節，滑液包，腱鞘と腱靭帯の付着部の変化が主体となる．RAの診断基準（分類基準→Point advice）では，手に典型的な骨びらん（erosion）や脱灰があることがcriteriaの1つであり，手の所見は診断上きわめて重要である．

図1 関節痛・こわばりの鑑別診断

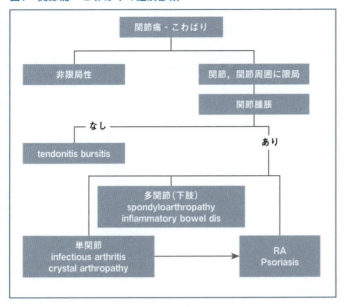

表2 RAとSpAの相違点

	RA	SpA
滑膜関節	+	+
・軟部組織腫脹	+	+
・骨濃度減弱	+	±
・marginal erosion	+	+
・central erosion/cyst	+	+
・骨性強直	±	+
・骨増殖	−	+
・亜脱臼	+	±
滑液包・腱鞘	+	+
・軟部組織腫脹	+	+
・骨びらん	+	+
・骨増殖	−	+
軟骨性結合	±	+
・骨びらん	±	+
・骨増殖	±	+
・骨性強直	±	+
靱帯付着部症	±	+
・骨びらん	±	+
・骨増殖	±	+

用語アラカルト

＊1 靱帯骨棘（syndesmophyte）
椎体周囲の軟部組織の炎症の結果生じた骨化で，椎体辺縁に沿って縦方向に伸びる形態をとる。線維輪と椎体辺縁に限局するmarginal typeと，椎体辺縁との連続性を欠くnon-marginal typeに大別される。

- SpAでは，椎間板椎体接合部や胸骨柄結合や恥骨結合などの軟骨性結合の病変が主体である。SpA，特に強直性脊椎炎（ankylosing spondylitis：AS）の診断では仙腸関節炎，脊椎の靱帯骨棘形成（syndesmophyte）[＊1]といった特徴的な変化を見つけることが早期診断において重要である。
- 現在では，これらの関節炎の診断には超音波とMRIが普及し，単純X線写真で異常所見が出現する前に早期診断が可能となってきた。

関節炎の単純X線写真：読影総論

- 関節疾患の単純X線の読影法は「ABC's」として知られている方法が有用である。
- 「ABC's」とは，
  A：alignment
  B：bone density
  C：cartilage space
  S：soft tissue

のそれぞれ初めの文字を表しているが，一般的に「ABC's」とは「いろは」という意味も含まれている。この「いろは」を理解すれば，X線は読める（読影できる）という意味である。

Point advice　RAにはいくつかの診断基準（分類基準）が存在する

1) 米国リウマチ学会（American College of Rheumatology：ACR）による分類基準（1987年）：最も古典的な基準
・次の7項目のうち4項目を満たすこと
　① 少なくとも1時間以上持続する朝のこわばり
　② 少なくとも，3関節領域以上の同時腫脹，または同時関節液貯留（関節領域とは，左右PIP，MCP，手関節，肘関節，膝関節，足関節およびMTPの14領域）
　③ 手関節，またはMCP関節，またはPIP関節領域の腫脹
　④ 対称性関節炎
　⑤ リウマトイド結節
　⑥ 血清リウマトイド因子高値
　⑦ 手指，手関節にびらん，または骨脱灰を伴う典型的X線所見

2) 米国リウマチ学会（ACR）と欧州リウマチ学会（The European League Against Rheumatism：EULAR）による分類基準（2010年）：早期診断のための新しい基準
・少なくとも1つ以上の関節に腫脹（滑膜炎）があり，かつほかの疾患で説明できない症例において，下記に示すスコアの合計が6点以上

A) 腫脹または圧痛のある関節数
　　大関節が1カ所　　　　　　　　　0
　　大関節が2～10カ所　　　　　　 1
　　小関節が1～3カ所　　　　　　　2
　　小関節が4～10カ所　　　　　　 3
　　小関節を含み11カ所以上　　　　5

B) 自己抗体
　　RF，抗CCP抗体ともに陰性　　　　0
　　RF，抗CCP抗体いずれかが弱陽性　2
　　RF，抗CCP抗体いずれかが強陽性　3
　　　注）RF：rheumatoid factor
　　　　　CCP：cyclic citrullinated peptide

C) 炎症反応
　　CRP，血沈ともに正常　　　　　　0
　　CRP，血沈いずれかが異常高値　　1

D) 罹病期間
　　6週未満　　　　　　　　　　　　0
　　6週以上　　　　　　　　　　　　1

（注釈）
1) 関節リウマチ（RA）に伴う典型的な骨びらんがあり，かつて上記分類を満たしたことがあればRAとしてよい。
2) 鑑別診断として全身性エリテマトーデス，乾癬性関節炎，痛風などがあり，鑑別困難な場合は専門医に意見を求めるべき。
3) 5点以下の場合はRAに分類できないが，将来的にRAとして分類可能となる場合があるので必要に応じ再度評価する。
4) DIP，第1 CM，第1 MTP関節は評価対象外。
5) 大関節：肩・肘・股・膝・足関節。
6) 小関節：MCP，PIP，第2-5 MTP，および手関節。
7) 上記以外の関節（顎・肩鎖・胸鎖関節など）を含んでもよい。
8) RF陰性：正常上限以下，弱陽性：正常上限の3倍未満，強陽性：正常上限の3倍以上（定性検査の場合，陽性は弱陽性としてスコア化）。
9) 陽性・陰性の判定は各施設における基準を使用。
10) 罹病期間：評価時点で有症状の関節について患者申告による。

A：alignment（アライメント）

- 骨の変形や配列の異常は，一般的には「alignment」と「angulation」により記載できる。
- 「alignment」とは骨の長軸の水平方向へのずれを，「angulation」は2つの骨の長軸がなす角度を意味するが，ABC'sにおける「alignment」では両方が含まれる。つまり，関節疾患読影におけるABC'sの「alignment」では，屈曲，伸展，偏位，亜脱臼など関節の位置関係の異常すべてが包括的に含まれる。
- RAでは以下のようなalignment異常が知られる（詳細は後述）
  手指：ボタン穴変形（Boutonnière deformity），白鳥の首変形（swan neck deformity），ヒッチハイカー変形（hitchhiker's deformity）；これらは1つの手に同時に見ることがある（図2）。
  手関節：ジグザグパターン（図3），脱臼（図4）
  前足部：外反母趾（hallux valgus，図5）

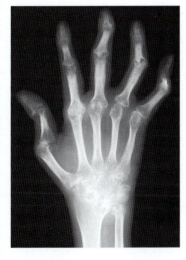

図2　RA

母指はヒッチハイカー変形（MP屈曲，IP過伸展），中指・環指に白鳥の首変形，小指にボタンホール変形がある。手根骨は骨性に強直。

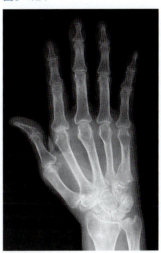

図3　RA

ジグザグ変形。橈骨手根関節は橈側へ偏位（橈骨が月状骨に対して橈側へ偏位）し，一方，第2～5MP関節は全体に尺側へ偏位（基節骨が中手骨に対して尺側へ偏位）している。

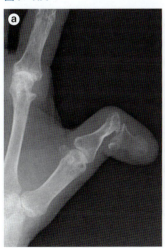

図4　RA

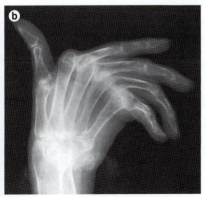

b：MP関節の尺側偏位と脱臼
すべてのMP関節で脱臼し，指は尺側へ偏位。

a：ヒッチハイカー変形
母指IP関節の完全な脱臼例。

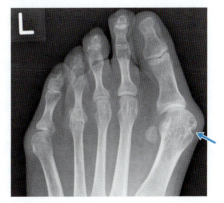

図5　RA

母趾（第1趾）は軽度脱臼して内側へ偏位している。第1中足骨頭には骨びらんがある。第5趾は内側（橈側）に偏位。

図6　乾癬性関節炎

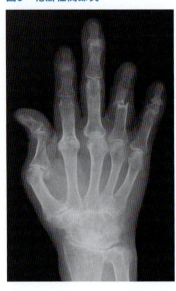

母指にヒッチハイカー変形がある。環指PIP関節に高度の破壊があり、指全体が短縮した状態である。手根骨は骨性に強直。示指MP関節は脱臼。所見はRAに類似しているが、骨濃度減弱はなく、むしろ骨濃度は上昇。また、DIP関節に骨形成を伴う骨びらんがあることからRAとは区別できる。

図7　SLEによるJaccoud変形

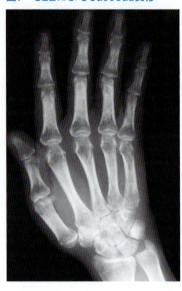

MP関節は尺側に変位。母指のCM関節（trapeziometacarpal joint）は亜脱臼している。骨びらんはない。関節周囲に高度の骨濃度減弱がある。

用語アラカルト

＊2　Jaccoud変形

全身性エリテマトーデスなどで生じる無痛性の変形で、MP関節は尺側に偏位し、PIP関節は過伸展する。RAのような活動性炎症は伴わない。これは、変形が関節包、腱、靱帯から生じ、RAのように軟骨、骨の破壊に基づくものではないためである。可逆的な変形であり、撮影時に手足をフィルムに押しつけると偏位が修復されてしまい、関節変形を正しく診断できないことがある。骨びらんがないこと、偏位が可逆的であることからRAとは鑑別できる。

- SpA（特に乾癬性関節炎）でもRA類似のalignmentの異常や亜脱臼をきたすことがある（図6）。
- 全身性エリテマトーデスやリウマチ熱では「ジャクー（Jaccoud）変形＊2」と称される可逆的な関節変形をきたすことがある（図7）。

B：bone density（骨濃度）

- 炎症性関節炎では、骨濃度は上昇あるいは減弱する。上昇する場合、すなわち関節周囲の骨がX線写真で「白く」なる場合を「white arthritis」、減弱する場合、すなわち「黒く」なる場合を「black arthritis」という。
- 骨濃度上昇は反応性骨硬化と骨膜反応により引き起こされる。
- 変形性関節症（osteoarthrosis：OA）では骨棘形成と反応性骨硬化により関節全体が白く見える（図8）。
- SpAでは骨皮質が絵筆のように毛羽だったように見える骨膜反応（whiskering、図9）や、骨新生による指節間関節の骨性癒合［特に乾癬性関節炎（psoriatic arthritis）で見られる（図10）］が特徴である。
- 骨濃度減弱は、その分布から、①びまん性、②軟骨下、③関節周囲に分けられる。
- びまん性減弱は、廃用性萎縮や複合性局所疼痛症候群（complex regional pain syndrome：CRPS、p.153参照）などに起きる。
- 軟骨下骨濃度減弱は急速に骨吸収が起きる場合に見られる所見で、骨皮質を残して軟骨下骨が脱灰することにより、皮質が鉛筆で線を書いたように明瞭になる。化膿性関節炎や廃用性萎縮で起きる。
- 関節周囲の骨濃度減弱はRAに比較的特徴的な変化である（図11）。

図8 変形性関節症

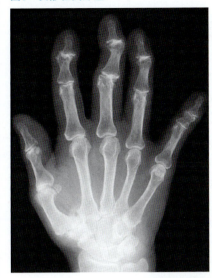

DIP関節，母指のMP関節に骨棘形成と変形がある。

図9 乾癬性関節炎

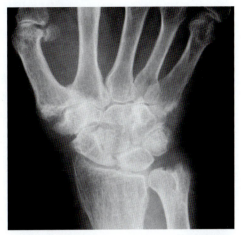

母指のCM関節，第5中手骨基部，尺骨茎状突起に毛羽立ちを伴う骨びらんがある。RAのような関節周囲の骨濃度減弱はない。

図10 乾癬性関節炎

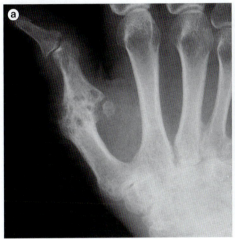

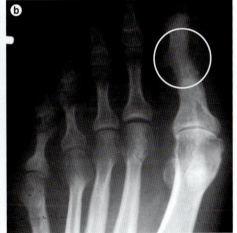

a：MP関節の強直
母指にはヒッチハイカー変形があり，MP関節は骨性強直している。手根骨には高度の関節裂隙狭小化がある。骨濃度減弱はない。

b：IP関節の強直
母趾IP関節に骨性強直がある。骨全体は反応性骨硬化を示している。

図11 RA

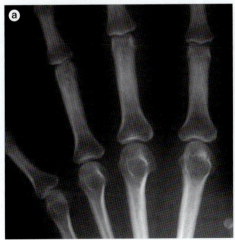

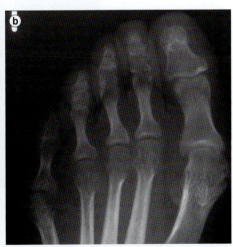

a：MP関節周囲の骨濃度減弱

b：MP関節と各IP関節の骨濃度減弱

C：cartilage space（軟骨）

- 単純X線写真では軟骨を直接見ることはできないが，軟骨菲薄化ないし肥厚の有無を推測できる。
- RAのような炎症性関節炎では滑膜細胞の肥大と浮腫，絨毛状増殖が起こり，最終的に滑膜の増殖性肉芽腫，すなわちパンヌスの増生により軟骨が破壊されて，cartilage spaceすなわち関節裂隙の狭小化と骨びらん（erosion）が起きる。
- 骨びらんはRAに特異的な所見ではないが，診断上重要である[1]。以下のものが知られる（詳細は後述する）。
    ①marginal erosion：関節包付着部すなわちbare areaに起きる骨破壊（図12〜14）
    ②compressive（pressure）erosion：骨粗鬆症になった骨に対して作用する筋力により生じる（図14〜16）

これは必読！
1) Martel W, et al : The pattern of bone erosion in the hand and wrist in rheumatoid arthritis. Radiology, 84：204-214, 1965.

図12 RAの骨びらん好発部位

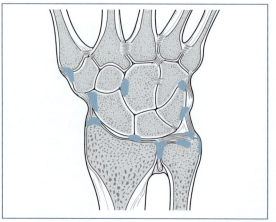

手の関節腔と滑膜の折り返し部位を青色で示す。骨びらんの好発部位である。

図13 bare area

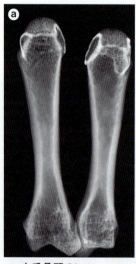
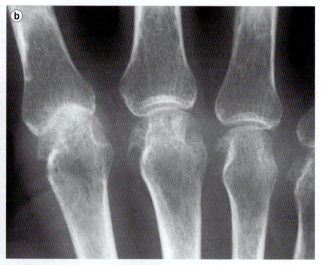

a：中手骨頭のbare area
dry boneのX線像で，bare areaに沿ってバリウムを塗布してある。

b：RA
中手骨頭の骨びらんはバリウムのラインと一致している。

図14 母指変形と骨びらんに関与する筋肉

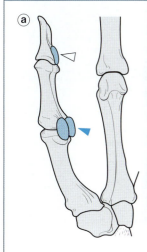
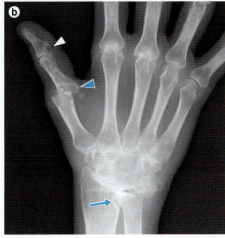

b：RA

母指内転筋(M.adductor pollicis)は尺側種子骨を介して母指基節骨底部に，短母指屈筋(M.flexor pollicis brevis)は橈側種子骨を介して母指基節骨底の橈側部に，長母指屈筋(M.flexor pollicis longus)は母指末節骨底の掌側面に付着する。母指内転筋と短母指屈筋により基節骨底に(▶)，長母指屈筋により末節骨底に(▷)それぞれ深い骨びらんが形成される。橈骨遠位端に尺骨によるcompressive erosionがある(→)。

図15 RAによる骨内嚢胞(偽嚢胞)

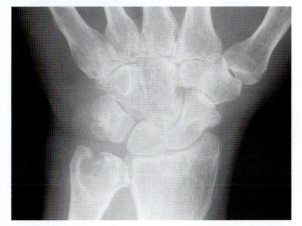

尺骨遠位端に嚢胞様変化。壁には硬化性変化がある。手関節関節裂隙は全体に狭小化。

図16 RAによる股臼底突出(protrusion acetabuli)

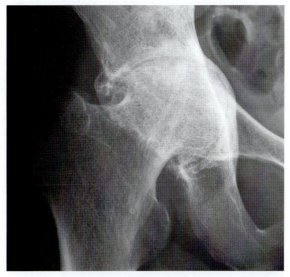

③superficial surface resorption：長管骨の骨膜下皮質表面の骨吸収(図17, 18)
・RA以外の関節炎でもそれぞれに特徴的な骨びらんがある。
　①mouse ear：SpA(特に乾癬性関節炎，図19)
　②central erosion：炎症性変形性関節症(図20)
　③hook erosionは：全身性エリテマトーデスのようなnon-erosive arthritisに特徴的
　④「overhanging edge」とよばれる骨から張り出すような骨形成を伴う骨びらん：痛風性関節炎(図21，p.126参照)。

図17 尺骨茎状突起周囲の骨びらん

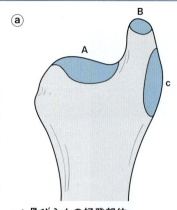

a：骨びらんの好発部位
A：茎状前陥凹の骨びらん
B：尺骨茎状突起のbare areaの骨びらん
C：尺側手根伸筋腱鞘炎のpressure erosion

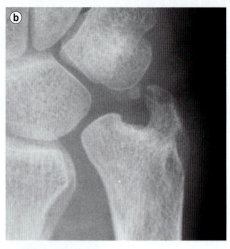

b：RA

図18 踵骨後縁滑液包による骨びらん

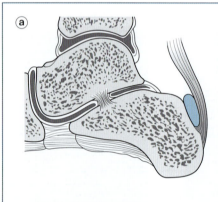

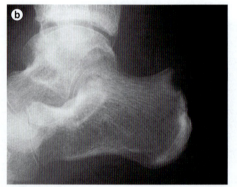

b：RA

図19 乾癬性関節炎

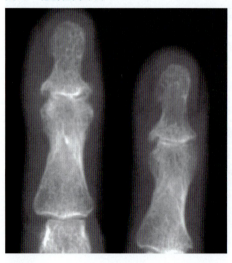

末節骨基部の骨びらん。骨膜反応を伴っているため，外側に張り出し，mouse ear様に見える。

図20 炎症性変形性関節症

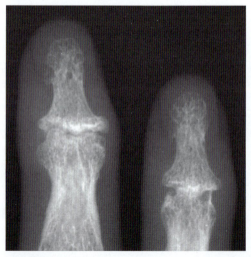

DIPに陥凹状の骨びらん。

図21　痛風性関節炎

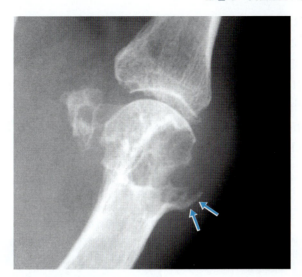

第1中手骨頭の関節面から離れた overhanging edge（→）を伴う骨びらん。

> S：soft tissue（軟部組織）

- 読影では軟部組織の変化にも注意する．RAによる関節周囲の腫脹は通常，紡錘状，対称性である（図22）．
- 非対称性腫脹（lumpy-bumpy appearance）は，痛風，アミロイドーシス，高脂血症などで見られる代謝性関節炎の特徴である（図23，p.126参照）．RAの特殊型であるrheumatoid nodulesでも代謝性関節炎によく似た非対称性軟部組織腫脹が起きる（図24）．
- dactylitis（指炎）により指全体が腫脹する「ソーセージ指（cocktail sausage finger）」は，SpAに高頻度に見られる変化である（図25）．

図22　RA

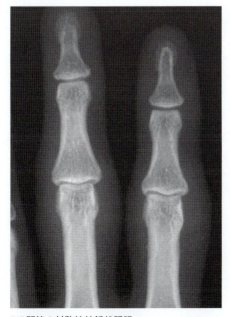

PIP関節の対称性紡錘状腫脹．

図23　痛風性関節炎

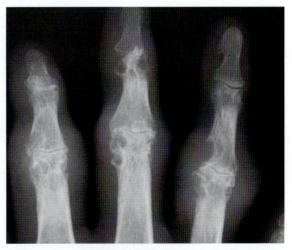

いわゆるoverhanging edgeを伴う骨びらんと周囲軟部組織腫脹．腫脹は非対称で石灰化によりややX線透過性が低下．

- 関節炎に伴う石灰化は関節周囲と皮下に見られるが，RAやSpAで軟部組織に石灰化を見ることはない．RAでPSSを示唆する皮下石灰化を見た場合には「overlap症候群」を考える必要がある．
- 臨床的にRAに類似した関節症状があり，関節軟骨に石灰化がある場合は軟骨石灰化症(chondrocalcinosis)の1つであるピロリン酸カルシウム結晶沈着症［calcium pyrophosphate dehydrate deposition(CPPD)disease］による関節炎を考える（図26，p.128参照）．

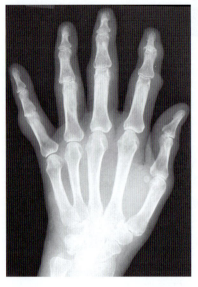

図24　RA

rheumatoid nodulosisによる非対称性軟部組織腫脹．

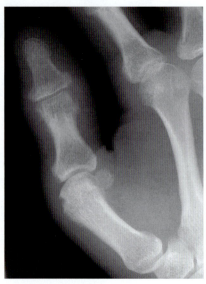

図25　乾癬性関節炎

母指全体が腫脹している．MP，PIP関節に骨びらんと骨膜反応がある．骨濃度減弱はない．

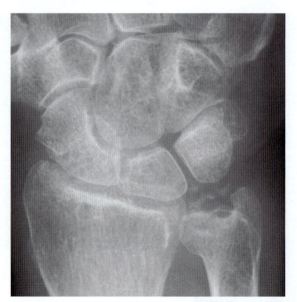

図26　偽痛風

三角線維性軟骨に石灰化がある．

> **ここが勘ドコロ**
>
> **関節炎の単純X線写真読影のABC's**
> - A：alignment：屈曲，伸展，変位，亜脱臼など関節の位置関係の異常すべてをいう。
> - B：bone density：濃度が上昇する疾患と減弱する疾患がある。
> - C：cartilage space：骨びらんの有無とパターンから軟骨の状態を推測する。
> - S：soft tissue：腫脹（対称性・非対称性）と石灰化に注目。

関節リウマチ（RA）

単純X線写真

- 初期には単純X線写真で異常は認められないが，進行したものでは次のような特徴的所見が知られる。
- 早期診断の手法としては超音波とMRIが急速に普及している（これらの詳細は次項で詳述）。

■ A：alignment

- 手指の代表的alignment異常（これらは1つの手に同時に認めることがある，図2）。
  ①ボタン穴変形（Boutonnière deformity）：「MP過伸展－PIP屈曲－DIP過伸展」
  ②白鳥の首変形（swan neck deformity）：「PIP過伸展－DIP屈曲」
  ③ヒッチハイカー変形（hitchhiker's deformity）：「MP屈曲－IP過伸展」
- 手関節は橈側に，MP関節は尺側に変位して，ジグザグパターンをとることが多い（図3）。さらに高度になると脱臼が起きる（図4）。前足部も好発部位で，外反母趾（hallux valgus）など多彩な変形が起きる（図5）。

■ B：bone density

- 関節周囲の骨濃度減弱（periarticular osteoporosis）が比較的特徴的な所見である（図11）。

■ C：cartilage space

- 滑膜細胞の肥大と浮腫，絨毛状増殖が起こり，最終的に滑膜の増殖性肉芽腫，すなわちパンヌスの増生により軟骨が破壊されて，cartilage spaceすなわち関節裂隙の狭小化と骨びらんが生じる。

①marginal erosion：関節包付着部すなわちbare areaに生じる骨破壊

- bare areaの軟骨や骨皮質は比較的薄く，折り返された滑膜に覆われたポケットが形成される（図12）。そのために，この部位にパンヌスが増生して骨が破壊される。
- 関節を構成する骨の近位部，MP関節では中手骨頭，PIP関節では近位指節骨頭の橈側掌側に最も高度に現れる（図13）。母指では，遠位指節骨の長母指屈筋腱付着部に深い骨びらんが生じる（図14）。
- 必ずしも対称性ではなく，また片側性のこともある。

②compressive (pressure) erosion：骨粗鬆症に陥った骨に対して作用する筋力により生じる骨びらん

- この力は，MP関節で特に大きく，軟骨が破壊された状態では関節面は容易に陥凹し，

用語アラカルト

＊3 生物学的製剤

最先端のバイオテクノロジー技術によって生み出された医薬品で，RAに対しては2003年から国内での使用が開始されている。これまでの抗リウマチ薬に比べて薬剤費が高価だが，有効性に期待ができる薬剤で，特に関節破壊抑制効果に優れている。MTXを中心とする治療で十分に病勢のコントロールができない場合，できるだけ早期に生物学的製剤を導入して関節破壊を防ぐという治療指針が国際的にも広く受け入れられている。注意すべき副作用は重症感染症で，なかでもニューモシスティス肺炎や細菌性肺炎，結核などの肺病変には特に注意が必要である。

これは必読！

2) Colebatch AN, et al: EULAR recommendations for the use of imaging of the joints in the clinical management of rheumatoid arthritis. Ann Rheum Dis, 72: 804-814, 2013.

● Ostergaard M, et al: Imaging in rheumatoid arthritis – status and recent advances for magnetic resonance imaging, ultrasonography, computed tomography and conventional radiography. Best Pract Res Clin Rheumatol, 22: 1019-1044, 2008.

● Wakefield RJほか著，大野 滋監訳：Essential Applications of Musculoskeletal Ultrasound in Rheumatology. 南江堂, 2010.

● 神島 保ほか：関節リウマチの超音波診断. 画像診断, 31: 1310-1317, 2011.

・ときに中手骨骨頭が対側の骨頭に陥入した状態になる（図14）。
・遠位橈尺関節では，橈骨遠位端に広基性の切痕様の骨びらんを見ることがある。
・パンヌスが骨内に進展した偽囊胞（pseudocyst）様に見えることがある（図15）。
・股関節では骨頭ならびに臼蓋軟骨の均一な菲薄化により骨頭は求心性に変位し，股臼底突出（protrusion acetabuli）として知られる変化を示す（図16）。

③superficial surface resorption：関節外の滑液包や腱鞘の滑膜炎に起因する，近接する長管骨の骨膜下皮質表面の骨吸収

・手の第1中手骨背側，母指近位指節骨の短母指屈筋と母指内転筋付着部によく見られる変化である。
・骨膜下吸収は副甲状腺機能亢進症の骨膜反応に似ており，骨膜反応を伴うことがある。
・滑液包炎の好発部位は，膝窩部，肩峰下包-三角筋下包，肘の皮下滑液包，踵骨腱包である。
・尺骨茎状突起では，茎状前陥凹のbare area，尺骨茎状突起先端部bare area，尺側手根伸筋腱の近傍の3カ所に骨びらんが起きる（図17）。
・肩峰下包炎と踵骨腱包炎では，近接する鎖骨遠位端，踵骨後方に骨吸収が起きる（図18）。

■ **S：soft tissue**

・関節周囲に紡錘状，対称性の腫脹をきたすことが多い（図22）。非対称性の腫脹を認める場合はほかの関節炎（代謝性関節炎等）を考えるべき（図23）だが，RAの特殊型であるrheumatoid nodulesでも非対称性軟部組織腫脹が生じることがある（図24）。
・通常，軟部組織に石灰化を見ることはない。

ここが勘ドコロ

進行した関節リウマチ（RA）の単純X線写真所見
- 特徴的な手指・手首の変形
- 関節周囲の骨濃度減弱
- 関節の近位側で特に著明な骨びらん（marginal erosion）
- 対称性軟部腫脹

（杉本英治）

超音波

■ **超音波診断普及の背景**

・RAの診療における超音波の本格的な利用の歴史は浅いが，現在では診療レベルの向上に不可欠なものと考えられている。
・その背景には生物学的製剤＊3など有効な治療薬の普及がある。RAの関節病変は滑膜炎から骨破壊をきたすが，**超音波検査は，骨破壊性変化が出現する前に滑膜炎を非侵襲的に描出できるため，RAの早期診断が可能となった。**
・そればかりでなく，薬効評価，寛解診断，骨破壊に関する予後予測など，RA患者さんのマネージメントに直結する情報を提供しうる[2]。

■ 滑膜炎評価法

- 関節超音波検査で評価可能な病理のなかで，最も重要なものが滑膜炎である（図27）。これはRAで最初に観察可能なマクロな病理であるが，やがては骨軟骨の侵食をきたす。
- 増殖滑膜はグレースケール法で関節内の低エコー領域として認められる。関節内に貯留した液体も同様に低エコーとなるが，探触子で圧迫すると変形するので，圧迫により変形しない増殖滑膜と鑑別が可能である[3]。
- パワードプラ法は増殖滑膜内の血流を評価することができる。
- 滑膜炎の診断において関節超音波検査は関節腫脹・疼痛の有無により評価する理学的検査よりも感度が高いといわれている[4]。したがって，より正しく罹患関節数を把握することが期待できる。これは代表的な炎症性関節疾患の発症様式が単関節炎と多関節炎に分類されることを考慮すると，きわめて重要な情報である。

参考文献
3) Wakefield RJ, et al：Musculoskeletal ultrasound including definitions for ultrasonographic pathology. J Rheumatol, 32：2485-2487, 2005.
4) Naredo E, et al：Assessment of inflammatory activity in rheumatoid arthritis：a comparative study of clinical evaluation with grey scale and power Doppler ultrasonography. Ann Rheum Dis, 64：375-381, 2005.
5) Alcalde M, et al：A systematic literature review of US definitions, scoring systems and validity according to the OMERACT filter for tendon lesion in RA and other inflammatory joint diseases. Rheumatology (Oxford), 51：1246-1260, 2012.
6) Bruyn G, et al：Ultrasound definition of tendon damage in patients with rheumatoid arthritis. Results of a OMERACT consensus-based ultrasound score focussing on the diagnostic reliability. Ann Rheum Dis, 73：1129-1134, 2014.
7) Naredo E, et al：Reliability of a consensus-based ultrasound score for tenosynovitis in rheumatoid arthritis. Ann Rheum Dis, 72：1328-1334, 2013.

ここが 勘ドコロ
超音波による関節リウマチ（RA）の評価
- 増殖滑膜はグレースケール法で関節内の低エコー領域として認められる。
- パワードプラ法は増殖滑膜内の血流を評価することができる。

【＋アルファ】　滑膜炎活動性グレード・スコア
- 関節滑膜炎グレードは，通常，各関節の走査において，グレースケール法であれば関節腫脹の程度を，パワードプラ法であれば血流信号の多寡を評価するが，断面の設定や判定基準については統一されておらず，同様に，滑膜炎活動性スコアに関してもいまだに標準といえるものはない[5]。すなわち，評価関節は手指のみ，大関節も含むものなどさまざまである。
- また，撮像法もグレースケール法とパワードプラ法を併せて評価するもののほか，それぞれを単独で評価する方法も提唱されている。
- グレードは関節個々の評価であり，スコアは被検者におけるグレードの集計である。
- 一般に，評価する関節数が増えれば増えるほど活動性に関する詳細な把握が可能になる一方で，検査に要する時間は延長し，労力も増大することが問題である。
- 逆に，評価関節を限定してしまうと偽陰性が問題となりうる。また，最近では，腱鞘滑膜炎についてもグレード法が報告されている[6,7]。

図27　RA
50歳台，女性。

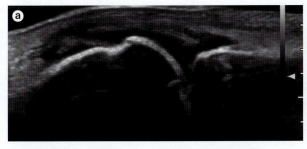 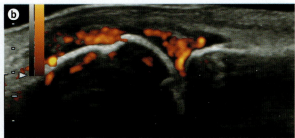

a：右手第2 MCP関節のグレースケール法超音波像　　b：同パワードプラ法超音波像

グレースケール法（a）では拡張した関節腔の内部に低エコーの病変が広がり，パワードプラ法（b）では病変部に一致して，豊富な血流信号が観察可能である。

用語アラカルト

＊4 window of opportunity

長期間にわたり効果が持続し、治癒の可能性が期待できる、治療に対する反応性が際立って良好な時間的枠組みのこと。

＊5 disease activity score (DAS)

RAの疾患活動性をスコア化する目的で欧州リウマチ学会(EULAR)が考案した指標。これは、いくつかの臨床的指標を組み合わせることにより、RAの活動性を絶対的な数値で表現するもので、例えばDAS 28-ESRでは全身28関節における疼痛関節数、腫脹関節数、患者総合visual analogue scale(VAS)、erythrocyte sedimentation rate(ESR)にて評価する。

＊6 二次無効

最初有効であった薬効が次第になくなってくること。

8) Fukae J, et al：Radiographic prognosis of finger joint damage predicted by early alteration in synovial vascularity in patients with rheumatoid arthritis：Potential utility of power doppler sonography in clinical practice. Arthritis Care & Research, 63：1247-1253, 2011.

9) Haavardsholm EA, et al：Monitoring anti-TNFalpha treatment in rheumatoid arthritis：responsiveness of magnetic resonance imaging and ultrasonography of the dominant wrist joint compared with conventional measures of disease activity and structural damage. Ann Rheum Dis, 68：1572-1579, 2009.

10) Kamishima T, et al：Monitoring anti-interleukin 6 receptor antibody treatment for rheumatoid arthritis by quantitative magnetic resonance imaging of the hand and power Doppler ultrasonography of the finger. Skeletal Radiology, 40：745-755, 2011.

【＋アルファ】 関節超音波検査によるRAの早期診断

- RAの診断に際して問題になるのは、RAに特徴的な病理像はあっても、確定診断に寄与する特異的な病理像は存在しないことである。これは超音波所見についても当てはまる。
- したがって、RAは原則臨床的に診断される。現在、window of opportunity[＊4]を逸することなく、早期にRAを診断する目的で2010年分類基準(The 2010 ACR-EULAR classification criteria for rheumatoid arthritis)が提唱された(p.102参照)。
- この基準により、リウマチ専門医は早期RAを診断できることになるが、問題点も含んでいる。
  ① この基準が適用されるのは「少なくとも1カ所に明らかな関節炎を有する患者さん」であり、これを正確に判断することがリウマチ専門医といえども必ずしも容易でない場合があること。
  ② この新基準では罹患関節の部位や数が判定に直接影響するが、個々の罹患関節評価に関するリウマチ専門医間のばらつきが起こりうること。これはRAの診断確定そのもののばらつきに直結することになる。
- 関節滑膜炎の有無については、診察で疼痛や腫脹から判断するよりも直接関節超音波検査で評価するほうが正確・確実であると考えられる[4]。これがRAの診断に関節超音波検査を補助的に利用することで診断精度を向上させ、リウマチ専門医の最終判断のばらつき低減に寄与できる根拠である。

【＋アルファ】 関節超音波によるRAの治療効果判定と予後予測

- メトトレキサート(MTX)や生物学的製剤などの治療により、RAがどの程度改善したのかを示す内科的指標として代表的なものとしてDAS 28[＊5]があるが、関節超音波検査においても経過観察で関節腫脹や血流信号が治療により改善することが確認できる。
- 関節血流は多くの症例で生物学的製剤投与後に週の単位で急速に減少し、寛解例では活動性の低い状態が持続する。一方で、二次無効症例[＊6]では再び活動性が高まることが確認可能である。
- 加えて、治療前から治療後の関節超音波所見の推移は単純X線写真上の骨破壊の進行と関連があることが報告されている[8]。
- また、単純X線写真やMRI上の骨破壊の進行に関しては関節超音波所見がDAS 28よりも鋭敏に予測できると報告されている[9,10]。

(神島 保)

MRI

- MRIも、RAの早期診断および予後予測において今や不可欠の手法となっている。
- MRIにより関節を1つの器官として評価し、RA病変の全体像を断層像としてとらえることが可能となる。
- RAのMRI所見として、**骨びらん、炎症性滑膜炎、骨髄浮腫**の3項目が重要である。

■ 骨びらん(erosion)

- 骨びらんはT1強調像で正常骨皮質に相当する無信号帯の途絶像として描出される。
- MRIは単純X線写真と比べて空間分解能は劣るが、断層像であることから、その2～4倍の骨びらん検出能を有する(図28)。
- MRIで描出された骨びらんを追跡すると、その後同じ部位に単純X線写真でも骨びらんが現れる。
- MRIで描出される骨びらんは、単純X線写真における骨びらんと同じもの、あるいはその早期像を見ているといえる。

■ 炎症性滑膜炎(inflammatory synovitis)

- 炎症性滑膜炎はT1強調像では関節液に近い低信号を呈する。T2強調像では、血管に富む炎症性滑膜炎は相対的に高信号を示すが、線維化が進行するとヘモジデリン沈着も加わり低信号となる。
- 活動性の炎症性滑膜炎はガドリニウムにより強く増強されるため、その描出には、造影MRI、特に脂肪抑制法を併用したT1強調像が最適である(図29)。

- 撮像時の注意点は，滑膜炎の増強効果と関節液の信号強度が造影剤静注からの時間によって大きく変化することで，滑膜炎の解剖学的広がりを正確に評価できる**至適撮像時間は静注後10分以内**である．これを超えると，造影剤が関節液中に拡散して，滑膜炎の輪郭は不明瞭になる．
- RAにおける関節腫脹，疼痛などの滑膜炎による症状を身体所見から評価することはときに難しく，その診断にも造影MRIが有用である．
- dynamic MRIは，造影剤をボーラス静注して，経時的に多断面を撮像する手法で，これにより病変の血行動態を評価できる（図30）．dynamic MRIでは，細胞浸潤が強く，絨毛状増殖を示す滑膜炎ほど造影後早期相で強く増強され，増強率はRAの予後予測因子の1つとなる．

図28　骨びらん
50歳台，女性．早期リウマチ．

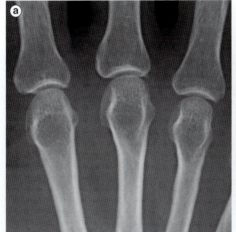
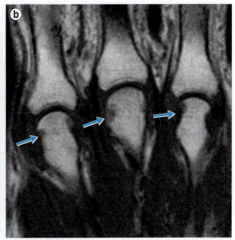

a：単純X線写真　　　　　　　　　　　　　b：T1強調像

単純X線写真では，第2〜4中手骨頭の骨びらんは指摘できないが，MRIでは皮質の途絶像として描出されている（→）．

図29　炎症性滑膜炎
20歳台，女性．早期リウマチ．

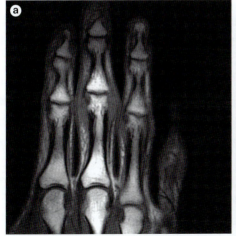
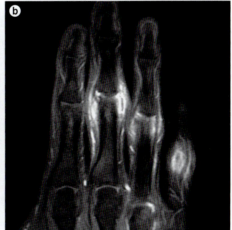

a：T1強調像　　　　　　　　　　　　　　b：脂肪抑制造影T1強調像

中指PIP関節に腫脹がある．腫脹は，T1強調像で低信号を示し，脂肪抑制造影T1強調像では強く増強されている．環指，小指PIP関節も増強されている．

図30 炎症性滑膜炎
40歳台, 女性。関節リウマチ。

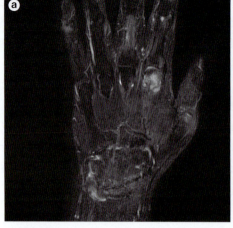 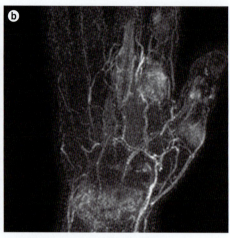

(杉本英治ほか：炎症性疾患. 関節のMRI, 第2版, 福田国彦ほか編. メディカル・サイエンス・インターナショナル, 2013, p163. より許可を得て転載)

a：STIR像　　　　　　　　　　b：dynamic MRI MIP像（動脈相）

第2MP関節, 手関節に骨髄浮腫を示唆する高信号を認める(**a**)。同部位は早期から著明に増強されている(**b**)。

図31 骨髄浮腫
20歳台, 女性。早期リウマチ。

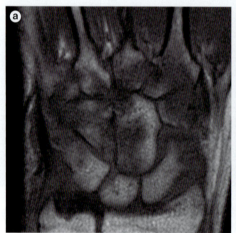 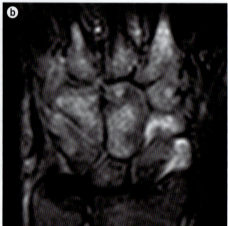

a：T1強調像　　　　　　　　　　b：STIR像

中手骨近位部, 手根骨の骨髄はT1強調像で低信号, STIR像で高信号を示している。

■ 骨髄浮腫(bone marrow edema)

- RAによる骨髄浮腫は, STIR像や脂肪抑制T2強調像で骨髄中の高信号領域として描出される(**図31**)。
- 骨髄浮腫の頻度は罹病期間が長い例に多い。滑膜炎のない関節に骨髄浮腫はなく, 滑膜炎が制御されると骨髄浮腫は起きず, 逆に滑膜炎が持続すると骨髄浮腫も持続して, 最終的に関節破壊をきたす。
- 骨髄浮腫は滑膜炎により生じる二次的変化であるが, 関節破壊を予見させる予後予測因子の1つである。

ここが勘ドコロ

関節リウマチ(RA)のMRI

- 骨びらん：T1強調像で骨皮質の途絶
- 炎症性滑膜炎：dynamic MRIで早期に増強
- 骨髄浮腫：STIR像, 脂肪抑制T2強調像で高信号

RA類縁疾患

・RAと鑑別を要する炎症性関節炎として以下のものが挙げられる。

乾癬性関節炎(psoriatic arthritis:PA)

・皮膚や爪に乾癬を伴い，末梢関節あるいは脊椎や仙腸関節などの体幹関節を侵す進行性慢性炎症性疾患である。乾癬患者の関節炎発生率は5〜7％で，70％以上の例では乾癬が関節炎に先行する。性差はなく，患者数は10万人当たり20〜100人である。
・PAは単関節炎あるいは少関節炎として発症することが多く，多関節炎であっても対称性に生じることは少ない。
・末梢関節のRAに似た骨びらんも起きる。RAとの鑑別点は，病変の分布，骨形成性変化と骨膜反応(すなわち骨濃度は減弱せず，むしろ上昇する)，付着部炎が認められるところである。
・手の関節炎では，DIP優位とDIP-PIP-MCP列に沿って起きることが特徴の1つである。DIP関節では，末節骨の骨びらんとfluffyな骨膜形成により，mouse earと形容される特徴的な所見が生じる。進行すると骨性強直や高度の破壊性変化が起きる(図6，9，10，19)。
・指炎(dactylitis)により指全体が腫脹する「ソーセージ指(cocktail sausage finger)」も高頻度に認める変化である(図25)。
・PAをMRIで精査することにより，指炎(dactylitis)やAchilles腱炎(Achilles tendinitis)といった付着部炎(enthesitis)が高頻度に証明される。また，側副靱帯から骨幹部骨膜に炎症性変化を見ることもRAのMRIとの違いである(図32)。MRIで得られる知見からPAの概念は最近変化しつつあり，MRIはPAの診断に不可欠の検査法となっている。

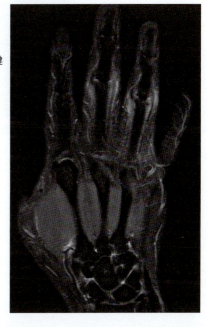

図32　乾癬性関節炎
40歳台，女性。
STIR像
中指，環指PIP関節周囲の腱に沿って，高信号がある。

ここが 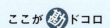 ドコロ

乾癬性関節炎
● DIP関節優位の非対称性単関節炎・少関節炎。
● 骨濃度減弱を伴わない。
● 付着部炎がMRIで描出される。

反応性関節炎(reactive arthritis)

- 関節炎,非淋菌性尿道炎,結膜炎を3徴とする疾患である。*Chlamydia*, *Salmonella*, *Shigella*, *Yersinia*, *Campylobacter*などの感染が契機となり,主にHLA-B27陽性者に無菌性関節炎を引き起こす。関節内に菌体成分が確認され,HLA-B27抗原と菌体成分との交差反応性や分子相同性が証明されている。
- 病変は,膝,足底部,アキレス腱,仙腸関節に多く,また手指はソーセージ状に腫脹し,指趾炎(dactylitis)を呈する(図33)。乾癬性関節炎に似た脊椎炎も起きる。MRIは滑膜炎や滑液包炎の診断法として適している。

図33 反応性関節炎
20歳台,男性。

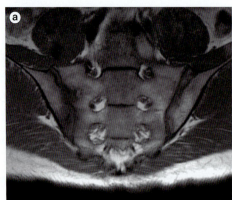

a:T1強調像

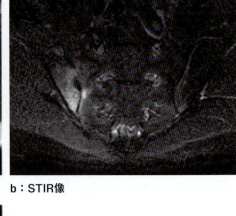

b:STIR像

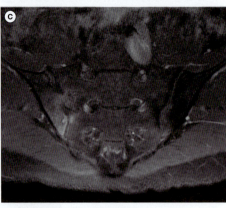

c:脂肪抑制造影T1強調像

右仙腸関節に骨びらん,骨髄浮腫,高度の増強がある。同様の所見は左仙腸関節の下端にもある。

RS3PE症候群（remitting seronegative symmetrical synovitis with pitting edema syndrome）

- 突然発症する両側対称性の多関節炎と手背の浮腫（pitting edema）を特徴とする，比較的まれな炎症性関節炎である．好発年齢は50歳以上で，男性に多い．
- ときにHodgkin病や固形癌を合併する．vascular endothelial growth factor（VEGF）などなんらかの液性因子の関与が示唆されている．
- 単純X線写真検査では軟部組織のびまん性腫脹以外に所見はない．MRIでは，STIR像で皮膚の浮腫と腱鞘に沿った高信号域が見られる．皮下組織や腱鞘はガドリニウムでよく増強される（図34）．

図34　RS3PE症候群
70歳台，男性．

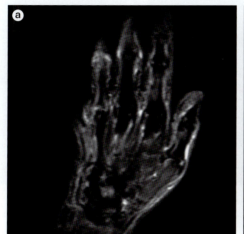
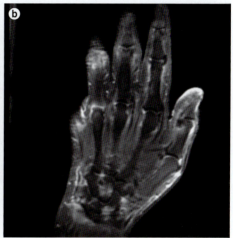

a：STIR像　　　　　　　　　　　　　　b：脂肪抑制造影T1強調像
手の軟部組織に浮腫と軽度の増強がある．関節には異常所見なし．

SAPHO症候群（synovitis-acne-pustulosis-hyperostosis-osteitis syndrome）

- 掌蹠膿疱症などの皮膚病変を伴う骨の無菌性炎症性疾患［掌蹠膿疱症性骨関節症（pustulotic arthro-osteitis），胸肋鎖骨骨肥厚症（sternocostoclavicular hyperosteosis：SCCH）など，さまざまな名称でよばれていた］を統括して提唱された臨床放射線学的な疾患概念で，その臨床的位置付けについてはなお議論がある．
- 日本リウマチ学会から診断基準が提唱され，以下のいずれかに該当すればよいとされる．
  1) 多発性・反復性慢性骨髄炎（通常は無菌性で，脊椎病変を認めることがある．皮膚症状の有無は問わない）
  2) 掌蹠膿疱症・膿疱性乾癬・重度の痤瘡のいずれかを伴う関節炎（急性・亜急性・慢性，いずれでもよい）
  3) 掌蹠膿疱症・膿疱性乾癬・重度の痤瘡のいずれかを伴う無菌性骨炎
- 日本人に比較的頻度が高いとされ，原因不明の骨病変に遭遇した場合の鑑別診断として記憶しておくべき疾患の1つである．

- 前胸部，特に胸鎖関節と胸肋関節に病変をつくる頻度が高く（約70〜90％），骨炎による肥厚と硬化が見られる。胸部単純X線写真で偶然見つかる例もある（図35）。
- 四肢長管骨や脊椎，仙腸関節に病変を認めることも多く（約30％），骨硬化のほか，脊椎辺縁部の侵食や椎間板の菲薄化が見られる[11]（図36）。
- 画像所見のみでなく，掌蹠膿疱症などの皮膚病変の有無を確認することが診断への鍵となる[12]。ただし，皮膚病変と骨病変が必ずしも同時期に生じるとは限らないので注意を要する。

11）杉本英治：SAPHO症候群．画像診断，28：140-149, 2008.
12）藤本 肇：臓器所見から全身性疾患を診断する－骨軟部－．臨床画像，28：320-330, 2012.

図35　SAPHO症候群
50歳台，女性。30歳台のときに掌蹠膿疱症の既往あり。胸部単純X線写真で異常陰影を指摘されて受診。

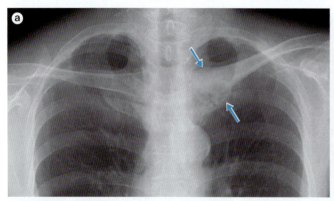
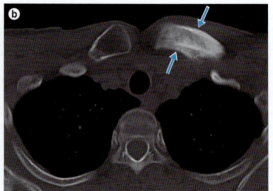

a：胸部単純X線写真
左胸鎖関節に骨肥厚が著明である（→）。

b：CT
左鎖骨内側端を主体として肥厚・硬化が著明である（→）。

（沼津市立病院症例）

図36　SAPHO症候群
40歳台，女性。後頸部痛で受診。掌蹠膿疱症の合併あり。

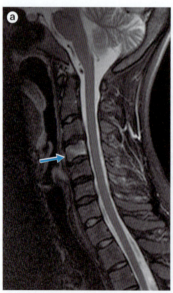
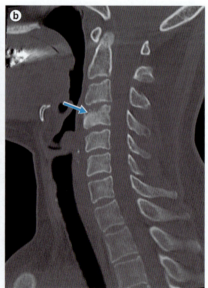

a：頸椎MRI脂肪抑制T2強調矢状断像
C4椎体が高信号を呈している（→）。

b：CT矢状断再構成像
椎体にびまん性の硬化があり，さらに，頭側の終板に侵食が見られる（→）。

図36 SAPHO症候群（つづき）

ⓒ

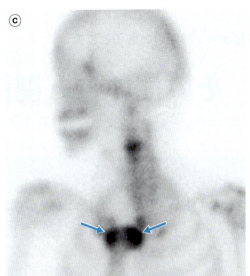

c：骨シンチグラム
頸椎のほかに両側胸鎖関節（→）にも著明な集積増加を認める。

（文献12より転載）

> ### ここが 勘ドコロ
>
> **SAPHO症候群**
> - 日本人に多い無菌性骨炎で，前胸部・脊椎・四肢長管骨に硬化性病変。
> - 掌蹠膿疱症との合併は同時期とは限らない。

> **【＋アルファ】　my teacher：Guillermo F. Carrera, MD**
>
> Dr. Carreraは，筆者が放射線診断レジデントとして過ごした米国「Medical College of Wisconsin (MCW)」の放射線科教授である。1972年にHarvardを卒業，「Peter Brent Brigham Hospital」でレジデントをして1977年にMCWのスタッフになっている。名前からわかるようにスペイン系であり，そのせいか私のような色の白くないレジデントに対して好意的であった。しかし，口の悪い白人スタッフからは「時間にルーズ」という陰口もささやかれていた。big nameでもなく本を書いているわけでもないので，日本の放射線科医にとってはまったく無名の人であるが，私が「musculoskeletal（MSK）radiology」に興味をもつきっかけをつくってくれた放射線科医の1人である。
>
> 彼は「MSK radiology」のフェローや研究者としての経験はなかったが，MSK radiologyのsection chiefであり，同時に整形外科のprofessorも兼任していた。彼は，できるだけたくさん写真を見ること，例えば骨折後の経過観察の写真，ただの腰椎症のX線写真など，とにかくテキストには載っていない写真をたくさん見る大切さをレジデントに教えた。レジデントのなかには，「それはただレジデントを働かせたいだけだ」という者もいるが，それは間違いだと思う。教科書的な写真だけを見て勉強しても，それなりに知識は身について読影できるようにはなる。しかし，実際のX線写真は正常から異常までの幅が広く，また重なる部分もある。それに対応するには，とにかく写真をたくさん見ることが大切である。これが，放射線科を短期間ローテートする研修医と放射線科を専門にしようとする研修医の決定的な違いをつくり出すのではないかと思う。

（杉本英治）

02　第2章　系統別疾患レビュー：診断のおさえどころ

神島　保

関節炎：その2　その他の骨と関節の炎症

はじめに

- この節では四肢の感染症（化膿性・結核性関節炎，骨髄炎），結晶沈着症，血友病性関節症，神経障害性関節症，色素性絨毛結節性滑膜炎，滑膜骨軟骨腫症について画像診断の各論を述べる。

四肢の感染症（infectious diseases）

化膿性関節炎（pyogenic arthritis）

■ 概説

- 一般細菌の感染による関節炎で，黄色ブドウ球菌が原因菌として最多であるが，その他さまざまな菌が原因菌となりうる。
- 破壊性変化を示す単関節炎のなかで頻度の高い病態であり，致命的になりうることから，迅速な診断，治療が必要である（→Point advice）。

> **Point advice**　小児における化膿性関節炎早期診断の重要性
>
> - 小児では，膿性関節液の増加に続発して，関節脱臼，無腐性壊死，骨端線離解を生じるが，診断の遅れは成長障害，変形，関節強直の原因となるので，骨壊死が出現する前に診断することがきわめて重要である。
> - 化膿性関節炎の確定診断は関節液中の細菌を証明することによるため，化膿性関節炎が疑われた場合には，画像所見にかかわらず，迅速に関節液が採取されなければならない。
> - 画像診断で有意な所見がないからといって化膿性関節炎を否定するような愚挙に陥ってはならない。

■ 画像所見

○単純X線写真

- 初期には軟部組織腫脹が認められるが，関節膿症による関節裂隙の拡大，充血による関節周囲骨の骨吸収，骨膜反応といった異常像は，発症7〜10日後に初めて出現する。適切な治療がなされないと，荷重部を中心とした関節軟骨破壊による関節裂隙の狭小化，辺縁性骨侵食から中心性骨侵食，軟骨下骨破壊に続発した反応性骨硬化を生じる。
- つまり**単純X線写真は化膿性関節炎の早期診断には役立たない**ため，特に小児例では化膿性関節炎が臨床的あるいは検査所見上疑われる場合，**画像診断による確認を待たず**に関節腔穿刺，膿の吸引・培養を行い，早急に抗菌薬投与や関節内洗浄を開始する必要がある。関節液採取には**超音波ガイド下による穿刺**が有用である。

図1　化膿性関節炎
40歳台，女性。

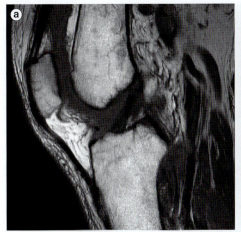
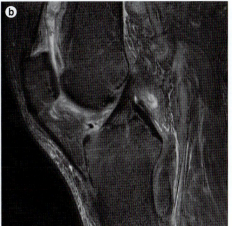

a：T1強調矢状断像　　　　　　　　　b：STIR矢状断像
aで低信号，bで高信号の病変が膝関節内に存在する。化膿性関節炎であった。

○MRI

- 関節内外の炎症の波及・進展の評価に優れる。関節液貯留，関節周囲の蜂窩織炎，腱鞘炎，骨髄の反応性変化，進行例での関節軟骨の侵食破壊は，いずれもT2強調像で高信号を呈し（**図1**），脂肪抑制法の併用によってさらに明瞭となる。
- ガドリニウム造影剤（以下，造影剤）投与により炎症性滑膜，関節包，関節周囲の膿瘍壁が強く増強される。骨皮質の破壊から骨髄内に感染が波及すると，関節内から連続して骨髄内に異常信号が認められるようになるが，その診断には脂肪抑制造影MRIの感度が高い。
- これらのMR所見自体は非特異的であり，関節穿刺を省略することはできないが，MRIは化膿性関節炎の重篤な合併症である骨髄炎の否定に役立つ。関節周囲滑液包の化膿性感染の診断にもMRIは有用である。

結核性関節炎（tuberculous arthritis）

■ 概説

- 結核菌感染による関節炎である。結核患者数は近年増加傾向にあり，その原因として海外の移住者からの感染，HIV感染や免疫抑制療法などによる免疫不全患者の増加，耐性菌の出現が考えられている。
- 感染成立後，組織球性肉芽腫から乾酪壊死変性へ進展し，膿瘍形成，線維性関節強直を生じる。骨性強直は少ない。初期には疼痛は比較的軽度なことが多いが，徐々に疼痛の増悪，筋の萎縮，関節可動域の制限が出現する。

■ 画像所見
○単純X線写真

- 関節液貯留は比較的早期から見られ，線維素の析出や関節内遊離体を含むことがある。米粒体もしばしば見られる。関節周囲骨の脱灰と骨新生の欠如は，変形性関節症との鑑別に有用な所見である。
- 荷重部の関節軟骨の破壊が先行する化膿性関節炎とは対照的に，結核性関節炎では，まず結核性肉芽組織の増殖に伴う非荷重部，関節辺縁部の破壊が生じ，関節辺縁で

図2 結核性関節炎
50歳台，男性。

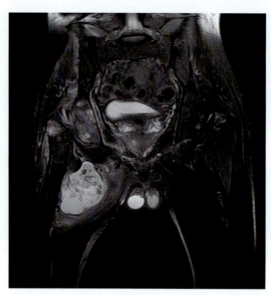

脂肪抑制T2強調冠状断像
右側大腿骨小転子の近傍に液体貯留があり，その信号は不均一である。臼蓋や大転子にも異常信号上昇があり，骨髄炎が示唆される。手術により結核感染が証明された。

（タイ国チェンマイ大学 Nuttaya Pattamapaspong 先生のご厚意による）

の骨侵食が描出される。
- 古くから知られるPhemisterの3徴候（関節周囲濃度低下，関節辺縁の侵食像，緩徐な関節裂隙の狭小化）は疾患の特徴を表しているが，早期から3徴候がすべてそろうことは少ない。

○MRI
- 関節内遊離体や肉芽組織による関節軟骨や骨への侵食が明瞭に示される。骨侵食に関連する脂肪抑制T2強調像での骨髄の信号上昇は反応性変化や骨髄炎の可能性がある。
- T2強調像で滑膜の結核性肉芽組織は高信号～低信号までさまざまな信号を呈する（図2）。T2強調像での中間程度の信号は，化膿性関節炎でも見られる非特異的所見であるが，乾酪壊死[*1]，出血，線維化などを反映していると考えられている。関節液は米粒体，デブリ（debris），乾酪壊死性物質によりT2強調像で不均一となる。
- 関節周囲の膿瘍もよく見られるが，膿瘍壁は薄く均一で，T2強調像で低信号を呈するのが典型的である。
- 造影剤による滑膜や肉芽組織の増強効果は急性病変では均一であるが，新旧の病変が混在すると不均一になる。
- 最終的な診断は関節液培養による結核菌の検出か，生検で採取された滑膜組織内の結核結節や乾酪壊死組織の証明による。

用語アラカルト
[*1] 乾酪壊死
生物組織の壊死の一形態。肉眼的にチーズ（乾酪）のような外観を呈する。乾酪壊死組織は死細胞の塊であり，その内部では組織学的な構造はなくなっている。

骨髄炎（osteomyelitis）

■概説
- 骨髄への感染経路には，血行性感染，隣接感染巣からの波及による感染，外傷や術後の直接的感染がある。
- 血行性感染による骨髄炎の発生部位は年齢により異なる。
    - 乳幼児：骨幹端に好発し，骨端に波及しやすい。
    - 小児：骨幹端に好発し，骨端への波及はまれである。
    - 成人：骨端に好発する。
- すべての年齢をとおして関節内に波及して化膿性関節炎を合併する可能性がある。

■ 画像所見

[急性化膿性骨髄炎]

○単純X線写真
・早期には血流増加による骨吸収があるが，診断的価値は乏しい。

○MRI
・骨軟部組織に浮腫，膿瘍，肉芽などを反映した信号変化が観察可能で，T1強調像では低信号，T2強調像では高信号に認められる（図3）。
・脂肪抑制T2強調像が病変の検出や範囲の評価に有用である。造影剤の投与により膿瘍の認識が容易になる。

[定型亜急性・慢性骨髄炎]

○単純X線写真およびCT
・骨破壊，骨硬化，骨皮質肥厚，厚い骨膜反応が混在して見られる。腐骨は肉芽により周囲骨と分離された壊死骨であるが，溶骨性変化内の高吸収の不整形病変として認められる。

[Brodie膿瘍（Brodie's abscess）]

・急性期を欠如し，亜急性・慢性の経過をたどる骨内の膿瘍。

○単純X線写真およびCT
・境界明瞭な透亮像を示し，周囲に硬化性変化を伴う。

○MRI
・中心の膿瘍を取り囲むように肉芽，硬化縁，浮腫性変化に対応する層状信号変化が生じる（図4）。

[Garré硬化性骨髄炎（sclerosing osteomyelitis of Garré）]

・骨硬化，骨肥厚が顕著な慢性骨髄炎で通常は膿瘍を伴わない。

○単純X線写真およびCT
・著明な骨硬化，骨皮質肥厚，骨膨隆，骨髄腔狭小化が見られる。

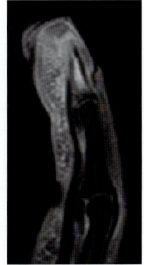

図3　外傷後の骨髄炎
30歳台，女性。
脂肪抑制造影T1強調矢状断像
示指末節骨に均一で強い増強効果が認められる。骨髄炎の所見である。蜂窩織炎を伴っている。

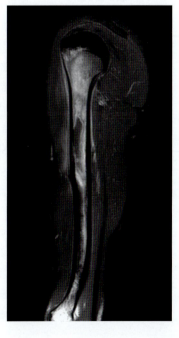

図4　Brodie膿瘍
10歳台，男性。
脂肪抑制造影T1強調矢状断像
上腕骨の骨幹部に増強効果不良域があり，周囲には層状の構造を伴っているとともに，骨髄の広い範囲に増強効果があり反応性変化と思われる。骨膜反応も伴っている。Brodie膿瘍の所見である。

> **ここが勘ドコロ**
>
> **四肢の感染症**
>
> - 臨床的に化膿性関節炎が疑われた場合には,画像診断所見のいかんによらず迅速に関節液の採取・解析が行われなければならない.
> - 化膿性関節炎のMRI所見自体は非特異的であり,関節穿刺を省略することはできないが,重篤な合併症である骨髄炎の否定に役立つ.
> - 結核性関節炎では関節周囲の膿瘍もよく見られるが,膿瘍壁は薄く均一で,T2強調像で低信号を呈するのが典型的である.

結晶沈着症(crystal deposition diseases)

- 血中で過剰となった代謝産物[尿酸,塩基性リン酸カルシウム(basic calcium phosphate:BCP),ピロリン酸カルシウムなど]が結晶となって骨軟部組織に沈着して生じる疾患である.

痛風性関節炎(gouty arthritis)

■ 概説

- プリン体代謝異常によって高尿酸血症が生じ,尿酸ナトリウム結晶沈着による関節症をきたしたもので,40歳以上の男性に多い.
- 急性発作では,足(特に母趾の中足趾節間関節)や膝での単関節罹患が最も多く,典型的には無症候性の高尿酸血症が持続した後に,突然の激痛で発症する.関節周囲に腫脹と発赤が生じ,1〜2週間程度で軽快する.
- 痛風発作が何回か繰り返されるうちに,複数の部位が侵されるようになり,多関節や四肢末梢の皮膚に結節を生じる.これが痛風結節(gouty tophus)であり,病理学的には異物肉芽腫性病変である.

■ 画像所見

[急性発作]

- 関節周囲の軟部組織に腫脹を認めるのみで,非特異的である.

[痛風結節]

○単純X線写真

- 病変の周囲には硬化縁を伴う骨侵食が生じ,結節を取り囲むようにして骨棘様の突出を認めるのが特徴的である(overhanging margin, overhanging edge).

○CT

- 通常のCTでやや高吸収の軟部腫瘤として描出されるが,dual-energy CT[*2]を用いると非特異的な石灰化から尿酸結晶が画像上分離可能となり,診断(特に脊椎などの非典型的な部位)や治療効果判定などに応用が期待されている[1,2](図5).

○超音波

- 関節軟骨表層に沿った尿酸結晶沈着が高エコーに認められ(骨表面の高エコー帯と並

用語アラカルト

[*2] dual-energy CT

物質がX線エネルギーによって線減弱係数を変化させる作用に着目し,その差を応用して画像化する技術.通常のCTでは,白黒画像の濃淡でCT値を表現しているが,dual-energy CTは,異なるX線エネルギー帯域に対する線減弱係数の違いを画像情報に加えることが可能となる.現在,物質の同定や画質の向上に応用されている.

1) Choi HK, et al:Dual energy computed tomography in tophaceous gout. Ann Rheum Dis, 68:1609-1612, 2009.
2) Desai MA, et al:Clinical utility of dual-energy CT for evaluation of tophaceous gout. RadioGraphics, 31:1365-1375:discussion p1376-1377, 2011.

図5 痛風性関節炎
50歳台，男性。

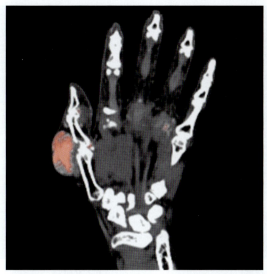

dual-energy CT
母指MP関節近傍に結節性病変があり，尿酸結晶沈着が赤色表示により一目瞭然である。ピクセル数は少ないが，母指IP関節や環指MP関節にも結晶沈着が疑われる。

(東京女子医科大学八千代医療センター・瀬戸洋平先生，東京女子医科大学 谷口敦夫先生，四谷メディカルキューブ画像診断センターのご厚意による)

走することからdouble contour signとよばれる)，特異的な所見である[3]。

○MRI
・病巣はT1およびT2強調像で比較的低信号を呈し，造影剤による増強効果はさまざまである。全体像の把握には有用で，検出感度は高いが，診断特異度はやや劣る。

塩基性リン酸カルシウム結晶沈着症[basic calcium phosphate(BCP)crystal deposition：BCP結晶沈着症, ハイドロキシアパタイト(hydroxyapatite：HA)結晶沈着症]

■ 概説
・関節周囲の構造物や関節内に塩基性リン酸カルシウム[*3]が沈着することにより発生する結晶沈着症で，石灰沈着性腱炎，石灰化関節周囲炎などの呼称もある。
・頻度が高いのは肩関節周囲の腱や滑液包への沈着であり，その他，股，肘，手，膝などの関節周囲に好発する。
・頸長筋腱の付着部にもまれに発生することがある(石灰沈着性頸長筋腱炎)。
・病初期は腱内に限局した石灰沈着であるが，やがて腱外に病変が波及し疼痛を伴う。さらに腱断裂や炎症慢性化により関節可動域制限が生じる。なお，関連疾患であるMilwaukee shoulderは，肩関節内にBCP結晶が沈着，破壊性関節症を合併した状態を指す[4]。

■ 画像所見
・単純X線写真およびCT：BCP結晶は腱や関節周囲に沿った無構造の石灰化(**図6**)として描出される。
・MRI：すべての撮像法で低信号であるが，周囲に炎症性・反応性変化を伴うことがある。

これは必読！

3) Chowalloor PV, Keen HI : A systematic review of ultrasonography in gout and asymptomatic hyperuricaemia. Ann Rheuma Dis, 72 : 638-645, 2013.

用語アラカルト

*3 塩基性リン酸カルシウム(basic calcium phosphate：BCP)

生体内のカルシウム含有結晶の多くはハイドロキシアパタイト(hydroxyapatite：HA)といわれるもので，従来はハイドロキシアパタイト結晶沈着症(hydroxyapatite deposition disease：HADD)という呼称が用いられてきた。しかし，より厳密には，HAだけではなく，ほかの化合物(例えば炭酸塩置換ハイドロキシアパタイト，リン酸トリカルシウム，リン酸オクタカルシウムなど)が混在している。したがって，これらを総称して"塩基性リン酸カルシウム"という名称が用いられる。

4) Llauger J, et al : Nonseptic monoarthritis : imaging features with clinical and histopathologic correlation. RadioGraphics, 20 : S263-278, 2000.

図6 石灰沈着性腱板炎
60歳台，男性。

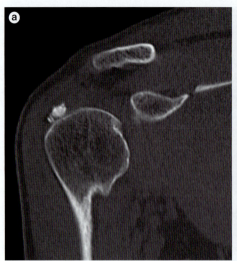

a：斜冠状断再構成CT　　　　　　　　　　b：3D-CT

棘上筋腱に沈着した石灰化が明瞭に観察可能である。

> ピロリン酸カルシウム結晶沈着症［calcium pyrophosphate dihydrate(CPPD) crystal deposition disease：CPPD結晶沈着症］

■ 概説

- ピロリン酸カルシウム（calcium pyrophosphate dihydrate：CPPD）が関節や関節周囲組織に沈着することにより惹起される病態を包括した名称である。
- 症候性の関節症として偽痛風型，偽変形性関節症型，偽関節リウマチ型などがある。中高年に多く，性差はない。
- 関節軟骨石灰化が特徴的で，その他，線維軟骨（半月板，椎間板，恥骨結合など），靱帯などに沈着することが多い。沈着したCPPD結晶が軟部腫瘤を形成した状態を結節性偽痛風と称する。

■ 画像所見

○単純X線写真およびCT

- 関節軟骨，半月板，三角線維軟骨，仙腸関節，恥骨結合，椎間板線維輪などに石灰化を生じる。
- CPPD結晶沈着による関節症は変形性関節症に類似し，関節裂隙の狭小化・軟骨下骨の硬化・軟骨下囊胞を呈するが，変形性関節症との鑑別点は非荷重関節（膝蓋大腿関節，橈骨手根関節など）の罹患である。
- 本症と関連した病態として，crowned dens症候群がある。歯突起周囲の環椎横靱帯へCPPD結晶沈着が認められる（図7）もので，急性発症の後頭部・頸部痛の場合に注意すべき疾患である。ただし，結晶沈着所見が症状と無関係に偶然発見されることもある。

図7 ピロリン酸カルシウム結晶沈着症
80歳台，女性。

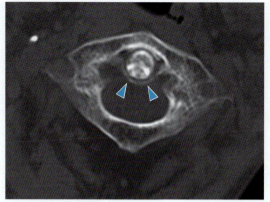

単純CT横断像
歯突起背側の横靱帯に石灰沈着が認められる（▶）。ピロリン酸カルシウム結晶沈着症に合致するが非特異的な所見ともいえる。

ここが勘ドコロ

結晶沈着症

- 代表的な結晶沈着症の原因物質は，尿酸，塩基性リン酸カルシウム（BCP），ピロリン酸カルシウム（CPPD）である。
- dual-energy CTを用いると非特異的な石灰化から尿酸結晶が画像上分離可能である。
- BCP結晶沈着症は肩関節周囲に好発する（石灰沈着性腱板炎）。
- CPPD結晶沈着による関節症は変形性関節症に類似するが，鑑別点は非荷重関節の罹患である。

血友病性関節症（hemophilic arthropathy）

■ 概説

- 血友病が原因で，膝・足・肘関節などの関節内に出血を繰り返すことにより生じる関節疾患である。
- 血友病Aは血液凝固第Ⅷ因子，Bは血液凝固第Ⅸ因子の伴性劣性遺伝による。
- 血腫は誘因なく，または軽微な外傷とともに発現する。やがて，ヘモジデリン沈着をきたした滑膜が増殖し軟骨や軟骨下骨に侵食，軟骨下嚢胞も伴いながら二次性変形性関節症になる。

■ 画像所見

○単純X線写真およびCT

- 関節周囲の軟部腫脹に伴う血流増加により，関節周囲の骨吸収や骨端肥大が生じる。
- 滑膜増殖により関節軟骨の菲薄化，軟骨下骨皮質の侵食，軟骨下嚢胞形成が見られる。

○MRI

- ヘモジデリン沈着を伴う滑膜増殖を反映して，T2強調像で関節内に低信号域が見られ，この所見はT2*強調像でより顕著となる（blooming effect[*4]）。
- まれに筋肉・骨膜下に出血を繰り返し，多房性嚢胞性の溶骨性病変である血友病性偽腫瘍（hemophilic pseudotumor）を作る[5]（図8）。血友病性偽腫瘍では，瘻孔形成・感染・難治性出血などを生じやすいので生検は禁忌である。

用語アラカルト

[*4] blooming effect
粗大な石灰化，血球分解産物であるヘモジデリン，金属などが撮像視野内に存在する場合に，磁性体効果により，T2*強調像において出血などの病変が実際のサイズよりも大きく描出されること。

これは必読！

5) Park JS, Ryu KN：Hemophilic pseudotumor involving the musculoskeletal system：spectrum of radiologic findings. AJR Am J Roentgenol, 183：55-61, 2004.

図8　血友病性偽腫瘍
20歳台，男性。

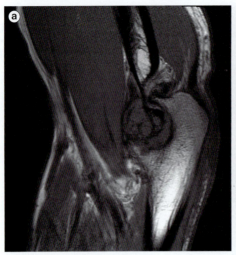
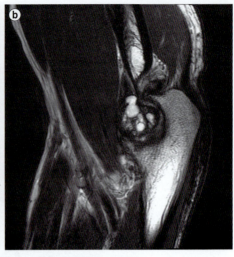

a：T1強調矢状断像　　　　　　　　　　　　b：T2強調矢状断像

上腕骨滑車にaで低信号，bで高信号からなる多房性嚢胞性病変が認められる。関節腔にはT1およびT2強調像で低信号を示す病変があり，関節症性変化を伴っている。

神経障害性関節症［neuropathic arthropathy（Charcot関節）］

■ 概説

- 中枢・末梢神経障害による深部知覚・痛覚の低下が原因で生じる進行性の関節破壊および変性性変化である。
- 画像上，高度の関節破壊が見られている場合でも，疼痛などの臨床症状は比較的軽微であることがこの疾患の特徴である。
- 好発部位とその原因疾患の間に次のような関連が知られる。
  ①上肢帯・上肢：脊髄空洞症，Hansen病
  ②脊椎：脊髄損傷・脊髄癆・先天性痛覚低下
  ③下肢：脊髄癆，アミロイドーシス，知覚性ニューロパチー
- 足については，コントロール不良状態が長期化した糖尿病が神経障害と循環障害をきたし，感染症の合併を含めて問題となる。

■ 画像所見

○単純X線写真およびCT

- 骨硬化（dense bone），変性変化（degeneration），関節破壊（destruction），関節変形（deformity），関節内遊離体（debris），脱臼（dislocation）を認める（6つのD）が観察可能である（図9）。

○MRI

- 上記に加えて関節水腫，骨髄浮腫が見られる。
- 糖尿病患者の足で，感染の合併を示唆する所見として，瘻孔形成，軟部組織の脂肪置換，液貯留，広範な骨髄信号異常が挙げられる[6]。

6）Ahmadi ME, et al：Neuropathic arthropathy of the foot with and without superimposed osteomyelitis：MR imaging characteristics. Radiolog, 238：622-631, 2006.

図9　神経障害性関節症
80歳台，女性。

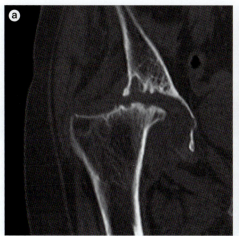
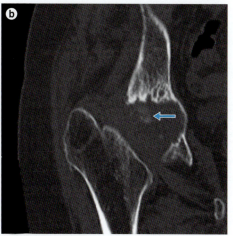

a：冠状断再構成CT
高度の股関節変形がある。

b：同背側のスライス
関節内に石灰化も伴う（→）。変形性関節炎に類似した所見であるが症状に乏しく，高度の脊柱管狭窄もあることから神経障害性関節症と診断した。

色素性絨毛結節性滑膜炎（pigmented villonodular synovitis：PVNS）

■ 概説

- 関節，滑液包，腱鞘の滑膜を侵す原因不明の増殖性疾患で，繰り返す関節血腫が特徴である。病理学的には滑膜細胞に類似した単核細胞の増殖を主体とし，本態は炎症性疾患ではなく腫瘍と考えられている。
- 滑液腔に広く進展するびまん型（diffuse type）と孤立性結節のみの局在型（localized type）がある。
- 好発年齢は20～40歳台で性差なく単関節性に発生する。膝関節が最多で，股関節，足関節，肩関節などの大関節の発生が多い。
- 緩徐に進行する腫脹，疼痛，関節可動域制限が見られ，ロッキング*5をきたしうる。関節液穿刺で関節液が褐色あるいは血性であれば典型的である。

■ 画像所見
○単純X線写真
- びまん型では石灰化や骨化を伴わない関節腫脹が見られる。

○MRI
- びまん型ではT1強調像で低～中等度，T2強調像で低信号の小結節が滑膜腔内に多発し（図10），骨侵食を伴うことがある。造影後，不均一に濃染する結節性滑膜肥厚が認められる。
- 局在型では限局性の腫瘤を形成する。
- いずれもT2強調像の低信号はヘモジデリン沈着に起因し，この所見はT2*強調像でより顕著となる（blooming effect）[7]。

用語アラカルト

*5 ロッキング
関節の曲げ伸ばしができない状態。骨折や関節内遊離体などさまざまな原因による。膝では半月板断裂により生じることがある。

これは必読！
7) Murphey MD, et al：Pigmented villonodular synovitis：radiologic-pathologic correlation. RadioGraphics. 28：1493-1518, 2008.

図10 色素性絨毛結節性滑膜炎
50歳台，男性。

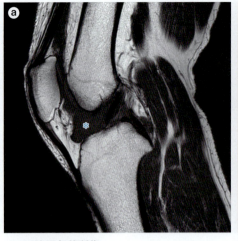
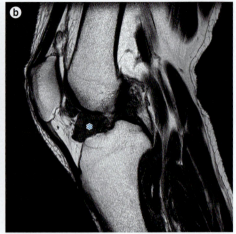

a：T1強調矢状断像
膝蓋下脂肪体の背側や十字靱帯近傍に筋よりやや高信号の軟部組織増生がある（＊）。

b：T2強調矢状断像
同部は不均一な低信号である（＊）。

滑膜骨軟骨腫症（synovial osteochondromatosis）

■ 概説

- 滑膜腔に生じる原因不明の滑膜組織軟骨化生と，これに続発する遊離体形成とされてきたが，最近の細胞遺伝学的解析から，良性腫瘍が疾患の本態であると考えられている。
- 20〜40歳台，男性の膝，股，肩などの大関節に好発し，ほとんどは単関節性である。
- 長期にわたって緩徐に進行する腫脹，疼痛，関節可動域制限が見られ，関節内遊離体の嵌頓により突然の疼痛増悪やロッキングをきたしうる。
- 軟骨肉腫悪性転化の報告もあるが，通常の滑膜骨軟骨腫症との鑑別は困難である。ただし，悪性化の診断の前に滑膜骨軟骨腫症が術後再発を繰り返すことが報告されている[8]。
- 変形性関節症における骨軟骨遊離体を2次性滑膜骨軟骨腫症とよぶことがあるが，これは変性した関節軟骨の遊離したものであり病態は異なる。

■ 画像所見

○単純X線写真およびCT

- 腫脹した関節，腱鞘，滑液包内に無数の小石灰化結節あるいは軟骨性骨化結節が見られ，この所見はCTでより明瞭となる（図11）。関節内の皮質骨に圧排性骨侵食を生じることがある。

○MRI

- 軟骨性結節はT1強調像で低信号，T2強調像で著明な高信号を呈し，石灰化・骨化領域はT1およびT2強調像で低〜無信号である。
- 骨化に伴う結節の骨髄脂肪成分はT1強調像で高信号，脂肪抑制像で低信号となる。造影MRIでは，
  ① 滑膜に異常増強効果が見られることがある。
  ② 滑膜結節や遊離体に特徴的な石灰化や骨化があれば単純X線写真でも診断可能であるが，30%の症例には石灰化や骨化がないとされており，MRIが鑑別に有用となる。

8) Sah AP, et al：Malignant transformation of synovial chondromatosis of the shoulder to chondrosarcoma. A case report. J Bone Joint Surg, 89-A：1321-1328, 2007.

図11　滑膜骨軟骨腫症
30歳台，男性。

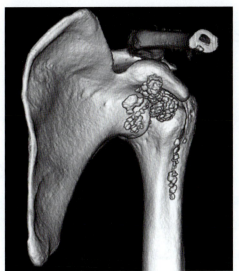

3D-CT
肩関節や関節周囲の滑膜腔，上腕二頭筋長頭腱周囲に多数の骨性結節性病変が存在する。

> **ここが勘ドコロ**
>
> **その他の関節疾患**
>
> - 血友病性関節症や色素性絨毛結節性滑膜炎では，T2強調像の低信号はヘモジデリン沈着に起因し，その確認にはT2*強調像が有用である。
> - 血友病性偽腫瘍では，瘻孔形成・感染・難治性出血などを生じやすいので生検は禁忌である。
> - 色素性絨毛結節性滑膜炎と滑膜骨軟骨腫症は，最近の知見から腫瘍性病変と考えられている。
> - 糖尿病患者の足で，感染の合併を示唆する所見は，瘻孔形成，軟部組織の脂肪置換，液貯留，広範な骨髄信号異常である。
> - 滑膜骨軟骨腫症では30％の症例には石灰化や骨化がないとされており，MRIが鑑別に有用となる。

【＋アルファ】　感染症か非感染性疾患かの鑑別

- 日常診療において，感染症か非感染性疾患かの鑑別に難渋することがある。
- 例えば，化膿性関節炎，術後深部感染症，蜂窩織炎などの骨・関節・軟部感染症の症状や検査所見は，発赤，腫脹熱感，自発痛，圧痛，白血球数（WBC）・C反応性蛋白（CRP）・血沈の上昇などがあるが，それぞれは関節リウマチ，痛風などの結晶沈着症など炎症性疾患の症状・検査所見と類似している。
- 画像診断も非特異的な所見の場合，鑑別が困難なことがある。
- 病原体が検出されれば確定診断が可能であるが，塗抹検査，培養検査による病原体検出を試みても検出されない偽陰性のこともあり，臨床経過・経験に基づき判断されていることが多い。
- 骨・関節・軟部感染症で末梢血好中球上のCD64分子は，炎症性疾患の活動性に左右されない有用な感染症マーカーであることが報告されている[9]。関節リウマチに合併した感染症の検出にも優れる[10]。

これは必読！

9) Tanaka S, et al : Neutrophil CD64 expression in the diagnosis of local musculoskeletal infection and the impact of antibiotics. J Bone Joint Surg, 91-B : 1237-1242, 2009.

10) Nishino J, et al : The usefulness of neutrophil CD64 expression in the diagnosis of local infection in patients with rheumatoid arthritis in daily practice. J Orthop Sci, 15 : 547-552, 2010.

03 第2章 系統別疾患レビュー：診断のおさえどころ

江原　茂／吉岡　大

変形性関節症

Part I　疾患概念と画像所見の基本

変形性関節症とは何か

関節疾患はありふれている

- 人口の高齢化に伴い関節疾患の頻度は著しく増加しているが，その大部分は変形性関節症（osteoarthrosis：OA）である．
- 臨床診断に基づく関節疾患の頻度は，
  - 最も高頻度（5%＜）：腰痛，変形性関節症，腱炎，滑液包炎
  - 高頻度（0.5〜5%）：痛風，線維筋痛，関節リウマチ

であるが，なかでも変形性関節症の頻度は際立って高い[1]．
- 関節痛や可動域制限などの訴えは多いが，自ら関節炎をもっていると信じている人の割合はさらに高く，45〜54歳で22.6%（活動の制限が確認できるもの15.3%），55〜64歳で36.5%（同19.4%），65〜74歳で45.4%（同21.9%）である．このなかでも変形性関節症がかなりの割合を占めている．

1) Feldman DT : Epidemiology of the rheumatic disease. Arthritis and allied conditions, 15th ed, Koopman WJ, Moreland LW, eds. Lippincott WW, Philadelphia, 2005, p1-36.

用語にだまされるな

- 変形性関節症の名称は多彩である．英語では"degenerative joint disease"や"osteoarthrosis"のように炎症の意味のない名称から，"osteoarthritis"のような炎症を意味する用語まで多様である．ちなみに前者はヨーロッパ，後者はアメリカで多用される傾向にある．
- **一般的な定義**："a chronic joint disease characterized by degeneration of articular cartilage and hypertrophy of bone"（すなわち**関節軟骨の変性とそれに続発する骨肥大を伴う関節疾患**）[2]である．
- **より厳密を期しているアメリカリウマチ学会の定義**："a heterogeneous group of conditions that lead to joint symptoms and signs which are associated with defective integrity of cartilage, in addition to the related changes in underlying bone and the joint margin"[3]（前述の単純な定義と同じであるが，**関節軟骨変性に続発する種々の関節疾患を包括**する概念）である．
- アメリカリウマチ学会では，変形性関節症を以下のように分類している．
  ① 原発性：局在性，全身性（3関節以上）
  ② 続発性：外傷後，先天性・発育性，局在性（臼蓋形成不全など），全身性（代謝性など），石灰沈着，その他（骨壊死，関節リウマチなど）

2) Hoppenfield S, Zeide MS : Orthopedic dictionary. Lippincott, 1994.

■これは必読！
3) Altman R, et al : Development of criteria for the classification and reporting of osteoarthritis. Arthritis Rheum, 29 : 1039-1049, 1986.

③その他：内分泌疾患，神経障害性，その他
- これらのうち，石灰沈着，骨壊死，関節リウマチなどの続発性疾患を除いたものを，通常，単に変形性関節症とよぶ（狭義の変形性関節症）。

変形性関節症は加齢か病気か

- **関節軟骨変性**は，**加齢に伴う不可避な変化**の1つであり，疾患としての変形性関節症との相違が問題となる。単なる加齢変化と変形性関節症の相違が程度の差なのか，関節軟骨の変性の速さの問題なのかは議論がある。
- 変形性関節症は，加齢変化よりも速く進行する病的過程と考えられるが，前もって**進行の速さを推定する徴候はなく**，1回の画像検査だけでは加齢変化との鑑別は不可能である。

日常の診断基準と科学的診断基準は異なる

- 変形性関節症の診断には**臨床症状の存在が前提**で，それに加えて関節裂隙の狭小化や骨棘など画像所見での**構造的骨変化**が通常の診断基準となる。
- アメリカリウマチ学会による厳密な診断基準があり，これはより複雑である。変形性膝関節症の診断基準は23の臨床経過，理学所見，検査所見に基づいており，診断に有用な所見としては，**50歳以上，礫音，骨増大，30分以下の朝のこわばり，骨棘形成**が含まれている。

> **ここが 勘 ドコロ**
> **変形性関節症の基本**
> - 変形性関節症は，関節軟骨の変性に軟骨下骨の異常が続発した関節所見に臨床症状が加わったもの。
> - 関節変化は加齢変化と同じで，ありふれた変化である。
> - さまざまな用語があり，混乱しないことが肝要。
> - 日常の診断基準と科学的診断基準は異なることに注意する。

変形性関節症を画像診断でどう見るか

何が基本的所見となるか

- **関節軟骨変性と軟骨障害の修復性変化**が，変形性関節症の所見の基本である。前者の詳細はMRIを用いて早期の評価が可能になった（後述）。後者には骨棘形成（marginal osteophyte）のような関節辺縁での軟骨修復と象牙化（eburnation）[*1]のような軟骨下骨での軟骨増生が含まれる。

用語アラカルト

*1 **象牙化（eburnation）**
元来は肉眼病理学上の用語で，関節軟骨が磨耗して消失し，軟骨下骨が露出した状態となり，これが象牙のような光沢をもつことに由来する。画像診断の領域では，軟骨下骨の硬化性変化として描出される。

用語アラカルト

*2　Ⅱ型コラーゲン
　　　(type Ⅱ collagen)

コラーゲンは，骨，軟骨，靭帯，腱，真皮などを構成する蛋白質で，細胞外マトリクスの主成分である。3本のペプチド鎖がらせん状に束ねられた形態をとり，組成により30種類以上が知られている。生体に最も多く存在するのはⅠ型で，骨や靭帯，腱，真皮の構成成分である。一方，Ⅱ型コラーゲンは軟骨の主たる構成成分の1つである。

*3　プロテオグリカン
　　　(proteoglycan)

Ⅱ型コラーゲンとともに軟骨の主な構成成分で，二糖繰り返し構造をもつ直鎖型の多糖類［グリコサミノグリカン(glycosaminoglycan：GAG)］(p.147参照)と蛋白質が共有結合したものである。

病変は進行し，停止し，自然軽快もする

・病変の進行で可動域は制限されるが不安定性は改善される。自然軽快はまれであるが，囊腫の線維組織による修復，象牙化した骨による関節面の再構築，大きな骨棘による関節面の安定性増大(可動域減少)が代表的な修復性変化に含まれる。

関節軟骨で変性が始まる

・関節軟骨はⅡ型コラーゲン*2とプロテオグリカン*3からなる。
・膝関節の関節軟骨は比較的厚い。特に膝蓋骨の関節軟骨は厚く，若年者では最大時に4mmにも達する。ほかの関節の関節軟骨の厚みはその半分以下であり，空間分解能との関連が問題となる。
・MRIが関節軟骨の描出に最も適している(詳細は「Part Ⅱ　MRIによる早期診断」参照)。

軟骨下骨で破壊が起こる

・軟骨下骨の破壊が限定的で修復性変化が目立つのが，変形性関節症の基本的所見である。
・鑑別すべき疾患として，①感染症，②神経障害性関節症(Charcot関節)，③ステロイド誘発性関節症，④代謝性関節症(カルシウムピロリン酸結晶沈着症など)，⑤骨壊死および軟骨下脆弱性骨折に続発する軟骨下骨の破壊性変化，が含まれる。
・これらは続発性変形性関節症の原因となるが，通常の変形性関節症に比べて軟骨下骨の破壊は概して高度で速い。原因疾患の同定は重要である。

さまざまな骨棘がつくられる

　骨棘は変形性関節症の特異的所見である。典型的な骨棘形成であるmarginal osteophyte以外に，いくつかのバリエーションがある。
　①marginal osteophyte：関節辺縁での軟骨過形成に由来する。骨化は初期には不連続に見えるが，骨化の進行とともに骨に連続する(図1, 2)。
　②central osteophyte：関節軟骨内の骨化であり，軟骨下骨と連続する。厚い軟骨をもつ膝の荷重面に見られる(図3)。
　③periosteal (synovial) osteophyte："buttressing"ともいい，ほかの骨棘のような骨性隆起ではなく，大腿骨頸部内側皮質の肥厚として見られる(図4)。
　④capsular osteophyte：遠位指節関節の被膜に沿って伸びる骨過形成でmarginal osteophyteに似る(図9)。

図1　手指指節関節の変形性関節症

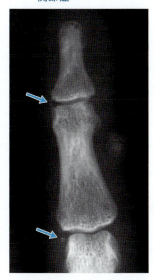

手指関節単純X線写真正面像
40歳台，女性。marginal osteophyte は初期には骨からは分離した骨化として見られる（→）。

図2　変形性股関節症
40歳台，男性。

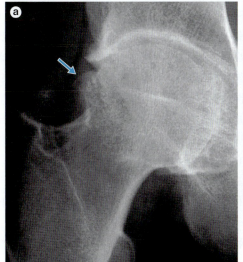

a：股関節単純X線写真正面像
股関節上部の関節裂隙が狭小化している。骨頭外側上方に骨棘が見られる（→）。

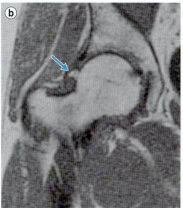

b：T1強調冠状断像
大腿骨頭外側の関節軟骨が肥厚し，骨化しているのはその一部である（→）。

図3　変形性膝関節症にみるcentral osteophyte

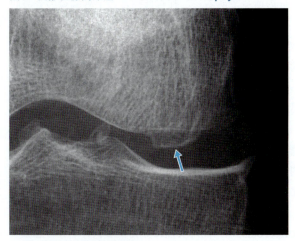

膝関節単純X線写真正面像
70歳台，女性。大腿骨内側顆の荷重面に骨の突出を見る（→）。

図4　変形性股関節症にみるperiosteal osteophyte

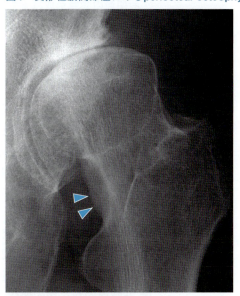

股関節単純X線写真正面像
50歳台，女性。大腿骨頸部内側の皮質が肥厚している（▶）。股関節上方の関節裂隙の狭小化と硬化を認める。

二次的変化は非特異的だが多彩である

■ 軟骨下骨の傷害
- 軟骨下骨の侵食(subchondral erosion)：関節軟骨を越えて軟骨下骨まで及ぶ骨侵食で，炎症性変形性関節症の指節関節に典型的に見られる。
- 大腿骨遠位前方皮質の掘れ込み(scooping-out)：膝関節の膝蓋大腿関節の進行した変形性関節症で見られる大腿骨遠位部表面の骨侵食(図5)。
- 嚢腫形成：軟骨下骨に見られる場合(subchondral cyst, geode)と，軟部組織に見られる場合(popliteal cyst, Baker's cyst)がある。
- 象牙化(eburnation)：軟骨下骨での軟骨再生による変化。硬化像として見られることがある。
- 骨壊死(osteonecrosis)：さまざまな程度で起こる非特異的変化であるが，二次的な変化と一次的な変化がある(後述)。
- 脆弱性骨折(insufficiency fracture)：軟骨や支持組織の変性による二次的な骨の損傷が増加する可能性がある。

■ degenerative "cysts"
- "pseudocyst"，"geode"，"cyst-like lesion"ともよばれる軟骨下部の嚢腫様変化である。線維組織や化生軟骨で置き換えられ，充実性のこともある。
- 発生原因としては，軟骨欠損部を通じた関節液浸潤，外傷による軟骨下骨の壊死，の2つの説がある。
- 股関節の嚢腫形成は変形性関節症の所見である。これらは臼蓋の上外側縁の骨吸収の原因となる。
  - Eggers' cyst：股関節の早期の変性性変化であり，関節裂隙の狭小化や骨棘が出現する前に見られるのが典型的である。臼蓋の上外側の軟骨下骨の嚢腫形成として見られる(図6)。
  - paralabral cyst：断裂した関節唇を通じて形成された嚢腫で，股関節の臼蓋の骨を外側から侵食する(図7)。

■ 変形性関節症に続発する骨壊死
- 組織学的には骨壊死は変形性関節症にほとんど常に存在するが，肉眼的に認識できる大きさに達するのは15%程度である。これが変形性関節症の原因なのか，結果なのかは不明である。
- 膝の骨壊死(spontaneous osteonecrosis)は，高齢女性に好発する軟骨下骨の急激な骨吸収であり，通常は大腿骨内側顆に見られる。痛みの発症は急激であり，外傷特に軟骨下脆弱性骨折が本態と考えられている。

■ 非特異的な二次的変化
- アライメントの異常：通常は安定し，可動域が減少するようになる。
- 強直(ankylosis)：炎症性変形性関節症で特徴的に見られるが，炎症の弱い通常の変形性関節症では見られない。
- osteochondral body(多くは滑膜に付着しているのでloose bodyという用語は避ける)：変性した骨軟骨片や剥離した骨棘は滑膜に付着すると血流を受けて増大する。

図5　大腿骨遠位部前縁の掘れ込み

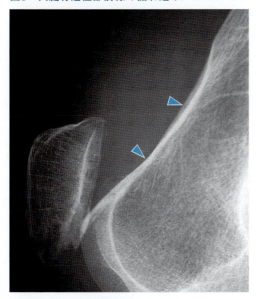

膝関節単純X線写真側面像
80歳台，女性。膝蓋大腿関節における大腿骨側のpressure erosionの所見である（▶）。

図6　Eggers' cyst

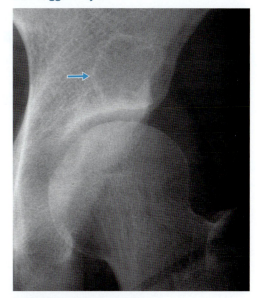

股関節単純X線写真正面像
20歳台，女性。臼蓋外側に硬化性辺縁を伴う囊胞性変化を認める（→）。関節裂隙も保たれており，ほかの変形性関節症の変化は見られない。初期の変形性関節症である。

図7　股関節のparalabral cyst
股関節単純X線写真正面像
60歳台，女性。臼蓋外側に骨外からの侵食による骨吸収が見られる（→）。辺縁は硬化しており，軟部組織には骨化が見られる。関節唇断裂を介して上方へ伸びた囊腫である。

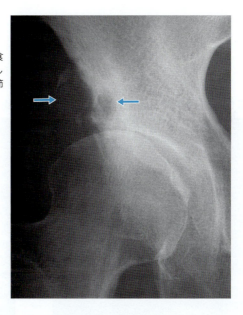

あらゆる関節疾患は変性に終わる

■ 原発性変形性関節症

- 原因がまったく不明な例はまれで，多くはなんらかの外傷に起因する続発性疾患である。
- 原発性変形性関節症は，軟骨下骨の硬化，軟骨変性によるもので，厳密な基準を用いると10％以下になる。Ⅱ型コラーゲン遺伝子の突然変異による遺伝性疾患と考えられている。

- そのうち，原発性全身性変形性関節症（primary generalized osteoarthritis）は3つ以上の関節に発症するものである。

■ 続発性変形性関節症
- 外傷性が大部分を占めるが，股関節では特に臼蓋形成不全に続発する変形性関節症が多い。
- ほかの代表的な原因には骨壊死，関節炎の炎症の収束後，先天性脱臼，骨端融解が代表的である。

変性でも滑膜炎を起こす

- 滑膜炎は変形性関節症の一次的変化ではないが，さまざまな程度の炎症性変化を伴っている。
- 画像上でもさまざまな程度の関節滑膜の過形成を伴うが，ときに関節リウマチに類似した著しい滑膜増殖を見る（図8）。これは特に炎症性変形性関節症で見られる。
- 炎症性変形性関節症は典型的には中年女性に見られ，指節関節，特に遠位指節関節の軟骨下骨の侵食を見る。強直まで至ることがあり，結果として強直することが診断基準の1つになる（図9）。
- detritic arthritisは遊離した骨軟骨片によって誘発された滑膜炎である。これは組織学の概念であり，画像診断では原因となる小さな骨軟骨片は検出できない。

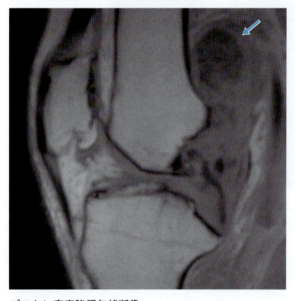

図8 滑膜増殖の著しい変形性膝関節症

プロトン密度強調矢状断像
60歳台，男性。十字靱帯周辺に著しい滑膜増殖があり，後方に囊胞性変化が大きく伸びている（→）。

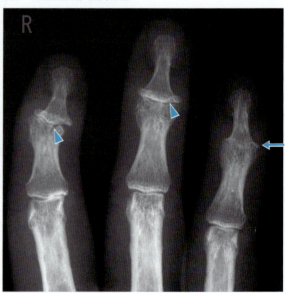

図9 炎症性変形性関節症

手指単純X線写真正面像
50歳台，女性。遠位指節関節に関節包に沿って伸びる骨棘が見られる（capsular osteophyte）。小指の遠位指節関節は強直している（→）。示指中指の遠位指節関節には軟骨下骨の侵食が見られる（▶）。

変形性関節症は部位により多様である

荷重関節と非荷重関節でいくぶんの相違を示す。

■ rotator cuff tear arthropathy

- 肩関節の変性の終末像であり，上腕骨頭と肩峰との間の間隔が減少し，上腕骨大結節の隆起がなくなって球形となる（図10）。
- 腱板の変性と断裂により，肩関節の安定機構が喪失した場合，関節の異常が進行する。
- 塩基性リン酸カルシウム（basic calcium phosphate：BCP）結晶（p.127参照）がこのような関節炎をきたし"Milwaukee shoulder"とよばれることがある[4]。

■ 母趾の変形

足の中足趾節関節の変形性関節症の頻度は高い。

- **外反母趾**（hallux valgus）：遠位関節面は円形である。変形の進行とともに種子骨の脱臼・転位と骨棘の出現を見る（図11）。通常は中足趾節関節の狭小化に加えて，転位・脱臼した種子骨との間の変形性関節症の変化が著しい。
- **強直母趾**（hallux rigidus）：中足趾節関節の可動域制限の著しい関節症であるが，第1中足骨の遠位関節面が平板上になり，関節裂隙の狭小化と骨棘が見られる。大きな骨棘が上方に見られた場合特徴的である（図12）。

■ 急速破壊性股関節症（rapidly destructive coxarthrosis）

急速に進行する大腿骨頭の破壊性変化に特徴付けられ，6カ月〜1年で大腿骨頭の破壊が進行する。軟骨下脆弱性骨折との関連が疑われている[5]（p.494参照）。

4) Jensen KL, et al：Rotator cuff tear arthropathy. J Bone Joint Surg, 81-A：1312-1324, 1999.

5) Yamamoto T, Bullough PG：Subchondral insufficiency fracture of the femoral head. Arthritis Rheum, 42：2719-2723, 1999.

図10 rotator cuff tear arthropathy
80歳台，男性。

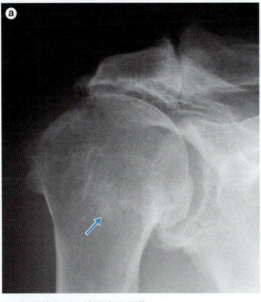

a：肩関節単純X線写真正面像
上腕骨が上方に転位し骨頭と肩峰の間の間隔が狭小化し，肩峰下面に関節窩形成（faceting）が見られる。大結節は萎縮している。関節周囲に石灰化を伴っている（→）。"Milwaukee shoulder"である。

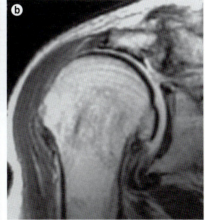

b：プロトン密度強調斜冠状断像
腱板（棘上筋腱）は断裂し消失している。

図11 hallux valgusに続発した変形性関節症

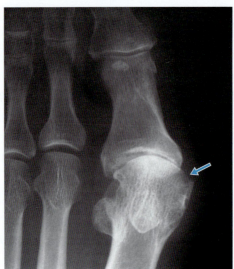

足趾単純X線写真正面像
70歳台，男性。母趾は外反しており，第1中足趾節関節の狭小化と軟骨下骨の硬化が見られる。第1中足骨頭内側の関節には陥凹が見られる（→）。pressure erosionの結果である。

図12 hallux rigidus
50歳台，女性。

a：足趾単純X線写真正面像
第1中足趾節間関節の関節裂隙が狭小化している。関節面は扁平である。

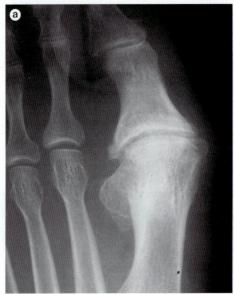

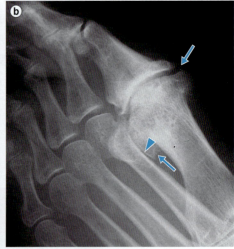

b：足趾単純X線写真斜位像
関節の上下には骨棘を見る（→）。種子骨と中足骨との間には骨棘と関節裂隙の狭小化が見られる（▶）。

代謝異常では高度で広範な変性を起こす

・代謝性疾患は若年者の変形性関節症の原因となる。その原因には結晶沈着［例えばピロリン酸カルシウム（CPPD）や尿酸ナトリウム］や金属（例えばhemochromatosisでの鉄），アルカプトン尿症などの異常な代謝産物による関節症である（p.126参照）。
・関節軟骨の変性は概して高度で，また若年で起こる可能性がある。

ここが勘ドコロ
変形性関節症の画像所見の要点

- 基本所見は軟骨と軟骨下骨の障害と修復で，病変は進行し，停止し，自然軽快もする。
- 関節軟骨で変性が始まり，軟骨下骨で破壊が起こる。
- 骨棘は変形性関節症に特異的で，さまざまな形態を呈する。
- 二次的変化は非特異的だが多彩である。
- "変性"であっても滑膜"炎"を起こす。
- 変形性関節症は部位により多様である。
- あらゆる関節疾患は変性に終わり，特に代謝異常では高度で広範な変性を起こす。

Point advice　関節内遊離体の多発を伴う変形性関節症と滑膜骨軟骨腫症との鑑別

- 変形性関節症では，変性を伴う骨軟骨片が関節内に剥離し遊離体となることがある。これは遊離した状態では成長しないが，滑膜に付着しそこから血流を受けるようになると増大する。
- 多くの場合，関節腔内の比較的収まりやすい部位に付着し，複数の骨軟骨体が集まると滑膜骨軟骨腫症に類似した所見を呈する（図13）。
- 軟骨化生を伴う滑膜の増殖として特徴付けられる原因不明の滑膜骨軟骨腫症と変形性関節症は異なる。滑膜骨軟骨腫症との鑑別点として以下の3点が挙げられる。
  ・変形性関節症が先行したり，その程度が著しい。
  ・概して高齢発症である。
  ・骨軟骨体が概して大きく不ぞろいで数が少ない。
- 骨軟骨遊離体を伴う変形性関節症を"続発性滑膜骨軟骨腫症"とよぶことがあるが，混乱をきたす可能性があるので，ここでは用いない。

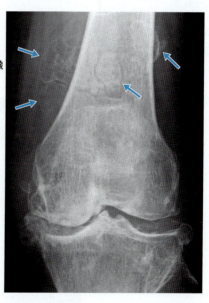

図13　変形性関節症に伴う関節内骨軟骨遊離体
膝関節単純X線写真正面像
80歳台，女性。膝蓋骨上方に多数の成長した骨軟骨片の集合を認める（→）。

（江原　茂）

Part II　MRIによる早期診断

MRIで軟骨をどう評価するか

評価法概説

- 関節軟骨の変性の診断には，outerbridgeによる関節鏡での軟骨病変の分類を基にMRI診断用に改訂された分類が以前から使われているが（**表1**），最近ではThe International Cartilage Repair Society（ICRS）（www.cartilage.org）の分類もよく用いられる（**表2**）。
- これらの分類は，軟骨変性の程度を半定量的に表し，病変の進行度を客観的に評価することができるので，軟骨変性の診断および経過観察には有用である。
- 実際は，膝関節は，「脛骨大腿内側コンパートメント」，「脛骨大腿外側コンパートメント」，「膝蓋大腿コンパートメント」に分けて評価する。
- 日常診療のレポートでは，軟骨変性のgradeを記載するというよりは，それぞれの分類の定義に従って，「正常」（**図14**），「軟骨信号の不均一」，「50%未満の軟骨菲薄化」，「50%以上の軟骨菲薄化」，「軟骨下骨が露出する軟骨欠損」というように，軟骨変性の進行度を表現するほうがよい。また，同時に病変の大きさに関しても評価することが望まれる。

表1　outerbridge cartilage grading

Grade 0	正常軟骨
Grade 1	関節軟骨の軟化
Grade 2	直径が1.5cmを超えない浅い亀裂を伴う部分的な軟骨欠損
Grade 3	直径が1.5cmを超える深い亀裂を伴う軟骨欠損
Grade 4	軟骨下骨の露出

表2　ICRS cartilage grading

Grade 0	正常
Grade 1	ほぼ正常（軟骨の軟化および/または表面の亀裂）
Grade 2	50%未満の軟骨菲薄化
Grade 3	50%以上の軟骨菲薄化
Grade 4	軟骨下骨の露出

図14　正常な膝蓋骨軟骨

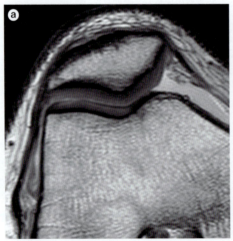

a：プロトン密度強調像

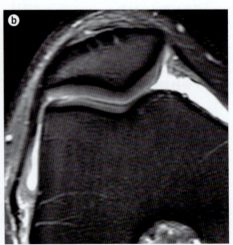

b：脂肪抑制プロトン密度強調像

ICRS分類を用いた評価法の実際

■ 軟骨内部の信号強度変化(ICRS分類Grade 1)

- 最も早期の変性を示すMRI所見である(図15)。
- この時点では,関節鏡下では軟骨の表面はスムーズかわずかな不整があるが,実質的な菲薄化はなく,関節鏡下ではプローブによる触診で軟化が認められるのみである。
- 信号強度の不均一は,関節軟骨内部に高信号と低信号が隣り合わせで混在したように存在するという場合が多い。
- ただし,関節軟骨はその部位によって,マジックアングル効果[*4]やコラーゲンの量,配列などにより必ずしも軟骨全体が均一な信号を呈するとは限らない[6]。したがって,信号変化があったとしても,それが正常所見なのか,ごく早期の変性なのかの鑑別には注意を要する。

■ 軟骨の菲薄化(ICRS分類Grade 2,3)

- MRIで比較的わかりやすいので,見逃してはならない所見である(図16)。
- 菲薄化は,厚みの50%を境に区別されて評価されるともに,広がりのある病変なので,その大きさは横断面,矢状断,冠状断でなどの複数の撮像断面で確認する必要がある。
- しかし,正常の軟骨の厚みには個人差があり,例えば,正常でも大腿骨外側顆のlateral femoral notchの領域はほかの領域に比べて薄い[6]。
- びまん性の軟骨の菲薄化が存在する場合は,ICRS分類Grade 2,3の診断が困難なこともある。

■ 軟骨欠損(ICRS分類Grade 4)

- 完全に関節軟骨は消失し軟骨下骨が露出した状態である(図17)。軟骨の菲薄化はそれ自体軟骨の変性の直接所見であるが,その他の副所見もMRIでの診断では重要である。

用語アラカルト

＊4 マジックアングル効果

マジックアングル効果は,靭帯や関節軟骨のような一様にコラーゲンが配列している組織の水の水素原子間の双極子相互作用の変化によって生じる。効果は角度依存性があり,コラーゲン線維が正磁場と約55°の角度に配列したときT2緩和時間は最大に延長し,短いTEのシーケンスで撮像したとき局所的にその部位の信号強度が上昇する。関節軟骨では,radial層でコラーゲンが比較的一様に関節表面と垂直な方向を向いているので,マジックアングル効果が起こりやすい。マジックアングル効果はT2マップの定量化に影響する。

6) Yoshioka H, et al : Articular cartilage of knee : normal patterns at MR imaging that mimic disease in healthy subjects and patients with osteoarthritis. Radiology, 231 : 31-38, 2004.

図15 ICRS分類Grade 1の軟骨変性

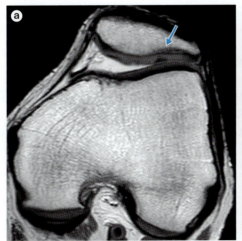 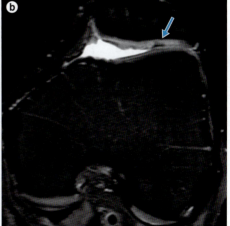

a：プロトン密度強調像　　　　　　b：脂肪抑制プロトン密度強調像

膝蓋骨軟骨の厚さは正常だが,軟骨内部に低信号領域が認められる(→)。

図16 ICRS分類Grade 2, 3の軟骨変性

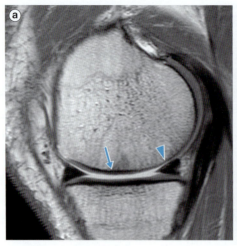
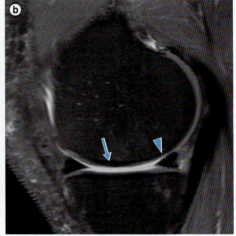

a：プロトン密度強調像　　　　　　　　　　b：脂肪抑制プロトン密度強調像

大腿骨内側顆にびまん性の軟骨の菲薄化が認められる（Grade 2：→，Grade 3：▶）。

図17 ICRS分類Grade 4の軟骨変性

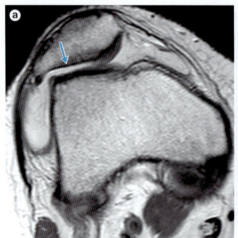
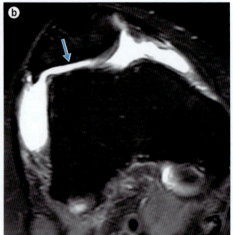

a：プロトン密度強調像　　　　　　　　　　b：脂肪抑制プロトン密度強調像

膝蓋骨軟骨に軟骨下骨が露出する軟骨欠損が認められる（→）。

> **Point advice**　　軟骨変性の主な副所見
>
> ● 軟骨が菲薄化を示す領域の近傍には，骨髄浮腫や軟骨下骨の囊胞形成なども同時に見られることがあり，それらも併せた所見として軟骨変性の重症度を考えるとよい。
> ● 単純X線写真で見られる軟骨下骨硬化像は，脂肪抑制像では指摘が困難であるので，通常のT1強調像やプロトン密度強調像を参考にする。

図18 剥離（delamination）またはflap

脂肪抑制プロトン密度強調像

膝蓋骨軟骨の2カ所に剥離が認められる（→）。

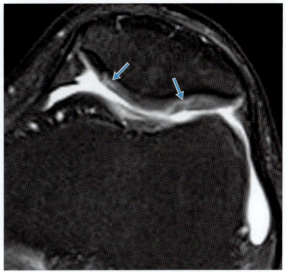

用語アラカルト

＊5 delamination（剥離）
単に軟骨表面に垂直な亀裂だけにとどまらず，軟骨深層で軟骨下骨に平行な亀裂を伴うもので，短期間に病変が広がることもある。原因は剪断応力によるもので，軟骨の石灰化層と非石灰化層の境界で生じやすい。表面の亀裂を伴わずに深部で剥離が起こることもあり，その場合表面からは病変の存在，広がりが見逃されやすく，MRIが診断に重要な役割をもつ。

＊6 T1rho mapping
T1rhoは，回転座標系におけるスピン格子緩和時間（T1緩和時間）である。T1rho画像は，スピンロックパルスを印加して得られる画像で，T1rho mappingの作成には，複数の異なるスピンロックパルス時間から得られる画像を基に緩和時間を計算する。

＊7 dGEMRIC
2倍量のGd-DTPA^{2-}を静脈注射後，Gd-DTPA^{2-}が関節軟骨内に分布した後に，T1強調像を用いてT1 mappingを作成する撮像法である。関節軟骨内のGAGは軟骨のマトリックスの中で負に荷電していることから，−2の電荷をもつGd-DTPA^{2-}の軟骨内の分布は，GAG濃度に反比例する。軟骨内GAG濃度は変性とともに減少し，したがって負の電荷も減少する。それにより変性軟骨内に，多くのGd-DTPA^{2-}の分布が可能となり，軟骨はT1強調像でより増強効果を示す。

＊8 グリコサミノグリカン（glycosaminoglycan：GAG）
GAGは，二糖繰り返し構造をもつ直鎖型の分子で，一種のムコ多糖類である。軟骨のGAGのうち80％がコンドロイチン硫酸（chondroitin sulfate）である。GAGと蛋白質が共有結合したものがプロテオグリカン（proteoglycan）（前出；p.136参照）とよばれる。

■ その他の重要事項

・MRIの読影で骨棘の評価は忘れがちであるが，MRIでも正確に評価できる。
・上述の分類にはあてはまらないが，delamination（剥離）＊5またはflapとよばれる軟骨病変もときに見かける（図18）。

軟骨イメージングの新手法：早期の軟骨変性を定量的に測る

・関節軟骨の定量的評価は，軟骨イメージングの新手法であり，T2 mapping，T1rho（spin-lattice relaxation in the rotating frame）mapping＊6，dGEMRIC（delayed gadolinium enhanced magnetic resonance imaging of cartilage）＊7，sodium MRIなどがある。
・このうちT2 mappingとT1rho mappingは造影剤が不要であり，最近臨床機でも利用可能になっているので，その概略を以下に述べる[7,8]。

■ T2 mapping

・軟骨中のコラーゲンの配列と水分含有量が評価可能なMRI撮像法であり，早期軟骨変性の検出や軟骨変性度の定量的評価に有用とされる[9]。
・正常軟骨は密で規則的に配列するコラーゲンを有し，また水分含有量はほぼ一定に保たれているが，軟骨変性に伴いコラーゲン配列の不整化や水分含有量の増加が進行する。これらの変化はともにT2緩和時間を延長させる方向に働き，変性の進行に伴い軟骨のT2緩和時間は延長する。

■ T1rho mapping

・dGEMRICとともに，軟骨中のグリコサミノグリカン（glycosaminoglycan：GAG）＊8濃度の評価が可能な撮像法である[10]。本法はdGEMRICと比較して造影剤投与の必要がなく，検査時間も短く，腎機能に無関係に軟骨評価が可能である。
・T1rho緩和時間の欠点として，dGEMRICによるT1緩和時間の変化はGAG濃度の変化に特異性が高いが，T1rhoの変化はGAGだけでなく水分含有量やコラーゲン配列の変化などにも影響を受ける点が挙げられる。

図19 膝関節軟骨変性の定量的評価

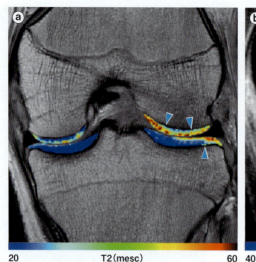
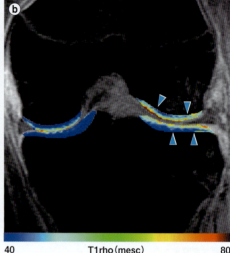

a：T2 mapping　　　　　　　　b：T1rho mapping

▶の領域が軟骨変性を示す。

（文献7より転載）

これは必読！

7）吉岡　大，渡辺淳也：MRIによる関節軟骨イメージングの研究の現状．臨床画像，29：952-962, 2013.
8）Gold GE, et al：Recent advances in MRI of articular cartilage. AJR Am J Roentgenol, 193：628-638, 2009.
9）Nieminen MT, et al：T2 relaxation reveals spatial collagen architecture in articular cartilage：a comparative quantitative MRI and polarized light microscopic study. Magn Reson Med, 46：487-493, 2001.
10）Wheaton AJ, et al：Correlation of T1rho with fixed charge density in cartilage. J Magn Reson Imaging, 20：519-525, 2004.

・変形性関節症の早期に認められる軟骨中のGAG濃度の低下，水分含有量の増加，コラーゲン配列の不整化はともにT1rho緩和時間を延長させることから，T1rho mappingは早期軟骨変性の有効な指標となるが，いずれのパラメータにも特異性は低いと考えられている。

■ 画像再構成と評価法

・T2 mapping，T1rho mappingでは，それぞれT2計算画像，T1rho計算画像を作成し，軟骨変性度を定量化する。
・臨床診断にはT2，T1rhoに基づいてカラーコーディングした画像による視覚的評価が用いられ，詳細な定量的評価にはT2，T1rho計算画像上に関心領域を設定したT2，T1rho測定が行われる（図19）。

ここが勘ドコロ

●軟骨変性は，以下で表現する。

・正常
・軟骨信号の不均一
・50％未満の軟骨菲薄化
・50％以上の軟骨菲薄化
・軟骨下骨が露出する軟骨欠損
・剥離

（吉岡　大）

代謝性骨疾患

髙尾正一郎

はじめに

- 代謝性疾患のいくつかでは骨代謝に影響をきたし，骨の形態や組成の異常をきたす。単純X線写真は最も一般的な検査であり，もともと代謝性疾患がわかっている患者さんにおいては，骨変化の有無およびその程度の評価ができる。
- また，疼痛や骨折の原因精査のために単純X線撮影が行われ，その所見を契機に代謝性疾患が発見される場合もあり，特徴的な単純X線写真所見を知っておく必要がある。
- さらに，代謝性骨疾患の重要な合併症である骨折の有無についても画像診断が重要な役割を果たす。
- 本節では代表的な代謝性骨疾患の特徴的な画像所見について，単純X線写真を中心に解説する。

骨粗鬆症と骨軟化症（くる病）

骨量減少（osteopenia）

- 骨粗鬆症，骨軟化症および副甲状腺機能亢進症は骨量減少をきたす主な代謝性疾患である。これらの疾患は血液検査や患者さんの背景で診断されることがあるが，単純X線写真でも特徴的な所見が見られる。
- 骨量減少は単純X線写真で骨透過性の亢進として描出されるが，軽度の場合は指摘が難しいことがある。脊椎で30〜80％以上の骨量減少がないと，単純X線写真での指摘が難しいとされている[1]。

骨粗鬆症（osteoporosis）

■ 概説

- 世界保健機構（WHO）の定義では，骨粗鬆症とは「低骨量でかつ骨組織の微細構造の異常を特徴とし，骨の脆弱性が増大し，骨折の危険性が増大する疾患である」とされている[2]。
- 後述する骨軟化症とは異なり，カルシウムやリンなどの骨組成は正常だが，単位容積当たりの骨量が減少した状態である。
- 血液検査では血清カルシウム値，リン値およびアルカリフォスファターゼ（ALP）値は原則正常である。
- 骨粗鬆症は原因によって原発性骨粗鬆症および2次性骨粗鬆症に分類され，病変の範囲によって全身性骨粗鬆症と限局性骨粗鬆症に分類される。2次性骨粗鬆症の原因を**表1**に示す。

1) Resnick D, et al：Osteoporosis. Bone and Joint Imaging, 3rd ed. Elsevier Saunders, Philadelphia, 2005, p551.

2) 骨粗鬆症の予防と治療ガイドライン作成委員会 編：骨粗鬆症の予防と治療ガイドライン 2011年度版. ライフサイエンス出版, 2011, p2.

- 骨組織においては絶えず骨形成と骨吸収が見られ，30歳までの成人では骨形成と骨吸収のバランスが保たれているが，加齢とともに骨吸収が優位となり，骨粗鬆症をきたす。閉経後女性ではこの変化が顕著となる。

■ 画像所見

○椎体の変化

- 骨粗鬆症の患者さんの椎体では，骨量減少に伴い骨梁が疎となる。水平方向（非荷重方向）の骨梁が失われ，縦方向（荷重方向）の骨梁は保たれる。
- このため単純X線写真検査では正常例（図1a）と比較して相対的に縦方向の骨梁が目立ち（図1b），また，全体的な骨梁減少によって椎体上下縁が相対的に強調されて見える（図1b）。

表1 2次性骨粗鬆症の原因

- 内分泌性
  甲状腺機能亢進症，性腺機能不全，Cushing症候群，副甲状腺機能亢進症，糖尿病
- 栄養性
  壊血病，蛋白質欠乏，ビタミンAまたはD過剰
- 薬物
  ステロイド，メソトレキセート，ヘパリン，抗痙攣薬
- 廃用性
  全身性：臥床安静，対麻痺，宇宙旅行
  局所性：骨折後
- 先天性
  骨形成不全症，Marfan症候群
- その他
  関節リウマチ，多発性骨髄腫，白血病，肝疾患，腎疾患（慢性腎不全，血液透析）

図1 骨粗鬆症の椎体

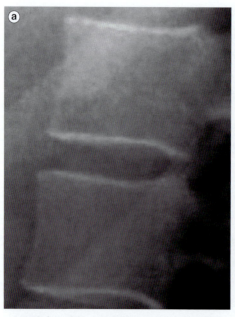
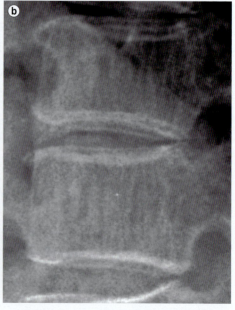

a：20歳台，男性。正常椎体の単純X線写真側面像　　b：80歳台，女性。原発性骨粗鬆症の単純X線写真側面像

骨粗鬆症の椎体（b）は正常椎体（a）と比し，X線透過性の亢進が見られ，椎体上下縁や荷重方向である縦方向の骨梁が相対的に目立つようになる。

3）椎体骨折評価委員会 編：椎体骨折評価基準 2012年度改訂版. Osteoporosis Japan, 21：28, 2013.

・椎体にはさまざまな変形が見られる。主な変形には椎体前面での高さ減少（wedge deformity），椎体上下縁での陥凹（biconcave deformity, fish vertebra），および椎体後面での高さ減少（crush deformity）が挙げられる。

> **Point advice** 骨粗鬆症における椎体の変形と骨折
>
> ● 骨粗鬆症における椎体の変形は，慢性的に経過するものと明らかな急性外傷で生じる場合があり，後者を椎体骨折（vertebral body fracture）とよぶ。
> ● 圧迫骨折（compression fracture）とは椎体骨折のうち受傷機転が屈曲による長軸方向の圧縮応力によって生じるものを指す。
> ● ステロイドが原因の骨粗鬆症の患者さんでは変形椎体の辺縁に特徴的な硬化像が見られることがある。
> ● 単純X線写真での椎体変形が見られない早期骨折や骨折の新旧判定にはMRIが有用である。T1強調矢状断像で椎体に限局して帯状の低信号構造もしくは椎体全体の信号低下が見られる場合を椎体骨折とする[3]。STIR像ではT1強調像の異常信号域に一致して高信号を認める。

○骨盤骨の変化

・骨盤骨は骨粗鬆症に伴う脆弱性骨折の好発部位で，単純X線写真で多発する不整な骨硬化性変化と溶骨性変化の混在として描出されることが多く，骨吸収像は恥骨や坐骨で見られる。

・単純X線写真では腸管ガスとの重なりのため骨折の指摘が難しいこともあり（**図2a**），CTでの骨折線（**図2b**）やMRIでの骨髄浮腫（STIR像や脂肪抑制T2強調像で高信号）（**図2c**），および骨シンチグラムでの"H"型の集積亢進像（Honda sign）が診断に有用である（p.197参照）。

○長管骨の変化

・長管骨では骨量減少の程度に応じて骨密度の低下や骨皮質の菲薄化を認める。椎体同様に非荷重方向の骨梁から減少し，荷重方向の骨梁が相対的に目立つようになる。

・大腿骨や脛骨には骨髄腔を横走するような線状もしくは枝分かれ状の硬化像（reinforcement lineまたはbone bar，**図3**の→）が見られ，骨折と間違わないようにする必要がある。

・骨粗鬆症における長管骨骨折の好発部位は大腿骨頸部および橈骨遠位端である。

・転位の少ない大腿骨頸部骨折では単純X線写真で骨折線の同定が難しく，わずかな骨皮質のずれなどに注意する（**図4a**）。骨折が疑われるが単純X線写真で指摘困難な場合はMRIが診断に有用であり，急性骨折に伴う骨髄浮腫（**図4b**）を検出でき，骨折線に相当するT1強調像およびT2強調像での線状低信号域が見られる。大腿骨頸部骨折のstagingには主にGarden分類[*1]が使われており，予後とよく相関するとされている。

・橈骨遠位端骨折ではColles骨折がよく見られ，橈骨遠位骨片の背側転位を認める。単純X線写真の正面および側面像で診断可能なことが多いが，転位が少ない骨折は指摘が難しいこともある。

用語アラカルト

＊1 Garden分類
大腿骨頸部骨折のうち関節内骨折を，単純X線写真正面像にて骨折と転位の程度に応じてStage Ⅰ〜Ⅳの4段階に分類したもの。
Stage Ⅰ：不完全骨折
Stage Ⅱ：骨転位のない完全骨折
Stage Ⅲ：部分的な転位を伴う完全骨折
Stage Ⅳ：完全な骨転位を伴う完全骨折
これらの4段階は検者間での一致率が低いが，非転位型（ⅠとⅡ）と転位型（ⅢとⅣ）の2つに分類するのが治療法の選択と予後予測の面で間違いが少ないとされている。

図2 仙骨脆弱性骨折

70歳台,女性。

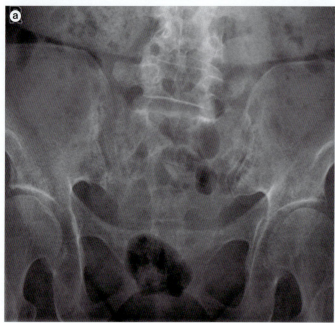

a:仙骨単純X線写真正面像
右仙骨翼の骨濃度が不均一に見えるが,腸管ガスとの重なりもあり,骨折線の評価が難しい。

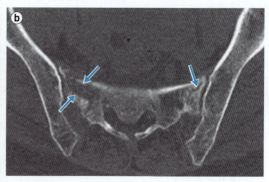

b:単純CT
両側仙骨翼の骨折線(→)が明瞭に描出されている。

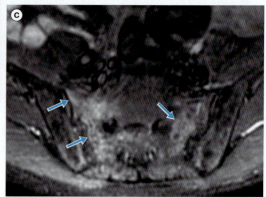

c:STIR斜横断像
右側優位の骨髄浮腫による信号変化(→)を認める。

図3 reinforcement line (bone bar)

80歳台,女性。

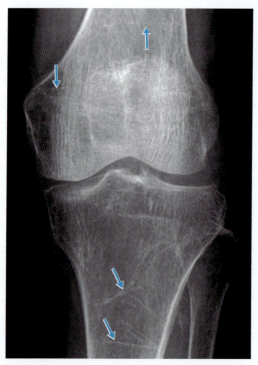

単純X線写真正面像
骨粗鬆症の大腿骨や脛骨には骨髄腔を横走するような線状もしくは枝分かれ状の硬化像が見られる(→)。慢性の骨粗鬆症でしばしば見られる所見である。

図4 大腿骨頸部骨折
20歳台，女性。

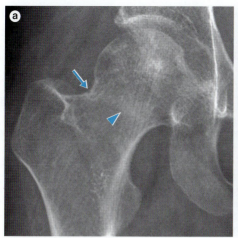
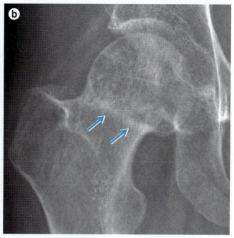

a：右股関節痛出現時の単純X線写真正面像
わずかな骨皮質の段差（→）と線状の硬化像（▶）が見られ，骨折が疑われる。

b：aから2カ月後の単純X線写真正面像
骨折部の硬化像（→）が明瞭となっている。

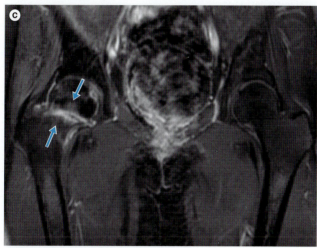

c：脂肪抑制造影T1強調冠状断像
骨折部に一致して増強効果が見られ，周囲の骨髄にも骨髄浮腫と思われる淡い増強効果を認める（→）。

■ 限局性骨粗鬆症

- 身体の一部分に限局した骨粗鬆症で，廃用性や不動によることが多く，原因として骨折後，脳卒中による運動麻痺および骨関節の炎症性疾患などが挙げられる。
- 単純X線写真で動きの乏しくなった領域の骨に均一な骨吸収が見られ，関節近傍では円形や斑状の透亮像を認めることがある。
- 複合性局所疼痛症候群（complex regional pain syndrome：CRPS）[*2]の初期では斑状の骨吸収や関節近傍の骨粗鬆症が見られ，次第にびまん性に広がる。初期の単純X線写真所見は関節リウマチなどに類似することがある。
- 一過性骨粗鬆症（transient osteoporosis）は2〜6カ月で自然に治癒する"self limiting"な原因不明の骨粗鬆症であり，大腿骨頭に好発する［一過性大腿骨頭萎縮症（transient osteoporosis of the hip）］。単純X線写真では片側性の骨粗鬆症として描出され，対側との比較が重要である。骨量減少に加え，骨皮質の不明瞭化が見られることが特徴的である。MRIでは罹患骨に骨髄浮腫が見られ，診断に有用である（p.492図15参照）。

用語アラカルト

＊2 複合性局所疼痛症候群（CRPS）

外傷や手術後，悪性腫瘍，脳血管障害などの内臓疾患罹患後に激しい痛みが慢性に生じる疾患。交感神経の過敏状態と推察されているが，原因ははっきりしていない。以前は反射性交感性ジストロフィー（reflex sympathetic dystrophy：RSD）やカウザルギーともよばれていたが，国際疼痛研究会では「複合性局所疼痛症候群」の呼称を推奨している。

- 膝関節や足関節周囲の骨に見られる一過性骨粗鬆症は大腿骨頭と類似の画像所見を呈するが，隣接した関節に再発することがあり，局所性移動性骨粗鬆症（regional migratory osteoporosis）とよばれる。

【＋アルファ】　多発性骨髄腫に見られる骨粗鬆症（図A）

- 多発性骨髄腫の骨病変のうち60％以上は脊椎に発生するとの報告がある。脊椎病変は腫瘍による溶骨性病変と腫瘍に関連した骨粗鬆症の2つに大別され，腫瘍自体による病的骨折以外に，骨粗鬆症に伴う脊椎骨折もきたしうる。
- 骨粗鬆症は腫瘍から産生されるサイトカインなどの物質によって破骨細胞の活性化および骨芽細胞活性の抑制が行われることが原因とされている[a]。
- 現在，破骨細胞の分化にRANKL-RANK（receptor activator of nuclear factor κB ligand－receptor activator of nuclear factor κB）シグナル系の関与が注目されており，多発性骨髄腫に抗RANKLモノクローナル抗体製剤を用いた治療が行われている。
- 年齢に不相応な骨粗鬆症を認めた場合，腫瘍自体を同定できなくても，背景に多発性骨髄腫が存在する可能性を念頭に置いておく（p.295参照）。

a）Toshi P：Diagnosis and Treatment of Bone Disease in Multiple Myeloma：Spotlight on Spinal Involvement. Scientifica, 2013：104546, 2013, p1-12.

図A　多発性骨髄腫による骨粗鬆症
60歳台，男性。

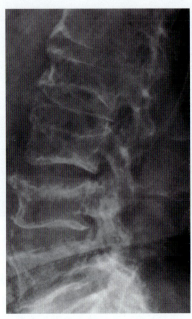

腰椎単純X線写真側面像
びまん性の骨粗鬆症を認め，椎体には扁平化などの変形をきたしている。

ここが勘ドコロ

骨粗鬆症

- 骨の組成は正常だが，単位容積当たりの骨量が減少した状態。
- 椎体：縦方向の骨梁が目立ち，上下縁が強調されて見える。
- 長管骨：骨皮質が菲薄化し荷重方向の骨梁が目立つ。骨髄腔を横走する硬化像（reinforcement line）。
- さまざまな骨折（特に骨盤の脆弱性骨折）。
- 多発性骨髄腫の可能性を忘れない。

骨軟化症（くる病）[osteomalacia（rickets）]

■ 概説

- 骨軟化症とは，**全体として骨の量は足りているが，十分に石灰化することができない状態**であり，類骨が増加する疾患である。この代謝異常が骨端線閉鎖前に生じた場合をくる病，骨端線閉鎖後に生じた場合を骨軟化症とよぶ。
- 血液生化学検査では，**血清カルシウムもしくはリン値の低下やALP値の上昇が見られ，骨粗鬆症との鑑別点の1つとなる**。
- 腸管から吸収されたプロビタミンDは紫外線によってビタミンDに生合成され，まず肝臓で，次に腎臓で水酸化されることにより活性型ビタミンDになる（**図5**）。活性化されたビタミンDは，腸管からカルシウムとリンを吸収し，すでに形成された骨からカルシウムとリンを動員させ，骨基質の成熟および石灰化を引き起こす。このビタミンDの活性化過程が障害されると骨軟化症およびくる病をきたす。
- 原因は**表2**に示すごとくさまざまであるが，ビタミンDの不足，ビタミンDの代謝異常，先天性もしくは後天性の腎疾患によるものが多い。

■ 単純X線写真所見

○骨軟化症（**図6**）

- 骨軟化症ではミネラル沈着のない骨組織（類骨）の増加によって，**骨梁の減少および粗糙化が見られ，骨皮質もぼやけて見える**（**図6b**）。進行例では長管骨の彎曲，骨盤骨の変形，頭蓋底の嵌入などを認める。
- 最も特徴的な所見として**Looser's zoneもしくは偽骨折（pseudofracture）**がある。好発部位は肩甲骨腋窩縁，肋骨，恥骨，大腿骨近位内側および尺骨近位伸側で，2～3mm程度の厚さで骨皮質と直交するような透亮像を呈する（**図6a**）。典型的には両側で硬化像を伴っている。脆弱性骨折の1つであり，完全骨折に至ることもある。

図5　ビタミンD活性化の経路

プロビタミンDは紫外線によりビタミンDに生合成される。その後肝臓，腎臓の順に水酸化され2個の水酸基が付いた活性型ビタミンDが作られる。この過程のいずれかで障害が起こると骨軟化症やくる病が生じる。

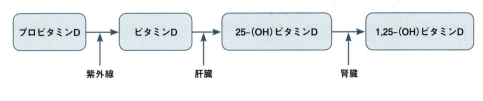

プロビタミンD → ビタミンD（紫外線）→ 25-(OH)ビタミンD（肝臓）→ 1,25-(OH)ビタミンD（腎臓）

表2　骨軟化症・くる病の原因

- 食事性：ビタミンD欠乏症
- 不十分な日光曝露
- 吸収不良：胃および小腸術後
- 肝疾患
- 抗痙攣薬
- 腎性：慢性腎炎，腎疾患
- 先天的な酵素欠損：ビタミンD依存症
- 尿細管性：尿細管アシドーシス，Fanconi症候群，家族性低リン血症，腫瘍性

図6 腫瘍性骨軟化症
70歳台，女性。

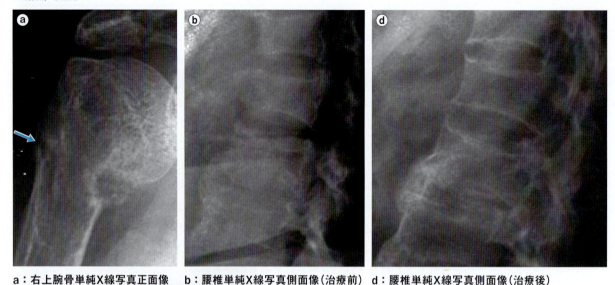

a：右上腕骨単純X線写真正面像　　b：腰椎単純X線写真側面像（治療前）　　d：腰椎単純X線写真側面像（治療後）

c：左大腿骨近位レベルの単純CT

上腕骨（a）および腰椎（b）ともに骨梁の粗糙化が見られる。右上腕骨頸部にはLooser's zone（aの→）を，腰椎には椎体骨折を認める。左大腿骨頭〜頸部に脂肪と軟部濃度が混在するような骨腫瘍（phosphatouric mesenchymal tumor：PMT，cの→）があり，腫瘍摘出後に椎体の骨梁粗糙化は改善した（d）。

○くる病
- 骨軟化症同様に骨梁の減少と粗糙化をきたすが，くる病に特徴的な所見は**成長板の拡大，骨幹端の成長板に面した側の毛羽立ち像（metaphyseal fraying）や杯状拡大（metaphyseal cupping）である**（図7）。これらの所見は成長軟骨の肥大と骨幹端の骨化遅延を反映している。
- 肋骨肋軟骨移行部の成長軟骨が肥大すると，前胸壁に数珠状に連なる結節状隆起として見られ，胸部単純X線正面像でくる病性念珠（rachitic rosary）とよばれる所見を呈する。

図7 くる病

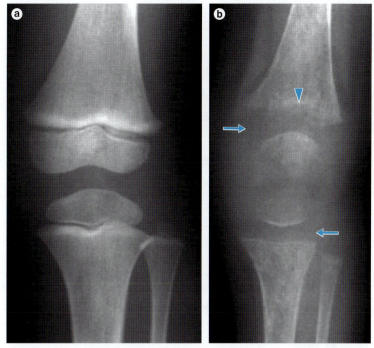

a：3歳，女児。正常骨の単純X線写真正面像　　b：3歳，女児。くる病の単純X線写真正面像

くる病では骨梁構造は全体的に粗糙である。成長板は正常骨と比し明らかに拡大し（bの→），骨幹端には杯状拡大（cupping）および毛羽立ち像（fraying）を認める（▶）。

用語アラカルト

＊3 fibroblast growth factor 23（FGF 23）

骨で産生され，リンとビタミンD代謝を調節するホルモンの1つである。主たる標的臓器は腎で，近位尿細管に作用してリン再吸収を低下させる。

4）Andrepoulou P, et al : Selective venous catheterization for the location of phosphaturic mesenchymal tumors. J Bone Miner Res, 26 : 1295-1302, 2011.

■ 腫瘍性骨軟化症（くる病）[tumor-induced osteomalacia（rickets）]

- 腫瘍が原因で起こるビタミンD抵抗性の骨軟化症（くる病）であり，腫瘍から産生される線維芽細胞増殖因子23（fibroblast growth factor 23：FGF 23）＊3によって腎尿細管でリンの再吸収が抑制されるために低リン血性の骨軟化症（くる病）を生じる。
- 以前は血管外皮腫や血管腫などの間葉系腫瘍が原因腫瘍としての頻度が高いとされていたが，現在ではこれらの原因腫瘍をphosphatouric mesenchymal tumor（PMT）（図6c）と総称している。
- 原因腫瘍発見前に，骨痛や筋肉痛および骨折などの骨軟化症やくる病の症状が先行し受診することが多い。血液検査では血清リン低値，活性型ビタミンD低値および血中FGF 23高値が見られる。
- 画像検査では骨軟化症およびくる病の所見を認めるが，本疾患の治療法は原則として原因腫瘍の完全な摘出であるため，画像検査の主な目的は原因腫瘍の同定となる。原因腫瘍の同定には全身CTや全身MRI，核医学検査（^{18}F-FDG-PET，^{111}In-octreotide，^{201}Tlや^{99m}Tc-MIBI）などが画像検査として行われ，侵襲的検査としてはカテーテルを用いた全身静脈サンプリングが行われている[4]。

> ### ここが勘ドコロ
>
> **骨軟化症（くる病）**
> - 骨量は足りているが，石灰化できない状態。
> - 骨梁の減少および粗糙化，骨皮質がぼやけて見える。
> - 長管骨の彎曲，骨盤骨の変形，頭蓋底の嵌入。
> - Looser's zone
> - 成長板の拡大，骨幹端の成長板に面した側の毛羽立ち像（metaphyseal fraying）や杯状拡大（metaphyseal cupping）：くる病
> - 腫瘍性骨軟化症の可能性を忘れない。

腎性骨異栄養症（renal osteodystrophy）と副甲状腺機能亢進症（hyperparathyroidism）

■ 概説

- 腎性骨異栄養症とは慢性腎不全患者で見られる種々の骨病変の総称であり，低カルシウム血症に伴う続発性副甲状腺機能亢進症（secondary hyperparathyroidism），骨軟化症（くる病），骨粗鬆症および血管や軟部組織の石灰化が複雑に混在した病態である。

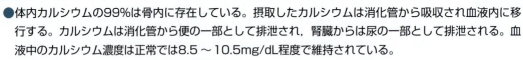

Point advice　カルシウム代謝と副甲状腺ホルモンについて

- 体内カルシウムの99%は骨内に存在している。摂取したカルシウムは消化管から吸収され血液内に移行する。カルシウムは消化管から便の一部として排泄され，腎臓からは尿の一部として排泄される。血液中のカルシウム濃度は正常では8.5〜10.5mg/dL程度で維持されている。
- 副甲状腺ホルモンは消化管，骨および腎臓に作用し，血中カルシウム濃度を上昇させる働きをもつ。骨において，副甲状腺ホルモンは破骨細胞の活動を亢進させて骨吸収を促進することによって血中カルシウム濃度を上昇させる。つまり，副甲状腺機能が亢進した場合は骨吸収が促進される。
- 腎臓はビタミンD代謝において水酸化を行うことにより，活性型ビタミンDを生成する重要な臓器であり，慢性腎不全などの腎障害の患者さんではビタミンDの活性化障害が起きる。
- ビタミンDの活性化が障害されると骨軟化症を起こす。また，腸管からのカルシウムおよびリンの吸収不良をきたし，低カルシウム血症をきたす。
- この低カルシウム血症に反応して副甲状腺機能が亢進し，続発性の副甲状腺機能亢進症が起こる。

■ 画像所見

- 前項までに解説した骨粗鬆症や骨軟化症の所見に加えて，副甲状腺機能亢進症による変化が加わる。その主たるものは**骨吸収（bone resorption）**である。
- 骨吸収は骨膜下，軟骨下，骨皮質下，骨梁など種々の部位で見られる。骨膜下骨吸収（subperiosteal bone resorption）は中節骨の橈側で多く見られ，単純X線写真で骨辺縁の不整像として描出される（**図8a**の→）。末節骨にも骨吸収を認めることがある（**図8**の▶）。

図8 腎性骨異栄養症による骨吸収

a：60歳台，男性。骨膜下骨吸収の左手単純X線正面像

左手示指および中指中節骨の橈側には骨辺縁不整像（→）が見られ骨膜下骨吸収の所見である。示指末節骨にも骨吸収が見られる（▶）。

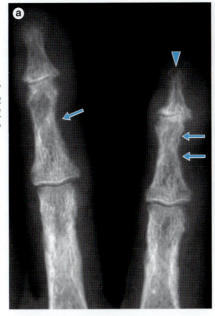

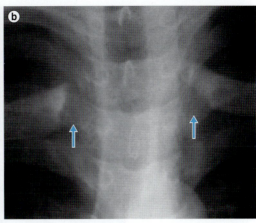

b：10歳台，男性。軟骨下骨吸収の胸部単純X線写真正面像

両側鎖骨近位端は短く（→），軟骨下骨吸収の所見である。

図9 腎性骨異栄養症による褐色腫

40歳台，男性。

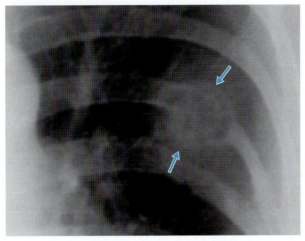

胸部単純X線写真正面像

左肋骨に境界ほぼ明瞭で膨張性発育を呈する溶骨性腫瘤を認める（→）。

- 軟骨下骨吸収（subchondral bone resorption）は仙腸関節近傍，恥骨結合，胸鎖関節（図8b）および肩鎖関節が好発部位である。
- 骨増殖も生じ，脊椎や長管骨骨端などの海綿骨に見られる。脊椎病変では椎体上下縁が硬化し，かつ椎体中間部の透過性が亢進することにより特徴的な横縞模様（rugger-jersey spine）を呈する。
- 褐色腫（brown tumor）は副甲状腺ホルモンによって活性化された破骨細胞の働きにより生じる限局性の巨細胞に富む線維血管性腫瘤で，単純X線写真では境界明瞭な溶骨性病変として描出され（図9），しばしば骨腫瘍との鑑別が問題となる。
- 軟部の石灰化は高カルシウム血症やアルカローシスが原因で，腹部大動脈，四肢末梢の動脈壁，筋肉内，関節周囲，結膜や角膜などに見られる。特に関節近傍では大きな腫瘤を形成し，近傍に骨侵食をきたすことがある（図10）。

図10 腎性骨異栄養症による軟部石灰化（tumoral calcinosis）
40歳台，男性。

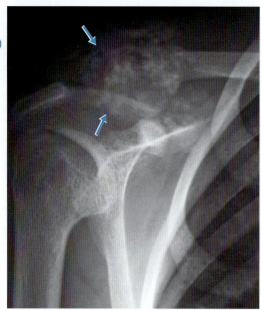

右鎖骨単純X線写真正面像
右鎖骨遠位付近に石灰化を伴う腫瘤（→）を認める。右鎖骨遠位は短く，腫瘤による骨侵食や軟骨下骨吸収が原因と考えられる。

> ### ここが 勘ドコロ
>
> **腎性骨異栄養症（renal osteodystrophy）**
> - 骨粗鬆症＋骨軟化症＋続発性副甲状腺機能亢進症＋軟部組織・血管の石灰化
> - 続発性副甲状腺機能低下症の主な所見
>   ① 骨膜下骨吸収（指），軟骨下骨吸収
>   ② 椎体の横縞模様（rugger-jersey spine）
>   ③ 褐色腫（溶骨性骨腫瘍の鑑別診断として忘れるべからず）

アミロイドーシスと破壊性脊椎関節症

アミロイドーシス（amyloidosis）

- 種々の原因によって起こる組織へのアミロイド沈着により臓器の機能障害をきたす疾患である。
- 原発性および続発性に大別され，続発性の主な原因として**多発性骨髄腫，関節リウマチ，人工透析**などが挙げられる。

アミロイド関節症（amyloid arthropathy）

■ 概説

- 関節にアミロイド沈着をきたしたものをアミロイド関節症とよび，関節腫脹や疼痛および機能障害を起こす。好発部位は手根管，肩関節，股関節，膝関節である。

- 特に10年以上の長期透析患者ではアミロイドの前駆体であるβ_2ミクログロブリンの除去が難しく，関節内や関節近傍の構造へのアミロイド沈着をきたし，透析アミロイドーシスとよばれる。
- 透析アミロイドーシスの初期は関節軟骨にのみ沈着し，その後滑膜や関節包（**図11a**の▶）に広がり，さらに進行すると沈着部でマクロファージなどの炎症細胞浸潤をきたす[5]。

5）Garbar C, et al：Histological characteristics of sternoclavicular beta 2-microglobulin amyloidosis and clues for its histogenesis. Kidney Int. 55：1983-1990, 1999.

■ 画像所見

○単純X線写真

- 関節周囲の軟部腫瘤，関節周囲の骨減少，軟骨下骨囊胞，骨侵食，関節液貯留などの関節炎様の所見が見られる。一般的に関節間隙の狭小化は認めない。

○MRI

- 関節液貯留，軟骨下骨囊胞，骨侵食が見られ，沈着したアミロイド自体はT2強調像で低信号の結節〜腫瘤状構造として描出されるが，囊胞形成を伴うと高信号を呈する（**図11a**の→）。
- 関節近傍の骨侵食およびT2強調像での低信号腫瘤を呈する鑑別疾患に色素性絨毛結節性滑膜炎（pigmented villonodular synovitis：PVNS）や血友病性関節症が挙げられる（p.129参照）。これらの疾患はT2強調像での低信号域にT2*強調像でヘモジデリン沈着を反映した信号低下が見られるが，**アミロイド関節症ではT2*強調像での信号低下を認めない点が重要な鑑別点となる**（**図11b**）。
- その他の骨軟部組織へのアミロイド沈着は骨髄では不均一な信号の低下を，手根関節の腱や靱帯および腱鞘に沈着すると手根管の腫大による手根管症候群を，筋肉に沈着すると筋腫大を呈する。

図11 アミロイド関節症
70歳台，男性。透析患者。

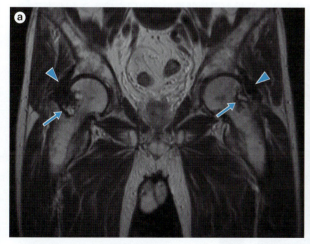

a：股関節MRI T2強調冠状断像
両側股関節にアミロイド沈着による軟部影（→：T2強調像で低信号と高信号の混在）が見られ，骨侵食を伴っている。関節包には肥厚（▶）が見られる。

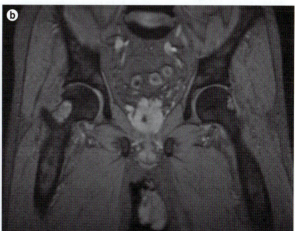

b：股関節MRI T2*強調冠状断像
T2強調像（a）での低信号構造は，グラディエントエコー法によるT2*強調像では高信号を呈しており，色素性絨結節性滑膜炎との鑑別点となる。

> **ここが勘ドコロ**
>
> **アミロイド関節症**
> - 手・肩・股・膝などの関節周囲へのアミロイド沈着。
> - 軟部腫瘤＋骨侵食＋軟骨下骨嚢胞
> - T2強調像で低信号だが，T2*強調像での信号低下を伴わない。

破壊性脊椎関節症（destructive spondyloarthropathy：DSA）

■ 概説

- 骨軟部組織へのアミロイド沈着は脊椎領域にも見られ，主として椎間板，黄色靱帯，椎間関節滑膜および硬膜外にアミロイドが沈着する。
- 慢性腎不全や長期透析患者ではアミロイドーシス以外に骨軟化症，骨硬化，骨粗鬆症，副甲状腺機能亢進症や種々の結晶沈着によって進行性の脊椎骨破壊性病変を呈し，破壊性脊椎関節症（DSA）とよばれる[6]。
- 頸椎および腰椎レベルを侵すことが多い。背部痛やこわばり，脊髄症および神経根症などをきたすことがあり，神経症状がある場合は除圧や固定などの外科的治療の適応となる。

■ 画像所見

- 椎体上下縁の終板付近に骨破壊や骨硬化像が見られ，椎間腔が狭小化する。
- 脊椎のすべりを伴うこともある。
- MRIでは脊髄の圧迫や脊髄内異常信号を認める（図12）。
- 環軸関節近傍にも関節リウマチで見られるパンヌス様のアミロイド沈着による滑膜肥厚が見られ，歯突起周囲に腫瘤形成（図12の→）をきたす（これは"pseudotumor"と称されることがある）。
- 歯突起には骨侵食や骨吸収が見られ，骨折や環軸関節の亜脱臼を伴うこともある[7]。

6) Theodorou DJ, et al：Imaging in dialysis spondyloarthropathy. Semin Dial, 15：290-296, 2002.

7) Tosi P：Diagnosis and treatment of bone disease in multiple myeloma：spotlight on spinal involvement. Scientifica, 2013：2013：104546. Epub 2013 Dec 8.

図12　破壊性脊椎関節症
60歳台，男性。

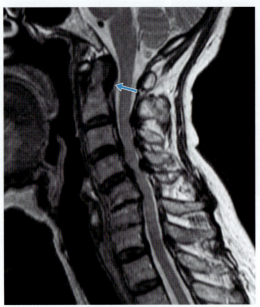

頸椎MRI T2強調矢状断像
C5/6およびC6/7レベルで終板の骨破壊を伴う椎間腔狭小化を認める。後縦靱帯や黄色靱帯には低信号の肥厚像を認め，アミロイド沈着が示唆される。C4/5レベル主体に前方および後方からの脊髄圧迫が見られる。歯突起周囲にもアミロイド沈着による低信号の軟部影（→）が見られ，軽度の骨侵食を伴っている。

> **ここが勘ドコロ**
>
> 破壊性脊椎関節症
> - 頸椎＞腰椎
> - 椎間板・靭帯・滑膜へのアミロイド沈着＋骨破壊→脊髄症・神経根症
> - 歯突起周囲の軟部腫瘤形成。

おわりに

・代謝性骨疾患について画像所見を中心に解説した。代謝性疾患の多くは臨床所見などですでに臨床診断がついており，画像検査は骨関節異常の有無や骨折などの合併症の評価が目的であるが，ときに特徴的な画像所見から背景の代謝性疾患を推察できることもあり，本稿で述べた画像所見の把握が重要となる。

05 第2章 系統別疾患レビュー：診断のおさえどころ

宮嵜　治

骨系統疾患
－診断に寄与するkey findingを見出すための読影ポイント－

はじめに

- 骨系統疾患という医学用語に明確な定義はない。一般的には軟骨・骨の発生，成長の異常によって骨格の形態や構造に系統的な異常をきたす疾患と考えられる。
- 骨系統疾患という言葉は英語のconstitutional disease of boneに相当する語である。そのほとんどがMendel遺伝性疾患で[1]，歴史的，社会的には侏儒症（dwarfism）として認知されてきた。この語は，疾患名としても，例えばthanatophoric（death-bearing）dwarfismというような形で使われたが，現在では差別的であるとして使用されず，dysplasiaの語に置き換えられている。
- この領域の疾患単位の枠組みが単純X線写真での骨変化によるので，X線診断イコール臨床診断である。しかし，疾患単位の数が膨大で，2010年に発表された国際分類（Nosology and Classification of Genetic Skeletal Disorders；2010 revision）[2]において，456の疾患が40の疾患グループに分類されている［International Skeletal Dysplasia Society（ISDS）のhomepageからPDF fileを入手できる］。
- これらの疾患概念を紹介し，骨系統疾患のX線学的特徴を記載した分厚い教科書が何冊も存在する。本書の1項目としてこれらを網羅することは不可能である。
- 日常診療で重要なことは次の2つである。
    ① 全身骨撮影された単純X線写真のどこに着目し異常所見を評価するか，骨系統疾患の診断に寄与するkey findingを見出すか，上記疾患グループにあてはめるか。
    ② 上記の骨系統疾患40グループのうち比較的頻度が高く，日常診療で遭遇する可能性のある疾患群（例：軟骨無形成症，骨形成不全症など）の画像所見を理解すること。
- 本節では，前述の①について，正しい診断に至るための読影における手順とポイントを述べる。これにより，少なくとも診断についてある程度の"あたり"をつけることが可能になると思う。そこから先の疾患の各論は割愛するので，別に成書を紐解かれたい。

【＋アルファ】　骨系統疾患におけるX線診断の意義

- 骨系統疾患のほとんどは単一遺伝子病であり，原因遺伝子の変異を同定することで診断が可能となる。
- 国際分類に含まれる456疾患，40グループのうち316疾患，226の疾患遺伝子がすでに同定されている（2011年2月11日現在）[3]。
- これらの遺伝子診断のためには，まず臨床診断（X線診断）をきちんと行い，調べる遺伝子を絞り込んでいく必要がある。このため単純X線撮影およびその読影は必須である。X線診断を含む臨床診断を誤った場合，時間，労力，費用の大きな損失につながる[4]。

---

1) 西村　玄：総論. 骨系統疾患X線アトラス. 遺伝性骨疾患の鑑別診断. 医学書院, 東京, 1993, p1-12.

2) Warman ML, et al：Nosology and classification of geneticskeletal disorders：2010 revision. Am J Med Genet Part A, 155：943-968, 2011.

3) 骨系統疾患コンソーシウムホームページ

4) 池川志郎：周産期の骨系統疾患の分子遺伝学と遺伝子診断. 骨系統疾患 出生前診断と周産期管理, 西村　玄ほか. メジカルビュー社, 東京, 2011, p53-58.

骨幹端の異常（metaphyseal dysplasia）（図1, 2）

- 正常の骨構造の解剖学的名称を図1に示す。
- 正常な骨の発育には軟骨内骨化（enchondral ossification）と膜内骨化（membranous ossification）の2つの様式がある（→Point advice）。骨幹端の変形の模式図を図2に示す。それぞれの変形をきたすメカニズムについて以下に詳述する。

図1　骨構造の解剖学的名称

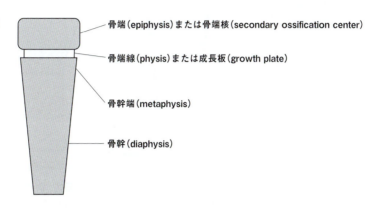

図2　骨幹端の異常例と模式図

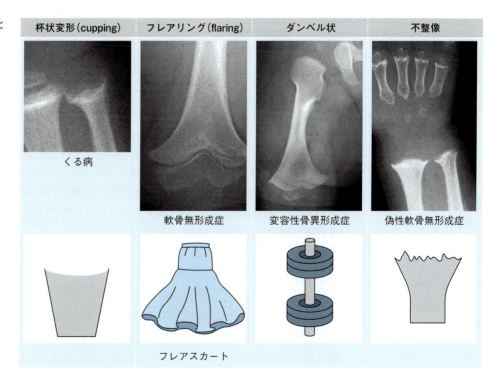

Point advice　骨化の過程の模式図

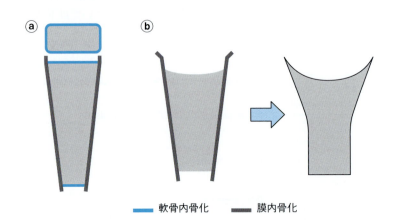

——— 軟骨内骨化　　——— 膜内骨化

a：正常の骨の発育
軟骨内骨化：胎児期の一次骨化中心の内部（将来の海綿骨部）は，まず軟骨の鋳型として発生し，遠心性に軟骨内骨化が進行する。胎児中期に成長板が形成され，その後の長軸方向の成長は，成長板での軟骨内骨化による。
膜内骨化：未熟間葉組織が骨芽細胞により直接的に骨組織に分化。管状骨の皮質は，膜内骨化により横方向に成長する。

b：軟骨内骨化の障害（軟骨無形成症など）
成長板での軟骨内骨化の障害のため，骨幹端は上下方向に発育不全をきたす。そのためカップ状の変形［杯状変形（cupping）］を呈する。一方膜性骨化は保たれているため，骨幹端辺縁は末広がり［フレアリング（flaring）］を呈する。

杯状変形（cupping）

- 骨幹端中央部分が骨幹方向にU字型，V字型に陥凹する変形である。軟骨無形成症（achondroplasia）など，軟骨内骨化が障害されるほとんどの疾患でこの変化が生じる。
- 正常の管状骨の縦方向への成長は，成長板での軟骨内骨化による骨付加による。軟骨内骨化の減少が起こると骨幹端中央部で最も影響が大きい。また骨幹端辺縁の膜性骨化は相対的に過剰となる。

フレアリング（flaring）

- 骨幹端の横径が増大し，末広がりが目立つ変形を指す，splayingとも称される。成長板の横方向への過剰発育が原因と考えられる。
- 軟骨周囲環が形成されないため成長板の横方向の無秩序な発育をする場合（「くる病」p.155参照）や，軟骨細胞の過形成［変容性骨異形成症（metatropic dysplasia）］などが原因である。

ダンベル型変形(dumbbell-shaped deformity)

- 前述の骨幹端のフレアリングの極型で，骨幹端の横径増大が著しいため，鉄アレイ様形態を示す変形である。
- 骨幹の横径が太まるもの［Kniest異形成症(Kniest dysplasia)］と，骨幹横径が正常なもの(変容性骨異形成症)がある。

骨幹端の不整像

- 治癒期のくる病に似た骨幹端の異常を示す。骨幹端は不整で骨硬化部分と骨透亮像が混在している。骨幹端軟骨異形成症(metaphyseal chondrodysplasia)や，偽性軟骨無形成症(pseudoachondroplasia)などで認められる。

ここが勘ドコロ

骨幹端の異常と鑑別診断

- これらの杯状変形(cupping)，フレアリング(flaring, splaying)，ダンベル型変形，骨幹端の不整像などの骨幹端異常は，骨系統疾患の診断のための疾患グループ分けのためのkey findingとなる。

骨幹端		
	杯状変形 フレアリング	くる病，軟骨無形成症，タナトフォリック骨異形成症，骨幹端軟骨異形成症　など
	ダンベル型	Kniest異形成症，変容性骨異形成症　など
	不整像	骨幹端軟骨異形成症，偽性軟骨無形成症　など

【＋アルファ】 疾患概説：骨幹端の不整をきたす主な疾患

- **軟骨無形成症(achondroplasia)**：軟骨内骨化の障害により主として四肢長管骨・短管骨の短縮をきたす疾患。線維芽細胞増殖因子受容体3(fibroblast growth factor receptor 3：FGFR3)の異常に起因する。遺伝様式は常染色体優性(AD)。FGFR3は軟骨細胞の細胞膜にあり，その増殖・分化を抑制する作用がある。しかし，本症ではこれが常時活性化された状態にあり，その結果軟骨内骨化が進まなくなる。
- **タナトフォリック骨異形成症(thanatophoric dysplasia)**：FGFR3の異常により，四肢短縮，長管骨彎曲，胸郭低形成，巨大頭蓋をきたす致死的な疾患。遺伝様式はAD。
- **変容性骨異形成症(metatropic dysplasia)**：出生時は四肢短縮が主体で，成長とともに脊椎扁平化や後側彎が生じて体幹短縮や胸郭低形成を認める疾患。"metatropic"はギリシャ語の"metatropos"(英語：changing pattern)に由来。遺伝様式はAD。
- **Kniest異形成症(Kniest dysplasia)**：四肢短縮や脊椎変形に特異顔貌を伴う疾患。2型コラーゲンの異常に起因する。遺伝様式はAD。
- **骨幹端軟骨異形成症(metaphyseal chondrodysplasia)**：骨幹端の変形と下肢の彎曲をきたす疾患で，種々のタイプがある。Schmid型が最も多く，遺伝様式はAD。
- **偽性軟骨無形成症(pseudoachondroplasia)**：四肢短縮をきたす疾患で，軟骨無形成症に外観が似ているため，この名称が付けられている。ただし原因はまったく異なり，cartilage oligomeric matrix protein(COMP)の異常に起因する。遺伝様式はAD。

> 用語アラカルト

＊1 TRPV4(transient receptor potential cation channel, subfamily V member 4)

transient receptor potential channel(TRPチャネル)は，1989年に突然変異ショウジョウバエの光受容器の電位異常に伴い発見された蛋白質である。その名称は，変異株において光受容器電位変化が一過性(transient)であることに由来し，"さまざまな機能を有するイオンチャネルファミリー"である。6つのサブファミリー(TRPC, TRPM, TRPV, TRPML, TRPP, TRPA)に分かれ，30種類以上の類縁分子が知られている[5]。

5)沼田朋大ほか：TRPチャネルの構造と多様な機能. 生化学, 81：962-983, 2009.

骨端/骨端核の異常(epiphyseal dysplasia)(図3)

骨端の不整

・骨端の二次骨化が分節化したり，辺縁が不整となったりすることがある。これをepiphyseal dysplasiaと呼称する。この骨端の不整骨化像は年齢とともに早期に変形性関節症に移行していく。

大きな骨端核(megaepiphysis)

・前述のダンベル変形では成長板の横方向に過大成長するため骨幹端の著しいflaring/splayingを認めるが，骨端核も骨幹端の横径に見合う大きさになる。
・大きな骨端核を認めたときには2型コラーゲン異常であるKniest異形成症やStickler症候群(Stickler syndrome)，TRPV4(transient receptor potential cation channel, subfamily V member 4)遺伝子異常[*1]である変容性骨異形成症などの可能性がある。

点状軟骨石灰化(stippled epiphysis)

・骨端と周囲軟部組織に見られる点状の石灰化で，生後すぐに認められるが，年齢とともに前述のepiphyseal dysplasiaと区別のつかない骨端核の不整骨化に変化する。
・この所見を見たときは点状軟骨異形成症(chondrodysplasia punctata)などを念頭に他部位の異常所見のチェックを行う。

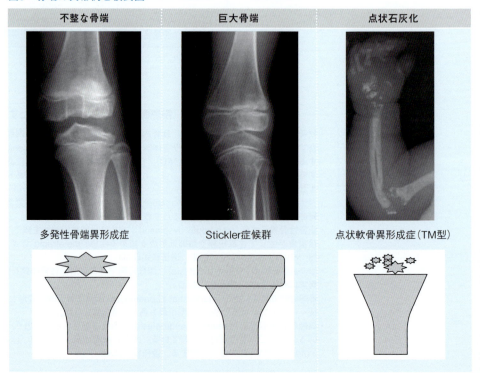

図3　骨端の異常例と模式図

不整な骨端 / 巨大骨端 / 点状石灰化

多発性骨端異形成症　Stickler症候群　点状軟骨異形成症(TM型)

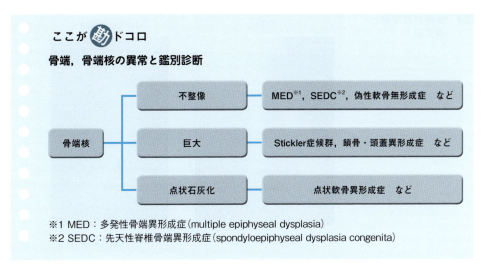

ここが勘ドコロ
骨端，骨端核の異常と鑑別診断

- 骨端核
  - 不整像 → MED※1，SEDC※2，偽性軟骨無形成症　など
  - 巨大 → Stickler症候群，鎖骨・頭蓋異形成症　など
  - 点状石灰化 → 点状軟骨異形成症　など

※1 MED：多発性骨端異形成症（multiple epiphyseal dysplasia）
※2 SEDC：先天性脊椎骨端異形成症（spondyloepiphyseal dysplasia congenita）

【＋アルファ】　疾患概説：骨端・骨端核に異常をきたす主な疾患

- Kniest異形成症：p.167参照
- 多発性骨端異形成症（multiple epiphyseal dysplasia：MED）：長管骨骨端の骨化不全，手足の短縮，股関節拘縮などをきたす疾患。6つの型があり，大部分は9型コラーゲンの異常に起因する。遺伝様式はAD。
- 先天性脊椎骨端異形成症（spondyloepiphyseal dysplasia congenital：SEDC）：扁平椎，骨端核の骨化遅延，低身長，近視，口蓋裂などを特徴とする疾患。2型コラーゲンの異常に起因する。遺伝様式はAD。
- Stickler症候群：四肢骨端核の異形成，関節拘縮，強度近視，口蓋裂，難聴などをきたす疾患。2型コラーゲンの異常に起因する。遺伝様式はAD。
- 鎖骨頭蓋異形成症（cleidocranial dysplasia）：鎖骨欠損，頭蓋骨縫合の骨化遅延，歯芽萌出遅延を主徴とする疾患。runt related transcription factor 2（RUNX2）の異常に起因する。遺伝様式はAD。
- 点状軟骨異形成症（chondrodysplasia punctata）：骨端部の点状石灰化と四肢の短縮をきたす疾患。責任遺伝子が判明しているものだけで8つの型が知られ，遺伝様式もさまざまである。

骨幹の異常（図4，5）

彎曲

- 長管骨が彎曲する疾患は数多く見られる。長管骨の彎曲を指摘することは比較的容易であるが，彎曲所見が診断に結びつく疾患として，軟骨無形成症の最重症型であるタナトフォリック骨異形成症（thanatophoric dysplasia）で認められる電話の受話器型（French telephone receiver）変化が有名である（図5）。
- その他の疾患では彎曲が診断に直結する場合は少なく，彎曲を認めた場合，その他の部位の所見を組み合わせて鑑別診断を進める。以下に例を示す（図5）。
- くる病と骨幹端軟骨異形成症の下肢撮影を観察すると，両者は非常に類似した形態に見える。しかし，くる病は全体に骨濃度が低下し粗糙な印象を受ける。
- 骨幹端軟骨異形成症Schmid型はほかと比較し大腿骨頭の骨端核が大きく，そのほか内反股や遠位骨幹端が近位骨幹端に比べ所見が目立つ点が特徴とされる[6]。
- 軟骨無形成症では長管骨の彎曲，杯状変形（cupping），フレアリング（flaring）を認めるが，骨盤の水平臼蓋や腸形骨の変形（アフリカゾウの耳サイン，p.180）を認め，これらにより確定診断に至る。

6) Lachman RS, et al : Metaphyseal chondrodysplasia, Schmid type clinical and radiographic delineation with a review of literature. Pediatr Radiol, 18：93-102, 1988.

図4 骨幹の異常例と模式図

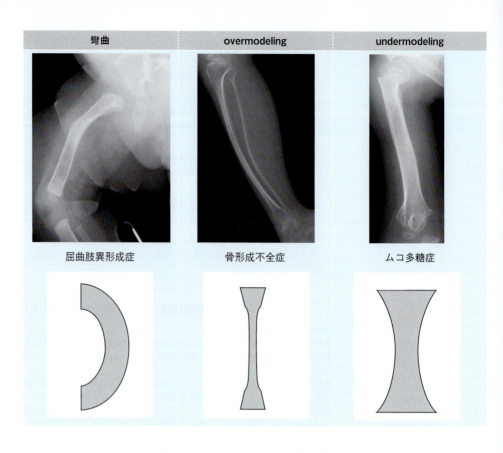

図5 長管骨彎曲の鑑別診断の例

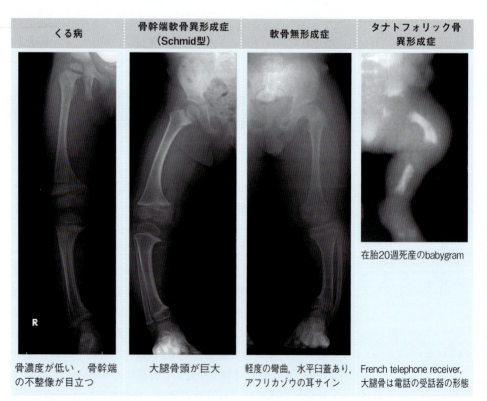

overmodeling

- 骨幹端や骨幹の横径が減少することをいう。膜性骨化の不全のため横方向に骨の新生ができない場合［骨形成不全症（osteogenesis imperfecta）］や，骨幹端，骨幹の骨吸収が更新する場合（「副甲状腺機能亢進症」p.158参照）などがある。

> **Point advice**　overmodelingとundermodelingについて
>
> - 骨は，その成長の過程においては破骨細胞による吸収と骨芽細胞による造成が繰り返され，適正な形態が維持された状態で大きくなっていく。これをモデリングという。
> - このバランスが崩れたときにovermodeling，あるいはundermodelingが生じる。
> - 太くなるのが"over"，細くなるのが"under"ではなく，逆である。誤解しないようにしたい。

undermodeling

- 前項とは逆に骨幹端や骨幹の横径が増加することをいう。骨幹内側優位の骨吸収が更新する場合（ムコ多糖症）や，骨幹部の膜性骨化の過剰でも起こる［肥厚性皮膚骨膜症（pachydermoperiostosis）］場合などがある。

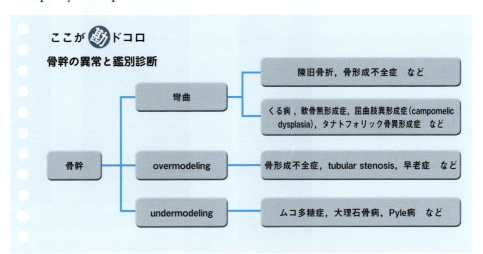

ここが勘ドコロ
骨幹の異常と鑑別診断

骨幹
- 彎曲
  - 陳旧骨折，骨形成不全症　など
  - くる病，軟骨無形成症，屈曲肢異形成症（campomelic dysplasia），タナトフォリック骨異形成症　など
- overmodeling：骨形成不全症，tubular stenosis，早老症　など
- undermodeling：ムコ多糖症，大理石骨病，Pyle病　など

【+アルファ】　疾患概説：骨幹の異常をきたす主な疾患

- タナトフォリック骨異形成症：p.167参照
- 骨幹端軟骨異形成症：p.167参照
- 軟骨無形成症：p.167参照
- 骨形成不全症（osteogenesis imperfecta）：易骨折性，青色強膜，難聴，歯芽形成不全などを主徴とする疾患。1型コラーゲンの異常により膜内骨化が障害された状態である。5型およびその亜型に分類される。遺伝様式はⅠ型とⅤ型が常染色体優性（AD），Ⅱ，Ⅲ，Ⅳ型は常染色体劣性（AR）。Ⅱ，Ⅲ型は子宮内または幼児期骨折をきたし予後不良。
- ムコ多糖症（mucopolysaccharidosis）：酸性ムコ多糖類の代謝に関与する酵素欠損により，全身諸臓器にそれらが蓄積する疾患群。特異顔貌，厚い皮膚，精神発達遅滞などに加え，特有の骨所見（dysostosis multiplex）を示す。6つの型およびその亜型が知られ，Ⅰ型（Hurler），Ⅱ型（Hunter），Ⅲ型（Sanfilippo），Ⅳ型（Morquio）など，人名を冠した症候群名でも知られる。遺伝様式はⅡ型のみ伴性劣性（XLR），ほかはAR。
- 肥厚性皮膚骨膜症（pachydermoperiostosis）：頭皮の脳回様肥厚，太鼓ばち指，全身骨の外骨膜性肥厚をきたす疾患。遺伝様式はAD。

四肢短縮の分類（図6）

近位肢節型短縮（rhizomelic shortening）

・近位肢節（上腕骨，大腿骨）の短縮が目立つものをいう。
・正常な上腕骨は前腕骨より長いが，同じか短い場合rhizomeliaと表現する。同様に大腿骨は下腿骨より長いのが正常である。

中間肢節型短縮（mesomelic shortening）

・中間肢節（前腕，下腿）の短縮が目立つものをいう。
・前腕ではMadelung変形を示すことが多い（図6）。Madelung変形とは橈骨，尺骨の遠位関節面がV字型に向き合ってその間に手根骨が落ち込む状態を指す。

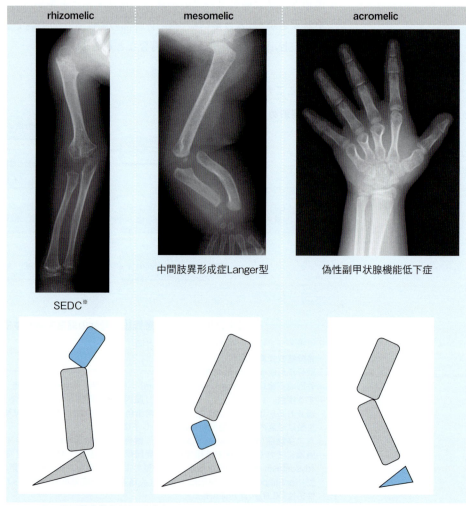

図6　四肢短縮のパターン例

中間肢異形成症Langer型　　偽性副甲状腺機能低下症

SEDC※

※ SEDC：先天性脊椎骨端異形成症

遠位肢節型短縮（acromelic shortening）

・遠位肢節（手足）の短縮が目立つものをいう。

> 【＋アルファ】　骨系統疾患とサイン名
>
> ・骨系統疾患の放射線診断は単純X線撮影の古典的な読影スタイルを継承し，単純撮影のkey findingを形容するサインの付いたものが数多く存在する。前述の大腿骨彎曲を表すフランス式の電話の受話器型変形（thanatophoric dysplasia）や，アフリカゾウの耳サイン（軟骨無形成症），カタツムリ様骨盤（shneckenbecken dysplasia）などユーモラスなものが多い。椎体の変形に対しても多くのサイン名が存在し，そのうち遅発性脊椎骨端異形成症（spondyloepiphyseal dysplasia tarda：SED tarda）のラクダのこぶサインや，先天性脊椎骨端異形成症（spondyloepiphyseal dysplasia congenita：SEDC）の洋なし状変形などがある。これらのうちのいくつかはpathognomonic（疾患特徴的）な所見である。

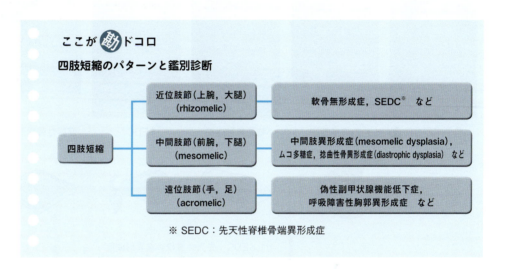

ここが勧ドコロ　四肢短縮のパターンと鑑別診断

- 近位肢節（上腕，大腿）（rhizomelic） → 軟骨無形成症，SEDC※　など
- 中間肢節（前腕，下腿）（mesomelic） → 中間肢異形成症（mesomelic dysplasia），ムコ多糖症，捻曲性骨異形成症（diastrophic dysplasia）　など
- 遠位肢節（手，足）（acromelic） → 偽性副甲状腺機能低下症，呼吸障害性胸郭異形成症　など

※ SEDC：先天性脊椎骨端異形成症

> 【＋アルファ】　疾患概説：四肢短縮をきたす主な疾患
>
> ・軟骨無形成症：p.167参照
> ・先天性脊椎骨端異形成症：p.169参照
> ・ムコ多糖症：p.171参照
> ・呼吸障害性胸郭異形成症[asphyxiating thoracic dysplasia（ATD）/Jeune family]：四肢短縮と胸郭低形成を特徴とする疾患。胸郭低形成による呼吸不全をきたすことが命名の由来だが，その程度はさまざまである。遺伝様式はAR。

サイン名の付いた椎体の変形（図7）

・骨形成不全症の魚椎は椎体の前縁が圧迫骨折を呈し，魚の脊椎の形態に類似する。
・ムコ多糖症の舌状変形は椎体前縁の突起状の変形を指す。Morquio病の場合突起は椎体の中央（central tongue）に出現し，Morquio病以外のムコ多糖症では椎体の下縁（inferior tongue）に出現する。
・軟骨無形成症の椎体は小弾丸型と称される。
・先天性脊椎骨端異形成症（SEDC）の椎体は前縁のほうが丸みを帯び後縁の高さに比し高いため洋なし状変形と称される。
・変容性骨異形成症の椎体は扁平化が著明で，菓子のウエハース状と形容される。

- 遅発性脊椎骨端異形成症（SED tarda）では椎体の後縁が丸みを帯び前縁に比し高さが高いため，ラクダのこぶと形容される．
- 骨系統疾患のbone surveyの読影時には，これらの椎体の特徴的な所見の存在により，ピンポイントの診断が可能である．

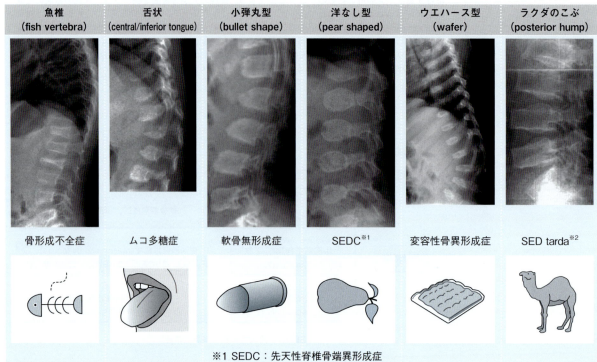

図7　サイン名の付いた椎体の変形例と模式図

※1 SEDC：先天性脊椎骨端異形成症
※2 SED tarda：遅発性脊椎骨端異形成症

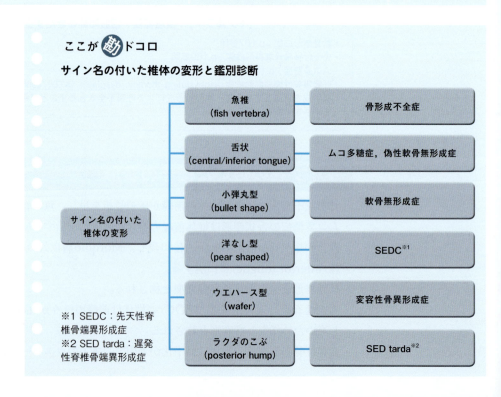

ここが勘ドコロ
サイン名の付いた椎体の変形と鑑別診断

> 【＋アルファ】　疾患概説：サイン名の付く椎体変形をきたす主な疾患
>
> ・骨形成不全症：p.171参照
> ・ムコ多糖症：p.171参照
> ・軟骨無形成症：p.167参照
> ・先天性脊椎・骨端異形成症：p.169参照
> ・変容性骨異形成症：p.167参照
> ・遅発性脊椎骨端異形成症（SED tarda）：学童期以後に出現する体幹短縮型の低身長をきたす疾患。中程度の扁平椎と大腿骨頭の骨端異形成が見られる。遺伝様式はXLRのものとADのものがあり、前者はSedlin、後者は2型コラーゲンの異常による。

脊椎・椎体の異常（図8）

- 前述のサイン名の付いた変化に加え、椎体はさまざまな変形をきたし、診断の確定に有用である。
- 腰椎椎体のpedicleは正常では下部腰椎にいくに従い間隔が通常広くなるが、軟骨無形成症では逆に下方にいくほど狭くなる特徴があり、interpediculate narrowingと呼称される。
- また軟骨無形成症などでは頭蓋頸椎移行部の脊柱管狭窄、脊髄圧迫をきたすため、脳神経外科的な介入が必要なことがある。
- 点状軟骨異形成症などの疾患では、椎体側面像で椎体の上・下方向に透亮像が認められ、冠状裂と称される。

図8　脊椎，椎体の異常例と模式図

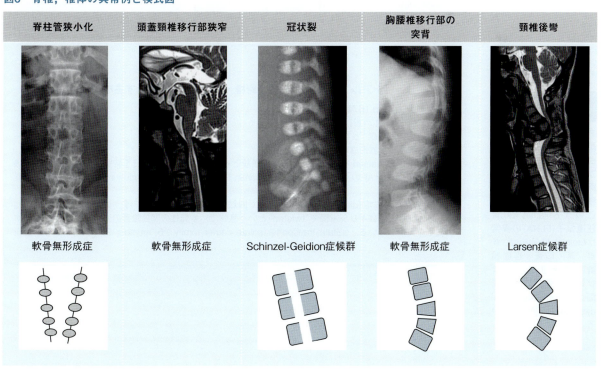

- 骨系統疾患の脊椎はアライメントの異常を呈することがあり，軟骨無形成症やムコ多糖症などの比較的頻度の多い疾患で胸腰椎移行部の背側への突出（thoracolumber gibbs）を認める．またLarsen症候群（Larsen syndrome）や捻曲性骨異形成症（diastrophic dysplasia）では頸椎の後彎が目立つ例があり，脊柱管狭窄を呈する．
- 点状軟骨異形成症，先天性脊椎骨端異形成症（SEDC）などの疾患では頸椎の骨化が不良なため環軸椎不安定症を呈し，脊柱管狭窄や脊髄圧迫などの症状をきたす．脳神経外科的な介入が必要なことがある．

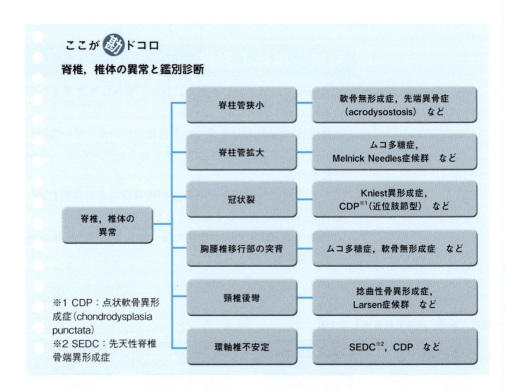

ここが勘ドコロ
脊椎，椎体の異常と鑑別診断

脊椎，椎体の異常	鑑別
脊柱管狭小	軟骨無形成症，先端異骨症（acrodysostosis）など
脊柱管拡大	ムコ多糖症，Melnick Needles症候群　など
冠状裂	Kniest異形成症，CDP※1（近位肢節型）　など
胸腰椎移行部の突背	ムコ多糖症，軟骨無形成症　など
頸椎後彎	捻曲性骨異形成症，Larsen症候群　など
環軸椎不安定	SEDC※2，CDP　など

※1 CDP：点状軟骨異形成症（chondrodysplasia punctata）
※2 SEDC：先天性脊椎骨端異形成症

用語アラカルト

＊2 filamin
細胞骨格を構成する蛋白質の1つで，アクチンフィラメントを架橋し網目構造を形成する．3種類（A，B，C）があり，このうちfilamin Aの責任遺伝子（FLNA）の異常はMelnick-Needles症候群，耳・口蓋・指症候群（Ⅰ型とⅡ型），および前額・骨幹端異形成症（frontometaphyseal dysplasia）に関与している．

【＋アルファ】 疾患概説：脊椎・椎体の異常をきたす主な疾患

- 軟骨無形成症：p.167参照
- ムコ多糖症：p.171参照
- 点状軟骨異形成症：p.169参照
- 先天性脊椎骨端異形成症：p.169参照
- Larsen症候群（Larsen syndrome）：平坦な顔貌と多発性先天性関節脱臼を特徴とする疾患．遺伝様式はADのものとARのものがあり，前者はfilamin B＊2，後者はbeta-1,3-glucuronyltransferase 3の異常による．
- 捻曲性骨異形成症（diastrophic dysplasia）：四肢短縮と脊椎の変形を伴う低身長をきたす疾患．"diastrophic"とはギリシャ語で"twisted"という意味で，多発性の関節障害のため著しい変形を示す様子を表現している．sulfate transporter（solute carrier family 26, member 2）の異常による．遺伝様式はAR．

胸郭の異常(図9, 10)

- 胸郭の異常には，胸郭の全体的なバランス異常の有無と，肋骨や鎖骨，肩甲骨といった胸郭を構成する部分の形態異常の読影が必要である。

胸郭全体の異常

- 呼吸障害性胸郭異形成症（ATD/Jeune family）のように胸郭が躯幹に比し狭細なもの，14番染色体父性片親性ダイソミー（uniparental disomy-14：UPD14）やタナトフォリック骨異形成症などのように上部が狭く下部が広いベル型を呈するもの，SEDCやKniest異形成症などの樽形変形などが知られており，鑑別診断の一助となる。UPD14の骨格は背側肋骨が上方へ凸の特徴的なハンガー型の形態（coat-hanger sign）を示す[7]。

7) Miyazaki O, et al：Radiological evaluation of dysmorphic thorax of paternal uniparental disomy 14. Pediatr Radiol, 41：1013-1019, 2011.

図9　胸郭の異常例

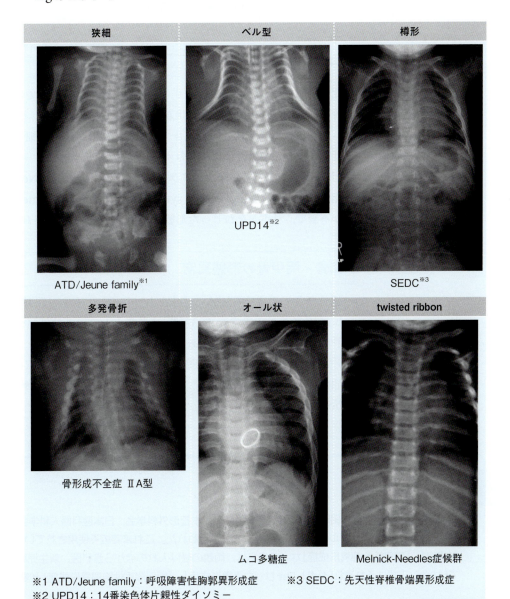

※1 ATD/Jeune family：呼吸障害性胸郭異形成症　　※3 SEDC：先天性脊椎骨端異形成症
※2 UPD14：14番染色体片親性ダイソミー

図10 鎖骨，肩甲骨の異常例

| 鎖骨低形成 | ハンドル・バー変形 | 肩甲骨低形成 |

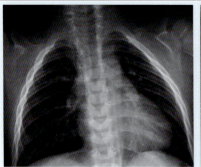
鎖骨頭蓋異形成症

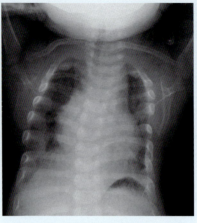
Ellis-van Creveld症候群

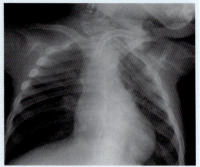
屈曲肢異形成症

肋骨の形態異常

- 比較的頻度の高い骨形成不全症（周産期致死型Ⅱ，Ⅲ型）では，胎児期の子宮内での骨折と修復のため肋骨に数珠状変形をきたし，アコーディオン様と形容される。
- ムコ多糖症や偽性軟骨無形成症では肋骨の椎体付着部が細く，遠位側の幅が広い形態を示す。この形態がボートのオールに似ているため，オール状変形と称される。
- filaminグループ（p.176用語アラカルト参照）のMelnick-Needles症候群や，耳・口蓋・指症候群（oto-palato-digital syndrome：OPD syndrome）では，肋骨が細く辺縁が不整で，リボンをねじった形態（twisted ribbon）と称される。

鎖骨・肩甲骨の形態異常

- 鎖骨頭蓋異形成症（cleidocranial dysplasia）は鎖骨の低形成と頭蓋骨のWormian bone（「頭蓋骨の異常」p.183参照）を特徴とし，診断的価値が高いが，症例により鎖骨の低形成の程度に差異がある。
- 呼吸障害性胸郭異形成症（ATD/Jeune family）では鎖骨が自転車のハンドル状を呈する。
- 屈曲肢異形成症では肩甲骨の低形成を認める。大腿骨の彎曲を呈する新生児期のbone surveyの読影時には必ずチェックする必要がある。

Point advice　言葉の問題

- 2010年の骨系統疾患新国際分類の発表を受けて，日本整形外科学会，日本産科婦人科学会，日本小児科学会の合同ワーキンググループによって邦訳作業が行われた。これまで広く使用されていた「致死性骨異形成症」，「窒息性胸郭異形成症」などの病名は，両親の受け入れの点から産科医，新生児科医などから問題視されていたが，正式にそれぞれ「タナトフォリック骨異形成症」，「呼吸障害性胸郭異形成症」と変更されることになった。

第2章・05骨系統疾患

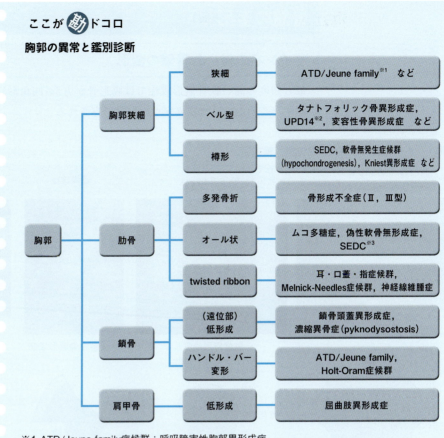

ここが勘ドコロ
胸郭の異常と鑑別診断

※1 ATD/Jeune family症候群：呼吸障害性胸郭異形成症
※2 UPD-14：14番染色体片親性ダイソミー
※3 SEDC：先天性脊椎骨端異形成症

【+アルファ】 疾患概説：胸郭の異常をきたす主な疾患

- 呼吸障害性胸郭異形成症：p.173参照
- タナトフォリック骨異形成症：p.167参照
- 先天性脊椎骨端異形成症：p.169参照
- Kniest異形成症：p.167参照
- 骨形成不全症：p.171参照
- ムコ多糖症：p.171参照
- 偽性軟骨無形成症：p.169参照
- 鎖骨頭蓋異形成症：p.169参照
- 14番染色体父性片親性ダイソミー（UPD14）：14番染色体の全部または一部が2つとも父親に由来する病態。妊娠中に羊水過多が見られ，小顎症や眼裂狭小化などの特徴的顔貌，精神運動発達遅滞をきたす。胸郭が低形成で呼吸障害をきたすが，適切な呼吸管理より改善可能である。
- Melnick-Needles症候群：特有の顔貌と長管骨の彎曲，肋骨のリボン状変形をきたす疾患。filamin Aの異常による。遺伝様式は伴性優性（XLD）。
- 耳・口蓋・指症候群（OPD syndrome）：頭部・顔面の形態異常，口蓋裂，難聴，指趾の短縮などをきたす疾患。重症度によりⅠ型とⅡ型に分ける。いずれもfilamin Aの異常による。遺伝様式はXLD。
- 屈曲肢異形成症：長管骨の彎曲，肩甲骨・肋骨・骨盤の低形成を特徴とする疾患。新生児期に呼吸不全をきたし予後は不良。軟骨形成の主要制御因子であるSRY(sex determining region Y)-box9の異常による。遺伝様式はAD。
- Ellis-van Creveld症候群：中胚葉と外胚葉に形成異常をきたす疾患で，遠位肢節短縮，多指症，胸郭形成異常，先天性心疾患（心房中隔欠損が最多），歯の異常などを特徴とする。遺伝様式はAR（4p16にあるEVC遺伝子）。

179

骨盤の変形（図11）

サイン名の付いた骨盤の変形

・最も頻度の高い軟骨無形成症では腸形骨が方形（四角形）を呈し，下縁は水平臼蓋を示す。このためアフリカゾウの耳と形容される。

図11　サイン名の付いた骨盤の例，模式図

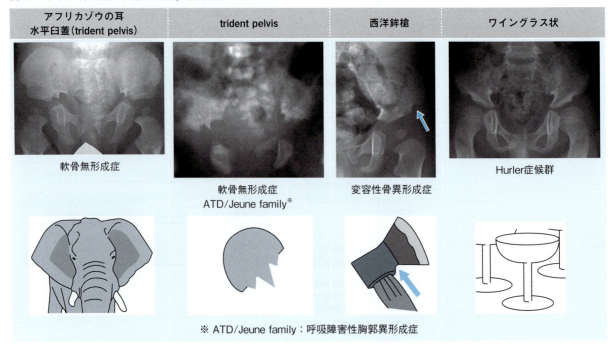

※ ATD/Jeune family：呼吸障害性胸郭異形成症

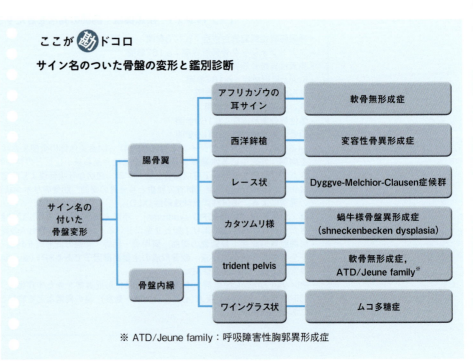

※ ATD/Jeune family：呼吸障害性胸郭異形成症

- 骨盤内側縁に嘴状の突起が3対認められる形態はtrident pelvisとよばれ，軟骨無形成性症のほか，呼吸障害性胸郭異形成症（ATD/Jeune family）やEllis-van Creveld症候群でも認められる。
- 変容性骨異形成症では腸骨の臼蓋上部の外縁が凹に陥凹している（図11の→）。この形態が中世ヨーロッパの武器であるhalberdに類似しておりhalberd pelvis（西洋鉾槍）と呼称される。この変形は長管骨のflaringに相当する変化である。
- ムコ多糖症の小骨盤内縁はワイングラスに似ている（wine-glass appearance）。

その他の骨盤や股関節の変形

- Larsen症候群では股関節脱臼や垂直坐骨が見られる。
- 内反股はSEDCやKniest異形成症で見られ，一方，外反股はムコ多糖症や耳・口蓋・指症候群で認められる変化である。
- 大腿骨頭や恥骨・坐骨の出現遅延はSEDCやKniest異形成症で認められる。

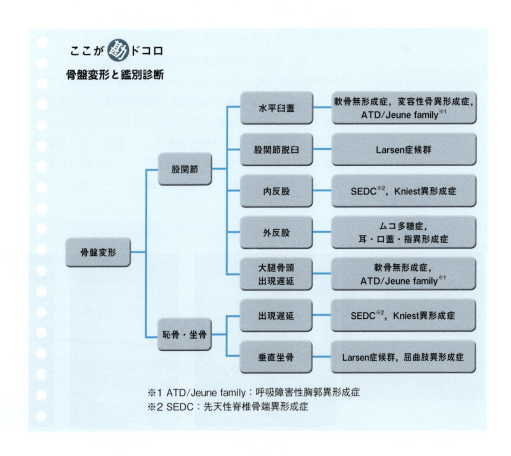

ここが勘ドコロ
骨盤変形と鑑別診断

骨盤変形	股関節	水平臼蓋	軟骨無形成症，変容性骨異形成症，ATD/Jeune family[※1]
		股関節脱臼	Larsen症候群
		内反股	SEDC[※2]，Kniest異形成症
		外反股	ムコ多糖症，耳・口蓋・指異形成症
		大腿骨頭出現遅延	軟骨無形成症，ATD/Jeune family[※1]
	恥骨・坐骨	出現遅延	SEDC[※2]，Kniest異形成症
		垂直坐骨	Larsen症候群，屈曲肢異形成症

※1 ATD/Jeune family：呼吸障害性胸郭異形成症
※2 SEDC：先天性脊椎骨端異形成症

> **【＋アルファ】　疾患概説：骨盤の変形をきたす主な疾患**
> - 軟骨無形成症：p.167参照
> - 呼吸障害性胸郭異形成症：p.173参照
> - 変容性骨異形成症：p.167参照
> - ムコ多糖症：p.171参照
> - Larsen症候群：p.176参照
> - 先天性脊椎骨端異形成症：p.169参照
> - Kniest異形成症：p.167参照
> - 耳・口蓋指症候群：p.179参照
> - Ellis-van Creveld症候群：p.179参照

頭蓋骨の異常と鑑別診断（図12）

- 頭蓋骨が躯幹に比し大きい状態をmacrocephalyとよぶ。この所見を呈する疾患は多岐に及ぶ。
- 骨密度の増加は頭蓋に限らず全身の骨格にびまん性に起こる。大理石骨病（marble bone disease, osteopetrosis）や，モデリングの異常による硬化性骨異形成症［頭蓋骨幹端異形成症（craniometaphyseal dysplasia）など］を念頭に鑑別診断を進める。
- 骨密度の低下をきたす疾患で比較的頻度が高いものは骨形成不全症と低アルカリホスファターゼ血症（hypophosphatasia）である。
- Wormian bone（→Point advice）は人字縫合に一致して縫合線が上下に異常に目立つ所見である。縫合線が6mm長，4mm幅以上，合計10個以上認める場合に陽性と判断する。この所見は骨形成不全症の患者の88％に認められると記載されている[8]。
- 頭蓋縫合早期癒合は早期癒合の起こった部位により頭蓋の形態が異なる。矢状縫合に起これば前後径が長い舟状頭蓋を呈し，冠状縫合に起これば逆に短頭頭蓋を呈する。すべての縫合に起こった場合にはクローバーリーフ変形をきたす。

8) Ablin DS, et al : Differentiation of child abuse from osteogenesis imperfect. AJR Am J Roentgenol, 154：1035-1046, 1990.

図12　頭蓋骨の異常例

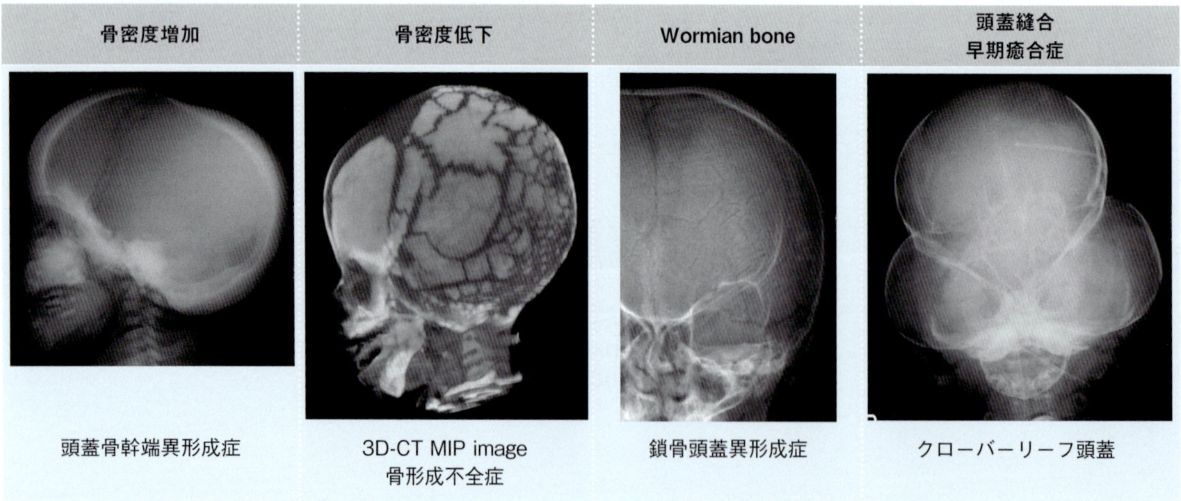

骨密度増加	骨密度低下	Wormian bone	頭蓋縫合早期癒合症
頭蓋骨幹端異形成症	3D-CT MIP image 骨形成不全症	鎖骨頭蓋異形成症	クローバーリーフ頭蓋

第2章・05骨系統疾患

> **Point advice**　　**Wormian boneは虫（worm）に非ず！**
>
> ● Wormian boneのX線所見は人字縫合にギザギザと細長い虫が這うような形態（図12）を示しており，あたかもこれを形容したサイン名のようだが（和名はウォルム間挿骨と表記），これは虫の"worm"ではなく，デンマークの解剖学者Olaus Worm（1588－1654年）の人名に由来する。
> ● 筆者も長い間このサインを"虫"のイメージで誤解していた。

これは必読！

● 西村　玄：骨系統疾患X線アトラス．遺伝性骨疾患の鑑別診断．医学書院，東京，1993．
この領域の第一人者である西村先生の名著．読影室に1冊，個人蔵書に1冊，この領域の診断の窓口となる必読書．

● 日本整形外科学会，小児整形外科委員会編：骨系統疾患マニュアル，改訂第2版．南江堂，2007．
各疾患が見開きで，71疾患が網羅されている．治療法や臨床的な記載も充実している．

● 西村　玄，ほか編：骨系統疾患．出生前診断と周産期管理．メジカルビュー社，2011．
近年行われるようになった骨系統疾患の胎児骨格CTについての記載あり．

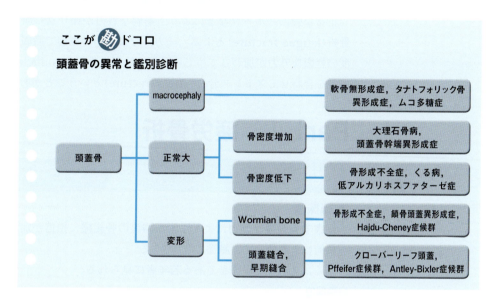

ここが 勘ドコロ
頭蓋骨の異常と鑑別診断

頭蓋骨 ─┬─ macrocephaly ──── 軟骨無形成症，タナトフォリック骨異形成症，ムコ多糖症
　　　　├─ 正常大 ─┬─ 骨密度増加 ─── 大理石骨病，頭蓋骨幹端異形成症
　　　　│　　　　　└─ 骨密度低下 ─── 骨形成不全症，くる病，低アルカリホスファターゼ症
　　　　└─ 変形 ──┬─ Wormian bone ── 骨形成不全症，鎖骨頭蓋異形成症，Hajdu-Cheney症候群
　　　　　　　　　 └─ 頭蓋縫合，早期縫合 ── クローバーリーフ頭蓋，Pffeifer症候群，Antley-Bixler症候群

【＋アルファ】　疾患概説：頭蓋骨の異常をきたす主な疾患

・骨形成不全症：p.171参照
・大理石骨病（marble bone disease, osteopetrosis）：全身骨の進行性硬化をきたす疾患で，病因論的に異なる疾患群の総称である．臨床的には重症かつ進行性の幼児型と比較的軽症な成人型に2大別され，遺伝様式は前者が主としてAR，後者はADである．前者の一部のものは破骨細胞の分化と機構を調節する因子であるRANKL（receptor activator of nuclear factor-κB ligand）の異常に起因している．
・頭蓋骨幹端異形成症（craniometaphyseal dysplasia）：頭蓋・顔面骨肥厚による特異顔貌と骨幹端の拡大を呈する疾患．遺伝様式はADのものとARのものがあり，後者は重症型．
・低アルカリホスファターゼ血症（hypophosphatasia）：組織非特異性アルカリホスファターゼの欠損により，くる病が惹起される疾患．遺伝様式は周産期致死型および乳児型ではAR，成人型ではADである．

まとめ

・本書の使命である"必要なことが簡潔に記載された教科書"というコンセプトに則り骨系統疾患の読影の勘ドコロを列挙した．
・骨系統疾患の画像診断はモダリティやテクノロジーが進化した現在においても，単純X線写真所見に基づいて診断がなされる．これは放射線診断医の責任の大きい領域であり，またbasicで，やりがいのある重要な仕事である．

謝辞：本項を執筆するにあたり，東京都立小児総合医療センター診療放射線科 西村　玄先生から示唆に富むご指導を賜りました．ここに感謝の意を表します．

06 疲労骨折と脆弱性骨折

第2章 系統別疾患レビュー：診断のおさえどころ

土肥美智子・福田国彦

はじめに

正常な骨にスポーツなどにより，過剰な外力が繰り返し加わって生じる骨折を疲労骨折（fatigue fracture）とよぶ．一方，なんらかの原因で脆弱化した骨に，日常生活程度の軽微な外力が加わって生じる骨折を脆弱性骨折（insufficiency fracture）と称する．両者を合わせてストレス骨折（stress fracture）ということがある．

Part I 疲労骨折

総論

■ 臨床像

- 反復する軽微な外力により正常な強度の骨組織に損傷が加わり生じる骨折で，過剰負荷による使いすぎ障害の1つである．
- 多くはスポーツ愛好者である若年者に見られる．

好発部位

- 国立スポーツ科学センターのデータでは，中足骨が58％と最も多く，次いで脛骨（21％），腓骨（13％）の順である．
- 長距離ランナーを主とした報告では，脛骨が半数を占めており，好発部位は当然ながら競技に左右される[1]．

■ 画像診断のモダリティ

- 早期発見のためにはMRIが第一選択となる．
- 以前は，骨シンチグラフィや単純X線写真で診断が行われていたが，MRIは周囲組織の状態も含めて診断でき，かつ特異性および感受性も高く，診断に不可欠である．
- 特に骨折に至る前の早期の段階で病変の描出が可能であり，治療，競技への復帰までの時間短縮に大きく寄与している．
- 骨折線の確認，骨形成・癒合の経過を見るにはCTが優れている．

■ MRI所見

- 撮像に際しては脂肪抑制像（脂肪抑制T2強調像，あるいはSTIR像）を必ず含むことが必要である．
- 骨髄内と骨周囲に高信号域が見られ，骨折線は線状の低信号域として描出される．
- 骨髄の異常信号は症状が改善しても遷延することがあり，異常信号の広がりと有症期間に関連性がないとの報告もある[2]．
- したがって治療過程における骨髄異常信号の解釈あるいは病的意義の判定には注意を要する．

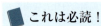 これは必読！

1) Nattiv A, et al：5-year prospective study in collegiate track and field athletes correlation of MRI grading of bone stress injuries with clinical risk factors and return to play：A stress injuries to bone in college athletes. Am J Sports Med, 41：1930-1941, 2013.

2) 星川淳人，ほか：慢性下腿痛を訴えMRIで脛骨骨髄内に著しい信号変化を認めた症例 疲労骨折？ シンスプリント？ 整スポ会, 32：53-58, 2012.

・このようなMRI所見は，骨折の部位にかかわらず同じである。

> **ここが勘ドコロ**
>
> **疲労骨折**
> - 特徴的な臨床経過と身体所見から疑う。
> - 早期発見にはMRIの脂肪抑制像が必須。
> - 部位にかかわらず，疲労骨折の画像所見は同じである。

各論

肋骨

・ねじれ外力が加わることにより生じ，ゴルフ，ウェイトリフティング，テニス，サッカー（ヘディング），スキーなどで見られる（図1）。
・ウェイトリフティングでは第一肋骨の疲労骨折がよくみられ，"けんびき"[*1]という症状の原因の1つである。症状は第1肋骨部ではなく，同側の肩甲骨部あたりに痛みや違和感として多く見られるため，症状に合わせた撮像範囲だけでは第1肋骨の骨折が描出されない可能性があり，注意が必要である。

> **ここが勘ドコロ**
>
> **肋骨の疲労骨折**
> - ねじれ外力による。
> - 第1肋骨に生じたものは肩甲骨痛を主訴とすることがあり，撮像範囲に注意すること。

用語アラカルト

＊1 けんびき
頸から肩にかけてのあたりや肩甲骨の内側を指す。"けんびき"で，筋のつりや凝りを指す場合と，"けんびきが痛い"と，場所を指す場合があるようである。

図1　右第5肋骨の疲労骨折
30歳台，男性。バドミントン選手。1週間前より違和感を自覚。

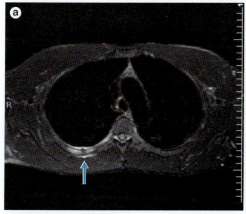
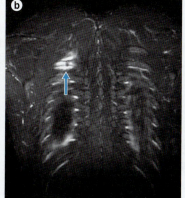
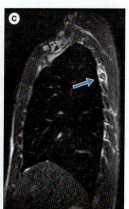

a：脂肪抑制T2強調横断像　　b：同冠状断像　　c：同矢状断像
第5肋骨にいずれの断面においても骨髄と周囲に高信号域が見られ，横断像（a），冠状断像（b）では骨折が線状の低信号域（→）として認められている。

これは必読！

3) Sairyo K, et al：Conservative treatment for pediatric lumbar spondylolysis to achieve bone healing using a hard brace：what type and how long? J Neurosurg Spine, 16：610-614, 2012.

用語アラカルト

＊2 Kemp sign
立位で患側に側屈を強制させ，下肢痛が誘発されたら，陽性である。

脊椎（脊椎分離症）

- 関節突起間部に発生する疲労骨折であり（＋アルファ①参照），伸展・回旋同時運動により生じるといわれる[3]。
- 腰椎に好発し，野球，サッカー，バレーボール，ラグビー，柔道のような種目でよく見られる。
- スポーツに伴う腰痛が主症状であり，若年者の腰痛症の約30％を占めている。
- 身体所見として，①伸展で増強する腰痛，②Kemp sign陽性[＊2]，③限局した棘突起の圧痛，が見られれば本症を強く疑うべきである[3]。
- 早期診断にはMRIが優れ，脂肪抑制像で椎弓根部の高信号域として描出される（図2）。
- 骨折線の描出にはCTが有用で，椎弓の傾きに合わせたスライス面（再構成断面）を用いることで診断は容易になる（図2，→Point advice）。

図2　第5腰椎の脊椎分離症
10歳台後半，男性。バスケット選手。数週間前より腰痛。

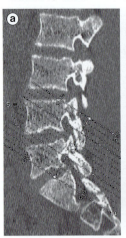
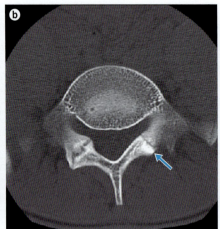
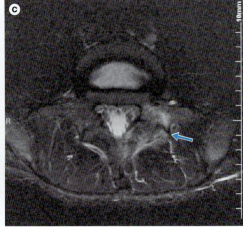

a：椎弓の傾きに合わせたスライス　　b：CT斜冠状断像　　c：STIR横断像

CTでは左右に分離症を認めるが，MRIで左側の分離部に異常信号（→）が見られることより，今回の腰痛の原因は左側の分離症のためと思われる。この選手は2年前にも腰痛の経験があり右側の分離（▶）はそのときのものと思われる。骨髄信号の上昇のないことが陳旧性であることの裏付けとなる（＋アルファ①参照）。

Point advice

- 脊椎分離症は早期発見，早期治療により高い癒合率が期待でき，また癒合期間も短いことより，早期発見は非常に重要である。
- SairyoらはCTでの病期判断で初期に治療ができた場合の癒合率が94％，癒合期間が3.2カ月と好成績を報告している[3]。

ここが動ドコロ

脊椎分離症
- 関節突起間部の疲労骨折で，若年者の腰痛の主因の1つである。
- MRIの脂肪抑制画像で椎弓根部の高信号域を探すこと。

4) Andret E, et al : Stress injuries to bone in college athletes a retrospective review of experience at a single institution. Am J Sports Med, 31 : 959-968, 2003.

【＋アルファ①】　脊椎分離症は関節突起間部疲労骨折か？

- MRIの出現により脊椎分離症の初期の段階で骨髄異常信号が検出できるようになり，以前と比較して早期治療により骨癒合が得られる可能性が高くなっている[4]。
- 「脊椎分離症」という状態は，骨癒合が得られず終末期（偽関節）を連想させるものであり，「脊椎分離症」という言葉を，骨癒合が得られそうなものにも使用することについては，整形外科でも議論がされている。
- その背景として，脊椎分離症のほとんどが若年者のスポーツ愛好家に生じており，成人になってからの椎弓根部の疲労骨折はまれであり，椎弓疲労骨折≒脊椎分離症と考えられるからと思われる。
- 画像診断が発達した現在，骨癒合が得られそうなものには関節突起間部疲労骨折，骨癒合が期待できず偽関節になるものを脊椎分離症と区別して今後使用していくことがよいのかもしれない。

骨盤

- 恥骨下枝（図3），坐骨，仙骨（図4）に好発する。
- 恥骨下枝の疲労骨折は高頻度に見られるものではないが，スポーツ選手（陸上長距離，バスケット，テニスなど）の鼠径部痛の原因となることがある。
- 恥骨下枝周囲は多くの筋の起始部となっており，内転筋群やハムストリングの緊張やボーラー動作[*3]がその原因と考えられている（図3）。

用語アラカルト

*3 ボーラー動作
ダッシュして急に止まり，ボールを拾う動作。

図3　右恥骨下枝の疲労骨折
20歳台，女性。トライアスロン選手。3週間前より殿部痛。ランニングで痛みあり。

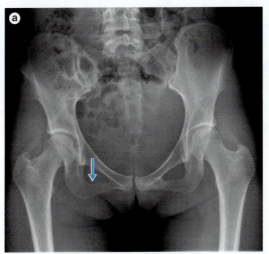

a：単純X線写真

単純X線写真ではわずかに骨折線（→）が認められる。STIR像のいずれの断面においても骨髄と周囲に高信号域が見られ，骨折線が線状の低信号域（→）として認められている。対側恥骨の骨髄にも異常信号（➡）が見られており，過労性骨障害（＋アルファ②参照）を疑わせる。この選手は3.5カ月前に右ハムストリングの筋ストレインを起こしており，その外傷により体のアンバランスが生じ，障害を起こした可能性が高い。

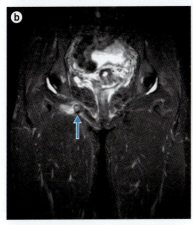

b：STIR冠状断像

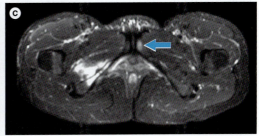

c：同横断像

5) Fredericson M, et al : Tibial stress reaction in runners : Correlation of clinical symptoms and scintigraphy with a new magnetic resonance imaging grading system. Am J Sports Med, 23 : 472-481, 1995.

これは必読！

6) 土肥美智子：シンスプリント．疲労骨折の診断と治療．臨床スポーツ医学，20：202-207, 2003.

【＋アルファ②】 bone stress injuries（過労性骨障害）

- 骨への過労性反応から疲労骨折に至るまでの障害をいう．骨折に至る前に治療を行うことで，競技復帰までの期間が短くなるため，早期発見を可能にする画像診断は特にアスリートにおいて非常に重要な役割を果たす．
- bone stress injuries（過労性骨障害）に関するいくつかの報告では骨髄内の異常信号は伴わないこともあるとされているが[1,4,5]，明らかに骨折線が認められれば骨髄信号の異常を伴う．
- 筆者の経験でも骨折が明らかに認められた症例，つまり疲労骨折では骨周囲と骨髄内の両方に異常信号が見られている．骨周囲のみに信号変化があるものは，骨膜炎，筋付着部炎あるいは骨膜ー筋膜結合部炎と考えている[6]．
- またMRIでの骨周囲および骨髄信号によるgradingとスポーツへの復帰期間に比較的相関があるとの報告もある[1]．

図4 仙骨の疲労骨折
20歳台，男性．陸上長距離選手．ランニングで痛みあり．

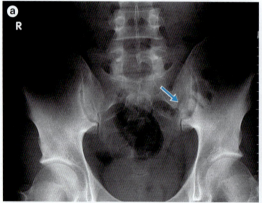
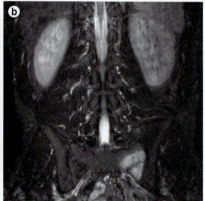

a：単純X線写真　　　　　　　　　　　b：STIR冠状断像

単純X線写真とSTIR冠状断像で骨折線（→）が認められる．

用語アラカルト

＊4 positive standing sign
患側での片脚立位でズボンをはく動作により鼠径部痛が誘発されること．

- ①ランニングの障害になるような鼠径部痛，②positive standing sign[*4]陽性，③恥骨下枝に限局した圧痛がそろえば恥骨下枝の疲労骨折が強く疑われる．

ここが勘ドコロ

恥骨下枝の疲労骨折
- 内転筋群やハムストリングの繰り返す緊張による．
- 鼠径部痛の原因となる．

大腿骨

- 頸部（図5），次いで骨幹部（図6）に好発し，頸部に生じるものの約9％は両側性である．
- 陸上（長距離）選手に見られることが多い．
- 大腿骨部痛ではなく，鼠径部痛や恥骨部痛を主訴とすることがあり，撮像の際に注意を要する（図6）．

第 2 章・06 疲労骨折と脆弱性骨折

図5　大腿骨頸部の疲労骨折
30歳台，男性。スポーツジムに通い始めて1カ月後から右股痛がある。

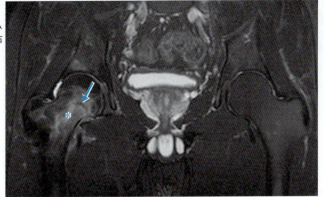

脂肪抑制T2強調冠状断像
大腿骨頸部に線状の低信号域があり，骨折を示唆する（→）。また，周囲骨髄に境界不明瞭な高信号域を伴う（＊）。

（藤本 肇：ストレス損傷. 臨床画像, 27：1044-1053, 2011.より転載）

ここが 勘 ドコロ

大腿骨の疲労骨折

- 頸部，次いで骨幹部に好発。
- 鼠径部痛・恥骨部痛を主訴とすることがあり，撮像範囲に注意すること。

図6　大腿骨の疲労骨折
10歳台後半，女性。新体操選手。2カ月前より恥骨部痛。MR検査で特に問題なしと診断されている。10日前より大腿部痛出現。

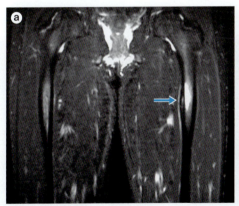 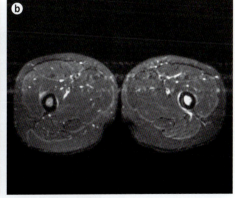

a：STIR冠状断像　　b：同横断像

STIR像いずれの断面においても骨髄内と骨周囲に高信号域が見られている。冠状断像では肥厚した骨皮質も認められる。大腿骨の疲労骨折の主訴が，大腿骨部痛ではなく，鼠径部痛や恥骨部痛であることがある。MRIで恥骨部を中心に撮像すると，大腿骨が撮像範囲に入らず，この症例のように，最初の検査で骨折なしと診断されてしまうことがある。骨盤周囲痛があり現病歴から疲労骨折が疑われる場合には可能な限り撮像範囲を広めて大腿骨近位を含んで撮像することをお勧めする。ちなみのこの選手は続発性無月経を有していた（＋アルファ③参照）。

【＋アルファ③】　月経と疲労骨折の関係

- 無月経による低エストロゲン血症が骨代謝回転を低下させ，骨が脆弱になり，疲労骨折に至ることはよく知られている。
- 国立スポーツ科学センターでのデータでは，無月経のアスリートのうちエストラジオールが25pg/mL以下の女性アスリートで統計学的有意差をもって疲労骨折が多く見られている。
- また10歳代のアスリートの調査では，3カ月以上の無月経は疲労骨折のリスクファクターであることもわかっている。
- Nattivらは骨密度と競技復帰までの期間に負の相関があると報告しており[1]，骨密度の低いアスリートの疲労骨折は難治性であることがうかがえる。

脛骨

- 疲労骨折の最も生じやすい部位の1つである。
- 次のように区分される
    ① 遠位骨幹端に好発する疾走型
    ② 近位骨幹端に好発する疾走型(図7)
    ③ 骨幹部に好発する跳躍型(図8)
    ④ 脛骨内側顆(図9)
    ⑤ 足関節内果
- 疾走型はランニングなどで軸方向の圧縮力が加わることに起因し，跳躍型は球技などでジャンプした際に加わる張力により生じるとされる。
- **骨幹部に好発する跳躍型**は疾走型と比較して**治療に難渋**し，再発しやすい。

> **ここが勘ドコロ**
>
> **脛骨の疲労骨折**
> - 最も疲労骨折をきたしやすい部位の1つ。
> - 疾走型は近位と遠位，跳躍型は骨幹中央。

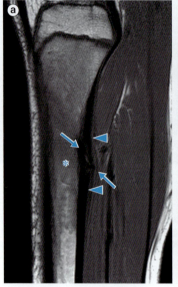 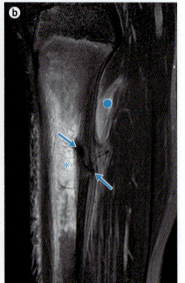

図7 脛骨の疲労骨折（疾走型）
10歳台前半，男子。野球部に所属しランニングを続けてから疼痛出現。

a：下腿のT1強調矢状断像
脛骨の骨幹近位約1/3のレベルで斜走する骨折があり（→），その周囲の皮質が肥厚している（▶）。骨髄には境界不明瞭な低信号域を認める（＊）。

b：脂肪抑制T2強調矢状断像
骨折線（→）をはさんで骨髄内（＊）のみならず骨外（●）にも境界不明瞭な高信号域が広がっていることがわかる。

(沼津市立病院症例)

図8 脛骨の疲労骨折（跳躍型）

10歳台後半，男性。バスケット部に所属しているが，両側脛部に疼痛がある。

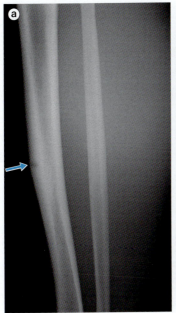

a：単純X線写真側面像

脛骨骨幹の中央の皮質を横走する骨折があり（→），その周囲の皮質は肥厚している。

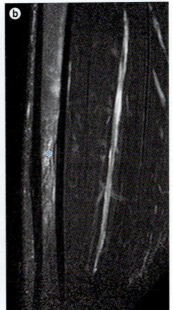

b：脂肪抑制T2強調矢状断像

骨髄内に広範な高信号域を認める（＊）。

（藤本　肇：ストレス損傷．臨床画像，27：1044-1053, 2011．より転載）

図9 脛骨内側顆の疲労骨折

20歳台，男性。競歩選手。歩行距離が増加してから疼痛出現。

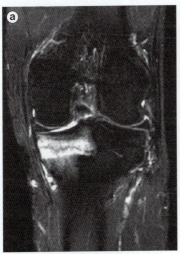

a：脂肪抑制T2強調冠状断像

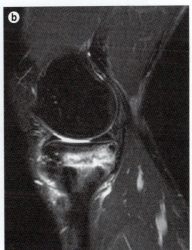

b：同矢状断像

脛骨内側顆骨髄内の高信号域とその中央に波状の骨折線が認められている。

用語アラカルト

＊5 行軍骨折（march fracture）
兵士の足に腫脹と疼痛がしばしば見られることはX線の発見以前から知られ，1855年にプロシアの軍医Breithauptにより最初に報告されている。その後，1897年（X線発見の2年後）にこれが"中足骨の骨折"であることが明らかになり，行軍骨折（march fracture）と称されるようになった。

中足骨

- 脛骨同様に疲労骨折の好発部位の1つである。
- ランニング，ジャンプ，つま先立ちをするようなスポーツでよく見られる。
- "行軍骨折（march fracture）"＊5として古くから知られ，第2，第3中足骨に好発する（図10）。
- 第5中足骨はJones骨折とよばれ，この部位は血流が乏しいため，遷延治癒や偽関節になりやすく，治療に難渋することが多い疲労骨折である（図11）。

ここが勘ドコロ
中足骨の疲労骨折
- 第2，第3中足骨に好発し，"行軍骨折"として古くから知られる。
- 第5中足骨の骨折（Jones骨折）は治癒が遷延しやすい。

図10 第3中足骨疲労骨折
50歳台，男性。速足で駅まで歩くようになってから前足部の疼痛がある。

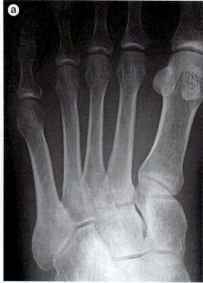

a：初診時の単純X線写真
異常を指摘できない。

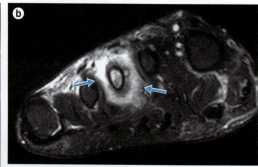

b：約1週後の脂肪抑制T2強調冠状断像
第3中足骨の骨髄から周囲に及ぶ高信号域を認める（→）。

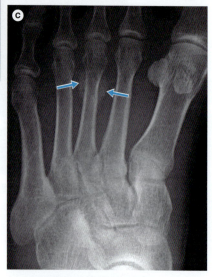

c：その1週後の単純X線写真
中足骨の骨幹周囲に仮骨形成が著明（→）であり，疲労骨折と診断できる。

（藤本 肇：ストレス損傷. 臨床画像, 27：1044-1053, 2011. より転載）

図11　第5中足骨の疲労骨折

10歳台後半，女性。サッカー選手。

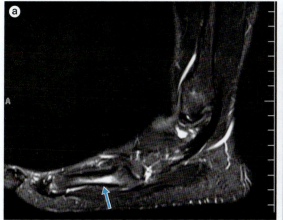

a：STIR冠状断像　　　　　　　　　　b：同横断像

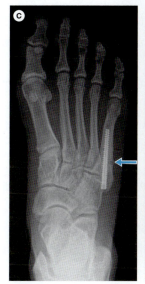

c：単純X線写真　　　d：単純X線写真　　　e：CT MRP像　　　f：単純X線写真

MR検査で第5中足骨疲労骨折（→）と診断され，髄内固定手術施行（c）。5カ月後骨癒合が良好（d）と判断され競技復帰。その後の試合で，相手に足を踏まれ，再骨折（e）。そのまま様子を見ながら競技を続けていたが，改善が見られなかったため，再手術。約3カ月後には完全に骨癒合（f）が得られ，競技に復帰した。

【＋アルファ④】　スポーツ障害と再発防止

- スポーツにおいて障害の診断，治療は当然大事であるが，このような使いすぎによる障害は，そのままスポーツ復帰すればまた同じ障害を起こす可能性が高い。
- 運動量は適切か，正しいフォームでスポーツを行っているか，そのフォームを保持するに十分な筋力が必要な筋にあるか，解剖学的な問題がある場合にはインソールなどの装具やシューズの選択は適切か，など，復帰後再発しないようにすることも医療従事者として大切な仕事である。

（土肥美智子・福田国彦）

Part Ⅱ 脆弱性骨折

総論

■ 臨床像
- さまざまな原因で脆弱化した骨（表1）に日常生活程度の軽微な外力が繰り返し加わることにより生じる骨折である。
- 大部分は骨粗鬆症が原因で，なかでも閉経後骨粗鬆症の頻度が最も高い。
- 好発部位は胸腰椎，仙椎と仙骨翼，骨盤輪，大腿骨頸部，橈骨遠位端，上腕骨頸部，肋骨である。

■ 画像診断のモダリティ
- 背景に骨粗鬆症があるため，単純X線写真では骨折線をとらえにくいことがある。
- 疼痛が持続し臨床的に脆弱性骨折が強く疑われる場合にはMRIまたはCTが必要である。
- CTは検査へのアクセスがよく，任意断面の画像再構成ができる利点があるが，転位のない軽微な骨折では指摘が困難なこともある。
- MRIは骨折に伴う骨髄信号異常や軟部組織の変化を最も感度よく描出することができる。
- 骨シンチグラフィは所見に特異性はないが，感度がよいことと全身骨のサーベイができる利点がある。

■ 主な画像所見
- 個々の骨折の画像所見は発生部位により異なるが，次のような共通する特徴的所見がある。
- 単純X線写真やCTでは，急性期には皮質骨途絶や骨折透亮線，骨折に伴う変形，嵌入骨折では骨梁の帯状硬化を認めるが，経過とともに仮骨による骨硬化，骨膜骨形成，場合によって骨融解をきたす。
- CTは特に腹部臓器やほかの骨との重なりをきたしやすい仙骨骨折を始めとする骨盤骨折や足関節や中足部骨折で有用である。
- MRIでは，骨髄にT1強調像で低信号，T2強調像と脂肪抑制像で高信号，骨表面や隣接する軟部組織に腫脹と浮腫様の信号異常を認める。

表1　脆弱性骨折の原因

- ●原発性骨粗鬆症
  - 閉経後骨粗鬆症
  - 男性骨粗鬆症
  - 特発性骨粗鬆症
- ●続発性骨粗鬆症
  - 内分泌性：副甲状腺機能亢進症，Cushing症候群など
  - 栄養性：吸収不良症候群，胃切除後など
  - 薬物性：ステロイド薬など
- 不動性：廃用症候群など
- 先天性：骨形成不全症など
- その他：RA，糖尿病，CKD，慢性肝疾患
- ●骨軟化症
  - 局所性の脆弱骨
  - 骨折後の局所性骨粗鬆症
  - 放射線骨炎
  - 骨壊死
  - 骨髄炎 など

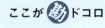

ここが 勘 ドコロ

脆弱性骨折
- 多くは骨粗鬆症による脆弱化が背景。
- 胸腰椎，骨盤（特に仙骨），大腿骨頸部に好発。
- MRIが最も高感度に病変を描出する。

各論

脊椎

- 最も頻度の高い部位で，わが国では70歳台前半の25%，80歳以上の43%に骨折が存在する[7]。
- したがって，脊椎の脆弱性骨折は高齢者において頻繁に遭遇するため，病的骨折との鑑別が最も重要である。
- 単純X線写真やCTでは，脆弱性骨折には基本的に骨破壊はなく，病的骨折では骨破壊を伴い経時的にそれが進行することで鑑別可能であるが，特に早期には両者の鑑別が困難なこともある。
- MRIでは，ある程度早期から両者の鑑別は可能とされており，脆弱性骨折に特徴的な所見として，終板下の帯状信号異常，椎体内に残存する正常骨髄信号，椎体後縁の屈曲変形，クレフト徴候などがある（図12，13，→Point advice）。

[7] 骨粗鬆症の予防と治療ガイドライン作成委員会（日本骨粗鬆症学会，日本骨代謝学会，骨粗鬆症財団）編：骨粗鬆症の予防と治療ガイドライン，2011年版．ライフサイエンス出版，2011．

用語アラカルト

＊6 骨粗鬆症性椎体骨折における用語
脊椎脆弱性骨折の用語として，すでに存在している骨折を既存骨折，2回の検査の間に発生した骨折を新規骨折，最近発生した急性期骨折を新鮮骨折とよぶ。

Point advice　脊椎の脆弱性骨折に特徴的な所見（病的骨折との比較）

①終板下の帯状信号異常
- 圧迫骨折を起こした椎体の終板下にT1強調像とT2強調像でともに見られる帯状の低信号（図12）。
- 骨梁の嵌入骨折で生じ，少し時間が経過した症例では治癒機転としての仮骨形成によって生じる。
- 病的骨折では腫瘍浸潤により骨梁が破壊されるため低信号帯は生じない。

②椎体内に残存する正常骨髄信号
- 脆弱性骨折では，高度の圧迫骨折をきたした症例であっても椎体の一部に正常骨髄信号を残すことが多く（図13），その所見はT1強調像で観察しやすい。
- 病的骨折では腫瘍浸潤を伴っているため，骨折に伴い椎体全体に異常信号が広がることが多い。

③椎体後縁の屈曲変形
- 脆弱性骨折は終板下骨梁の嵌入骨折であるため，椎体後縁の皮質骨には屈曲変形をきたすことが多い（図12）。
- 病的骨折では皮質骨を膨隆させたり破壊することが多い。

④クレフト徴候
- 圧迫骨折を起こした椎体の終板下に辺縁明瞭なクレフト状の腔を認めるもの。
- 骨壊死（Kümmel病）や骨粗鬆症で生じ，内部が液体に類似した信号を示す場合（fluid sign）（図12）とガス貯留により無信号の場合（vacuum cleft sign）がある[8]。
- fluid signは比較的早期の圧迫骨折で見られ，活動性の反応性骨髄線維化を反映するが，陳旧骨折で偽関節腔に液体が貯留したものにも見られる。
- ガス貯留は骨壊死や偽関節形成を反映しており，陳旧骨折である。

References
[8] Yu CW, et al : Vertebral osteonecrosis : MR imaging findings and related changes on adjacent levels. AJNR Am J Neuroradiol, 28 : 42-47, 2007.

図12 脆弱性圧迫骨折
60歳台，女性。

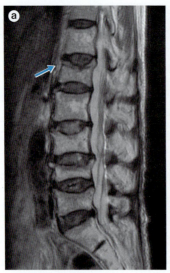
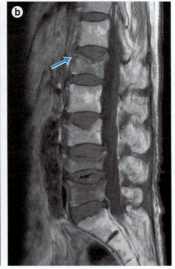

L1，L4，L5椎体の上面に圧迫骨折を認め，終板下に低信号線を認める（→）。T1強調像でこれらの椎体に淡い信号低下があり新鮮骨折である。L3椎体にも圧迫骨折を認めるが，骨髄信号は正常に回復している。陳旧性骨折である。

a：T2強調矢状断像　　b：T1強調矢状断像

図13 新鮮脆弱性圧迫骨折
70歳台，女性。

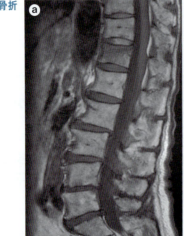
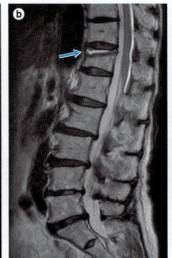
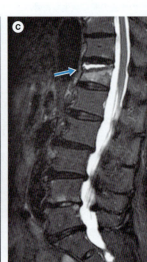

a：T1強調矢状断像　　b：T2強調矢状断像　　c：STIR矢状断像

第12椎体に圧迫骨折があり，終板下にfluid signを認める（→）。同椎体の骨髄信号は，T1強調像で低信号，STIR像で高信号を示している。椎体後下隅角の骨髄信号は正常である。

ここが **ドコロ**

脊椎の脆弱性骨折

- 最も頻度の高い発生部位である。
- 病的骨折との鑑別点：①終板下の帯状信号異常，②正常骨髄信号の残存，③椎体後縁の屈曲変形，③クレフト徴候

> **骨盤**

- 仙骨に好発するが，腸管ガスなどと重なるため，単純X線写真で指摘するのは困難なことが多い。
- MRIは描出の感度が高く，斜冠状断像で両側仙骨翼を頭尾方向に広がる帯状の信号異常域が見られ，矢状断像で仙骨体にも信号異常を認める。
- 仙骨体と仙骨翼の脆弱性骨折は，骨シンチグラムで自動車メーカーのホンダのエンブレムに似た上方に開いた形のH字型の集積を示し，Honda signとして知られる。
- しばしば，閉鎖孔を形成する恥骨上枝，恥骨下枝，坐骨や寛骨臼蓋の内側壁にも脆弱性骨折をきたす。
- 複数の骨折を認めることが多く（図14），骨盤骨の脆弱性骨折の70.3％は多発性で，恥骨折の90％，寛骨臼蓋骨折の76％でほかの骨盤骨骨折を合併したとの報告がある[9]。
- しばしば高齢者（特に女性）の腰痛，鼠径部痛および股関節痛の原因となるが，腰椎や股関節のMRIで仙骨や恥骨が撮像断面の隅に含まれていて，脆弱性骨折が発見されることがしばしばある。
- したがって，腰痛や股関節痛の患者さんでも，撮像範囲に含まれた骨盤輪を注意深く観察することが重要である（図15）。

9) Cabarrus MC, et al：MRI and CT of pelvic insufficiency fractures：morphology, location and associated clinical findings. AJR Am J Roentgenol, 191：995-1001, 2008.

図14　骨盤骨の多発性脆弱性骨折
80歳台，男性。2週間前に転倒してから股関節痛が続くため，来院した。

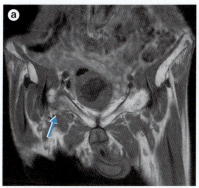 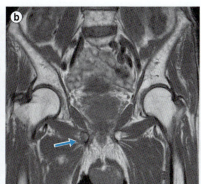 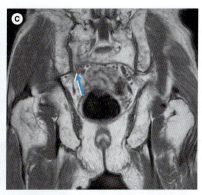

a～c：T1強調冠状断像
単純X線写真では骨折線が確認できなかったが，右臼蓋前柱（aの→），右恥骨下枝（bの→），右仙骨翼（cの→）に転位のない骨折を認める。

図15 脆弱性骨折

70歳台，女性。左大腿骨頸部骨折ないし恥骨骨折の疑いでMRIが施行された。

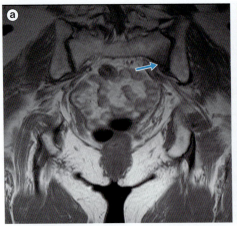
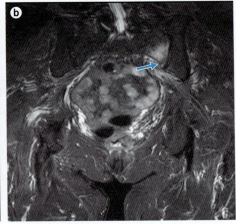

a：T1強調冠状断像　　　　　　　　b：STIR冠状断像

恥骨，大腿骨には骨折を認めないが，左仙骨翼下縁に低信号の骨折線（→）と，その周囲に広がる骨髄浮腫様信号異常を認める。高齢者の股関節周囲骨折の疑い症例では，骨盤輪全体を撮像範囲に含めることが必要である。

ここが勘ドコロ

骨盤の脆弱性骨折

- 仙骨に好発し，上に開いたH型の形態（"Honda sign"）をとる。
- 多発骨折を有する例が多い。
- 単純X線写真での描出は困難で，積極的にMRIを行う。
- 腰椎や股関節のMRIで偶然発見されることがあるので観察を怠らないこと。

四肢

- 上肢では上腕骨近位部と橈骨遠位端，下肢では大腿骨頸部に好発し，いずれも転倒などの軽度の外傷で骨折をきたす（図16）。

図16 大腿骨頸部の脆弱性骨折

80歳台，男性。転倒後から左股関節痛が続き，歩行が困難である。

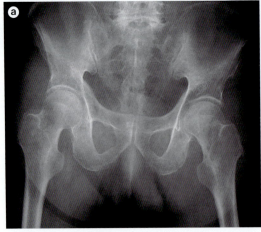
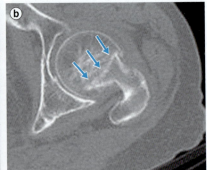

a：単純X線写真正面像　　　　　　b：CT横断像

単純X線写真で骨折の指摘は困難である。CTでは左大腿骨頸部の嵌入骨折を認める（→）。

軟骨下脆弱性骨折(subchondral insufficiency fracture：SIF)

- 関節内の軟骨下に生じたものは軟骨下脆弱性骨折(SIF)とよばれる。
- 大腿骨頭に好発するが，大腿骨内側顆や上腕骨頭にも発生する。
- 多くは，骨粗鬆症をもつ閉経後女性であるが，腎移植後や若年者にも発生することが報告されている。また，急速破壊型股関節症，特発性膝骨壊死，一過性大腿骨頭萎縮症の発症との関連も指摘されている[10]。
- 軽微な外傷で発症する場合と明らかな外傷がなく発症する場合がある。患者さんは突然の疼痛を自覚するが，単純X線写真で明らかな異常を認めることが少なく，MRIで初めて軟骨下骨の広範な骨髄浮腫様信号異常で気付かれることが多い。
- 大腿骨頭の軟骨下脆弱性骨折では，軟骨下骨に不規則で蛇行した関節面に平行で中枢側に向かって凸の帯状低信号を認める(**図17**)。特発性大腿骨頭壊死(idiopathic osteonecrosis of the femoral head)との鑑別が問題となるが(**表2**)，進行症例ではいずれも骨頭に圧潰をきたし，2次性変形性股関節症に至る。両者の鑑別については股関節(p.492)を参照。

10) 山本卓明, 岩本幸英：知っておくべき脆弱性骨折の基本と最新情報. 日整会誌, 87：1054-1061, 2013.

図17 大腿骨頭軟骨下脆弱性骨折
40歳台, 女性. 左股関節痛が突然出現した.

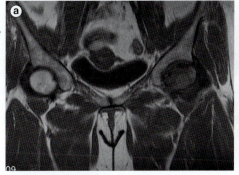 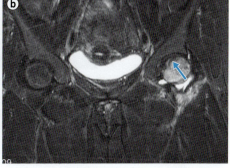

a：T1強調冠状断像　　　　　　　b：STIR冠状断像

T1強調像で左大腿骨頭にびまん性の信号低下を認める。STIR像では大腿骨頭の軟骨下に関節面に平行な帯状の低信号を認め(→)，大腿骨頭にはびまん性の信号上昇を認める。左股関節に関節液貯留を伴っている。

表2 軟骨下脆弱性骨折と特発性大腿骨頭壊死

	軟骨下脆弱性骨折	特発性大腿骨頭壊死
年齢・性	高齢・女性	30, 40歳台
原因	骨粗鬆症，肥満	ステロイド・アルコール
両側性	まれ	50〜70%
低信号帯の形態	不整，不連続性	平滑
関節側の増強効果	あり	なし

(Yamamoto T：Subchondral insufficiency fractures of the femoral head. Clini Orthop Surge, 4：173-180, 2012. より引用)

- 膝関節の軟骨下脆弱性骨折（subchondral insufficiency fracture of the knee：SIFK）は，高齢女性の大腿骨内側顆加重部に好発する（図18）。大腿骨頭と同様に特発性膝骨壊死（spontaneous osteonecrosis of the knee：SONK）との関係が注目されており，SONKの初期病態はSIFKである可能性が報告されている[11]。

> 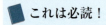 これは必読！
> 11) Yamamoto T, Bullough PG：Spontaneous osteonecrosis of the knee：the result of subchondral insufficiency fracture. J Bone Joint Surg, 82-A：858-866, 2000.

図18 軟骨下脆弱性骨折と内側側副靱帯損傷
60歳台，女性。3週間前に転倒し，それ以来，左膝関節痛が続いている。

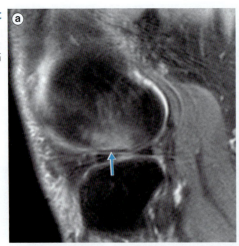
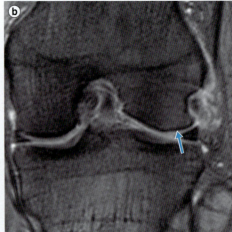

a：STIR矢状断像　　　　　　　　　b：T2*強調冠状断像

STIR矢状断像にて，大腿骨外側顆の荷重部に軟骨下骨の扁平化と紡錘状の無信号帯を認める（aの→）。隣接骨には辺縁不鮮明な骨髄浮腫様信号異常を随伴している。T2*強調冠状断像でも関節面に扁平化が見られる（bの→）。内側側副靱帯近位側に肥厚と信号上昇があり損傷を認める。

ここが勘ドコロ

軟骨下脆弱性骨折
- 股関節（大腿骨頭）：特発性大腿骨頭壊死と鑑別を要する病態。
- 膝関節（大腿骨内側顆）：特発性膝骨壊死の初期病態。
- 関節軟骨直下を蛇行する骨折線＋周囲の骨髄浮腫。

局所の脆弱化した骨に発生する脆弱性骨折

- 局所性に脆弱化した骨に脆弱性骨折をきたすことがあり（**表1**），このうち背景に骨腫瘍が存在する場合には治療法や予後が異なるため，病的骨折として脆弱性骨折からは除外する。
- 女性生殖器の悪性腫瘍に対する骨盤領域への照射や肺癌や乳癌に対する胸部領域への放射線治療後に，骨盤骨や肋骨に脆弱性骨折をきたすことがある（**図19**）。
- しばしば，転移性骨腫瘍が疑われて画像検査が行われることがあるが，骨盤骨の脆弱性骨折では仙骨翼と仙骨体部の骨折の組み合わせで発症し，肋骨では隣接する骨にも骨折をきたすことが多い。
- また，脆弱性骨折では基本的に骨破壊や骨外腫瘤を形成しない，進行性の骨破壊がないことで鑑別可能である。

図19　仙骨の脆弱性骨折
70歳台，女性。子宮癌の既往があり，放射線治療を受けている。腰痛が出現し転移性骨腫瘍が疑われてMRIが施行された。

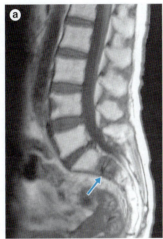
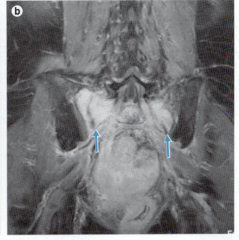

a：T1強調矢状断像　　b：STIR冠状断像
T1強調矢状断像でS1，S2仙骨に帯状の低信号があり骨折に一致する（aの→）。STIR冠状断像では両側仙骨翼に低信号の骨折を認め（bの→），隣接骨に広範な信号上昇を認める。

まとめ

- 疲労骨折はスポーツを愛好する若年者に，脆弱性骨折は骨粗鬆症を背景に高齢者に発症することが多く，いずれも早期には単純X線写真でわかりにくいことがある。
- 単純X線写真で診断がつかず，臨床的に疲労骨折や脆弱性骨折が疑われる場合には，積極的にMRIを行うことが早期診断につながる。
- それぞれの好発部位を知っておくことが重要である。

（福田国彦・土肥美智子）

07 第2章 系統別疾患レビュー：診断のおさえどころ

藤本 肇

転移性骨腫瘍

はじめに

- この節では転移性骨腫瘍（骨転移）の画像診断について概説する。

臨床的事項のおさらい

どんな癌が骨転移しやすいか？

- 骨転移をきたす"御三家"は，
  ①乳癌，②前立腺癌，③肺癌 （転移症例を母数としたときの原発巣の頻度順）
- 原発巣別に骨転移をきたす頻度を多い順にならべると，
  ①前立腺癌，②乳癌，③腎癌，④肺癌，⑤甲状腺癌となる[1]（欧米諸国のデータ）。
- わが国では，さらに肝細胞癌と消化管癌（特に胃癌）を忘れてはならない。

どこに骨転移するか？

- 骨転移の好発部位は，
  ①躯幹（頭蓋骨，脊椎，肋骨，胸骨，骨盤）と，②四肢近位（大腿骨の転子間部など）
- 四肢の末梢（肘や膝より遠位）への転移はまれで，この場合，まず「肺癌」を疑う（p.214参照）。
- 転移の経路は経動脈性と経静脈性があり，躯幹骨への転移については，Batsonの静脈叢*1を介した経静脈性の経路が重要である[1,2]。

これは必読！

1) Resnick D, et al: Skeletal metastases. Bone and Joint Imaging, 3rd ed, Resnick D, Kransdorf MJ, ed. Elsevier Saunders, Philadelphia, 2005, p1245-1264.

2) Batson OV: The function of the vertebral veins and their role in the spread of metastases. Ann Surg, 112: 138-149, 1940.

用語アラカルト

*1 Batsonの静脈叢（Batson's paravertebral venous plexus）
椎体からの導出静脈が椎体の周囲と脊柱管内でネットワークを形成したもので，最終的には下大静脈に流入する（図1）。
一方，腸管や生殖器などの骨盤内臓器からの静脈血も，骨盤静脈叢を経由して下大静脈に流入する。Batsonの静脈叢には弁がない。
したがって，骨盤内臓器から下大静脈へ入ってきた血液は，容易にこの静脈叢へ逆流しうる。つまり骨盤内臓器の悪性腫瘍は経静脈的に椎体へ転移する。

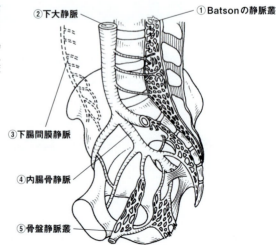

図1 Batsonの静脈叢およびその周辺の静脈系の解剖

(Resnick D: Diagnosis of bone and Joint disorders, 3rd ed, Saunders, 1995, p2420.より改変引用)

①Batsonの静脈叢
②下大静脈
③下腸間膜静脈
④内腸骨静脈
⑤骨盤静脈叢

> ここが 勘ドコロ
> - 骨転移の好発部位は躯幹と四肢近位。
> - 経静脈性の経路が重要。

いつ骨転移するか？

- 骨転移は悪性腫瘍の経過中いつでも起こりうる。
- いわゆる"原発不明の骨転移"の原発巣として多いのは，わが国の場合，次の4つ，すなわち①肺癌，②前立腺癌，③乳癌，④肝細胞癌である。
- ただし約1割の例で，剖検まで行っても原発巣が特定できない[3]。
- 逆に，原発巣の治療後無再発で何年も経過してから，"遅発性"に骨転移が出現することもある。その代表例は腎癌である（p.213参照）。

> ここが 勘ドコロ
> - 原発不明の骨転移をみたら次の4つを考える。
>   ①前立腺癌　②乳癌　③肺癌　④肝細胞癌

3) Katagiri H, et al: Determining the site of the primary cancer in patients with skeletal metastasis of unknown origin: a retrospective study. Cancer, 86: 533-537, 1999.

骨転移の古典的3形態と画像所見

- 骨転移は次の3型に分けられる。
  ①造骨型（osteoblastic, osteoplastic, 図2）
  ②溶骨型（osteolytic, 図3）
  ③混合型（mixed, 図4）

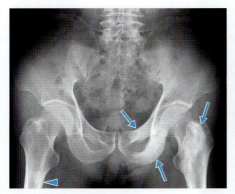

図2　前立腺癌の多発骨転移
70歳台，男性。

骨盤の単純X線写真正面像
造骨型の骨転移であり，左恥骨，坐骨，および左大腿骨転子間部に多発する硬化像が広がっている（→，反対側と比較せよ）。右大腿骨の近位骨幹にも転移巣がある（▶）。

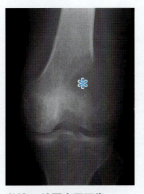

図3　肺腺癌の骨転移
70歳台，男性。

単純X線写真正面像
溶骨型の骨転移であり，左大腿骨遠位骨幹端に境界不明瞭な破壊像を認める（＊）。

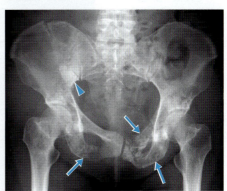

図4　乳癌の多発骨転移
50歳台，女性。

骨盤の単純X線写真正面像
混合型の骨転移であり，両側坐骨・恥骨に硬化性病変と破壊性病変が混在している（→）。右腸骨には造骨型の転移巣がある（▶）。

- これらは，破骨細胞（osteoclast）あるいは造骨細胞（osteoblast）のいずれが優位に活性化されるかによる。
- 原発巣の種類と骨転移の形態の間にはある程度の関連がある。
  ① 前立腺癌はほぼ全例で造骨型の転移をきたす（p.210参照）。
  ② 肝細胞癌，腎癌および甲状腺癌では，ほとんど溶骨型の転移をする。
  ③ ほかの多くの悪性腫瘍では，溶骨型または混合型の形態をとる（溶骨性の変化が主体だが，周囲にいくつかの造骨性変化を伴う）。

骨梁間型骨転移

4）Yamaguchi T : Intertrabecular vertebral metastases : metastases only detectable on MR imaging. Semin Musculoskelet Radiol, 5 : 171-175, 2001.

- 第4の形態として，骨梁間型骨転移（intertrabecular bone metastasis）がある[4]。
- 骨梁に変化をきたさずに，骨髄を置換して癌細胞が浸潤・増殖する。
- 原発巣として頻度が高いのは，肺小細胞癌，肝細胞癌，胃癌，膵癌などである。
- 単純X線写真や骨シンチグラムでは描出されない。

これは必読！

5）永澤博幸，ほか：病的骨折（腫瘍による骨折）の診断. 臨床画像, 27 : 1070-1077, 2011.

ここが 勘 ドコロ
- 骨転移は造骨型，溶骨型，混合型の古典的3型に加えて骨梁間型がある。
- 前立腺癌では造骨型，肝細胞癌・腎癌・甲状腺癌では溶骨型の転移がほとんどである。

骨転移による臨床症状

- 最大の臨床的問題は病的骨折で[5]，脊椎や大腿骨転子間部などの荷重部位に好発する。
- 特に胸椎の病的骨折では，硬膜外脊髄圧迫により麻痺や膀胱・直腸障害に陥る（図5）。
- 臨床評価の指標として"骨関連事象（skeletal related event : SRE）"が用いられる[*2]。

用語アラカルト

＊2 骨関連事象
（skeletal related event : SRE）
骨転移に対するさまざまな治療効果の判定の指標として，以下の項目をSREと定め，これらが生じる（または実施される）までの期間を用いることが多い。
① 著明な疼痛増悪
② 病的骨折
③ 脊髄圧迫
④ 放射線治療
⑤ 手術

図5 肝細胞癌の骨転移
70歳台，男性。

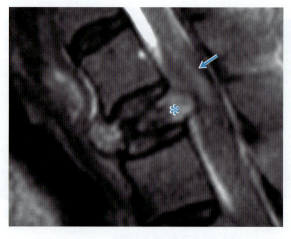

胸椎MRI 脂肪抑制T2強調矢状断像
第2胸椎椎体に病的骨折が見られ（＊），これにより脊髄が圧迫され，髄内に浮腫を示唆する高信号域が見られる（→）。患者は下肢麻痺と膀胱直腸障害で緊急入院となった。

画像診断の戦略

用いられるモダリティは次の5つ。

① 単純X線写真
- 感度が低く，全身検索の手法としては不適当である[6]。

② CT
- 全身検索には不適当だが，骨皮質の破壊を詳細に評価するためには最も信頼できる[7]。
- 脊椎の溶骨性変化や病的骨折を見るにも適している。
- 担癌患者さんで躯幹のCTを読影する際は，必ず冠状断や矢状断の再構成像を駆使して脊椎をチェックするべきである（図6）。

③ 骨シンチグラフィ
- 骨転移検索のゴールドスタンダードとして以前から多用されてきた（原理と撮像の詳細はp.84参照）。
- 骨転移検索における感度は病巣ベースで72～77%，特異度は92～94%である（表1）[8]。
- 診断支援ソフト（BONENAVI®）の導入により，感度・特異度ともに向上する（詳細はp.93参照）。

④ FDG-PET/CT［フルオロデオキシグルコース〈2-[¹⁸F] fluoro-2-deoxy-D-glucose〉を用いたpositron emission tomography/CT］
- 骨転移検索における感度は92～95%，特異度は96～97%と報告され，いずれも骨シンチグラフィより高い（表1）[8]。

⑤ MRI
- 骨シンチグラフィあるいはFDG-PET/CTに次いで頻用される。
- 脊椎転移症例では，病変の有無・進展範囲を確認するのみならず，脊髄圧迫の評価のための必須検査である。
- 全身MRI（詳細はp.54参照）が可能な装置を用いれば，これによる全身の検索も可能である。その感度は87～93%，特異度は95～96%と報告され，FDG-PET/CTと同程度である（表1）[8]。

---

6) Zampakis P, et al：Skeletal metastases：an update of the literature with pictorial review. J BUON, 16：24-37, 2011.

7) Dijkstra PD, et al：Prediction of pathological subtrochanteric fractures due to metastatic lesions. Arch Orthop Trauma Surg, 116：221-224, 1997.

8) Yang HL, et al：Diagnosis of bone metastases：a meta-analysis comparing ¹⁸FDG PET, CT, MRI and bone scintigraphy. Eur Radiol, 21：2604-2617, 2011.

図6 乳癌の多発骨転移
30歳台，女性。

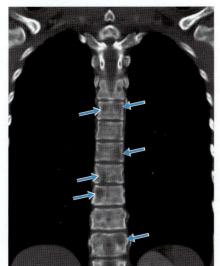

全身検索で撮られた胸腹部CT冠状断再構成像
胸椎に多発する溶骨型転移巣が認められる（→）。

表1 転移性骨腫瘍：スクリーニング―3種類のモダリティの比較―

	感度 (%)	特異度 (%)
骨シンチグラフィ	72～77	92～94
FDG-PET/CT	92～95	96～97
全身MRI	87～93	95～96

用語アラカルト

＊3 椎弓根徴候（pedicle sign）

脊椎の転移巣はまず椎弓根に形成されると考えられていた時代があり、これに対応する所見として正面像で椎弓根が消失する"椎弓根徴候（pedicle sign）"が知られていた。しかし、CT所見の解析から、実は転移巣の大半は椎弓根ではなく椎体の後ろ（背側）半側に初期病巣を形成し、それが椎弓にまで進展して初めてこのような所見を呈することが判明している[9]。

骨転移の基本的画像所見

全般的事項

- まず、骨転移の所見は非特異的で"何でもアリ"（いわゆるlook-like anything lesion）ということを認識する。
- 主なモダリティごとの所見の要点は次のようになる。

単純X線写真

- 病変が相当に進行しないと骨の濃度変化は把握困難である。
- 溶骨性変化が生じた場合、おおむね50％以上の骨梁が減じないと所見に現れない。
- 濃度ではなく骨の正常な輪郭の消失がないかどうかに着目することが大切（図7）。
- 脊椎では、正面像で片側の椎弓根が消失する"椎弓根徴候（pedicle sign）"＊3が古くから有名である。しかし、これは"早期所見"ではない（図8）[9]

図7 肺癌の多発骨転移
70歳台、男性。

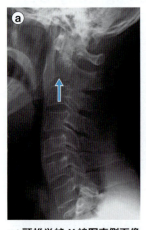

a：頸椎単純X線写真側面像
第2頸椎椎体の下縁の輪郭がわずかに不明瞭になっている（→）が、そのほかに明らかな異常所見を指摘できない。

b：頸椎MRI T1強調矢状断像
第1、第2および第4椎体内にびまん性に広がる低信号域を認める（→）。また、第2頸椎の腹側に椎体の輪郭を越えて広がる軟部腫瘤を認める（▶）。

図8 乳癌の多発骨転移
50歳台、女性。

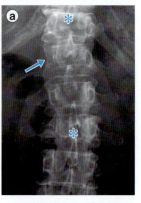 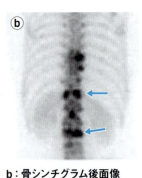

a：下部胸椎および腰椎単純X線写真正面像
第12胸椎および第3腰椎に病的骨折が惹起されている（＊）。また、第1腰椎の右の椎弓根が不明瞭となっている（→）。いわゆる椎弓根徴候と称される所見であるが、このような所見を呈した段階ではすでに転移は進行していると考えなければならない。

b：骨シンチグラム後面像
病的骨折に陥った2つの椎体（→）のみならず、胸椎および腰椎に多発骨転移巣を認める。

📖 これは必読！

9) Algra PR, et al: Do metastases in vertebrae begin in the body or the pedicles? Imaging study in 45 patients. AJR Am J Roentgenol, 158: 1275-1279, 1992.

ここが 勘ドコロ

- 単純X線写真で見える転移巣はかなり進行している。
- 濃度ではなく輪郭に着目して読影する。

骨シンチグラフィ

- 多くの骨転移巣は集積の増加（hot spot）としてとらえられる（図8b, 9a）。これを見逃すことはまずないが，非特異的所見である（p.89も参照）。
- 溶骨型骨転移（特に腎癌，肝細胞癌，甲状腺癌）では，逆に**集積が低下**（cold spot）することがある（図10）。見逃しやすいので特に注意すべきである。
- 骨梁間型の転移は，骨シンチグラフィではまったくとらえることはできない[4]。
- 極度に進行した骨転移例では，一見正常と紛らわしいシンチグラム所見を呈することがある。これを"superscan"あるいは"beautiful bone scan"[*4]とよぶ（図9b）。

ここが勘ドコロ

- "hot spot"ばかりでなく"cold spot"を見逃さないこと。
- "beautiful bone scan"に騙されない。

用語アラカルト

*4 superscan（beautiful bone scan）

躯幹骨の大部分が転移巣に置換されると，これらにびまん性に集積増加が生じ，一見正常と紛らわしいことがある。
本当に正常な像との鑑別のポイントは，腎臓がきちんと描出されているか確認することである。
リン酸化合物は生理的に腎から排泄されるので，正常例では必ず腎が描出される。
しかし，進行例では，ほとんどすべてが転移巣に集積してしまい，腎から排泄される分がなくなってしまうのである。

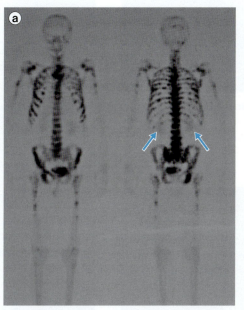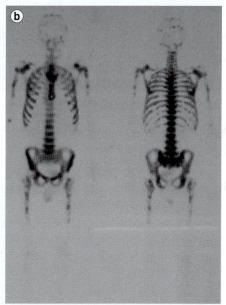

図9 前立腺癌の多発骨転移
70歳台，男性。

a：骨シンチグラム（左：前面像，右：後面像）
脊椎，骨盤，肋骨，頭蓋骨ならびに四肢近位に多発するhot spotsを認める。

b：骨シンチグラム（2カ月後の像）
脊椎や肋骨への集積が均等化し，一見正常化したように見える。しかし，この症例では病勢は進行し，さらにびまん性に転移巣が形成されているのである（beautiful bone scan）。
aにおいては正常な腎臓が描出されている（→）のに対して，bにおいては腎臓の描出がないことに注目されたい。

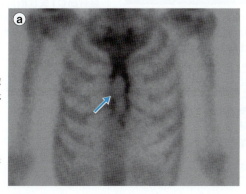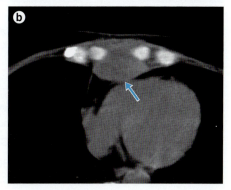

図10 肝細胞癌の胸骨への骨転移
60歳台，男性。

a：骨シンチグラム前面像
胸骨に明らかなhot spotを認めず，逆に局所的な集積の低下（cold spot）が見られる（→）。

b：CT
胸骨から膨隆するような進展をする転移巣が明らかとなる（→）。

CT

■ 基本的所見
① 海綿骨の濃度変化（図11）
② 骨皮質の破壊（図12）
③ 病的骨折（特に脊椎と大腿骨！）（図13）
④ 軟部腫瘤形成

- 長管骨では**長軸方向に30mm以上病変が進展，または，皮質の50%以上が破壊される**と病的骨折のリスクが増大する[10]。

10) Van der Linden YM, et al : Comparative analysis of risk factors for pathological fracture with femoral metastases. J Bone Joint Surg, 86-B : 566–573, 2004.

図11　乳癌にて治療中
30歳台，女性。

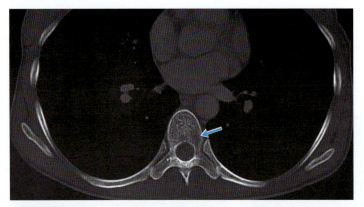

全身検索のため撮られた胸腹部CT（bone windowで観察）
胸椎の椎体に小さな溶骨型の転移巣を認める（→）。

図12　乳癌の骨転移
40歳台，女性。

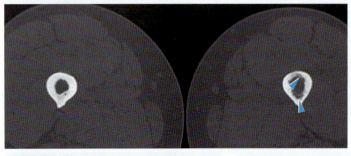

大腿骨のCT（bone windowで観察）
左大腿骨骨幹に溶骨型転移巣があり，骨皮質の一部が内側から破壊されている（▶，反対側と比較せよ）。この症例では皮質の厚さの50%を超える破壊はなく，保存的治療（放射線治療）が選択された。

図13　肺癌の多発骨転移
60歳台，男性。背部痛と下肢麻痺を主訴として救命センターを受診。

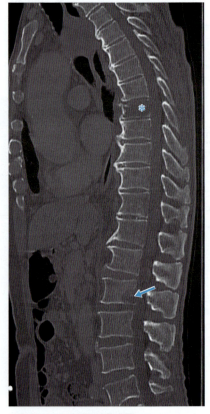

躯幹部CT矢状断再構成像
第7胸椎に溶骨型の転移巣があり，病的骨折に陥っている（＊）。第2腰椎椎体にも溶骨型の転移がある（→）。

ここが勘ドコロ

- 躯幹のCTではまず脊椎！
- 長軸＞30mm，皮質の破壊＞50%　⇒病的骨折のリスク↑

MRI

■ 基本的所見（図5, 6, 14）
①境界明瞭な占拠性病変（異常信号域）
②正常骨髄とのコントラストは骨転移のパターンと周囲骨髄の状態によりさまざま。
　（→Point advice 1）
③拡散強調像で異常信号
④病的骨折

■ 脊椎での追加所見
⑤椎体のみならず後方要素への進展（図14c）
⑥椎間板が正常形態を保つ（図5, 6, 14）
⑦硬膜外脊髄圧迫（図5）

図14　転移性骨腫瘍
胸椎および腰椎レベルにおけるMRI T1強調矢状断像

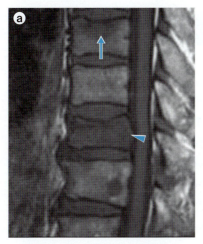
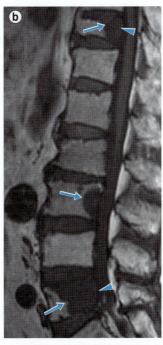
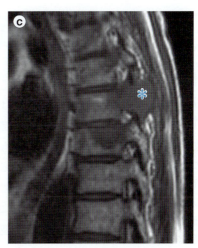

a：70歳台，男性。胃癌の多発骨転移。
いずれの病巣も，正常な骨髄と比較して著明な低信号を呈している。1つの椎体内に異常な信号域と正常信号域が混在する場合には，その境界線が椎間板に垂直であったり平行であったりさまざまなパターンをとっていることに注目（a, bの→）。また，病的骨折を起こした椎体は，背側に凸な円弧状の形態を呈している（a, bの▶）。さらに，病巣は後方要素にも進展している（cの＊）。なお，図27も参照。

b：70歳台，男性。肺腺癌の多発骨転移。

c：70歳台，男性。肝細胞癌の多発骨転移。

> ### ここが 勘 ドコロ
> ● 多くの骨転移の信号強度は非特異的
> ● 赤色髄優位な部位ではコントラスト不良なことがある。

Point advice 1　MRIにおける骨転移の信号強度（表2，3）

表2　基本的な所見

	造骨型	造骨型以外
T1強調像	低信号	低信号
T2強調像	**低～等信号**＊	**等～高信号**＊
STIR像	等～高信号	高信号

（＊脂肪抑制なしのT2強調像では病変のコントラストが不良となる）
● いずれにせよ**信号強度そのものは非特異的**

表3　背景骨髄に赤色髄が優位な場合
（≒骨髄の再転換が顕著，例えば貧血や肝硬変症例）

	造骨型	造骨型以外
T1強調像	**低～等信号**＊	**低～等信号**＊
T2強調像	低～等信号	等～高信号
STIR像	等～高信号	高信号

（＊T1強調像で病変のコントラストが不良となる）
● 赤色髄優位なところに造骨型骨転移が起きると，どの撮像でもコントラストが低下するので注意！

原発巣別に見た骨転移の特徴

前立腺癌

Point advice 2
造骨型の骨転移をきたしうる主な悪性腫瘍

・前立腺癌以外に次のようなものが知られる。
　カルチノイド
　小細胞癌
　乳癌
　胃癌
　膵癌
　膀胱癌
　髄芽腫
　骨肉腫
　悪性リンパ腫

- 骨転移の頻度は60～80％[1,5]。
- ほぼ例外なく**造骨型**の転移巣を形成する（**図2, 15**→Point advice 2）。ときに骨膜反応を伴う。もし溶骨型の病巣が出現したら，別の原発巣を検索すべきである。
- ほかの臓器に転移がなく，骨転移が唯一の遠隔転移であることが圧倒的に多い。多発骨転移があっても臨床症状が乏しく，**患者さんのquality of lifeは比較的保たれる**。
- ホルモン療法によく反応すれば生命予後も良好で，年単位で生存可能。
- ただし，**造骨型であっても病的骨折のリスクはあることに注意するべきである**[13]。

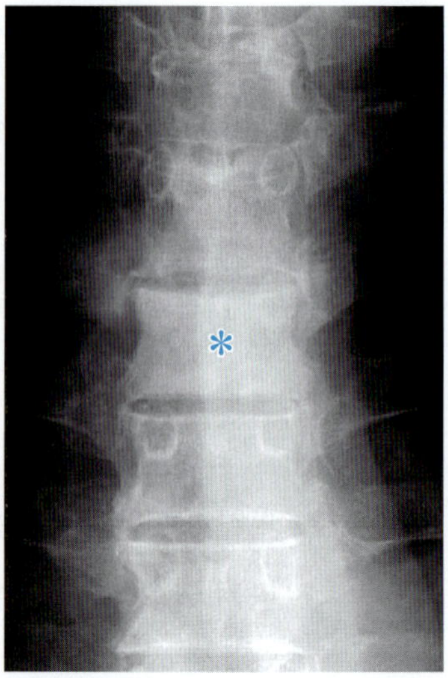

図15　前立腺癌の骨転移
60歳台，男性。
胸椎単純X線写真正面像
第7胸椎椎体にびまん性の造骨型転移を認める（＊）。上下の椎体との濃度差を比較。

ここが 勘 ドコロ
● ほぼ例外なく造骨型の転移巣をつくる。
● 臨床所見は比較的軽微で生命予後は比較的良好。

乳癌

- 骨転移の頻度は約70%[13]で，多発病巣が見られることが多い。
- 溶骨型または混合型が多いが，造骨型もありうる（図4，8a，11，12）。
- 病的骨折（16〜17%）や硬膜外脊髄圧迫（2〜6%）の頻度が高い[13]。
- ほかに転移がなく骨転移のみが見られる症例もまれでなく，長期予後が期待できる。

> **ここが ㊙ ドコロ**
> - 溶骨型，混合型，造骨型いずれもありうる。
> - 病的骨折や硬膜外脊髄圧迫の頻度が高い。
> - 骨転移があっても長期生存する例がある。

肺癌

- 骨転移の頻度は30〜40%[13]で溶骨型または混合型が多い（図3，7，13）が，小細胞癌では骨梁間型や造骨型もある。
- 転移巣の部位が"神出鬼没"で，まれに四肢遠位や指趾骨，皮質骨など，とんでもないところに病巣を作ることがある。
- いわゆる原発不明骨転移の約1/3が肺癌によるもので[3]，病的骨折や硬膜外脊髄圧迫で初診することもある（図13）。
- 骨転移をきたした肺癌の予後は不良である。

> **ここが ㊙ ドコロ**
> - 溶骨型または混合型が多い。
> - 四肢遠位や皮質など，とんでもないところに転移することがある。
> - 原発不明骨転移の1/3を占める。

> 肝細胞癌

- **例外なく溶骨型**の転移巣を形成し，高頻度で**骨外に膨隆**する**軟部腫瘤**を形成（expansile remodeling）してくるのが特徴（**図10, 16, 17**）[1]。
- 骨シンチグラフィで"cold spot"となることが多いので注意（**図10**）。
- FDG-PETでも集積が乏しいことが多いので注意。
- 病的骨折がなくても，圧排による疼痛やしびれが強い。
- 原発巣同様，**多血性**で，経カテーテル的動脈塞栓術（transcatheter arterial embolization：TAE）のよい適応となる（**図17**）[11]。

11) Uemura A, et al：Transcatheter arterial embolization for bone metastases from hepatocellular carcinoma. Eur Radiol, 11：1457-1462, 2001.

ここが勘ドコロ
- 溶骨型で骨外に膨隆する腫瘤を形成。
- 骨シンチグラフィで"cold spot"となりやすい。
- 多血性でTAEの適応となる。

図16 肝細胞癌の骨転移
50歳台，男性。

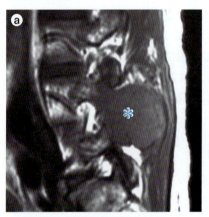
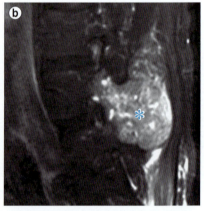

a：腰椎MRI T1強調矢状断像
第4腰椎椎弓に転移巣があり，骨外に膨隆する低信号の腫瘤を形成している（*）。

b：腰椎MRI脂肪抑制T2強調矢状断像
病変（*）は不均一な高信号を呈している。

図17 肝細胞癌の骨転移
70歳台，男性。

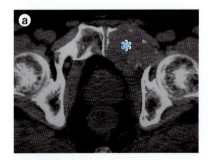
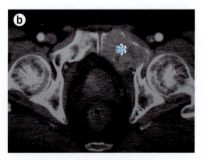
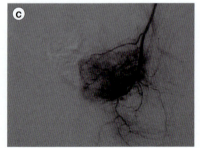

a：骨盤単純CT
左恥骨に溶骨型骨転移を認め，病変は骨外へ向かって膨隆する腫瘤を形成している（*）。

b：dynamic CT（動脈優位相）
この病変は著明に濃染する。

c：血管造影
著明な血管増生を認める。

腎癌

- 純粋な**溶骨型**転移巣を作り，骨シンチグラフィで"cold spot"となる代表例（肝細胞癌や甲状腺癌と同様）。
- **多血性**で骨外に膨隆する腫瘤を形成し，MRIで内部に**flow void**を認めることがある[12]。
- まれに四肢末梢に転移することがある。
- **単発性**の転移を見る頻度が比較的高い。
- 原発巣の治療後，何年も無再発で経過してから，いわば"遅発性"に骨転移が生じることがある（図18）。

12) Choi JA, et al : Osseous metastasis from renal cell carcinoma : "flow-void" sign at MR imaging. Radiology, 228 : 629–634, 2003.

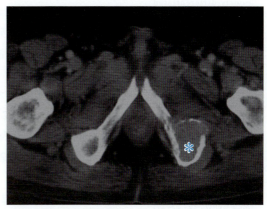

図18 腎癌の骨転移
70歳台，男性。

骨盤の造影CT
手術から10年間無再発で経過した後に単発性の骨転移をきたした症例である。左坐骨に溶骨型骨転移を認める（＊）。

ここが勘ドコロ
- 溶骨型で骨外に膨隆する多血性腫瘍。
- 単発性の頻度が高い。
- "遅発性"に骨転移することがある。

非典型的な骨転移

担癌患者になんらかの骨病変を見たら，確実に他疾患であると断定できない限り，転移を否定してはいけない。

症例供覧

①転移巣近傍の終板が脆弱化し，椎体内ヘルニア（Schmorl結節）を伴う例（図19）[13]
- Modicのtype I 変性を伴う椎体内ヘルニアと紛らわしいので注意！

②T2強調像で著明な高信号を呈する転移
- 印環細胞癌などで粘液貯留を伴うと，嚢胞と紛らわしいことがある（図20）。
- 扁平上皮癌で内部に壊死を伴うと，硬膜外膿瘍や血腫と紛らわしいことがある（図21）。
- 骨外に膨隆する腫瘍で液面形成を伴う（2次性動脈瘤様骨嚢腫）ことがある（図22）[14]。

③関節内転移（図23）
- 長管骨の骨端への転移で，膝関節に好発し，特発性骨壊死と紛らわしいことがある[15]。

④関節腔（滑膜）への転移（図24）
- 関節液貯留（＋関節腔内腫瘤）が主体[16]で化膿性関節炎や膿瘍と紛らわしい。

⑤びまん性の骨転移（図25）
- あまりに広範で，かえって見落としやすい！
- T1強調像で骨髄が異様に低信号を呈する（脊椎では椎間板より低信号になるのが目安となる）。

13) Yamaguchi T, et al : Schmorl's node developing in the lumbar vertebra affected with metastatic carcinoma : correlation magnetic resonance imaging with histological findings. Spine (Phila Pa 1976), 28 : E503-505, 2003.

14) Jarraya M, et al : Isolated vertebral metastasis with a fluid-fluid level from a poorly differentiated adenocarcinoma. Diagn Interv Radiol, 19 : 233-236, 2013.

15) Fujimoto H, et al : Metastatic bone tumor mimicking spontaneous osteonecrosis of the medial condyle of the femur : misleading appearance on MR imaging. Skeletal Radiol, 29 : 286-288, 2000.

16) Levine HR, et al : Synovial metastasis from lung cancer. Proc (Bayl Univ Med Cent), 26 : 25-27, 2013.

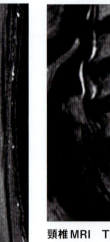

図19　肺癌の骨転移
60歳台，女性。
腰椎MRI　脂肪抑制T2強調矢状断像
第2腰椎（L2）椎体に境界明瞭な高信号域がある（→）。L2/3レベルの椎間板に椎体内ヘルニア（Schmorl結節）があり，L2椎体内へ突出した形態を呈している（＊）。椎体内ヘルニアが先にあって周囲椎体にModic I 型の変性（fibrovascular degeneration）を伴うようにも見えるが，実際には転移が先にあり，隣接する終板が脆弱化して椎体内ヘルニアを惹起したものと考えられる。

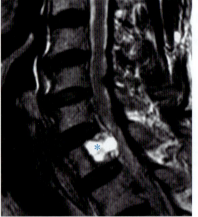

図20　胃の印環細胞癌の骨転移
70歳台，男性。
頸椎MRI　T2強調矢状断像
第7頸椎椎体に転移巣がある（＊）。病変は著明な高信号を呈し，粘液貯留を反映した所見と考えられる。

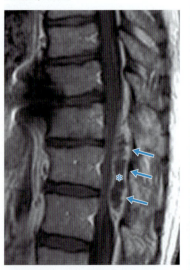

図21　肺癌（扁平上皮癌）の転移
50歳台，男性。
胸椎MRI　造影T1強調矢状断像
下位胸椎レベルで，脊柱管背側を占拠するようにして紡錘形の腫瘤があり，辺縁が造影されている（→）。中心には造影されない部位がある（＊）。一見，硬膜外血腫あるいは膿瘍を思わせるが，扁平上皮癌の転移で中心に広範な壊死を伴うものであった。

第2章・07 転移性骨腫瘍

図22 肺癌の骨転移，2次性動脈瘤様骨嚢腫形成
80歳台，女性。

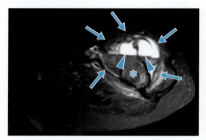

左大腿骨MRI脂肪抑制T2強調横断像
大腿骨骨幹（＊）を破壊し，膨隆するようにして多房性の囊胞性病変が形成され（→），内部に液面形成（▶）を伴っている。

図23 乳癌の関節内骨転移
70歳台，女性。

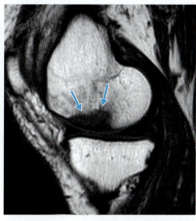

右大腿骨MRI　T1強調矢状断像
内側顆の関節面直下に境界明瞭な低信号域がある（→）。一見，大腿骨内側顆の特発性壊死と紛らわしいが，これは骨端への転移である。

図24 肺癌の滑膜転移
80歳台，男性。

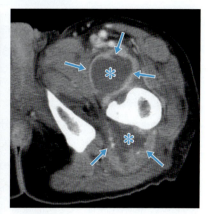

骨盤造影CT
左股関節周囲に大量の液体貯留があり（＊），その周囲が造影されている（→）。一見，化膿性股関節炎と紛らわしいが，滑膜に沿って広がる転移であった。

図25 乳癌の多発骨転移
40歳台，女性。

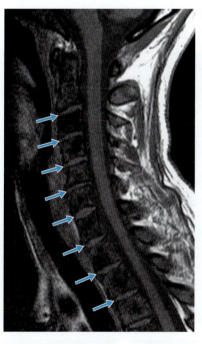

頸椎MRI，T1強調矢状断像頸椎および上位胸椎の椎体の信号強度がびまん性に低下している。すべて転移巣である。このような例では椎体の輪郭に変化がなく，見逃されてしまうことがある。椎体の信号強度が椎間板（→）よりも低くなっていることに注目。

図26 肺癌の筋肉転移
80歳台，男性。

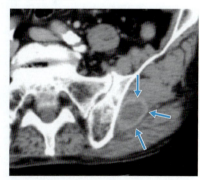

骨盤造影CT
左中殿筋にリング状に造影される腫瘤を認める（→）。

⑥筋肉転移（図26）
- 原発巣は肺癌が最多で，体幹に好発する[17]。
- 造影CTでリング状に造影される腫瘤として描出されることが多い。

17) Haygood TM, et al：Skeletal muscle metastases：a three-part study of a not-so-rare entity. Skeletal Radiol, 41：899-909, 2012.

ここが 勘 ドコロ
- 脊椎転移巣の傍にSchmorl結節が形成されやすい。
- 囊胞や膿瘍，特発性骨壊死と紛らわしい骨転移もある。
- びまん性骨転移ではT1強調像で椎体が椎間板より低信号になる。

骨転移と鑑別を要する疾患

椎体の圧迫骨折（骨粗鬆症あるいは外傷性）（compression fracture）

- 骨転移との鑑別のためには次の所見に着目する[18〜22]。[表4, 図27（図14と比較せよ！）]。

①椎体の信号強度
②1つの椎体内に異常な信号域と正常信号域が混在する場合の境界線のパターン
③椎体背側の形状
④後方要素への進展
⑤軟部腫瘤・硬膜外腫瘤形成の有無
⑥椎体内の液体貯留（fluid sign）＊5
⑦終板直下にT1強調像・T2強調像いずれにおいても認められる線状の低信号域（low-signal-intensity band）＊5
⑧拡散強調像

> **用語アラカルト**
>
> ＊5 液体徴候（fluid sign）とlow-signal-intensity band
>
> 骨折に陥った椎体内に亀裂が生じ，その中に液体が入り込んで，椎間板に平行な帯状の高信号域がT2強調像で認められるのが"液体徴候"である。"low-signal-intensity band"は，終板直下を走る骨折線そのものを見ているものと考えられる。

図27 退行期骨粗鬆症による圧迫骨折

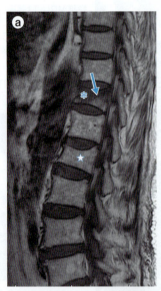
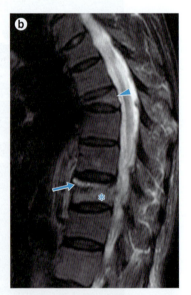
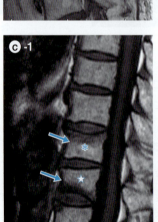
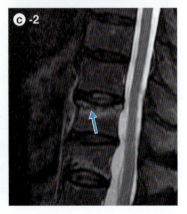

a：70歳台，女性。
胸腰椎MRI T1強調矢状断像
第12胸椎に新鮮な圧迫骨折がある（＊）。椎体内には正常信号域と異常信号域が混在しているが，その境界線は椎間板に平行である（→）。第2腰椎もわずかに圧潰している（☆）が，骨髄の信号強度に異常は見られない。これは陳旧性の圧迫骨折を示す所見である。

b：別の70歳台，女性。
胸椎MRI脂肪抑制T2強調矢状断像
第12胸椎の椎体がやや圧潰し，全体が淡い高信号を呈している（＊）。頭側の終板に沿って線状の高信号域を認める（→）。これは椎体に生じた亀裂に液体が貯留したもので，いわゆるfluid signと称される所見である。第7胸椎椎体にも陳旧性の圧迫骨折があり，椎体全体が楔状に著明に圧潰している（▶）。

c：別の70歳台，女性。
c-1：胸椎MRI T1強調矢状断像
第11（＊）および第12胸椎椎体（☆）がやや圧潰している。椎体内には正常信号域と異常信号域が混在しているが，aと同様に，その境界線は椎間板に平行である（→）。

c-2：胸椎MRI脂肪抑制T2強調矢状断像
終板直下に線状の低信号域を認める。

表4 外傷・骨粗鬆症による椎体の圧迫骨折と骨転移による病的骨折の鑑別

所見	圧迫骨折	病的骨折
椎体の信号強度	急性期（2〜3カ月）のみ異常，その後正常化 急性期でも一部に正常骨髄が残存する（85％）	時期によらず異常 正常骨髄の残存なく椎体全体が異常信号（81％）
異常信号域と正常信号域が残存する場合の境界線のパターン	椎間板に平行なことが多い	椎間板に垂直・平行いずれもあり
椎体背側面の形態	直線状（60％）	背側に凸な円弧状（74％）
後方要素への進展	低頻度（20％）	高頻度（59％）
硬膜外腫瘤形成	低頻度（25％）	高頻度（74％）
傍脊椎腫瘤形成	きわめて低頻度（7％）	比較的高頻度（41％）
椎体内の帯状の液体貯留［液体徴候（fluid sign）］	比較的高頻度（40％）	きわめて低頻度（6％）
T1・T2強調像いずれでも認める終板に平行な線状の低信号域（low-signal-intensity band）	きわめて高頻度（93％）	比較的低頻度（44％）
拡散強調像	正常（拡散制限なし，ADC*：1.0×10^{-3} mm²/s 以上）	異常（拡散制限あり，ADC*：1.0×10^{-3} mm²/s 以上）

*apparent diffusion coefficient（見かけの拡散係数）

（文献22より一部引用改変）

18) 藤本 肇：MRI骨・関節アトラス 改訂新版. ベクトル・コア, 2009, p52.

19) Cuenod CA, et al：Acute vertebral collapse due to osteoporosis or malignancy：appearance on unenhanced and gadolinium-enhanced MR images. Radiology, 199：541-549, 1996.

20) Baur A, et al：Acute osteoporotic and neoplastic vertebral compression fractures：fluid sign at MR imaging. Radiology, 225：730-735, 2002.

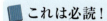

これは必読！

21) Jung HS, et al：Discrimination of metastatic from acute osteoporotic compression spinal fractures with MR imaging. RadioGraphics, 23：179-187, 2003.

22) Khoo MM, et al：Diffusion-weighted imaging（DWI）in musculoskeletal MRI：a critical review. Skeletal Radiol, 40：665-681, 2011.

ここが勘ドコロ

良性の圧迫骨折と転移による病的骨折の鑑別

- 信号強度，椎体背側の形態，後方要素への進展，軟部腫瘤形成，液体徴候，low-signal-intensity band，拡散強調像など複数の所見を組み合わせて判断する。

化膿性・結核性脊椎椎間板炎（pyogenic/tuberculous spondylodiscitis）(p.333参照)

- 必ず椎間板をはさんで連続した2椎体に異常信号（T1強調像で低信号，T2強調像で高信号，椎間板もT2強調像で高信号）を認める。

変形性脊椎症による椎体のfibrovascular degeneration（Modic type 1変性）(p.330参照)

- 菲薄化してT2強調像で低信号化した椎間板を挟んで終板に沿って異常信号を認める。
- 椎体全体が異常信号を呈することはまれで，正常・異常信号の境界線は終板に対して斜めに走行する傾向がある。

脊椎血管腫（vertebral hemangioma）

- 脂肪成分を含むため，T1強調像・T2強調像ともに高信号となる。
- 通常は椎体内に限局するが，まれに後方要素に進展し，脊髄圧迫を惹起することがある（compressive vertebral hemangioma）。
- CTで疎な骨梁の横断像（polka-dot appearance）が特徴的。

脆弱性骨折（insufficiency fracture）(p.194参照)

- 仙骨に好発。
- 仙骨翼に沿って縦走する骨折線＋S2レベルで横走する骨折線→H型の異常信号域（MRIの斜冠状断像），H型の異常集積（骨シンチグラフィ）。

SAPHO症候群(p.119参照)

- 胸鎖関節・胸肋関節（90％），脊椎（30％），四肢長管骨（30％）。
- MRI：びまん性または限局性の異常信号域（非特異的）。
- 単純X線写真およびCT。
  ①脊椎病変：椎体の硬化性変化＋前縁の侵食像（marginal erosion, corner erosion）
  ②長管骨病変：骨幹の硬化性変化，骨皮質の肥厚。

骨島（bone island）[内骨腫（enostosis）]

- 海綿骨内に限局した緻密骨の塊。
- 好発部位は肋骨と骨盤。
- 境界明瞭な硬化性病変で，ときに正常骨梁と連続した構造を有するのが特徴。

原発性骨腫瘍

Part Ⅰ　原発性骨腫瘍総論

本稿では原発性骨腫瘍と骨に発生する腫瘍類似疾患を主に取り扱う。また，骨腫瘍・腫瘍類似疾患の鑑別となる疾患についても取り上げる。

原発性骨腫瘍の臨床像

頻度

- 骨腫瘍の統計的研究はほとんどが悪性骨腫瘍に関するものであるため，良性骨腫瘍や腫瘍類似病変も含んだ疫学データはほとんどない。
- 原発性悪性骨腫瘍は全悪性腫瘍の0.2％を占めるにすぎず罹患率10万人/年当たり0.8人というまれな疾患である。原発性悪性骨腫瘍で最も頻度の高い骨肉腫でもわが国での年間発生率は200例以下とされている（ちなみに良性腫瘍も含めた全骨腫瘍のうち最も頻度の高いのは"癌の骨転移"であり，全体の1/4を占める）。

好発年齢

- 原発性骨腫瘍は発症年齢には2峰性がある。1つは思春期，もう1つは中年期以降である。
- 年齢によって好発する腫瘍はほぼ決まっていて（図1），骨腫瘍の80％は年齢のみで鑑別可能ともいわれている[1]。

好発部位

- 骨腫瘍にはそれぞれ好発部位が知られている（→Point advice）。
- ここでいう「部位」には次の3つの意味がある[2]。
  ①長管骨や扁平骨（例えば大腿骨や腸骨）などの解剖学的部位（表1）。
  ②長管骨における長軸方向での位置（図2）
  　ⅰ）骨端（epiphysis），ⅱ）骨幹端（metaphysis），ⅲ）骨幹（diaphysis）
  ③長管骨の短軸方向から見た部位（図2）
  　ⅰ）中心性，ⅱ）偏在性，ⅲ）骨皮質内

1) Edeiken J : Roentgen Diagnosis of Diseases of Bone. Williams and Wilkins, Baltimore, 1989, p8-32.

2) 佐藤嘉尚, ほか：骨腫瘍の単純X線写真の基本. 臨床画像, 29：61-72, 2013.

図1 主な骨腫瘍と好発年齢

20歳未満では神経芽腫の転移，骨肉腫，Ewing肉腫を除いて基本的に良性腫瘍がほとんどである．40歳以降は転移を含めた悪性腫瘍が多くなっていく．

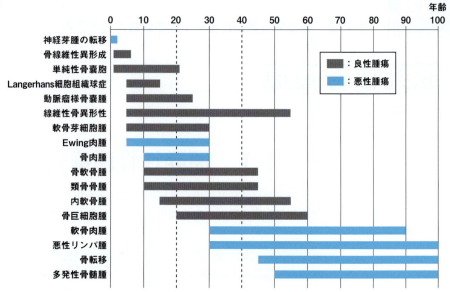

（Greenspan A, et al：Differential diagnosis in Orthopaedic Oncology, 2nd Ed. Lippincott Williams and Wilkins, 2007, p4.より引用改変）

表1 主な骨腫瘍と解剖学的好発部位

四肢の長管骨にはさまざまな骨腫瘍と類似病変が発生するが，その他の部位ではある程度疾患が限られている．

	骨腫瘍および類似病変
頭蓋・顔面	線維性骨異形成，Langerhans細胞組織球症，脊索腫，軟骨肉腫，多発性骨髄腫
脊椎	血管腫，骨巨細胞腫，類骨骨腫，動脈瘤様血管腫，脊索腫
四肢長管骨	類骨骨腫，内軟骨腫，骨巨細胞腫，単純性骨嚢腫，骨肉腫，軟骨肉腫など
四肢末端	内軟骨腫

図2 主な骨腫瘍と長管骨における好発部位

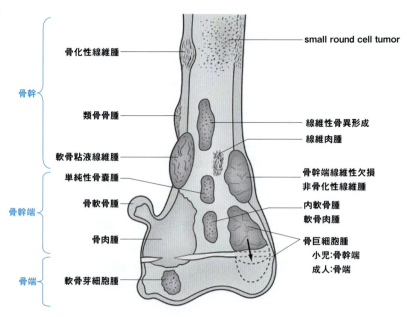

（John M, et al：Radiologic and pathologic analysis of solitary bone lesions, Part1：Internal margins. Radiol Clin North Am, 19：715-747, 1981.より引用改変）

Point advice　骨の正常解剖について

- 骨はその形態によって長管骨，短骨，扁平骨，不規則骨，含気骨，種子骨に分けられる。
- 長管骨（図3）は外側にある緻密な皮質骨と骨髄内にある蜂巣状で粗な構造の海綿骨からなる。
- 骨幹部では海綿骨は少なく，ほとんどが骨髄であり，強度を保つために周囲の皮質骨が厚くなっている。
- 骨幹端に近づくに従って，海綿骨が多くなり皮質骨は薄くなっていく。
- 皮質骨の長軸方向にはHavers管が伸びており，Havers管を取り囲む円柱形の小区域をosteon（Havers系）とよぶ。
- 一方，海綿骨は柱状の骨梁とよばれる粗な構造からなり，周囲には骨髄組織がある。
- 成長期には軟骨細胞と軟骨基質からなる成長軟骨板とよばれる構造があり，軟骨内骨化によって海綿骨が供給されている。

図3　長管骨の解剖

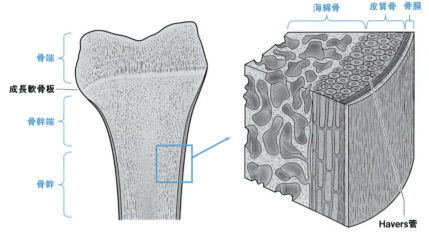

（文献2より転載）

画像診断のモダリティ

- まず選択される検査は単純X線写真で，骨腫瘍に関しては単純X線写真のみでも良・悪性の判断や組織型の推定がある程度可能である。
- CTでは微細な石灰化や骨破壊を評価でき，MRIでは腫瘍基質の推定や骨外腫瘤の進展範囲の推定が可能になる。

ここが勘ドコロ

原発性骨腫瘍の臨床像

- 好発年齢と好発部位があり，この情報だけである程度まで鑑別診断が絞られる。
- 解剖学的部位のみならず，長管骨では長軸方向の位置（骨端・骨幹端・骨幹），短軸方向の位置（中心性・偏心性・皮質内）に着目する。

これは必読！

3) John M, et al : Radiologic and Pathologic Analysis of Solitary Bone Lesions Part Ⅰ : Internal Margins. Radiol Clin North Am, 19 : 715-747, 1981.

4) Bruce D, et al : Radiologic and Pathologic Analysis of Solitary Bone Lesions Part Ⅱ : Periosteal Reaction. Radiol Clin North Am, 19 : 749-782, 1981.

5) Donald S, et al : Radiologic and Pathologic Analysis of Solitary Bone Lesions Part Ⅲ : Matrix Patterns. Radiol Clin North Am, 19 : 785-814, 1981.

＊：単純X線写真における骨腫瘍の辺縁と骨破壊のパターン，骨膜反応，腫瘍基質について病理との対応が詳しく記載されている．1981年の総説でやや古いが，ぜひ手に入れて読んでいただきたい．

単純X線写真による骨腫瘍の評価

・単純X線写真による骨腫瘍の評価には，次の3つに着目するとわかりやすい[3～5]．
　①病変の辺縁と骨破壊のパターン
　②骨膜反応の有無とそのパターン
　③特徴的な腫瘍基質を示唆する所見

辺縁の性状（正常な骨との境界）と骨破壊のパターン

・骨腫瘍の辺縁の性状は，良・悪性（正確には非侵襲性か侵襲性か）を判断する際に最も着目すべき点である．
・単純X線写真における骨腫瘍の辺縁は，病変と正常骨組織のX線吸収値の差によって作られる．一般的に病変部位ではX線透過性が亢進（＝黒く）する．
・病変と周囲の正常部位との境界がペンでなぞれるようにはっきりしている場合を"狭い移行帯"，境界がはっきりせず，ペンでなぞれない場合を"広い移行帯"と表現する．
・基本的に狭い移行帯をもつ病変は良性で，広い移行帯をもつ病変は侵襲性である．
・この移行帯を基に骨破壊を3つのパターンに分けると理解がしやすい（**図4**）[3]．

図4　骨破壊のパターン

a：Type Ⅰの骨破壊像
Type Ⅰaは辺縁に明瞭な硬化像（硬化縁）をもつもの，Type Ⅰbは辺縁は明瞭だが硬化縁がないもの，Type Ⅰcは辺縁の一部あるいは全体が不明瞭なもの．

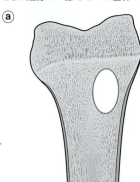

b：Type Ⅱの骨破壊像
骨皮質の破壊は骨髄側から進む（→）．

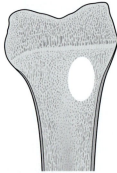

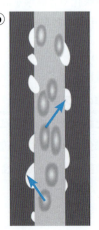

c：Type Ⅲの骨破壊像
皮質骨にはHavers管に沿った細長い骨破壊像（→）が認められる．

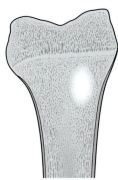

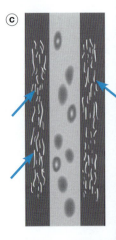

（文献2より転載）

■ Type Ⅰ（地図状骨破壊，geographic pattern）

- 1cm以上の大きさをもつ移行帯の狭い骨破壊で，主に海綿骨の破壊を反映した所見である。
- 活動性が低いもの（つまり良性）が多い。
- 病変の辺縁の性状によってさらにType Ⅰa〜Type Ⅰcまで三分され，病変の活動性はこの順に高くなっていくとされる。

　Type Ⅰa：辺縁に明瞭な骨硬化（硬化縁）をもつ
　　＜例＞単純性骨嚢腫，内軟骨腫，線維性骨異形成
　Type Ⅰb：辺縁は明瞭であるが硬化縁がない（いわゆるpunched out lesionなど）
　　＜例＞骨巨細胞腫，単純性骨嚢腫，多発性骨髄腫
　Type Ⅰc：地図状骨破壊であって辺縁の一部が不明瞭なもの（Type Ⅰa，Ⅰb病変よりも活動性が高い）
　　＜例＞骨巨細胞腫，軟骨肉腫，動脈瘤様骨嚢腫，Langerhans細胞組織球症

■ Type Ⅱ（虫食い状骨破壊，moth-eaten pattern）

- 大きさの不揃いな骨融解巣が散布性に見られるタイプで，海綿骨と皮質骨のいずれかまたは両方の破壊を反映した所見である。
- 皮質骨に破壊が及ぶ場合は基本的に内側から（骨髄側から皮質骨側へ向かって）破壊が進む。
- 骨肉腫（図5），Ewing肉腫，活動期のLangerhans細胞組織球症など侵襲性の強い病変が多い。

■ Type Ⅲ（浸透状骨破壊，permeated pattern）

- 小さな楕円状あるいは線状の骨融解像が無数に見られるもので，皮質骨ではType Ⅱと異なり皮質骨の長軸方向に細長い骨破壊像が認められる。

図5　右大腿骨骨肉腫

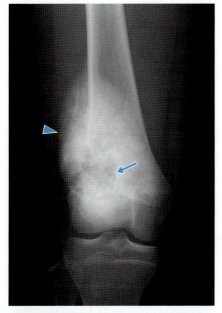

10歳台前半，女子。
大腿骨遠位骨幹端に虫食い状骨破壊が認められる（→）。骨外腫瘤（▶）を形成し，骨基質の存在を示唆する硬化像も認められる。

図6　左橈骨，尺骨神経芽腫骨転移

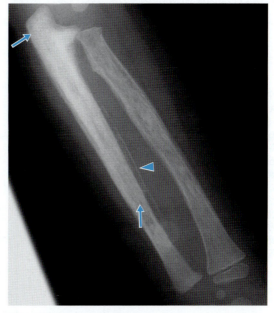

2歳，男児。
橈骨および尺骨にpermeative patternの骨破壊像が認められる。長軸方向に走る細かな透亮像に注目（→）。骨膜反応も認められる（▶）。

- TypeⅡでは境界は不明瞭ながら骨融解巣と正常部を分けて認識できるが，TypeⅢでは骨破壊の正確な広がりや正常部との境界が同定できないことが多い。
- 侵襲性が強く，Ewing肉腫や悪性リンパ腫，神経芽細胞腫の転移などのsmall round cell tumorが代表である（図6）。

骨膜反応

- 病変の活動性を評価するうえで非常に重要な所見で，骨膜自体は単純X線写真では見えないが，骨新生が起こると骨膜反応（periosteal reaction）として認識できるようになる。
- 単層性か多層性か，さらに連続性か非連続性かに分類すると病変の活動性も反映してわかりやすい（図7）。
- 単層性の骨膜反応は，皮質骨の外側に薄い硬化像として認められ，多層性の骨膜反応（いわゆるonion-skin）では骨硬化と硬化のない層が複数認められる。
- 多層性の骨膜反応は単層性のものに比して活動性が高い。
- 非連続性の骨膜反応は，病変の骨外進展を表しており，基本的に悪性を示す所見である。

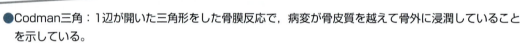

Point advice　非連続性の骨膜反応

- Codman三角：1辺が開いた三角形をした骨膜反応で，病変が骨皮質を越えて骨外に浸潤していることを示している。
- 放射状（spicula），陽光状（sunburst）：骨の長軸方向に対して垂直に生じた骨膜反応。
- いずれも骨肉腫やEwing肉腫のようなきわめて悪性度の高い腫瘍に見られる。

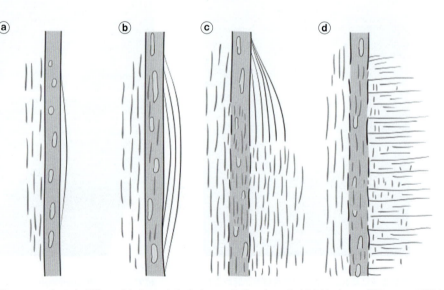

図7　骨膜反応
a：単層性の骨膜反応：基本的に良性の骨膜反応
b：多層性の骨膜反応：単層性のものよりも病変の活動性は高い
c：Codman三角：非連続性の骨膜反応で，病変の骨外進展による破綻部をCodman三角とよぶ
d：放射状の骨膜反応：骨の長軸方向に対して垂直に生じた骨膜反応。悪性度の高い腫瘍で多く見られる。

(Greenspan A, et al：Differential diagnosis in Orthopaedic Oncology, 2nd Ed. Lippincott Williams and Wilkins, 2007, p4.より引用改変)

特徴的な腫瘍基質

- 基質（matrix）とは間葉細胞が産生する物質で，骨，軟骨，粘液，コラーゲン線維などを含む。画像上，これらの基質が推定できれば病理組織像をも推定することが可能となる。
- 骨基質（osteoid matrix）へのカルシウム沈着は，その程度によって雲状，塊状，象牙状などと表現される淡く無構造な形態をとる（図5）。骨肉腫などの骨基質を産生する腫瘍で見られる。
- 軟骨基質（chondroid matrix）へのカルシウム沈着は点状，コンマ状，輪状，弧状と表現される粗大で明瞭な形態をとる（図8）。内軟骨腫，軟骨芽細胞腫，軟骨肉腫など軟骨基質を形成する腫瘍で見られる。これらの腫瘍は分葉状の形態を示すことが多く，その辺縁に沈着が起こるためにこのような特徴的形態をとるとされる。
- これらの所見はときに特異的であり診断に大きく寄与するが，基質に対するミネラル沈着と腫瘍の骨破壊に対する反応性の骨硬化との区別はしばしば困難である。

> **ここが 診 ドコロ**
>
> **原発性骨腫瘍の単純X線所見**
>
> - 良・悪性の鑑別には移行帯と骨膜反応に注目する。
> - 虫食い状・浸透状骨破壊（＝移行帯が広い），非連続性骨膜反応は悪性腫瘍。
> - 骨基質は雲状・塊状・象牙状，軟骨基質は点状・コンマ状・輪状・弧状のカルシウム沈着。

図8　右上腕骨内軟骨腫

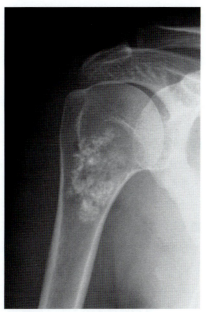

30歳台，女性。
上腕骨近位骨幹に点状，輪状の硬化像が認められる。

Part II 原発性骨腫瘍各論

WHOの骨腫瘍分類(第4版)に従って解説する。

骨形成性腫瘍(osteogenic tumors)

骨肉腫(osteosarcoma：OS)

■ 定義・概念
- 類骨あるいは骨を産生する悪性腫瘍。
- 発生部位, 組織学的特徴, 悪性度などで亜分類されるが, ここでは最も頻度の高い通常型骨肉腫を解説する。

> **Point advice** 骨肉腫(osteosarcoma：OS)には次の諸型がある
>
> ①通常型(conventional OS)：最も多く全体の9割を占め, さらに骨芽細胞型(osteoblastic), 軟骨芽細胞型(chondroblastic), 線維芽細胞型(fibroblastic)などに細分される。
> ②低悪性度骨内型(骨内分化型)[low-grade central(intraosseous well-differentiated)OS]
> ③血管拡張型(telangiectatic OS)
> ④小細胞型(small cell OS)
> ⑤傍骨性(parosteal OS)
> ⑥骨膜性(periosteal OS)
> ⑦高悪性度表在性(high-grade surface OS)

■ 好発年齢と性別
- 10歳台に多く, 男女比は3：2。

■ 好発部位
- 長管骨の骨幹端で偏心性。
- 大腿骨遠位骨幹端＞脛骨近位骨幹端＞上腕骨近位骨幹端
  (＝膝のまわりなど, 骨の成長が最も盛んな部位)。

■ 画像所見(図9)
- 虫食い状骨破壊像(moth-eaten pattern)。
- 多層性の骨膜反応やCodman三角。
- 骨および類骨産生に対応して雲状や象牙状の硬化像。

■ 鑑別診断
- 骨髄炎：骨幹端に好発し, 骨膜反応や腐骨, 骨髄の硬化が見られるなど骨肉腫と酷似した所見を呈する場合がある(p.124参照)。
- Ewing肉腫：骨肉腫よりも若年者に好発し, 巨大な骨外腫瘤を形成する傾向があること, 骨形成性を示すような硬化像が見られないことなどが鑑別点になる(p.238参照)。

第2章・08原発性骨腫瘍

図9 右大腿骨骨肉腫

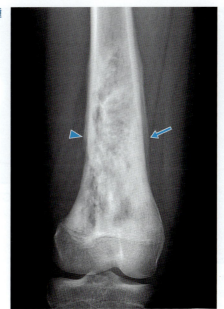

10歳台前半，女子。右大腿骨遠位骨幹端に虫食い状の骨破壊像が認められる。骨破壊像とともに雲状の石灰化が認められる。多層性の骨膜反応があり（→），Codman三角（▶）も見られる。

ここが勘ドコロ

骨肉腫
- 10歳台，長管骨骨幹端の偏心性病変
- 虫食い状骨破壊＋骨膜反応（多層性，Codman三角）＋骨基質

類骨骨腫/骨芽細胞腫（osteoid osteoma/osteoblastoma）

■ 定義・概念
- nidusとよばれる未熟な類骨と血管に富む線維性結合組織からなる良性腫瘍。
- プロスタグランジンを産生することにより，周囲の反応性骨硬化や夜間に増強する疼痛を惹起するが，nidus摘出後に消失する。

■ 好発年齢と性別
- 10歳台に多く，4歳以下や40歳以上ではほとんど見られない。男女比は3：1。

■ 好発部位（図10）
- 長管骨の骨幹から骨幹端の皮質骨内に多いが，骨端にも生じうる。
- 扁平骨や脊椎の後方要素（椎弓や椎弓根，特に骨芽細胞腫）にも発生する。

■ 画像所見
- 皮質骨内の境界明瞭な円形の溶骨性変化（nidusに相当）＋周囲の硬化性変化。
- 硬化性変化が強いと単純X線写真ではnidusがはっきりしないことがあるが，CTでは明瞭なことが多い。
- 類骨骨腫と骨芽細胞腫は病理組織学的には区別できず，大きさで区別する。腫瘍径が1.5cm以下ならば類骨骨腫，1.5cmを超えれば骨芽細胞腫とすることが多い[6]。

6) 石田　剛：骨腫瘍の病理．文光堂，東京，2012, p40-55．

図10　左大腿骨類骨骨腫
20歳台，男性。

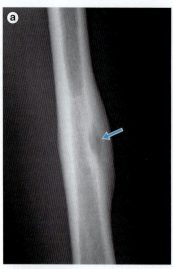

a：単純X線写真
皮質骨の肥厚があり，内部に類円形の境界明瞭な骨破壊像が認められる（→）。

b：単純CT横断像
皮質骨内のnidusが明瞭に認められる（→）。

■ 鑑別診断
- Brodie膿瘍：周囲に硬化縁や骨膜反応を伴う溶骨性変化が認められ，これがnidusに類似するが，この透亮像は長軸方向に長いのが特徴である（p.125参照）。
- 疲労骨折：単純X線写真で肥厚した骨皮質が認められ，類骨骨腫に似た像を呈することがある（p.184参照）。

> **ここが勘ドコロ**
>
> **類骨骨腫／骨芽細胞腫**
> - 10歳台，長管骨骨幹の皮質，脊椎の後方要素
> - 境界明瞭な溶骨性変化（nidus）＋周囲の骨硬化

軟骨形成性腫瘍（chondrogenic tumors）

骨軟骨腫（osteochondroma）［外骨腫症（exostosis）］

■ 定義・概念
- 異所性の骨端軟骨による軟骨性骨化で形成された良性腫瘍で，良・悪性すべての原発性骨腫瘍のうち最多。
- 病変と母床骨の間で骨髄腔が連続しているのが特徴で，この異所性の骨端軟骨を軟骨帽（cartilage cap）とよぶ。
- 骨端線閉鎖年齢になると異所性軟骨は消失し，増大が停止するとされる。

■ 好発年齢と性別
- 10歳台に多く，男女比は2：1。

図11　骨軟骨腫
10歳台前半，男子。

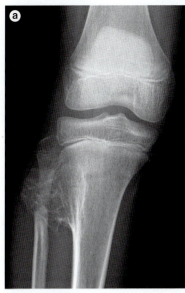

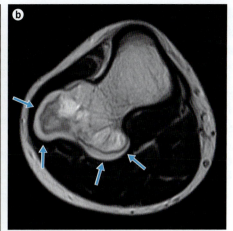

a：単純X線写真
右脛骨近位骨幹端から外側に隆起する骨病変が認められる。圧迫により腓骨は変形している。

b：T2強調像
病変は脛骨髄腔と連続しており正常骨髄と同様の信号を示す。病変の先端には異所性の軟骨組織（軟骨帽）が認められる（→）。

■ 好発部位
・長管骨の骨幹端。

■ 画像所見（図11）
・母床骨から連続する隆起性病変。
・先端には異所性軟骨（軟骨帽）があり，MRIで正常軟骨と同様の信号を示す（T2強調像で高信号）。
・ときに，腫瘍を囲むように滑液包を伴う。

■ 鑑別診断
・傍骨性骨肉腫：病変と正常骨髄腔との連続性はなく，骨基質を反映した硬化を認める場合がある。
・傍骨性骨軟骨異型増生（bizarre parosteal osteochondromatous proliferation：BPOP）[*1]：骨表面に骨硬化性病変が認められる。病変と正常骨髄腔との連続性はない。約半数が手指に発生する。

用語アラカルト

*1 傍骨性骨軟骨異型増生（bizarre parosteal osteochondromatous proliferation：BPOP）

Nora's lesionともよばれ，手足の短管骨の表面に密着して発育する反応性骨軟骨形成性病変である。既存の骨と骨髄腔の連続性が認められないことが骨軟骨腫との鑑別点になる。

ここが勘ドコロ

骨軟骨腫

● 10歳台，長管骨骨幹端から隆起する病変

● 母床骨の骨髄腔と連続＋軟骨帽

用語アラカルト

＊2 Ollier病

軟骨内骨化不全による骨系統疾患で，片側上下肢に内軟骨腫が多発し，高率に悪性化する。

＊3 Maffucci症候群

Ollier病に軟部の血管腫を合併したもので，内臓の悪性腫瘍を高頻度に伴う。

内軟骨腫（enchondroma）

■ 定義・概念

・骨内に発生する硝子軟骨を形成する良性腫瘍で，骨軟骨腫に次いで頻度が高い。
・多発性のものは多発性内軟骨腫症（enchondromatosis）とよばれ，Ollier病[*2]とMaffucci症候群[*3]がある。

■ 好発年齢と性別

・広い年齢層に認められ，性差はない。

■ 好発部位

・手足の短管骨と中手骨＞四肢の長管骨。
・躯幹骨に発生することはまれで，これらの骨に発生する軟骨形成性腫瘍の多くは悪性（軟骨肉腫）である。

■ 画像所見（図12）

・軟骨基質を反映した特徴的所見。
　①単純X線写真：境界明瞭な溶骨性変化の内部に**弓状や弧状の微細な硬化像**が認められることが多い。
　②MRI：T1強調像で低～等信号，T2強調像で著明な高信号。
・手足の短管骨では骨皮質の菲薄化と膨隆，長管骨に発生する病変ではendosteal scalloping（髄腔側皮質の波打つような変形，菲薄化）が認められることがある。

■ 鑑別診断

・軟骨肉腫：組織学的悪性度の低いものは内軟骨腫との鑑別は画像的にも病理組織学的にも非常に困難である（次項参照）。
・単純性骨嚢腫：境界明瞭な地図状の溶骨性変化が共通するが，内部に軟骨基質を示す所見が認められない（p.239参照）。

図12　右示指中手骨内軟骨腫

20歳台，女性。

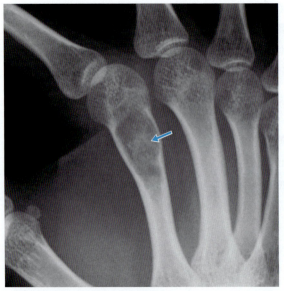

単純X線写真

中手骨遠位骨幹髄腔に地図状の骨破壊を認める（→）。境界明瞭で硬化縁は見られない。内部には弧状の硬化像が認められる。

> ### ここが勘ドコロ
> **内軟骨腫**
> - すべての年齢層，手足の短管骨
> - 境界明瞭な溶骨性病変＋皮質の菲薄化と膨隆＋軟骨基質

軟骨肉腫（chondrosarcoma）

■ 定義・概念
- 軟骨分化を示し，骨形成のない悪性腫瘍。
- 骨軟骨腫や多発性内軟骨腫症から生じる二次性軟骨肉腫も存在する。

■ 好発年齢と性別
- 40〜60歳台に好発し，男性にやや多い。

■ 好発部位
- 躯幹骨と四肢長管骨（骨幹〜骨幹端）。
- 骨盤骨＞肋骨＞大腿骨の順に多い。

■ 画像所見（図13）
- 単純X線写真：限局性の溶骨性変化の内部に**軟骨基質を反映した弓状や弧状の微細な硬化像**。
- MRI：軟骨基質を示すT2強調像での著明な高信号。

■ 鑑別診断
- 内軟骨腫：画像上の共通点が多いが，最大の相違点は好発部位。

図13　軟骨肉腫
40歳台，女性。

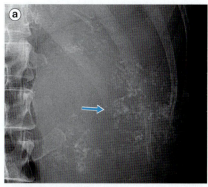

a：単純X線写真
明瞭な点状，コンマ状の硬化像が腫瘍影と一致して多数認められる（→）。

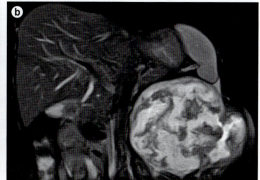

b：T2強調冠状断像
腫瘤内部には軟骨基質を反映した著明な高信号域が認められ，単純X線写真での硬化像に一致して不整形の低信号構造が認められる。

Point advice　軟骨肉腫と内軟骨腫

●両者には共通する所見が多いが，次のような場合には軟骨肉腫を考える。
　①躯幹骨の病変
　②長管骨の病変で骨皮質の肥厚あるいは菲薄化(endosteal scalloping)および膨張性変化が目立つ場合
　③骨外腫瘤の形成がある場合

ここが勘ドコロ

軟骨肉腫
- 40〜60歳台，躯幹骨と大腿骨(骨幹端・骨幹)
- 溶骨性病変＋骨皮質の肥厚または菲薄化＋軟骨基質＋骨外腫瘤

富破骨型巨細胞性腫瘍(osteoclastic giant cell rich tumors)

骨巨細胞腫(giant cell tumor of bone)

■ 定義・概念
- 単核の紡錘形細胞の増殖と破骨細胞様多核巨細胞からなる腫瘍。
- WHO分類では良・悪性中間(intermediate)[*4][局所破壊性増殖，まれに遠隔転移(locally aggressive)，rarely metastasizing)]に分類される(→Point advice)。

■ 好発年齢と性別
- 20〜40歳台に好発し(基本的に骨端線の閉鎖した骨に発生する)，女性にやや多い。

■ 好発部位
- 長管骨の骨端部から骨幹端で偏心性(大腿骨遠位＞脛骨近位＞橈骨遠位)。
- 扁平骨では仙骨と脊椎椎体(前方要素)。

■ 画像所見(図14)
- 単純X線写真：関節面に接して膨隆する境界明瞭な溶骨性病変で，硬化縁は伴わない。
- MRI：全体にT1強調像で低〜等信号，T2強調像では高信号。ヘモジデリン沈着を反映して，いずれの撮像法でも低信号となる領域を含む。

■ 鑑別診断
- 動脈瘤様骨嚢腫：骨巨細胞腫では二次性に動脈瘤様骨嚢腫様変化を伴うことがあり，鑑別を要する場合がある(p.240参照)。
- 巨細胞修復性肉芽腫：骨巨細胞腫と類似の画像所見を示すが，手足の短管骨や顎骨に多く，好発部位が異なる。

用語アラカルト

＊4 良・悪性中間(intermediate)

WHO分類では骨腫瘍の組織の大分類のなかの細項目として，腫瘍の生物学的悪性度で3つに分類している。良性(benign)，良・悪性中間(intermediate)，悪性(malignant)。このうち"良・悪性中間"は，さらに"局所破壊性増殖(locally aggressive)"と"まれに遠隔転移(rarely metastasizing)"が付記される。骨巨細胞腫は局所再発能も転移能もあるためこのような表記になる。ちなみに，骨芽細胞腫や動脈瘤様骨嚢腫の表記は良・悪性中間(intermediate)[局所破壊性増殖(locally aggressive)]となる。

図14　左大腿骨骨巨細胞腫
20歳台，男性。

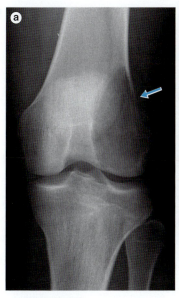
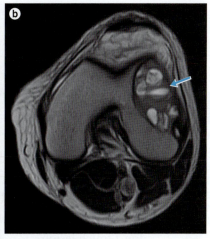

b：T1強調横断像
腫瘍は筋肉と比較して高信号を示す。液面形成(→)があり出血があると考えられる。

a：単純X線写真
左大腿骨遠位骨端の外側に偏在する地図状の骨破壊が認められる(→)。境界は明瞭で硬化縁は認められない。

Point advice　骨巨細胞腫の治療

- 骨巨細胞腫の掻爬・人工骨充填術では大量出血することがあり，術前に動脈塞栓術が行われることがある。
- 切除不能または再発性の骨巨細胞腫に対しては転移性骨腫瘍に用いられている分子標的薬（デノスマブ）が奏効することが知られており[7]，切除不能例や手術困難例に対して用いられている。

7）Thomas D, et al：Denosumab in patients with giant-cell tumour of bone：an open-label, phase 2 study. Lancet Oncology, 11：275-280, 2010.

ここが 動 ドコロ

骨巨細胞腫

- 20～40歳台，長管骨の骨端から骨幹端・仙骨・脊椎の椎体，偏心性病変
- 関節面に接して膨隆する，硬化縁を伴わない溶骨性病変
- ヘモジデリン沈着

線維組織球性腫瘍(fibrohistiocytic tumors)

骨幹端線維性欠損／非骨化性線維腫(metaphyseal fibrous defect/non-ossifying fibroma：NOF)

■ 定義・概念

- 線維性組織の増生と破骨細胞様巨細胞と泡沫状組織球の集簇，ヘモジデリン沈着を伴う病変で，真の腫瘍ではなく反応性病変と考えられている。
- WHO分類では，病変が骨皮質に限局したものを骨幹端線維性欠損，骨髄内まで及

んだものを非骨化性線維腫と区別しているが実臨床ではこのような区別はせずに，どちらも骨幹端線維性欠損という。
・自然退縮することもある。

■ 好発年齢と性別
・小児から青年期に多く，5歳以下と20歳以上の成人には少ない。
・男女比は1.5：1。

■ 好発部位
・大腿骨の遠位骨幹端＞脛骨の遠位骨幹端＞脛骨の近位骨幹端。

■ 画像所見（図15）
・単純X線写真で皮質に明瞭な硬化縁を伴う溶骨性病変骨吸収像が認められる。非常に特徴的な所見で，ほぼ画像のみで診断できるので生検を必要としない（いわゆるdon't touch lesion[*5]）。
・骨の成長に伴い病変は骨幹部へ移動し，自然退縮の過程で内部に骨硬化が見られることもある。

■ 鑑別診断
・骨巨細胞腫：骨端線閉鎖後に骨端から骨幹端に発生し，硬化縁を伴わない（p.232参照）。

> **用語アラカルト**
>
> **[*5] いわゆるdon't touch lesion**
> 単純X線写真で特徴的所見が得られ，それ以上の精査を要さない良性骨病変をいう。非骨化性線維腫や骨島などの腫瘍性病変のほか，膝蓋骨背側欠損などの正常変異，骨梗塞，あるいは外傷後の変化などが含まれる。

ここが 勘ドコロ

骨幹端線維性欠損／非骨化性線維腫

●小児～青年期，下肢，長管骨骨幹端の皮質病変。
●明瞭な硬化縁を伴う溶骨性病変，自然退縮あり。

図15　右大腿骨骨幹端線維性欠損
10歳台前半，男子。

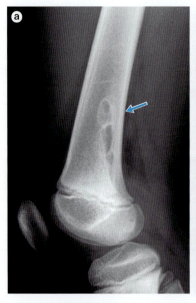

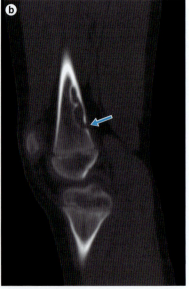

a：単純X線写真側面像
大腿骨遠位骨幹端の背側に明瞭な硬化縁を伴う地図状の骨破壊像が認められる（→）。

b：CT矢状断像
大腿骨遠位骨幹端の背側の骨皮質に境界明瞭な地図状の骨破壊がある。皮質がごく一部欠損している（→）。

血管性腫瘍(vascular tumors)

血管腫(hemangioma)

■ 定義・概念
・骨内に生じた血管腔を形成する良性腫瘍ないし血管奇形。

■ 好発年齢と性別
・成人に好発するが,小児にも発生し,男女比は1:1.5。

■ 好発部位
・椎体,頭蓋骨に好発するが,長管骨の骨幹端に発生することもある。
・骨に発生する血管腫は軟部組織に比べると少ない。

■ 画像所見(図16)
・椎体血管腫:CTでpolka-dot signとよばれる垂直方向に配列する粗な骨梁。
・長管骨に発生する血管腫:境界不明瞭な溶骨性病変の内部に,放射状あるいは格子状の肥厚した骨梁構造が透見され,骨皮質の膨隆を伴うこともある。
・間質に脂肪が浸潤するため,MRIでT1強調像,T2強調像ともに高信号を呈する。

■ 鑑別診断
・骨巨細胞腫:多房性の長管骨血管腫に類似することがあるが,骨端から骨幹端に発生し偏心性である(p.232参照)。
・単純性骨嚢腫:溶骨性変化のなかに隔壁はあるが,肥厚した骨梁は見られない(p.239参照)。

ここが勘ドコロ

血管腫
- 成人,頭蓋骨と椎体。
- 粗な骨梁(椎体では垂直に配列=polka-dot sign),脂肪成分。

図16 左上腕骨血管腫
30歳台,女性。

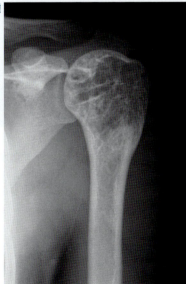

単純X線写真
上腕骨頭は膨張し,境界不明瞭な骨破壊像がある。内部には腫瘍の存在により,まばらとなって肥厚した骨梁と考えられる格子状構造が透見できる。

脊索性腫瘍(notochordal tumors)

脊索腫(chordoma)

■ 定義・概念
- 脊索組織への分化を示す腫瘍。
- 局所浸潤性で局所再発することがあり，WHO分類では悪性に分類されるが遠隔転移はまれである。

■ 好発年齢と性別
- 30歳以上の成人，とりわけ60歳台に好発し，男女比は約2：1。

■ 好発部位
- 頭蓋底から仙尾部までに限られ，特に仙尾椎(60%)，斜台(25%)に好発する。

■ 画像所見(図17)
- 溶骨性の骨破壊像を示すが，好発部位である仙尾椎，斜台の病変を単純X線写真で同定することはしばしば困難である。
- CTでは骨破壊像が明瞭に認められ，MRIでは病変は粘液成分を反映してT1強調像で低～等信号，T2強調像では著しい高信号を呈する。
- 骨外の軟部腫瘤を形成したり，脊柱管内進展を示すこともある。

■ 鑑別診断
- 部位に特異性が高く，診断に難渋することは少ないが，以下の疾患に留意する必要がある。
- 多発性骨髄腫：脊椎に好発する溶骨性病変として鑑別に挙がるが，骨外腫瘤を形成することはまれ(p.295参照)。
- 骨巨細胞腫：脊椎も好発部位の1つ。膨隆性の溶骨性病変で，鑑別困難なことがあるが，内部にヘモジデリンを示す低信号がT2強調像で見られる点が異なる(p.232参照)。

図17 仙骨脊索腫
50歳台，男性。

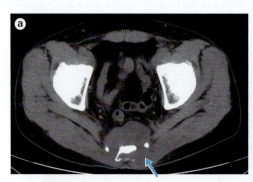

a：単純CT
仙骨後方の皮質骨に破壊が見られ(→)，周囲に骨外腫瘤を形成している。

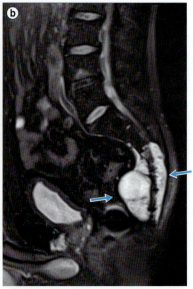

b：脂肪抑制T2強調矢状断像
仙骨に沿って著しい高信号を示す骨外腫瘤を認める(→)。

ここが勘ドコロ

脊索腫

- 60歳台，仙尾椎と斜台。
- 骨破壊と骨外腫瘤，粘液成分。

造血器系の新生物（hematopoietic neoplasms）

骨髄腫（myeloma）

・p.295参照のこと。

骨原発リンパ腫（primary lymphoma of bone）

■ 定義・概念
・骨腫瘍として発症する悪性リンパ腫で，ほとんどがびまん性大細胞型B細胞リンパ腫である。
・骨に病巣があり，発症後6カ月以内に新たに骨外病変を認めないものを"骨原発"として取り扱う。ただし，所属リンパ節に病変を認めてもよい[8]。

■ 好発年齢と性別
・40歳以上に好発し，男性にやや多い。

■ 好発部位
・どの骨にも発生しうるが，骨盤骨や脊椎，肋骨などの躯幹骨に好発する。

■ 画像所見（図18）
・浸透性骨破壊が特徴的で，これはほかの小円形細胞腫瘍（small round cell tumor）[*6]にも共通する所見である。
・骨の輪郭が比較的保たれているにもかかわらず，軟部組織に進展して骨外腫瘤を形成することも多い。

8）石田 剛：骨腫瘍の病理. 文光堂, 東京, 2012, p355-364.

用語アラカルト

＊6 小円形細胞腫瘍（small round cell tumor）
未分化な小型類円形の細胞からなる悪性腫瘍の総称で，リンパ腫のほか，Ewing肉腫や横紋筋肉腫，神経芽腫などがこの範疇に属する。浸透性骨破壊などの画像所見も共通した特徴をもつ。

図18 仙骨悪性リンパ腫
70歳台，女性。

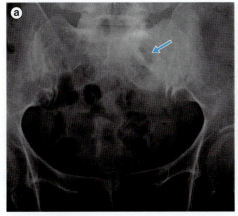

a：単純X線写真
仙骨左側に境界不明瞭な骨破壊像があり，骨硬化像も認められる（→）。

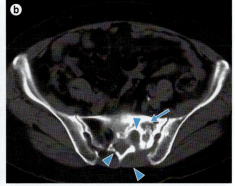

b：単純CT
仙骨左側に骨硬化像と境界不明瞭な骨破壊像がある（→）。また，後方および脊柱管から第1仙骨孔に及ぶ骨外腫瘤が認められる（▶）。

■ 鑑別診断
・Ewing 肉腫：発症年齢が若く，骨膜反応を伴うことが多い（次項参照）。

> **ここが 勘ドコロ**
> **骨原発リンパ腫**
> ● 40歳以上，躯幹骨。
> ● 浸透性骨破壊，骨の輪郭を保つが骨外腫瘤形成。

その他の腫瘍（miscellaneous tumors）

Ewing肉腫（Ewing sarcoma）

■ 定義・概念
・小円形細胞肉腫の1つで，種々の程度に神経外胚葉組織への分化を示す。
・骨以外から発生する同様の腫瘍を骨外性Ewing肉腫とよぶが，共通する染色体転座 t(11;22)(q24;q12)が存在し，これによる融合遺伝子 *EWS-FLI1* などが認められることから一連の腫瘍と考えられている。

■ 好発年齢と性別
・小児から若年成人に発生し，男女比は1.5：1。
・人種差が知られ，白人に多く発生する。

■ 好発部位
・長管骨，骨盤，胸壁，脊椎に好発するが，どの部位にも発生しうる。長管骨病変は骨幹および骨幹端に多い。

■ 画像所見（図19）
・浸透性（permeative pattern），あるいは虫食い状（moth-eaten pattern）の骨破壊像。
・多層性（onion-skin appearance），あるいは骨皮質に対して放射状の骨膜反応（sunburst appearance）。
・骨外へ進展して軟部組織に腫瘤を形成することが少なくなく，MRIで腫瘍の広がりが明瞭に描出される。

■ 鑑別診断
・骨肉腫：骨基質の存在を示唆する硬化像が見られれば骨肉腫の可能性が高いが，見られない場合は類似した画像所見となる（p.226参照）。
・骨髄炎：画像所見および疼痛や発熱などの臨床症状も類似し，鑑別困難なことがあるが，骨外腫瘤形成はまれである（p.124参照）。
・悪性リンパ腫：同じ小円形細胞腫瘍（small round cell tumor）の範疇に属し画像所見も類似するが，高齢者に多い（p.237参照）。
・神経芽腫の骨転移：同じく小円形細胞腫瘍（small round cell tumor）の1つで画像所見は類似するが，5歳未満が多い。

図19 左鎖骨Ewing肉腫

3歳，男児。

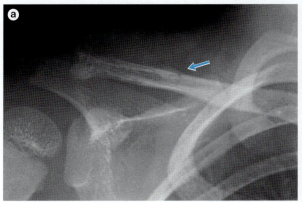

a：単純X線写真

右鎖骨遠位に浸透性の骨破壊像が認められる。腫瘍の骨外進展に一致して非連続の多層性の骨膜反応があり，いわゆるCodman三角といえる（→）。

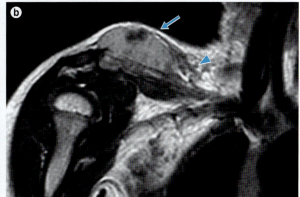

b：T2強調冠状断像

鎖骨上方に骨外腫瘤の形成が認められる（→）。aで見られたCodman三角は▶に相当する。

ここが 動 ドコロ

Ewing肉腫

- 小児〜若年成人，躯幹骨と四肢長管骨の骨幹
- 浸透性・虫食い状骨破壊＋骨膜反応（多層性・放射状）＋骨外腫瘤

骨腫瘍類似疾患［新生物としての性格が不明確な腫瘍（tumors of undefined neoplastic nature）］

単純性骨囊腫（simple bone cyst）

■ 定義・概念

- 漿液性ないし血性の内容液を入れた単房性の囊胞性病変。孤立性骨囊腫（solitary bone cyst）や単房性骨囊腫（unicameral bone cyst）ともよばれる。

■ 好発年齢と性別

- 20歳以下に好発し，特に小児に多い。男女比は約2：1。

■ 好発部位

- 長管骨の骨幹端で中心性に位置する。特に大腿骨近位と上腕骨近位に多く，この2つで80％を占める。
- 腸骨や距骨にも見られ，これらの部位は成人例に多い。

■ 画像所見（図20）

- 境界明瞭で地図状の溶骨性変化として認められ，硬化縁は見られないこともある。骨皮質は菲薄化し骨が膨隆する。
- 病的骨折を伴うことがあり，囊胞内に落下した骨片が体位変換により移動することがある（fallen-fragment sign）。

図20　右上腕骨単純性骨嚢腫
10歳台，男子。

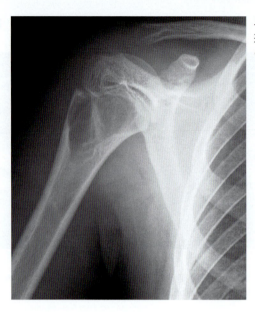

単純X線写真
近位骨幹端の中心に境界明瞭な骨破壊像が認められる。硬化縁は認められない。

■ 鑑別診断

- 動脈瘤様骨嚢腫：偏心性で多房性の病変であり，MRIで多数の液面形成を認める（次項参照）。
- 骨内脂肪腫：単純X線写真では鑑別困難で，MRIで脂肪の信号をとらえることにより診断できる。

ここが 勘 ドコロ

単純性骨嚢腫
- 20歳以下，四肢長管骨（特に上腕骨と大腿骨近位）骨幹端の中心性病変。
- 境界明瞭な溶骨性病変＋骨皮質菲薄化（±病的骨折）

動脈瘤様骨嚢腫（aneurysmal bone cyst）

■ 定義・概念
- 線維性隔壁で隔てられた血液の充満する多房性嚢胞腔からなる良性嚢胞性病変で，1次性のものと，ほかの病変（骨肉腫や骨巨細胞腫など）に続発する2次性のものがある。

■ 好発年齢と性別
- 20歳以下に好発し，性差はない。

■ 好発部位
- どの骨にも発生し，長管骨では大腿骨や脛骨，上腕骨などの長管骨の骨幹端に偏心性に分布する。脊椎では後方成分（椎弓）に好発する。

■ 画像所見（図21）
- 境界明瞭な溶骨性変化を示し，骨の膨隆を伴うことが多い。
- 多房性の嚢胞内に存在する血液を反映して，MRIでは多数の液面形成（fluid-fluid level）[*7]が認められる。

用語アラカルト

＊7 液面形成（fluid-fluid level）
腫瘍内の出血を反映した所見で，MRIのT2強調像で高信号域と低信号域の境界が水平に多数認められる。動脈瘤様骨嚢腫のほか，血管拡張型骨肉腫，骨巨細胞腫，軟骨芽細胞腫，血管腫などで見られることがあり，特定の腫瘍に限られるものではない。

図21　左上腕骨動脈瘤様血管腫
20歳台，男性。

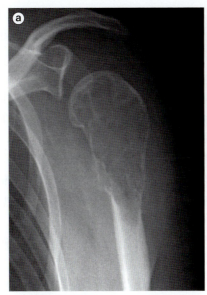
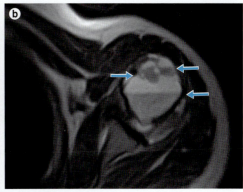

b：T2強調冠状断像
腫瘍は複数の囊胞状構造で構成され，それぞれに液面形成が認められる（→）。

a：単純X線写真
上腕骨端から骨幹端にかけて境界明瞭な地図状の骨破壊が見られる。内部には複数の隔壁構造が認められ，膨隆による変形を伴っている。

■ 鑑別診断

- **単純性骨囊腫**：中心性の病変で，単純X線写真で硬化縁があれば鑑別は容易である。加えてMRIで内部が水信号のパターンであることも鑑別点になる。ただし，病的骨折を伴うと液面形成が見られ，動脈瘤様骨囊腫に類似することがある。
- **骨巨細胞腫**：偏心性の病変で，2次性に動脈瘤様骨囊腫を合併することがあり，鑑別困難なことがある。

> **ここが勘ドコロ**
>
> **動脈瘤様骨囊腫**
> - 20歳以下，長管骨骨幹端・椎体後方要素の偏心性病変。
> - 境界明瞭な溶骨性病変＋骨膨隆＋MRIで液面形成。

線維性骨異形成（fibrous dysplasia）

■ 定義・概念

- 骨髄内に線維性組織の増殖と未熟な線維性骨（woven bone）からなる骨梁を伴う病変。
- 単骨性（monoostotic）の場合と多骨性（polyostotic）の場合があり，多骨性の線維性骨異形成を合併する症候群として，McCune-Albright症候群（皮膚色素沈着，性早熟などの内分泌異常を伴う）や，Mazabraud症候群（筋肉内粘液腫を合併する）が知られている。

■ 好発年齢と性別

- 若年成人に好発するが，中年期以降でも病的骨折を契機に発見されたり，偶発的に発見されたりする。性差はない。

■ 好発部位
・どの骨にも発生しうるが，顎骨や頭蓋骨，肋骨，大腿骨に好発する。長管骨の場合は骨幹端や骨幹部に多く，中心性に分布する。

■ 画像所見（図22）
・線維成分と化生により生じた骨成分が混在するのを反映して，単純X線写真で典型的には**すりガラス状の病変**として認められる。ただし，化生が生じていない線維成分が優位であれば溶骨性病変として認められる。
・皮質骨の菲薄化を伴う膨隆性変形を伴うことがある。
・^{18}F-フルオロデオキシグルコース（FDG）や^{99m}Tc-MDPが集積するため，癌患者のステージングの際に骨転移と紛らわしい場合がある[9]（p.87参照）。

■ 鑑別診断
・転移性骨腫瘍：限局性の溶骨性変化を呈し，上記の核医学検査所見と相まって鑑別が困難なことがある。
・単純性骨嚢腫：典型的には内部均一な溶骨性病変として認められるが，辺縁硬化が強く，内部に出血を伴ったり反応性の組織が目立つ場合には線維性骨異形成に類似することがある。

9) Su MG, et al : Recognition of fibrous dysplasia of bone mimicking skeletal metastasis on ^{18}F-FDG PET/CT imaging. Skeletal Radiol, 40：295-302, 2010.

> **ここが勘ドコロ**
> **線維性骨異形成**
> ● 若年成人，顎骨・頭蓋骨・肋骨，大腿骨の骨幹端・骨幹の中心性病変。
> ● すりガラス状病変＋骨膨隆＋FDG-PETや骨シンチグラフィで集積。

図22 右大腿骨線維性骨異形成
20歳台，女性。

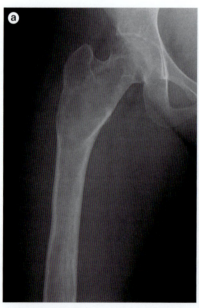

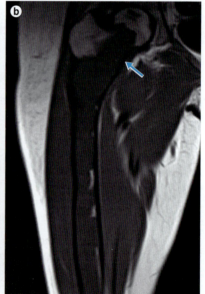

a：単純X線写真
大腿骨頸部から骨幹にかけて溶骨性変化があり，すりガラス状を呈している。大腿骨には彎曲があり，線維性骨異形成に特徴的な「羊飼いの杖変形」(shepherd's crook deformity)を呈している。

b：T1強調冠状断像
大腿骨頸部から骨幹の腫瘍に一致して低信号域が認められる。皮質は部分的に菲薄化している（→）。

骨線維性異形成（osteofibrous dysplasia）

・前項の線維性骨異形成（fibrous dysplasia）とは異なる。

■ 定義・概念
・線維性組織と骨芽細胞からなる良性腫瘍で，アダマンチノーマ（adamantinoma）との関連が指摘されている。

■ 好発年齢と性別
・乳児から小児に多く発生し，成人例はまれである。

■ 好発部位
・ほとんどの症例が脛骨骨幹の前方の皮質骨内に発生する。

■ 画像所見（図23）
・皮質骨の肥厚および周囲の硬化性変化があり，内部に地図状の境界明瞭な多数の溶骨性病変が認められる。骨膜反応を伴うこともある。

■ 鑑別診断
・アダマンチノーマ：きわめてまれな骨腫瘍でほとんどが脛骨，ときに腓骨に発生する。緩徐に発育する悪性腫瘍で転移能がある。画像所見は骨線維性異形成とほぼ同じで，画像での鑑別は不可能である。20～50歳台の成人に好発する。病理学的には骨線維性異形成と同一のスペクトラムにあると考えられている。

ここが勘ドコロ

骨線維性異形成
- 乳児～小児，脛骨骨幹の前方の皮質病変。
- 境界明瞭な多数の溶骨性病変。

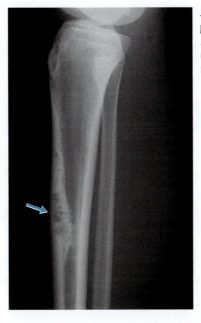

図23　右脛骨骨線維性異形成
10歳台前半，女子。

単純X線写真側面像
脛骨骨幹の前方皮質が硬化および肥厚している。内部に複数の境界明瞭な骨欠損が認められる（→）。

軟部腫瘍

第2章 系統別疾患レビュー：診断のおさえどころ

軟部腫瘍における画像診断の役割

- 軟部腫瘍診断における画像診断の役割には，①**存在診断**，②**質的診断**（良・悪性鑑別，鑑別診断），③**広がり診断**がある．
- 悪性軟部腫瘍の安全な切除縁を決定する場合は腫瘍が皮下，筋膜，筋間，筋肉内かという筋膜で区画された部位のいずれに局在するかの画像による判断は重要であり，これらの区画を越えた浸潤の有無や皮膚，腱，血管，神経，関節，骨との関係を評価する必要がある．

MRI

- コントラスト分解能に優れ，ほかの検査法を凌駕して中心的役割を担う．
- 特に悪性軟部腫瘍の切除範囲の決定のために病変部位と広がりを正確に診断するために不可欠である．
- 1つの腫瘍内に多彩な組織像が混在することも多く，内部性状を類推し，小さな生検材料で腫瘍の特徴的病理像がとらえられるように部位を決定する際にも必須である．

CT

- 石灰化・骨化を含む腫瘍の鑑別診断に優れ，その詳細なパターン解析を要する場合などに必要である[1]．
- 脊椎周囲など単純X線写真で骨との関係を評価するのが困難な場合，隣接骨の評価にも役立つ．

知っておきたい基本事項

- 軟部腫瘍は多種多彩で，まれな疾患も数多くある．さまざまな非腫瘍性疾患も軟部腫瘤を形成するため，画像による軟部腫瘤の質的診断には苦慮することも多いかもしれない．しかし，コントラスト分解能の高いMRIに期待され，軟部腫瘤に対してMRIが施行される機会は増えており，存在診断や広がり診断だけでなく質的診断を要求されることも多い．
- これだけで大丈夫とはいかないが，まずは良・悪性鑑別の基本事項と診断の際に留意すべき臨床事項を知っておきたい．また，軟部腫瘍は疾患種類が多いため，病理組織分類をしっかり認識することも大切である．

1) 青木隆敏：軟部腫瘍. 断層映像研究会誌, 29：190-196, 2003.

2) Ma LD, et al : Differentiation of benign and malignant musculoskeletal tumors : Potential pitfalls with MR imaging. RadioGraphics, 15 : 349-366, 1995.
3) Weatherall PT : Benign and malignant masses : MR imaging differentiation. Magn Reson Imaging Clin N Am, 3 : 669-694, 1995.

良・悪性鑑別の基本事項

- 良・悪鑑別の基本事項を整理し，代表的な例外疾患や注意事項を認識する必要がある[2,3]。

■ サイズ・部位

- サイズが大きく深部に発生する病変は，特定の良性疾患を示唆するような特徴的所見がない限り，悪性腫瘍を疑って診断を進める。

  代表的な例外疾患
  良性：デスモイド型線維腫症，筋肉内粘液腫，神経鞘腫
  悪性：類上皮肉腫，隆起性皮膚線維肉腫

- 深部病変では触診所見と実際のサイズが一致しないことも多く，MRIなど画像診断による病変サイズの把握を要する。
- 多くの病期分類では長径5cmを指標としており，5cmが良・悪性鑑別の1つの目安となる。

■ 発育速度

- **良性軟部腫瘍は発育が緩徐で，病歴が長いことが多い。**
  代表的な例外疾患：結節性筋膜炎，化骨性筋炎，血腫
- リンパ管腫や血管腫などの良性腫瘍が出血を伴い，以前より存在していた病変が急速に増大することもある。
- 単純X線やCTでの隣接骨の変化にも注意を払う。
  発育の遅い良性腫瘍：圧排性骨吸収や反応性骨硬化（**図1**）
  発育の速い悪性腫瘍：浸潤性骨破壊

■ 内部性状

- 悪性軟部腫瘍のほとんどは不均一な内部信号を示す。
  代表的な例外疾患：悪性リンパ腫，粘液状基質が豊富な肉腫
- **いずれの撮像法でも内部均一であれば良性の可能性が高い。**ただし，血管腫など良性でも内部不均一な信号を示す疾患は少なくない。

図1　腱鞘巨細胞腫
a：単純X線写真
左環指の基節骨に圧排性骨吸収像があり，反応性の骨硬化も認められる（→）。

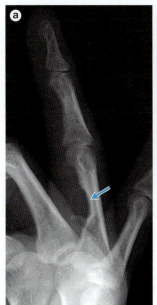
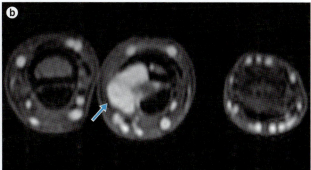

b：脂肪抑制造影T1強調像
造影MRIでは濃染される軟部腫瘤があり，基節骨を圧排している（→）。

図2　筋肉内脂肪腫

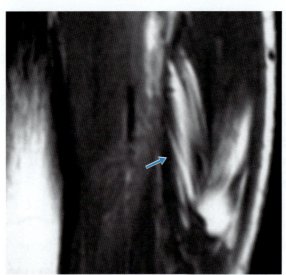

T1強調冠状断像
T1強調像で高信号を示す腫瘍の境界は不明瞭で，既存の筋肉と交錯して認められる（→）。

■ 造影パターン
- 悪性腫瘍の多くは造影早期に比較的強い増強効果を示す。
  例外疾患：悪性リンパ腫，分化型脂肪肉腫，粘液状基質が豊富な肉腫
- 良性でも血管系腫瘍，神経鞘腫，炎症性腫瘤などは造影早期より強く増強される。

■ 辺縁性状
- 他臓器の腫瘍とは異なり，"悪性は辺縁不整で，良性は辺縁整な疾患が多い"という考えは軟部腫瘤では当てはまらない。
- 軟部肉腫の多くは境界明瞭で辺縁平滑であり，逆に良性疾患でも浸潤性に発育するものが少なくない（**図2**）。

ここが 勘ドコロ

軟部腫瘤の良・悪性鑑別に最低限必要なチェックポイント
- サイズ
- 存在部位
- 発育速度
- 内部性状

留意すべき臨床事項

■ 発生部位
- 発生部位がきわめて特徴的で，画像所見を合わせれば十分に診断可能な疾患がある。
  例：弾性線維腫：肩甲骨内側下部（**図3**）
  　　グロームス腫瘍：手指爪床
  　　Morton神経腫：中足骨頭レベルの第3-4，2-3趾間部（**図4**）

図3 弾性線維腫

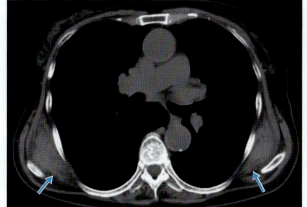

CT
両側性に肋骨と肩甲骨下部との間に存在する腫瘤を認める(→)。半球状で筋肉と同等の吸収値を示し，脂肪と同等の網状低吸収域を伴っている。

図4 Morton神経腫

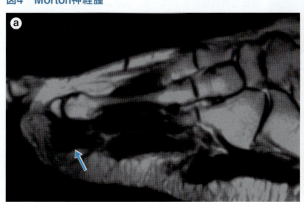

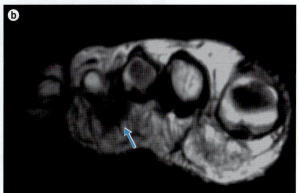

a：T2強調矢状断像

b：T2強調冠状断像

中足骨頭レベルの第3-4趾間に，足底側へ突出する低信号腫瘤が認められる(→)。

■ 病歴/検査所見

・腫瘍の発育速度は軟部腫瘍の良・悪性鑑別の一助となり，外傷の有無を含めた病歴の聴取が必要である。
・関節リウマチ，サルコイドーシスなどの全身疾患でも軟部腫瘤を形成し，炎症性腫瘤，転移やリンパ節炎も軟部腫瘍の鑑別に考えておく必要があり，病歴や検査所見は診断の重要な手がかりとなる(図5)。

> **ここが勘ドコロ**
>
> **軟部腫瘍の診断に際して留意すべき臨床的事項**
> - 発生部位がきわめて特徴的なものがある。
> - 腫瘤を形成する非腫瘍性疾患があるので，外傷を含めた病歴聴取と臨床検査所見も重要。

図5 ねこひっかき病

a：T1強調冠状断像
肘関節上部尺側の皮下脂肪組織内に，T1強調像で筋と等～低信号を示す腫瘤が認められる。

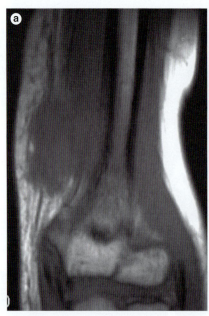
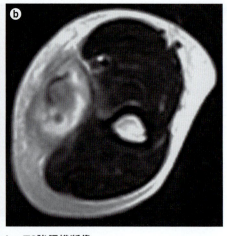

b：T2強調横断像
腫瘤の内部信号は不均一で，境界は不明瞭である。壊死性リンパ節炎を示唆する所見であり，ペットの飼育歴や受傷歴などが診断の決め手となる。

病理診断分類

4）Fletcher CDM, et al：WHO Classification of Tumours of Soft Tissue and Bone. IARC Press, Lyon, 2013, p9-238.

- 世界的なスタンダードとして普及している**WHO腫瘍組織分類は，腫瘍細胞の分化の方向を基準とし，生物学的態度を加味した包括的な分類**である[4]。
- WHO腫瘍組織分類は，軟部腫瘍を細胞の分化の方向に基づいて全12のグループに大別し（→Point advice），各腫瘍群において共通した分化形質を有する個別の腫瘍名が列挙され，全体では150種類あまりに上る軟部腫瘍が収載されている。

Point advice　　WHO分類における腫瘍の分類

- 軟部腫瘍は，その病変において**細胞が分化していく方向**に基づいて組織分類をするのが基本である（したがって，病変が由来する組織・器官とは無関係であるので，勘違いしないこと）。
- 具体的には次の12グループに分類されているが，このような分類は時代とともに変遷があり，今後も改訂されていく可能性がある。

1) adipocytic tumors
2) fibroblastic/myofibroblastic tumors
3) so-called fibrohistiocytic tumors
4) smooth-muscle tumors
5) pericytic (perivascular) tumors
6) skeletal-muscle tumors
7) vascular tumors
8) chondro-osseous tumors
9) gastrointestinal stromal tumors
10) nerve sheath tumors
11) tumors of uncertain differentiation
12) undifferentiated/unclassified sarcomas

- 腫瘍が示す生物学的態度に基づいて，良性(benign)，中間悪性(intermediate)，悪性(malignant)のいずれかのカテゴリーが割り当てられ，中間悪性の腫瘍は，遠隔転移は生じないが局所再発率が高く局所破壊性に増殖する(locally aggressive)腫瘍と，局所再発傾向を示すうえにまれながら転移を生じる(rarely metastasizing)腫瘍とに区別されている(これは骨腫瘍でも同様である。p.219参照)。

頻度の高い良性腫瘍の画像所見

- 良性軟部腫瘍の頻度は悪性腫瘍の約100倍とされ，画像診断が施行される症例に限定しても多くは良性疾患である。
- 特に頻度の高いのは脂肪腫，血管腫，神経鞘腫・神経線維腫であり，これらの画像所見を熟知することで日常臨床のかなりの部分をカバーできる。

脂肪腫(lipoma)

- 良性軟部腫瘍のなかで最も頻度の高い疾患の1つ。
- 多量の成熟脂肪成分から構成され，CTでは負のCT値を示す低吸収腫瘤として認められ，MRIでは腫瘍の大部分がT1強調像で高信号を示す。
- 通常，病変の辺縁は平滑だが，筋肉内脂肪腫はしばしば不整な辺縁を示し，筋肉と脂肪組織が入り交じった病変として認められることがある[5]。
- 傍骨脂肪腫は脂肪性腫瘤内に骨・軟骨組織を含み，隣接骨に付着した骨軟骨腫類似の構造を伴っていることが多い。
- 成人の脂肪性腫瘤のなかに脂肪以外の結節状部分や複数の厚い隔壁構造を認める場合は分化型脂肪肉腫(well-differentiated liposarcoma)*1を疑う必要がある[6](図6)。脂肪腫は隔壁構造が薄く，脂肪抑制造影T1強調像で隔壁は筋肉より低信号を示すことが多い(図7)[6]。
- 樹枝状脂肪腫(lipoma arborescens)は滑膜下に成熟脂肪組織が増生する疾患で，MRIでは関節腔内に脂肪を示唆する信号域が葉状ないし多結節状に認められることを特徴とする[7](図8)。

5) Matsumoto K, et al : MRI findings in intramuscular lipomas. Skeletal Radiol, 28 : 145-152, 1999.
6) Ohguri T, et al : Differential diagnosis of benign lipoma from well-differentiated liposarcoma on MRI : is comparison of their margins and internal characteristics useful? AJR Am J Roentgenol, 180 : 1689-1694, 2003.
7) Ryu KN, et al : MR imaging of lipoma arborescens of the knee joint. AJR Am J Roentgenol, 167 : 1229-1232, 1996.

用語アラカルト

***1 分化型脂肪肉腫**
脂肪腫に類似した所見を呈し，異型脂肪腫様腫瘍(atypical lipomatous tumor)ともいわれる。WHO分類では中間悪性に分類される病変であるが，脱分化をきたして悪性度を増し，脱分化型脂肪肉腫(dedifferentiated liposarcoma)となることがある。

ここが勘ドコロ

脂肪腫
- 最も頻度の高い良性軟部腫瘍で，CT/MRIで脂肪と同一の構成成分をもつ。
- 確診するには分化型脂肪腫の除外が必要。
- 成人の脂肪性腫瘤内に，脂肪以外の結節状部分や複数の厚い隔壁構造を認める場合は分化型脂肪肉腫を疑う。

図6　分化型脂肪肉腫

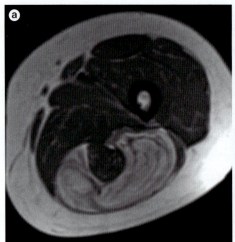

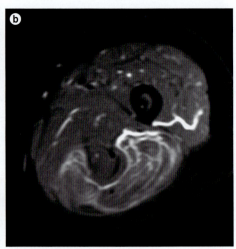

a：T1強調横断像
大腿背側にT1強調像で高信号を示す大きな腫瘤が認められる。

b：脂肪抑制造影T1強調横断像
腫瘤内部に見られる低信号の隔壁構造は不規則に厚く，造影後は筋肉よりも高信号を示している。

図7　脂肪腫

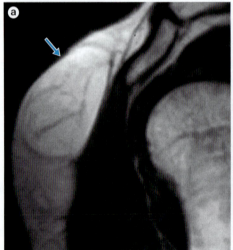

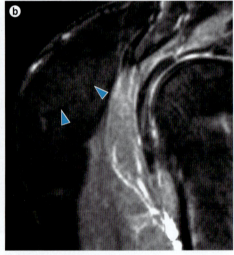

a：T1強調冠状断像
右肩の皮下にT1強調像で高信号を示す腫瘤が認められる（→）。

b：脂肪抑制造影T1強調冠状断像
腫瘤内部の低信号隔壁構造は薄く，造影による増強効果は認められない（▶）。

図8　lipoma arborescens

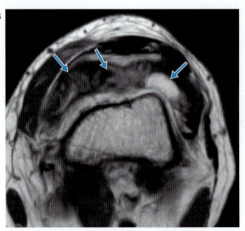

T1強調横断像
関節液の貯留した膝蓋上包に，葉状ないし結節状の高信号腫瘤が認められる（→）。

血管腫(hemangioma)

- 脂肪腫と同様に日常診療で遭遇することの多い良性軟部腫瘍で，乳幼児では最も多い(→Point advice)。

> **Point advice**　血管腫と血管奇形
>
> ● "血管腫"という名称は，臨床ではしばしば血管性腫瘤に対して包括的に使用されているが，異なった考え方もある。例えば，国際血管腫・血管奇形学会(International Society for the Study of Vascular Anomalies：ISSVA)による分類では，"血管腫"と"血管奇形"を別個のものとして区別して取り扱っている。

- 皮膚や皮下の病変は皮膚の色調の変化から診断できることも多いが，深部病変では画像診断が必要となる。
- 石灰化血栓を示す静脈石は約30％に認められ，静脈石の存在は血管腫の診断に重要(図9)。
- 隣接骨の侵食(erosion)や骨硬化，骨梁の粗糙化，骨膜反応などの骨変化を認めることもある[8]。
- CTは単純X線写真に比べて静脈石の検出に優れ，隣接骨の変化も明瞭にとらえられる。
- MRI所見は構成される組織成分，血流速度などによって異なるが，T2強調像では多くの症例が脂肪より高い信号を示し，病変の進展範囲を把握するのに役立つ。
- 血管腫を疑わせる特徴的MRI所見
  ①T1強調像で病変内に脂肪を反映した高信号
  ②T2強調像で著明な高信号を示す腫瘤が低信号線状構造で分画され，ぶどうの房状となる(bunch of grapes appearance)(図10)

8) Sung MS, et al：Regional bone changes in deep soft tissue hemangiomas：radiologic and MR features. Skeletal Radiology, 27：205-210, 1988.

図9　血管腫

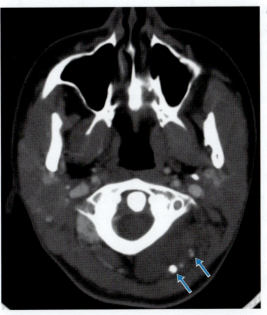

CT
左後頸部の軟部腫瘤内に円形石灰化(静脈石，→)が認められる。

図10　血管腫

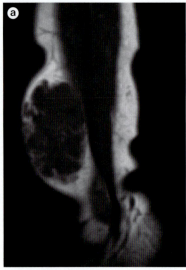
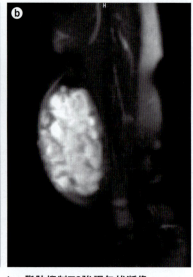

a：T1強調矢状断像
下腿前面に低信号を示す腫瘤が見られる。

b：脂肪抑制T2強調矢状断像
腫瘤はぶどうの房状の高信号を示している。

図11　血管腫

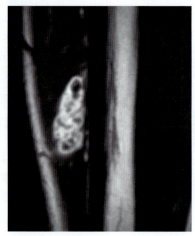

T2強調矢状断像
下腿の筋肉内に分葉状の腫瘤を認める。高信号の腫瘤内には複数の小円形低信号（dots sign）が認められる。

③T2強調像で病変内に静脈石，血栓，速い血流，線維組織などを反映した小円形低信号（dots sign）（図11）
④血管成分を示す蛇行した管状構造
⑤病変内の液面形成（fluid-fluid level）[9]。

9）Ehara S, et al：Fluid-fluid levels in cavernous hemangioma of soft tissue. Skeletal Radiol, 26：107-109, 1994.

> **ここが勘ドコロ**
>
> **血管腫に特徴的なMRI所見**
> - T1強調像：脂肪を反映した高信号の混在
> - T2強調像：ぶどうの房状の形態（bunch of grapes appearance）と小円形低信号（dots sign）
> - 血管成分を示す蛇行した管状構造
> - 病変内の液面形成（fluid-fluid level）

神経鞘腫・神経線維腫

・神経鞘腫と神経線維腫は良性神経原性腫瘍の代表的疾患であり，ともに軟部腫瘍の約5％を占めている頻度の高い軟部腫瘍である。
・神経に連なり，単発性結節であることが多いが，多結節状ないし数珠状に認められることもある。
・組織学的には紡錘形細胞が密に増殖する領域と細胞成分に乏しく，粘液腫状基質が目立つ領域が混在して認められることを特徴とする。
・経過が長く大きくなるにつれて嚢胞変性，出血などの二次性変化を伴いやすくなる。

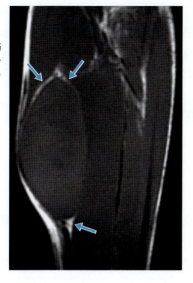

図12 神経鞘腫
T1強調冠状断像
腫瘍辺縁と周囲の筋肉を分ける脂肪信号（split fat sign）を認める（→）。

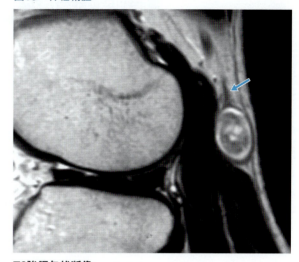

図13 神経鞘腫

T2強調矢状断像
膝窩部の腫瘤は辺縁が高信号，中心部が低信号のtarget signを示している。腫瘤の上下には連続する神経も認められる（→）。

- 皮下や筋間に発生することが多く，深部発生でも筋間に発生する腫瘍には腫瘍辺縁と周囲の筋肉を分ける脂肪信号（split fat sign）が認められ（図12），筋肉内に発生する軟部腫瘍との鑑別点となる。
- MRIのT2強調像で辺縁部が粘液状基質を反映した高信号，中心部が低信号の同心円状パターンを示す所見をtarget signとよび（図13），特徴的所見として知られる[10,11]。
- 神経鞘腫では線維性被膜を示す辺縁低信号帯や神経との連続性が認められることがあり，診断の一助となる。
- 通常，神経線維腫では被膜形成を認めず，神経鞘腫と比べて，MRIで神経との連続性がとらえられる頻度は低い。

10) Suh JS, et al : Peripheral (extracranial) nerve tumors : correlation of MR imaging and histologic findings. Radiology, 183 : 341-346, 1992.
11) Varma DGK, et al : MR imaging of extracranial nerve sheath tumors. J Comput Assist Tomogr, 16 : 448-453, 1992.

ここが勘ドコロ

神経線維腫・神経鞘腫に特徴的なMRI所見

- 粘液状基質を反映したT2強調像での高信号。
- T2強調像で辺縁部が高信号，中心部が低信号の同心円状パターン（target sign）。
- 腫瘍辺縁と周囲の筋肉を分ける脂肪信号（split fat sign）。
- 囊胞変性や出血などに起因する内部信号の不均一性。
- 神経との連続性。

病理学的特徴に着目した軟部腫瘍の画像診断各論

- 軟部腫瘍の病理学的特徴と画像でとらえられる内部性状を結び付けることで鑑別診断を絞ることができ，特定の診断を可能とする場合がある。
- 着目すべき病理所見は以下のものである。
  ①石灰化/骨化，②脂肪，③嚢胞，④粘液状基質，⑤膠原線維，⑥ヘモジデリン，⑦大きな栄養血管

石灰化/骨化

- 軟部腫瘍のなかには石灰化・骨化の特徴を解析し，その病理組織像をとらえることで診断できる疾患がある。
- しばしば石灰化/骨化の解析はMRIのみでは不十分であり，単純X線写真やCTを要することが多い。
  ①血管腫(hemangioma)：円形，楕円形の辺縁平滑な石灰化(静脈石)が特徴的(前項p.251参照)。
  ②石灰化上皮腫(calcifying epithelioma)：小児の頭頸部・上肢の皮下に好発し，粗大で広範な石灰化を示す。
  ③骨外性骨肉腫(extraskeletal osteosarcoma)：まれな悪性軟部腫瘍で，象牙様と表現される比較的均一でびまん性の石灰化(骨化)を認める。
  ④化骨性筋炎(myositis ossificans，p.266参照)：臨床的にも病理組織学的にも悪性腫瘍と誤りやすく，診断には画像所見が重要な役割を担う。亜急性期(発症3週目以降)から腫瘍の辺縁部優位に骨化巣(ゾーン現象)が認められ，悪性腫瘍との鑑別点となる[12] (**図14**)。
  ⑤関節周囲で石灰化を伴う軟部腫瘍を形成するものとして，滑膜骨軟骨腫症，結晶沈着性関節症，腫瘍状石灰沈着症などがある。

12) Norman A, Dorfman HD：Juxtacortocal circumscribed myositis ossificans：evolution and radiographic features. Radiology, 96：301-306, 1970.

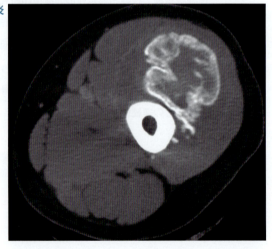

図14 化骨性筋炎　CT
大腿四頭筋内の腫瘍には辺縁部ほど強い骨化を示す層状構造(ゾーン現象)が認められる。

ここが勘ドコロ

石灰化/骨化を伴う軟部腫瘍

- 石灰化/骨化の解析には単純X線写真やCTが必要。
- 静脈石：血管腫
- 小児の頭頸部・上肢で皮下の石灰化：石灰化上皮腫
- 辺縁部優位の石灰化（ゾーン現象）：化骨性筋炎

用語アラカルト

＊2 Dixon法
脂肪抑制法の1つで，水のプロトンと脂肪のプロトンの位相差を利用するものである。グラディエントエコー法で，1.5T装置ならTEを2.3msecの奇数倍（3.0装置なら1.15msecの奇数倍）に設定すると，水と脂肪の位相が正反対（opposed-phase, out-of-phase）になり，両者からの信号が相殺され低信号化する。TEを上記の数値の偶数倍にすると水と脂肪の位相がそろい（in-phase），両者からの信号は相加され高信号となる。この撮像法は，微量の脂肪を検出するのに最も鋭敏な手法である。

13) Ha TV, et al：MR imaging of benign fatty tumors in children：report of four cases and review of the literature. Skeletal Radiol, 23：361-367, 1994.
14) Kransdorf MJ, et al：Dedifferenriated liposarcoma of the extremities：imaging findings in four patients. AJR Am J Roentgenol, 161：127-130, 1993.

脂肪

- 脂肪を含む軟部腫瘍は数多く，日常臨床で遭遇する頻度が高い。
- 脂肪組織はCTで負のCT値を示す低吸収域，MRIではT1強調像で高信号を示し，脂肪抑制法にて低信号を示す領域である。
- 少量の脂肪の検出にはDixon法[＊2]などを活用するとよい。

■ 脂肪腫（lipoma）（良性）/分化型脂肪肉腫（well-differentiated liposarcoma）（中間悪性）

- ともに多量に脂肪を含む軟部腫瘍の代表である（前項p.249参照）。

■ 脂肪芽腫（lipoblastoma）/脂肪芽腫症（lipoblastomatosis）

- 小児に発生する脂肪性腫瘍で，脂肪を示す信号域が主体だが，線維性隔壁や粘液状組織を反映した脂肪以外の信号域が混在する[13]（**図15**）。
- 分化型脂肪肉腫のMRI所見に類似するが，小児に脂肪肉腫が発生することはきわめてまれであり，通常，鑑別に迷うことはない。

■ 脱分化型脂肪肉腫（dedifferentiated liposarcoma）

- 1つの腫瘍内に分化型脂肪肉腫と高悪性度の肉腫が境界明瞭に存在する腫瘍で，MRIでは脂肪信号領域と脂肪以外の非特異的な信号からなる領域が1つの腫瘍内に境界明瞭に認められるという特徴的所見を示す[14]。

図15　脂肪芽腫
3歳，男児。

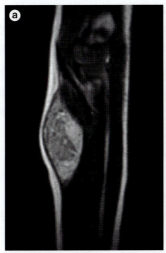 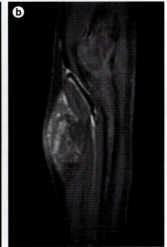

a：T1強調矢状断像
前腕の腫瘤は高信号を示している。

b：脂肪抑制造影T1強調矢状断像
腫瘤は不均一に造影されている。

■ 粘液型・多形細胞型脂肪肉腫(myxoid/pleomorphic liposarcoma)
・脂肪以外の成分が大部分を占めるが，脂肪の混在が確認できれば特異的な診断が可能となる。

■ 血管腫(hemangioma)・弾性線維腫(elastofibroma)
・脂肪以外の組織を主体に構成されるが，脂肪の混在をとらえることがほかの腫瘍との鑑別に役立つ。

> **ここが勘ドコロ**
> **脂肪を含む軟部腫瘍**
> ● 脂肪の存在はCT値やMRIの脂肪抑制像で確認する。
> ● 脂肪腫や分化型脂肪肉腫以外にも，脂肪成分を含む腫瘍がある。

囊胞

・造影にて増強されない液体を含んだ領域。
・囊胞性軟部腫瘍にはガングリオンや滑膜囊胞などの日常臨床で遭遇する機会の多い非腫瘍性病変がある。
・CTでは筋より低い吸収値を示し，MRIではT1強調像で筋より低信号，T2強調像で著明な高信号を示す。出血をきたしてT1強調像で高信号を示すことや，液面形成が認められることもある。

■ ガングリオン(ganglion)
・関節周囲の関節包，腱や靱帯，腱鞘に接して発生することが多く，ゼリー状の粘稠な液体を入れ，硬い腫瘤として触れる。
・MRIでは基本的に囊胞の信号を示し，しばしば分葉状で隔壁を有する[15]。造影では病変の辺縁や隔壁のみが増強される。

■ 滑膜囊胞(synovial cyst)
・関節腔と交通する部位をとらえることが重要であり，発生部位より診断が容易なことが多く，代表的な滑液包は認識しておく必要がある。
・Baker囊胞では腓腹筋内側頭と半膜様筋の間を抜ける突起状部分が認められ，横断像で涙滴状を呈することで診断できる[16]（図16）。

■ 表皮囊腫(epidermal cyst)：いわゆるアテローム*3
・角化物を含む皮下腫瘤で，囊胞と類似する画像所見を示す。
・表皮囊腫内に充満する角化物は拡散しにくいことから，MRI拡散強調像で得られるADC(apparent diffusion coefficient)値が低く，ほかの囊胞性腫瘤との鑑別点となる（図17）。

■ リンパ管腫(lymphangioma)
・真の腫瘍で囊胞性腫瘍として認められる代表的疾患である。

■ 神経鞘腫(schwannoma)
・囊胞変性が著明な場合は囊胞性病変として認められることがある。(p.252参照)

---

15) Burk P, et al：Meniscal and ganglion cysts of the knee：MR evaluation. AJR Am J Roentgenol, 150：331-336, 1988.
16) Miller TT, et al：MR imaging of Baker cysts：Association with internal derangement effusion, and degenerative arthropathy. Radiology, 201：247-250, 1996.

用語アラカルト

*3 表皮囊腫
頭頸部や陰部の皮下に好発する貯留囊胞で，角化物を大量に含む。わが国ではアテロームと呼称されることが多いが，これは国際的に通用する用語ではなく，epidermal cystが正式名称である。

ここが 診 ドコロ

嚢胞性腫瘍

- ガングリオンや滑膜嚢胞は嚢胞を示唆する画像所見と好発部位を認識することで診断できる。
- 出血など，嚢胞内の二次的変化も考慮して嚢胞性腫瘍を診断する。

図16 Baker嚢胞

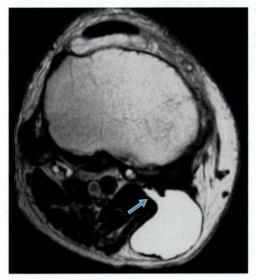

T2強調横断像
膝窩部に均一な高信号を示す腫瘤が認められる。腫瘤と連続して腓腹筋内側頭と半膜様筋の間を抜ける突起状部分が指摘できる（→）。

図17 表皮嚢腫（アテローム）

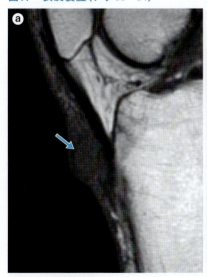 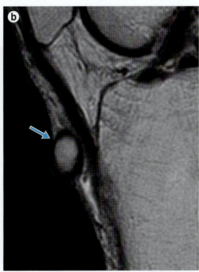 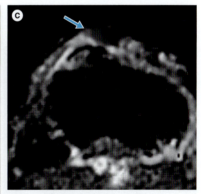

c：拡散強調横断像ADCマップ
嚢胞性腫瘍（→）と考えられるが，拡散制限があり，ADC値は低い。

a：T1強調矢状断像　　b：T2強調矢状断像

膝蓋靱帯前方の皮下脂肪組織内に，T1強調像で低信号，T2強調像で著明な高信号を示す腫瘤が認められる（→）。

> 粘液状基質

- 粘液状基質が豊富な領域は嚢胞と類似するCT，MRI所見を示すが，嚢胞性腫瘍とは内部に嚢胞と異なる吸収値や信号の領域や造影にて増強される領域があることで区別される(**図18**)。
- 多量の粘液状基質からなる軟部肉腫の代表的疾患には粘液型脂肪肉腫，粘液線維肉腫，骨外性粘液型軟骨肉腫および筋肉内粘液腫がある。

■ **粘液型脂肪肉腫(myxoid liposarcoma，→Point advice)**

- 腫瘍内部には繊細な毛細血管網が発達しており，造影にて腫瘍内部は比較的広範囲が濃染される。
- 腫瘍全体に対する脂肪成分の占める割合は少なく，通常10％以下であるが，MRIで腫瘍内の成熟脂肪成分を検出できれば診断可能である[17]。

17) Jelinek JS, et al : Liposarcoma of the extremities : MR and CT findings in the histologic subtypes. Radiology, 1186 : 455-459, 1993.

Point advice　脂肪肉腫の分類

●脂肪肉腫(liposarcoma)は頻度の高い悪性軟部腫瘍の1つで，さらに次のように分類される。

名称	画像所見	WHO分類による悪性度
分化型	脂肪腫に類似(**図6**)	中間悪性
脱分化型	脂肪腫類似部分＋非特異的な部分	悪性
粘液型	粘液状基質が主体	悪性
多形型	非特異的	悪性

図18　粘液型脂肪肉腫

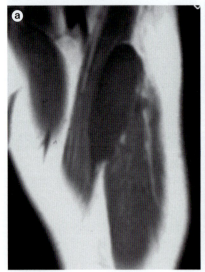
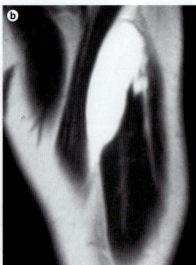
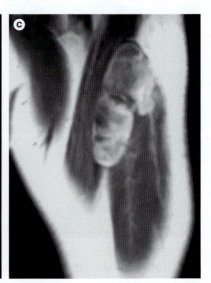

a：T1強調冠状断像
腫瘍はT1強調像で均一な低信号，T2強調像で均一な高信号を示して嚢胞に類似する所見を認める。

b：T2強調冠状断像

c：造影T1強調冠状断像
造影では腫瘍内に不均一な増強効果が認められる。

■ 粘液線維肉腫（myxofibrosarcoma）

- 2002年のWHO分類で新たなカテゴリーとして分類され，2013年の分類でも踏襲されている疾患だが[18]，よく遭遇する代表的軟部肉腫の1つである。
- 不完全な線維性隔壁で分画された多結節状の形態を示すことが多く，各結節部分は粘液の含有量や細胞成分の多寡などによってMRの信号強度が異なる。
- T2強調像では基本的に粘液状基質を反映して大部分が高信号を示し，腫瘍内の線維性隔壁を示す低信号の線状・帯状構造もしばしば明瞭に描出される。

■ 骨外性粘液型軟骨肉腫（extraskeletal myxoid chondrosarcoma）

- 骨外性軟骨肉腫のなかで最も多い型で，腫瘍は血管が豊富な線維性組織で囲まれ分画されており，分葉状ないし多結節状の形態を示す。
- 造影ではこの線維性組織が増強されるため，軟骨性腫瘍の特徴であるrings and arcs状の濃染が診断に有用である。

■ 筋肉内粘液腫（intramuscular myxoma）

- 良性腫瘍であるが深部発生で，しばしば腫瘍サイズが大きくなってから気付かれるため，上記の粘液状軟部肉腫と鑑別を要する。
- 腫瘍内血管に乏しく，ゆっくり発育する。緩徐な造影パターンを示すことが多く，腫瘍の境界が明瞭で周囲の筋萎縮と脂肪化を反映した脂肪信号の縁取り（peritumoral fat rind）が見られることが特徴の1つである[19]。

18) Mentzel T, et al : Myxofibrosarcoma. In World health Organization Classification of Tumors. Pathology and Genetics of Tumours of Soft Tissue and Bone, IARC Press Lyon, 2013. p93-94.

19) Murphy MD, et al : Imaging of soft-tissue myxoma with emphasis on CT and MR and comparison of radiologic and pathologic findings. Radiology, 225 : 215-224, 2002.

> **ここが 勘ドコロ**
>
> **粘液状基質を有する腫瘍**
> - CTやMRIで囊胞と類似するが，異なる信号の領域や造影にて増強される領域があることで区別できる。
> - 悪性腫瘍の代表としては粘液型脂肪肉腫，粘液線維肉腫，骨外性粘液型軟骨肉腫があり，比較的頻度が高い。
> - 筋肉内粘液腫は良性だが深部に発生する。

膠原線維

- 膠原線維の豊富な領域はT1，T2強調像ともに低信号を示し，造影による増強効果に乏しい。
- 膠原線維を含む疾患は細胞成分や血管密度は多彩で，造影による増強効果に乏しいものから著明なものまでさまざまである。
- MRI読影の際には石灰化との鑑別に単純X線写真やCTを必要とすることもある。
- 代表的疾患にはデスモイド型線維腫症（desmoid-type fibromatosis，**図19**），足底・手掌線維腫症（plantar/palmar fibromatosis）がある[20]。ただし，これらの腫瘍でも線維芽細胞の活動性が高い領域はT2強調像で高信号を示し，膠原線維からなる低信号域が指摘できないことがある。

20) Hartman TE, et al : MR imaging of extraabdominal desmoids : differentiation from other neoplasms. AJR Am J Roentgenol, 158 : 581-585, 1992.

図19 デスモイド

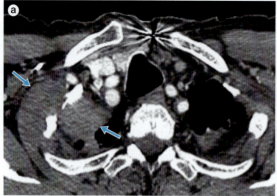

a：CT
右胸壁に肋骨の破壊を伴う腫瘤を認める（→）。

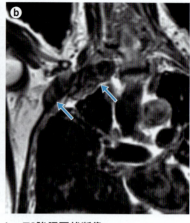

b：T2強調冠状断像
腫瘤の大部分は骨格筋と同様の低信号を示す（→）。

ここが勘ドコロ

膠原線維を含む腫瘍

- 膠原線維の豊富な領域はT1，T2強調像ともに低信号を示す。
- 代表的疾患はデスモイド型線維腫症，足底・手掌線維腫症。

ヘモジデリン

- ヘモジデリンは磁化率効果[*4]によりT1強調像でもT2強調像でも低信号を示す。特にグラディエントエコー法（T2*強調像）では低信号が強調され，これが膠原線維成分との鑑別点となる。
- ヘモジデリン沈着を特徴とする疾患には腱鞘巨細胞腫（giant cell tumor of tendon sheath），色素性絨毛結節性滑膜炎（pigmented villonodular synovitis：PVNS）がある[21]（図20）。
- 外傷や手術を契機に緩徐に増大し，臨床的に悪性腫瘍と紛らわしいchronic expanding hematomaは新旧の出血を反映した不均一な信号を示し，ヘモジデリン沈着を示唆する低信号も混在する[22]。

用語アラカルト

*4 磁化率効果
（magnetic susceptibility effect）

静磁場中に物質があると局所磁場が不均一となる。特にヘモジデリンなどの常磁性体があると著明であり，このため共鳴周波数が変化し，局所的な信号強度低下を招く（磁化率アーチファクト）。グラディエントエコー法では特にこの影響を受けやすい。

21) Lin J, et al：Pigmented villonodular synovitis and related lesions：the spectrum of imaging findings AJR Am J Roentgenol, 172：191-197, 1999.
22) Aoki T, et al：The radiological findings in chronic expanding hematoma. Skeletal Radiol, 28：396-401, 1999.

Point advice　腱鞘巨細胞腫と色素性絨毛結節性滑膜炎

- いずれも"so-called fibrohistiocytic tumours"の範疇に属する良性軟部腫瘍で，病理学的には同一の疾患である。
- 腱鞘巨細胞腫は指の屈筋腱の腱鞘に好発し，境界明瞭な腫瘤を形成する。
- 色素性絨毛結節性滑膜炎は膝や股関節などの大関節に好発し，びまん性に広がる病巣を形成する。

図20　色素性絨毛結節性滑膜炎

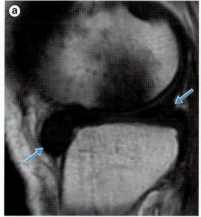
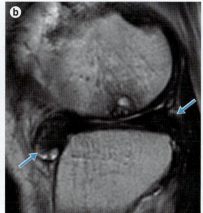
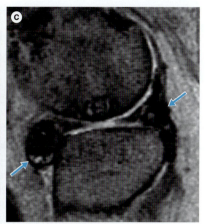

a：T1強調矢状断像　　　　　　　　b：T2強調矢状断像　　　　　　　　c：T2*強調矢状断像

膝関節にT1，T2強調像ともに低信号を示す結節状の滑膜肥厚が認められる（→）。　　　　　　　　　　病変はT2*強調像で著しい低信号を示す。

> **ここが勘ドコロ**
>
> **ヘモジデリン沈着を伴う腫瘍**
> - 磁化率効果により，グラディエントエコー法（T2*強調像）で低信号が強調される。
> - 代表的疾患として腱鞘巨細胞腫と色素性絨毛結節性滑膜炎がある。

大きな栄養血管

- 流れの速い拡張した腫瘍血管はMRIで低信号となり，腫瘍内部や周辺のflow voidとして認められ，エコー時間の長いスピンエコー法で顕著となる。
- 多血性腫瘍や炎症性腫瘤などで見られることが多い。
- 大きな栄養血管が目立つ腫瘍には血管腫（hemangioma），血管動静脈奇形（vascular malformation），胞巣状軟部肉腫（alveolar soft-part sarcoma）[23]，血管平滑筋腫（angioleiomyoma），孤立性線維性腫瘍（solitary fibrous tumor）などがある。

23) Suh JS, et al：Alveolar soft part sarcoma：MR and angiographic findings. Skeletal Radiol, 29：680-689, 2000.

> **ここが勘ドコロ**
>
> **栄養血管の目立つ腫瘍**
> - 拡張した腫瘍血管がMRIでflow voidとして描出される。
> - 代表的疾患として血管腫，血管奇形，胞巣状軟部肉腫，血管平滑筋腫，孤立性線維性腫瘍。

APPENDIX

軟部腫瘍の拡散強調像に関する
最近のトピック－治療効果・予後予測－

・拡散強調像から計算されるパラメータを用いて放射線治療や化学療法の治療効果や予後を予測しようとする研究が盛んである。比較的最近の研究結果を紹介し，研究遂行上の留意点も加え，今後の研究発展の一助としたい。

■ 研究論文紹介

『Dudeck O, et al：Diffusion-weighted magnetic resonance imaging allows monitoring of anticancer treatment effects in patients with soft-tissue sarcomas. J Magn Reson Imaging, 27：1109-1113, 2008.』

・23例の軟部肉腫に対し，治療前後で拡散強調像を撮像し，見かけの拡散係数(ADC)の変化率(ΔADC)と肉腫の容積変化率(Δvolume)との関連を調べると，強い負の関連($r = -0.925$, $p < 0.0001$)を認めた。

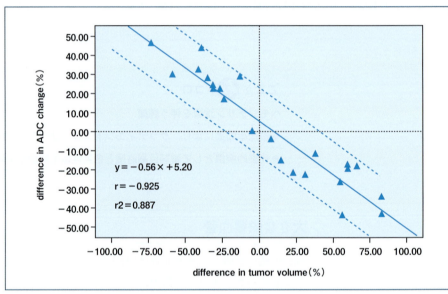

(Dudeck O, et al：Diffusion-weighted magnetic resonance imaging allows monitoring of anticancer treatment effects in patients with soft-tissue sarcomas. J Magn Reson Imaging, 27：1109-1113, 2008.より引用)

『Reichardt W, et al：Diffusion-weighted imaging as predictor of therapy response in an animal model of Ewing sarcoma. Invest Radiol, 44：298-303, 2009.』

・マウスを用いた動物実験では，高用量の薬剤を投与した群ではΔvolumeに先んじてΔADCが上昇することが示されている。

『Oka K, et al：The value of diffusion-weighted imaging for monitoring the chemotherapeutic response of osteosarcoma：a comparison between average apparent diffusion coefficient and minimum apparent diffusion coefficient.Skeletal Radiol, 39：141-146, 2010.』

・22例の骨肉腫に対し，化学療法前後でADCを計測したところ治療効果が高い群と低い群の間にminimum ADCの変化率に有意差($p < 0.05$)があった。

■ 留意点
○oncologyの基本－治療効果と予後－

・固形癌の場合，腫瘍マーカーの推移も重要指標ではあるが，一般に治療効果は，治療前と比較した治療後の癌の容積変化(Δvolume)で評価される。治療後の癌の縮小率がなぜ重要かといえば，予後(局所制御，領域制御，無病生存期間，無増悪生存期間，最終的には生存期間)と関連すると考えられているからである。

○oncologyの基本－RECIST－
- RECIST(response evaluation criteria in solid tumors)[1]では各臓器につき2個まで，最大5個までの病変を標的病変(大きさの変化を計測する主たる病変)としている．5mm厚の造影CTを撮影することがベースになっているので，長径が10mm以上の病変が対象であり，容積ではなく長径を評価する．リンパ節に関しては，正常リンパ節の問題があるので，短径15mm以上の病変を対象にすべきと定義されており，リンパ節の場合，短径を評価する．画像診断を専門とするものからは物足りない印象だが，治療効果や予後に関する研究ではRECISTが基本になっている点に注意が必要である．

○ΔADC評価の注意点①
- 治療前後のADC値を計測し，その変化率が治療効果(Δvolume)や予後と関連する，との研究が発表されているが，oncologyの観点からは以下の注意が必要である．
- ΔADCに意義があると主張するためには，Δvolumeを上回る予後との関連性の証明が必要である．
- 治療前後で画像評価を行うのであれば，当然Δvolumeは計測可能であるから，さらにΔADCを計測するのならその有用性がΔvolumeに勝る必要がある．
- あるいは，癌の容積変化が生じないほど早期(Δvolume≒0)のΔADCが予後と関連することを証明することが必要である[2]．
- この点がはっきり証明されない限り，oncologistは拡散強調像の有用性を理解しない．

○ΔADC評価の注意点②
- 治療開始後ある程度時間が経つと，特にその治療法が有効である場合，残存病変の評価は困難となる．
- 拡散強調像でどの部位のADCを計測すべきなのかわかりにくくなるため，炎症が生じた正常組織や壊死組織を含んだADCを計測してしまい，よりΔADCを高値にしてしまう可能性がある．ΔADCにΔvolumeの要素が加わっているのである．
- 骨軟部腫瘍の場合，こういったケースは少ないかもしれないが，頭頸部癌や子宮頸癌などでは問題となる．
- 治療反応性の高い癌の場合は，上述のように治療開始後かなり早期に拡散強調像を撮像し，ΔADCの有用性を証明すべきであろう．
- ただし，当該診療科の了解や検査費用の問題などをクリアしなければならない．

○ΔADC評価の注意点③
- 最近，ADCmap上のROIのなかの最小値や，小さなROIをいくつか設定して，そのなかの最小値をADC minimumと定義し，この値が鑑別診断や予後予測に有用との研究が発表されている．
- MPG印加軸ごとの拡散強調像はさまざまに歪んでいるが，これらを合成して各voxelの信号減衰からADCmapを作成している．
- b-factorをいろいろ変えて細かく見てみると，b-factorが増加しているのに信号強度が上昇してしまうことも局所では生じている．
- 装置メーカーの説明ではきちんとregistrationされているらしいが，盲目的に信じるのではなく，客観的に検証すべきであろう．

○ΔADC評価の注意点④
- 以前は，b-factor値0および1,000秒/mm^{2}の2条件での信号減衰をmonoexponential curveにfittingさせてADCを計算する方法が一般的であったが，最近は，100秒/mm^{2}以下のb-factorを複数含んだ条件で拡散強調像を撮像し，灌流と拡散を分けたbiexponential curve fittingによって，拡散にあてはめた灌流(D^*)・拡散(D)・灌流の割合(F)を求める方法が盛んになってきている．
- もともと，Le Bihan先生が提唱した考え方だが，最近再度注目されている[3]．
- 詳細は以下の文献を参照されたい．

『押尾晃一：拡散MRIのコントラストメカニズム．画像診断，33：703-708, 2013．』
『本杉宇太郎，ほか：腹部における拡散MRI-IVIMイメージングをやってみよう-．画像診断，33：743-749, 2013．』

(畠中正光)

[1] Eisenhauer EA, et al : New response evaluation criteria in solid tumours : revised RECIST guideline (version 1.1). Eur J Cancer, 45 : 228-247, 2009.

[2] Hatakenaka M, et al : Apparent diffusion coefficient calculated with relatively high b-values correlates with local failure of head and neck squamous cell carcinoma treated with radiotherapy. AJNR Am J Neuroradiol, 32 : 1904-1910, 2011.

[3] Le Bihan D, et al : Separation of diffusion and perfusion in intravoxel incoherent motion MR imaging. Radiology, 168 : 497-505, 1988.

10 軟部の非腫瘍性疾患

第2章 系統別疾患レビュー：診断のおさえどころ

玉川光春

はじめに

・本節では皮下組織，筋膜，筋の非腫瘍性病変を解説する。
・これらの疾患の画像診断において，超音波は軟部腫瘍などの限局性疾患の描出には優れているが，筋膜疾患などのびまん性病変については経験が少なければ見逃される場合がある。単純X線写真は病変に石灰化を含むか，骨の変化を伴っているかが認識できる。
・病変の本質を最も正確に描出できるのはMRIで，T2強調像が病変の特徴を描出することが多い。T1強調像では内部の出血や脂肪の存在が明確となり，T2*強調像はヘモジデリンの沈着に感度が高く，鑑別診断を絞る有力な情報を与える。

軟部組織に石灰化・骨化をきたす疾患

腫瘤状石灰化症（tumoral calcinosis：TC）

■ 概説

・関節周囲の軟部組織に石灰化した腫瘤が形成される比較的まれな疾患で，原因はリン代謝異常とされる。①原発性正リン酸性，②原発性高リン酸性，③2次性（慢性腎不全，強皮症など）の3型に分類される[*1]。
・石灰化は関節周囲の滑液包，特に伸側の外傷を受けやすい部位（転子下滑液包，坐骨滑液包，肘頭滑液包，肩関節周囲）に多い。増大が遅く，通常は無症状であるが，ときに筋や神経を圧排する。破裂して筋間や皮下に広がることもある。

■ 画像所見[1)]

・単純X線写真では関節周囲の円形で境界明瞭な石灰化で，分葉状の形態を示す（図1a）。隔壁状の構造が石灰化のなかに線状の透亮像として見られる（chicken wire pattern）。
・炎症のある部位には**milk of calciumと称される特徴的な液面形成**が見られ，CTで明瞭である（→Point advice）。
・MRIでは囊胞の存在がGd造影剤の投与で明確となる（図1b〜d）。calcium–fluid levelはT2強調像で上方が高信号を示す特徴的所見を示す。
・骨シンチグラフィでは病変に集積を認めることが多い。

用語アラカルト

*1 腫瘤性石灰化症（TC）の3型

①原発性正リン酸性原発性TC：全体の約42％を占め，発症は10歳台が63％，家族歴はない。半数は熱帯地方に見られ孤立性で股関節近傍に多い。しばしば外傷の既往がある。

②原発性高リン性TC：全体の約30％を占め，発症は10歳台が80％を占める。家族歴があり，3/4で兄弟にも認められる。74％は多発し，切除後も再発することが多い。歯牙，骨髄，脈管，眼球の異常を伴うことがある。

③2次性TC：全体の35％を占め，慢性腎不全，副甲状腺機能亢進症，強皮症，サルコイドーシス，高ビタミンD血症，ミルク・アルカリ症候群，悪性腫瘍などに伴うことがある。リン酸とカルシトロールの尿細管再吸収の増加に関係するとされる。女性に多い。臨床的には痛みのない硬い腫瘤として発見され，股，肩，肘，膝，足関節の周囲によく見られ，手足には少ない。

---

1) Martinez S：Tumoral calcinosis：12 years later. Semin Musculoskelet Radiol, 6：331-339, 2002.

第 2 章・10 軟部の非腫瘍性疾患

> **Point advice** 関節周囲に石灰化をきたす病変の鑑別診断
>
> ●骨肉腫・骨外性軟骨肉腫・化骨性筋炎："milk of calcium" を呈さない。
> ●痛風・偽痛風：関節周囲と関節内にも石灰化が見られる。
> ●滑膜骨軟骨腫症：関節内に "ring-and-arcs" の所見を示す石灰化。
> ●石灰沈着性腱炎：腱が石灰化し，石灰化の沈殿はない。
> ●滑膜肉腫：液面形成を呈することがあるが，"milk of calcium" は見られない。

図1 右顎関節部の腫瘤状石灰化症（tumoral calcinosis）
60歳台，女性。

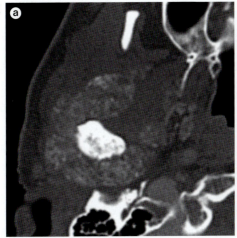
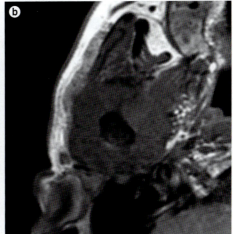

a：CT骨条件
右下顎骨関節突起を取り囲むように細かな石灰化が認められ，分葉状の分布を示す。下顎頭の骨硬化が見られる。

b：T1強調横断像
病変は筋とほぼ同様の中等度信号を示し，やや不均一となっている。下顎頭の骨髄の信号低下が見られる。

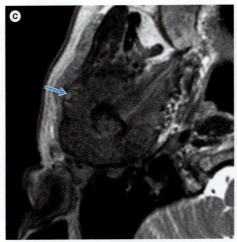
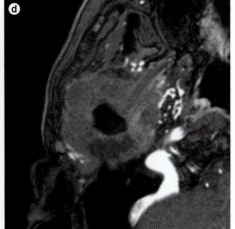

c：T2強調横断像
病変は細かな低信号が主体であるが，外側の一部にfluid-fluid levelが認められる（→）。

d：脂肪抑制造影T1強調横断像
わずかな増強効果を認める。

（国立がん研究センター東病院放射線診断科 久野弘文先生のご厚意による）

化骨性筋炎（myositis ossificans）

■ 概説

- 筋に起こる異所性骨化で，炎症ではない。脂肪織に生じた同様の病態は化骨性脂肪織炎（panniculitis ossificans）とよばれる。有痛性腫瘤として触知され炎症や腫瘍性病変と誤認されやすい。
- ときに先行病態があり，①外傷性（筋挫傷，手術），②神経原性（四肢麻痺，外傷性脳損傷，脳梗塞），③出血性（血友病）が報告されている。
- 病理的には発生時期から2期に分けられる。
    ①急性期（1〜2週）：石灰化がないか，わずか。
    ②亜急性期（3週以降）：ゾーン現象（zoning phenomenon）が見られる。本症に特徴的とされ，病巣の辺縁では著明な骨化を示すが内部は石灰化していない所見である（p.254参照）。

■ 画像所見[2]

● 単純X線写真およびCT
- 急性期には辺縁にわずかな石灰化を認めるにすぎないが，亜急性期ではzoning phenomenonが明瞭となり，容易に認識される（図2a，b）。
- さらに慢性期（成熟期：5〜6カ月）では，境界明瞭な骨形成を認める。

● MRI
- 罹患筋の腫大と浮腫があり，早期にはmass effectを示すのみで，亜急性期には曲線状の低信号の石灰化部分が認識でき，T2強調像では内部が不均一な信号となる（図2c，d）。
- 内部の未熟な領域は出血による液面形成を認めることがある。
- 周囲の浮腫性変化は経時的に改善し，慢性期には消失し，腫瘤内に脂肪が認められる。

● 骨シンチグラフィ
- 経時的に集積が増強するが慢性期には低下する。

2）Kransdorf MJ, Meis JM：Extraskeletal osseous and cartilaginous tumors of the extremities. RadioGraphics, 13：853-884, 1993.

図2　左手関節の化骨性筋炎（myositis ossificans）
20歳台，女性。

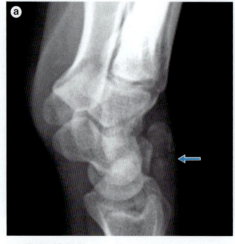

a：単純X線写真
手根骨背側に楕円形の石灰化した腫瘤（→）を認める。

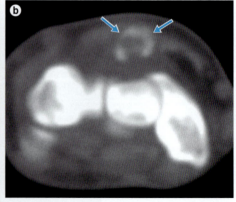

b：CT
月状骨背側に辺縁が石灰化した結節（→）があり，屈筋腱を圧排している。

図2 左手関節の化骨性筋炎（myositis ossificans）（つづき）

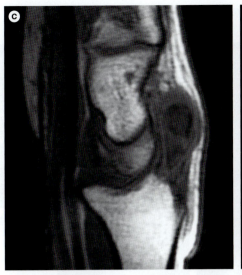 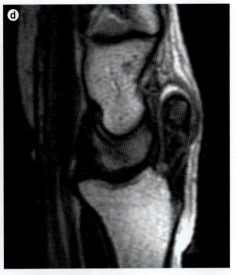

c：T1強調矢状断像
病変は低信号の腫瘤の周囲に厚い被膜様の病変を示す。

d：T2強調矢状断像
低信号の腫瘤は不均一な信号を示し，周囲にわずかに液体貯留が認められる。

開花性反応性骨膜炎（florid reactive periostitis）

■ 概説

- 指趾の短管骨（指節骨）に好発する骨表面の反応性線維性骨形成病変で，軟骨形成を伴うこともある。外傷の既往を有するものが多い。20〜40歳台に好発し，男女差はないとされる。手に発生するものが約90％で，足発生が約10％である。
- 局所の腫脹と疼痛・可動域制限が見られ，数日〜数週間で急速に変化する。

■ 画像所見[3]

● 単純X線写真
- 初期に境界不明瞭な軟部組織陰影が見られ，成熟すると石灰化像が出現する（図3）。

● MRI
- 既存骨に付着し，骨膜が肥厚した部位と連続するが，通常は皮質の変化を伴わず，骨膜・周囲軟部組織の浮腫性変化が目立つ。

■ 鑑別診断

- 骨化性筋炎や骨肉腫があるが，指趾発生はきわめてまれである。

3) Gao Z, et al : Florid reactive periostitis of the metacarpal and phalanx : 2 case reports. J Hand Surg, 38-A : 2134-2137, 2013.

図3 右第2指の開花性反応性骨膜炎（florid reactive periostitis）
10歳台，男性。

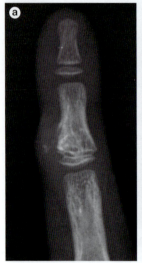
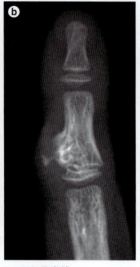
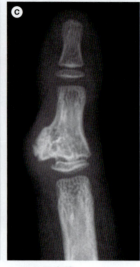
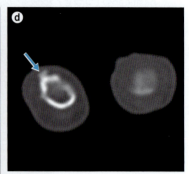

d：bの時期のCT
皮質不整と軟部組織の石灰化が見られる（→）。

a：単純X線写真
第2中節骨の橈側で軟部腫瘤の形成が見られ，わずかに石灰化を認める。

b：2カ月半後
軟部組織腫瘤の石灰化が増し，隣接する骨皮質の肥厚が見られる。

c：7カ月半後
骨皮質から連続するように軟部腫瘤の石灰化が認められる。

用語アラカルト

＊2 Turret's exostosis（acquired osteochondroma）

指趾の表面に付着する骨軟骨性隆起でflorid reactive periostitisやBPOPと臨床像がオーバーラップしており，これらの終末像と考えることができる。軟部組織の腫脹と骨膜反応が強い時期がflorid reactive periostitisであり，これが進行し，骨新生と異形成性軟骨が進展してくるとBPOPと認識され，最後に骨が成熟し，境界明瞭な骨の基礎が形成され，軟骨帽が形成されるとTurret's exostosisとされる（爪下にあると爪下外骨腫）。

4）Sundaram M, et al：Florid reactive periostitis and bizarre parosteal osteochondromatous proliferation : pre-biopsy imaging evolusion, treatment and outcome. Skeletal Radiol, 30：192-198, 2001.

傍骨性骨軟骨異型増生（bizarre parosteal osteochondromatous proliferation：BPOP，Nora's lesion）

■ 概説
- 骨軟骨腫（p.228参照）様の反応性骨軟骨形成病変で，20〜40歳台に多いが，小児から高齢者まで広く分布する。指節骨・中足骨・中手骨に発生するが，1/4では指趾短管骨以外に発生する。
- 外傷の既往はないことが多く，腫瘤や圧痛を認め，ときに急速に増大する。
- Turret's exostosis（acquired osteochondroma）＊2は本症ないしflorid reactive periostitis（前述）の終末像と考えられる。

■ 画像所見[4]
● 単純X線写真
- 骨表面に境界明瞭な石灰化ないし骨化を伴う隆起性病変が認められる（図4a）。
- 既存骨と髄腔との交通は認められないが，骨皮質に変化を伴うことが多い（図4b）。

● MRI
- 境界明瞭な不均一な信号の腫瘤で内部に脂肪髄は見られないことが多い（図4c）。
- 皮質骨の周囲に軟骨帽様のT2強調像で高信号の薄い領域を伴うことがある（図4d）。

■ 鑑別診断
- 次の3つがある。
  ①爪下外骨腫（次項参照）
  ②骨軟骨腫：既存骨の骨髄との連続性があり，内部に明確な脂肪髄を伴う。
  ③傍骨性骨肉腫：大腿に好発し指趾短管骨発生はまれ。

図4　右膝窩の傍骨性骨軟骨異型増生［BPOP：bizarre parosteal osteochondromatous proliferation（Nora's lesion）］
30歳台，女性。

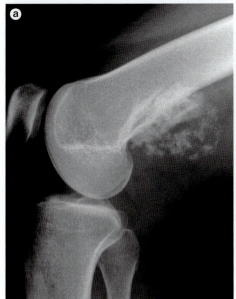

a：単純X線写真
右大腿骨遠位骨幹端背側に骨皮質の肥厚と腫瘤の形成，石灰化が見られる。

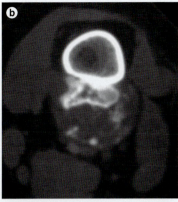

b：単純CT
骨皮質の肥厚とこれに付着した骨形成があり，その周囲に軟部腫瘤が見られ，石灰化を含んでいる。

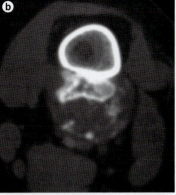

c：T1強調横断像
腫瘤は筋と同程度の中等度信号を示し，低信号の領域を含んでいる。CTで認められた石灰化した領域は内部に脂肪をもち，骨髄を形成している。

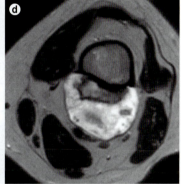

d：T2強調横断像
軟部腫瘤の領域は高信号を示し，軟骨基質を示す。

爪下外骨腫［subungual exostosis（Dupuytren's exostosis）］

■ 概説
- 指趾の爪下に生じる骨軟骨腫様の反応性骨軟骨形成病変で，20〜30歳台に好発するが，小児から高齢者まで広く分布する。既往に外傷や感染のあることが多く，約80％が母趾の末節骨背側，爪下部に発生する。腫脹と疼痛を訴え，爪の変形を伴うことが多い。

■ 画像所見[5〜8]

● 単純X線写真およびCT
- 末節骨背側に骨隆起を認める（図5a，b）が，末節骨自体には異常は見られない。

● MRI
- 脂肪成分のない腫瘤で，T1・T2強調像ともに中等度信号を示す。周囲軟部や爪にも信号変化をきたす（図5c，d）。

---

5) Baek HJ, et al : Subungual tumors : clinicopathjologic correlation with US and MR imaging findings. RadioGraphics, 30：1621-1636, 2010.
6) Dhondt E, et al : Nora's lesion, a distinct radiological entity? Skeletal Radiol, 35：497-502, 2006.
7) Murphey MD, et al : Imaging of osteochondroma : Variants and complications with radiologic-pathologic correlation. RadioGraphics, 20：1407-1434, 2000.
8) Dorfman HD, Czerniak B : Bone tumors. Mosby, St. Louis, 1998.

図5 右第5趾末節部の爪下外骨腫（subungual exostosis）

30歳台，女性。

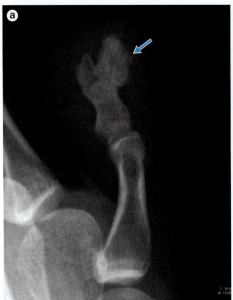

a：単純X線写真
右第5趾末節骨背部に面して石灰化した腫瘤を認める（→）。末節骨の皮質の隆起が見られるが骨髄腔の連続性はない。

b：単純CT
末節骨（→）と付着するも骨髄腔の連続性は見られず，末節骨のような明瞭な皮質は伴っていない。

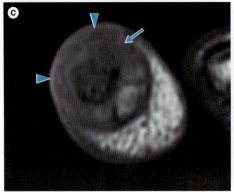

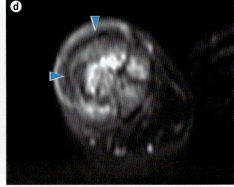

c：T1強調横断像
腫瘤は全体に低信号を示し，骨髄の形成は認めない（→）。

d：脂肪抑制T2強調横断像
病変は高信号を示している。T1，T2強調像とも爪下の低信号の線状影が見られ（▶），線維軟骨の軟骨帽を示す。周囲の軟部組織も高信号を示し反応性の変化を示す。

ここが勘ドコロ

軟部組織に石灰化をきたす疾患

- 腫瘍状石灰化症：関節伸側の分葉状腫瘤でchicken wire patternとmilk of calcium。
- 化骨性筋炎：筋内の異所性骨化で亜急性期にzoning phenomenon。
- florid reactive periostitis：指節骨に隣接し，石灰化する腫瘤。
- BPOP：指趾短管骨の骨表面から隆起する石灰化・骨化した腫瘤で骨髄腔とは連続しない。
- 爪下外骨腫：末節骨背側の骨隆起。

筋疾患：外傷

筋損傷（muscle injury）

■ 概説

・急性筋・腱損傷は鈍的外傷による直達外力や過度の筋緊張による間接的損傷により生じ，筋挫傷（muscle contusion），筋・腱接合部と腱損傷（myotendinous strain）に分けられる。

・筋挫傷はコンタクトスポーツなどでの鈍的外傷により発症し，骨に近い深部の筋（特に大腿）に損傷が起こりやすい。

・筋・腱損傷は過度の筋の牽引により脆弱な筋腱接合部や腱の骨付着部に損傷が生じる。**好発部位は大腿直筋，ハムストリングス，腓腹筋，内転筋である。**

・臨床的重症度により，以下に分類される。
　Ⅰ度（わずかな断裂）：筋力低下なし，保存療法を行う
　Ⅱ度（部分断裂）：軽度筋力低下，保存療法を行う
　Ⅲ度（完全断裂）：筋力低下，外科的治療の対象

■ 画像所見（MRI所見）[9]

・筋・腱損傷は以下の重症度分類がある。
　Ⅰ度：軽度の筋線維の断裂により筋・腱接合部から筋線維に沿った出血，浮腫を認める（feathery appearance）（図6a）。
　Ⅱ度：筋・腱接合部や筋膜に沿って広がる血腫を認める（図6b）。
　Ⅲ度：筋・腱接合部の完全断裂を認め，血腫や筋の収縮を伴うことがある（図6c）。

9）Boutin RD, et al : Imaging of sports-related muscle injuries. Radiol Clin North Am, 40 : 333-362, 2002.

図6　筋損傷

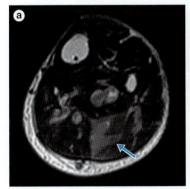

a：Ⅰ度損傷のT2強調横断像
50歳台，女性。左腓腹筋。腓腹筋外側頭の一部に信号上昇を認める（→）。筋線維を思わせる縞模様が温存されている。

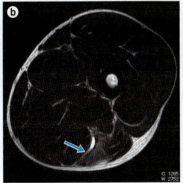

b：Ⅱ度損傷のT2強調横断像
10歳台後半，男性。左大腿二頭筋長頭の内側に信号変化があり，半膜様筋との間に血腫が形成されている（→）。

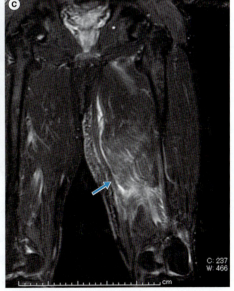

c：Ⅲ度損傷のT2強調冠状断像
60歳台，男性。左内転筋の走行異常があり（→），筋断裂を示す。

・損傷した筋・腱は出血，浮腫によりT2強調像で高信号を示す。筋線維・腱の連続性が途絶えることで断裂が診断可能で脂肪抑制T2強調像，STIR像で診断が容易となる。血腫（亜急性期から慢性期）はT1強調像で高信号となる。

筋肉内血腫（intramuscular hematoma）

・筋肉の損傷後に生じる血液貯留で筋・腱移行部損傷では少なく，**筋膜の保たれる筋挫傷に多く認められる**。MRIでは広範な筋の信号変化の内部に液体貯留があり，急性期ではT1強調像で筋と等信号，亜急性期で高信号を示す（**図7**）。
・外傷後や術後の血腫が慢性的に徐々に増大する病態はchronic expanding hematoma*3と称される[10]。

> **用語アラカルト**
>
> ***3 chronic expanding hematoma**
> 被膜を有する腫瘤で，内部にはさまざまな割合で肉芽組織と血腫が見られる。毛細血管が発達し出血を繰り返すため，さまざまな時期の血腫が混在する。MRIでは不均一な信号強度を呈する腫瘤で被膜を有する。ヘモジデリンの沈着があり，T2*強調像で低信号が強調される。Gd造影剤投与で多彩な増強効果を示し，被膜のみが染まる血腫と異なり，腫瘍性病変と鑑別を要するが，病歴と経過が重要である。

10) Akata S, et al：MR features of a case of chronic expanding hematoma. Clin Imaging, 24：44-46, 2000.

図7 左中間広筋内血腫
30歳台，男性。

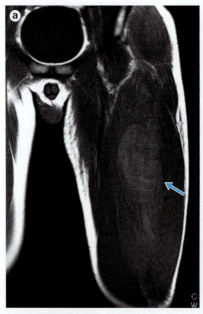 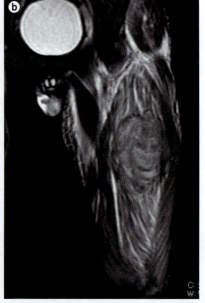

a：T1強調冠状断像
筋よりやや高信号の血腫を認める（→）。

b：STIR冠状断像
血腫の周囲の筋に広範な浮腫が見られる。

> **ここが勘ドコロ**
>
> **筋の外傷**
> ●筋・腱損傷
> 　Ⅰ度：線維に沿った出血・浮腫（feathery appearance）
> 　Ⅱ度：筋膜に沿って広がる血腫
> 　Ⅲ度：完全断裂

筋疾患：筋の虚血・梗塞

筋区画（コンパートメント）症候群（compartment syndrome）

■ 概説

- 四肢の骨と筋膜によって構成される区画コンパートメントの内圧が上昇し，神経障害や筋壊死に至るもので，原因により急性と慢性に分けられる[*4,5]。
- 好発部位は前腕の屈筋群（Volkmann拘縮）と下腿の前方コンパートメント（前脛骨コンパートメント症候群）である。
- 内圧測定を行い30mmHg以上（正常で15～20mmHg）をもって診断され，筋膜切開を考慮する。

■ 画像所見（MRI所見）[11]

- 診断に必須ではないが，病変の広がりや原因（腫瘍や血腫など）の把握に有用である。有症状の時期を逃さず撮像することが重要で，脂肪抑制T2強調像やSTIR像で筋の信号強度上昇と腫大を認める（図8）。
- 運動後の発症例には筋線維の拡散テンソル像や筋血流を評価するBOLD（blood oxygeneation level-dependent）像が有用とされる。

用語アラカルト

*4 急性コンパートメント症候群

骨折や外傷性の筋肉内出血，長時間の圧迫（ギブス，圧迫包帯，身体や重量物の下敷き），動脈損傷などによる。臨床的には著しい疼痛があり，阻血徴候の5P's［動脈拍動の消失・減弱（Pulselessness），蒼白（Pallor），疼痛（Pain），感覚異常（Paresthesia），麻痺（Paralysis）］に他動伸展時の疼痛増強（Passive stretching pain）を加えた6P'sが知られる。患肢の腫脹と水疱形成も見られる。

*5 慢性コンパートメント症候群

長距離走，重量挙げ，特別なスポーツ活動などによる。運動開始後徐々に症状が出現し，運動を中止すると軽快する。

11) Noseworthy MD, et al：Advanced MR imaging techniques for skeletal muscle evaluation. Semin Musculoskelet Radiol, 14：257-268, 2010.

図8　左前脛骨筋の筋区画症候群（compartment syndrome）
20歳台，男性。スノーボードによる。

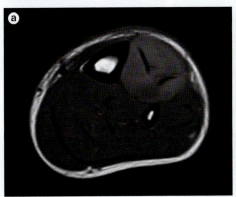 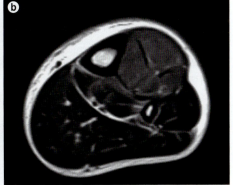

a：T1強調横断像
前方コンパートメントで前脛骨筋の腫大が顕著で，筋の信号所症が認められる。

b：T2強調横断像
前脛骨筋が高信号を示す。

横紋筋融解症（rhabdomyolysis）

■ 概説
- さまざまな原因（コンパートメント症候群，外傷，熱傷，電撃傷，過剰運動，血流障害，薬物中毒，感染，炎症，酵素代謝障害など）により，骨格筋が融解する病態である。ミオグロビンや筋細胞代謝物が血中に放出され，患者の15〜30％が急性腎不全となる。
- 臨床的には筋痛，脱力と褐色尿が見られ，血中・尿中のミオグロビン，血中クレアチンキナーゼ（CK）の上昇が見られる。

■ 画像所見[12]
● MRI
- 罹患筋はT1強調像で正常な筋と等信号ないし高信号を示し，高信号は出血や高蛋白，脂肪を反映している（図9a）。
- T2強調像やSTIR像では浮腫や壊死，梗塞を反映して筋が高信号を示し，筋膜が高信号を呈することもある（図9b，c）。
- T2強調像で高信号が認められた領域がGd造影剤で均一に増強されるが，進行症例では罹患筋にリング状増強効果を認め，隣接する皮下組織も増強される（ただし腎不全症例では造影は行えない）。

12) Lu CH, et al : Rhabdomyolysis : magnetic resonance imaging and computed tomography findings. J Comput Assist Tomogr, 31 : 368–374, 2007.

図9　両側大腿部背側の横紋筋融解症（rhabdomyolysis）
10歳台後半，女性。便器に6時間腰かけていたことによる。

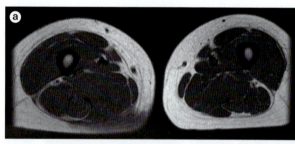

a：T1強調横断像
右大腿背側の筋に腫大と皮下組織の挫傷を疑わせる信号変化が見られる。

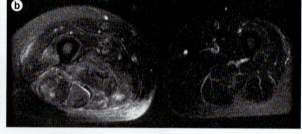

b：STIR横断像
右大腿背側から外側の筋に信号上昇が見られる。背側皮下に浮腫も認める。

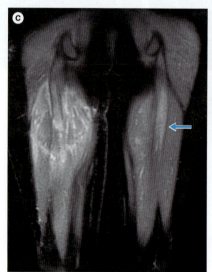

d：単純CT横断像
右大腿背側の筋に濃度低下と腫脹が見られる（→）。

c：STIR冠状断像
左大腿背側の筋にも信号変化が見られる（→）。

第2章・10軟部の非腫瘍性疾患

● CT
・罹患筋の腫脹と濃度低下が見られるが(**図9d**)，出血や石灰化により濃度上昇をきたすこともある。慢性化した例では筋が脂肪化して著明な低濃度を呈する。
● 骨シンチグラフィ
・罹患筋に集積を認め，全身の筋の検索に有用である(**図10**)。

図10　横紋筋融解症（rhabdomyolysis）
40歳台，男性。CML同種骨髄移植後。

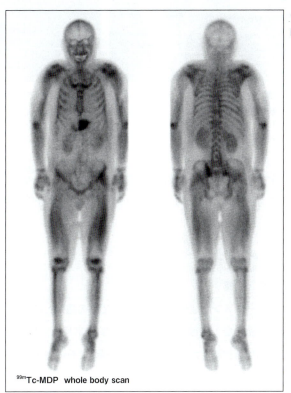

⁹⁹ᵐTc-MDP whole body scan

骨シンチグラム
四肢の筋にびまん性の取り込みが見られる。腹部正中は肝左葉の取り込みを示す。

糖尿病性筋梗塞(diabetic muscle infarction)

■ 概説
・骨格筋の梗塞は糖尿病のまれな合併症で，Ⅰ型糖尿病やコントロール不良のⅡ型糖尿病に見られ，**凝固能異常や血管内膜傷害による小動脈の広範な血栓形成**による。
・**大腿(80％)**，次いで下腿(約15％)に多く，両側性が40％とされる。
・臨床的には突然の疼痛と局所の腫脹をきたし，腫瘤を触知する。白血球増加，血中CK上昇，赤沈亢進を伴わないことがあり，感染と鑑別される。

■ 画像所見[13]

● CT
・罹患筋の腫脹と濃度低下があり，辺縁が増強されることがあるが，異常を認めないこともある。
● MRI
・罹患筋の腫脹，筋膜肥厚，筋間と皮下組織の浮腫が見られ，T1強調像では筋と等信号(**図11a**)，T2強調像では高信号を呈する(**図11b**)。

13) Grigoriadis E, et al：Skeletal muscle infarction in diabetes mellitus. J Rheumatol, 27：1063-1068, 2000.

図11 糖尿病性筋梗塞（diabetic muscle infarction）
50歳台，男性。右大腿部遠位（FBS 371 HbA1c 13.1）。

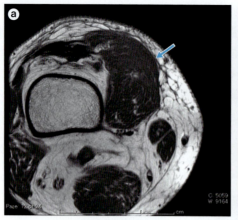
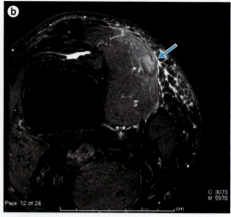

a：T1強調横断像
内側広筋の表層で筋の腫脹がある（→）。

b：脂肪抑制T2強調横断像
内側広筋内に低信号で囲まれた中等度信号を認め，梗塞部位を示す（→）。

・Gd造影剤で均一に増強されるが，壊死部が造影されないことがある。
・経過とともに筋は萎縮し，T2強調像で高信号が消失する。

ここが勘ドコロ

筋の虚血・梗塞

- コンパートメント症候群：T2強調像で筋の腫大と高信号。
- 横紋筋融解症：T2強調像で高信号，CTで石灰化，骨シンチグラフィで集積。
- 糖尿病性筋梗塞：大腿に好発，T2強調像で筋の腫大と高信号，周囲の浮腫。

筋疾患：感染および炎症性筋疾患

化膿性筋炎（pyomyositis）

■ 概説

・骨格筋に生じる急性の感染で，起炎菌は黄色ブドウ球菌が多く，ときに連鎖球菌やグラム陰性桿菌などでも生じる。糖尿病，悪性腫瘍，ステロイド治療中，AIDSなどの基礎疾患をもつ患者に起こりやすい。
・外傷や蜂窩織炎から波及する場合と血行性に波及する場合があるが，後者が多いとされる。
・臨床的には発熱，筋痛，局所の腫脹と発赤が見られる。

■ 画像所見（MRI所見）

・T2強調像やSTIR像で筋の信号強度上昇が見られ，Gd造影剤でよく増強され，膿瘍腔にはリング状増強効果が見られる（図12）。
・多くは蜂窩織炎を伴い，皮膚および皮下脂肪組織の肥厚と顕著な隔壁構造，皮下静脈の拡張が見られる。

図12 化膿性筋炎（pyomyositis）

60歳台，男性．右前腕部長母指屈筋内膿瘍 母指創傷感染後続発．

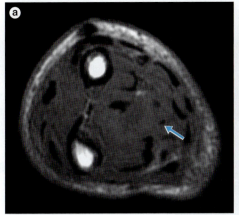
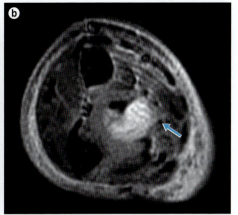

a：T1強調横断像
長母指屈筋，深指屈筋の腫脹が見られる（→）。

b：T2強調横断像
同部位に高信号の膿瘍の形成が見られる（→）。

多発性筋炎，皮膚筋炎（polymyositis, dermatomyositis）

■ 概説

- 自己免疫性の炎症性筋疾患で，主に体幹や四肢近位筋，頸筋，咽頭筋などの筋力低下をきたす．皮膚病変を認めないものを多発性筋炎といい，特徴的な皮膚症状を伴うものを皮膚筋炎という[*6]．
- 小児（5〜14歳）と成人（35〜64歳）に好発し，成人では1：2で女性に多い．
- 四肢近位筋，腰帯筋の筋力低下が左右対称性に現れ，徐々に進行する．構語障害，誤嚥，筋肉痛を認めることがあり，Raynaud現象，関節痛などを伴うこともある．進行すると筋萎縮を伴う．血中の筋逸脱酵素値やミオグロビン値が上昇する．

■ 画像所見（MRI所見）[14]

- 病変部は脂肪抑制T2強調像，STIR像で高信号に描出され（図13a），皮膚の肥厚，皮下組織の網目状浮腫性変化，筋膜の浮腫性変化を伴う．
- 病変は通常左右対称性で，近位筋優位に分布する．MRIは病変の分布の把握，生検部位の決定に有用で，治療により異常信号は消失するので，治療効果判定にも役立つ．
- 多発性筋炎では異常信号域が1つの筋内に不均一にまばらに認められることが多く（図13b, c），筋全体が均一に異常信号を呈する神経原性変化と対照的である．

用語アラカルト

＊6 皮膚筋炎の特徴的皮膚症状
- Gottron（ゴットロン）徴候：手・指関節背側の発赤，落屑
- ヘリオトロープ疹（眼瞼部の浮腫，発赤）
- 四肢伸側の紅斑

---

14) Gracia J : MRI in inflammatory myopathies. Skeletal Radiol, 29 : 425-438, 2000.

図13　大腿部の多発性筋炎（polymyositis）

20歳台，男性。

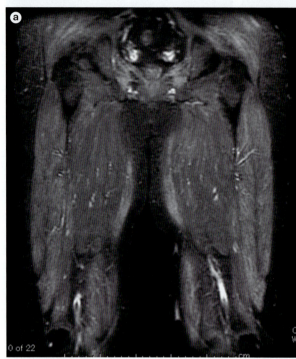

a：STIR冠状断像
大腿の筋が全体に高信号を示す。

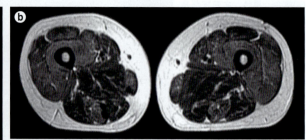

b：T2強調横断像
筋の信号上昇があるが，分布が不均一である。

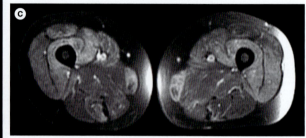

c：脂肪抑制造影T1強調横断像
bで高信号を示した領域の増強効果が強く認められる。

壊死性筋膜炎（necrotizing fasciitis）

■ 概説

- まれな感染症で急性に進行する皮下組織と筋膜の壊死を特徴とする。しばしば全身状態の悪化を認め，治療が遅れると死亡率が高くなるため，迅速な診断とデブリドマンなどの適切な外科的治療が必要となる。
- 健常人も罹患するが，基礎疾患（糖尿病，悪性腫瘍，免疫不全，肝・腎疾患，アルコール多飲）を有する患者に好発する。さまざまな感染が要因として知られ，憩室炎，術後，虫刺され，軽微な外傷でも起こる。
- 起炎菌は好気性菌と嫌気性菌の混合感染で*Clostridium*，*Proteus*，大腸菌，*Bacteroides*などの腸内細菌によるものと，A群連鎖球菌による単独感染［いわゆるflesh-eating bacteria（人喰いバクテリア）］による感染があり，後者は頻度は低いが致死的なtoxic shock-like syndromeを合併する。
- 四肢と腹部，陰部が好発部位で，発熱，下痢，全身倦怠で発症し，急速に進行する局所の発赤，腫脹が出現し，数日で紫斑，水疱形成，壊死などを認める。病変の境界が不明瞭で，画像診断が有用となる。

■ 画像所見[15]

● 単純X線写真

- 特徴的な軟部組織の異常ガス像を認めるが，頻度は高くない。

15) Fugitt JB, et al : Necrotizing fasciitis. RadioGraphics, 24 : 1472-1476, 2004.

● CT
- 皮下組織から深部筋膜にかけて広範な濃度上昇と筋膜に沿った液体貯留を認める(図14a)。造影剤投与でこれらの顕著な増強効果が認められるが、実際には腎不全の合併のために造影剤を投与できない症例が多い。
- 付随する膿瘍の形成, 反応性リンパ節腫脹, 病変周囲の骨の変化, 組織壊死に伴う血管破断も認める。

● MRI
- 皮下組織から筋膜にかけて脂肪抑制T2強調像やSTIR像で著明な高信号を認める。特に筋膜に沿った比較的厚い高信号が認められ, 皮下には網目状の異常信号が広がり, 肥厚する(図14c)。
- 腎不全の合併により造影剤は使用できない場合が多いが, 造影T1強調像よりも脂肪抑制T2強調像のほうが病変範囲をよく反映する(図14d)。

図14 壊死性筋膜炎（necrotizing fasciitis）
50歳台, 女性。多発性骨髄腫の症例で左大腿部に腫脹がある。

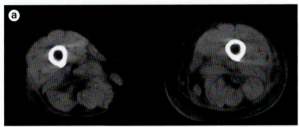

a：単純CT横断像
左大腿の腫脹と筋周囲, 筋間の液体貯留, 皮下組織の腫脹と脂肪織混濁が見られる。

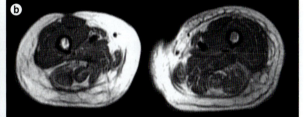

b：T1強調横断像
皮下組織に網目状低信号が見られる。

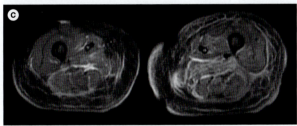

c：STIR横断像
左右とも筋膜の肥厚と信号上昇が見られる。内転筋では筋の信号上昇も見られる。

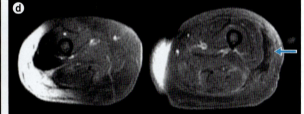

d：脂肪抑制造影T1強調横断像
左大腿外側で筋膜に面して造影されない領域があり, 膿瘍を形成している(→)。

好酸球性筋膜炎（eosinophilic fasciitis）

■ 概説
- 筋膜を侵すまれな疾患で40〜50歳台の男性に好発する。病因は不明で, 激しい運動, 外傷, Borellia感染, 薬剤(L-トリプトファン, スタチン, 鉄), カミアリによる刺傷が報告されている。
- 好発部位は前腕と下腿で, 急激に発症する四肢の疼痛, こわばり, 腫脹が見られる。

四肢の浮腫，高度の硬化を認め，オレンジの皮のような外観（orange peel sign）とよばれる。筋痛や筋萎縮を認めることがあるが，筋力低下は強くない。関節周囲の筋膜の炎症により，関節可動域制限が生じる。強皮症と異なり手指の皮膚は保たれることが多い。

- 血液検査では末梢血好酸球増加，赤沈亢進，γ-グロブリンの上昇が見られるが，好酸球増加は必須ではない。CK，アルドラーゼ上昇も見られる。
- 皮膚から筋膜での一括生検が必要で，浅在筋膜に沿って膠原線維の増生が見られ，リンパ球や好酸球の浸潤も伴うが，表皮や真皮に異常は認めない。
- 治療はステロイドが奏効し，自然寛解することもある。

■ **画像所見（MRI所見）**[16]

- 脂肪抑制T2強調像またはSTIR像が必須である。以下の特徴的所見を呈する。
  ① 筋膜が肥厚する。
  ② 肥厚した筋膜が，脂肪抑制T2強調像またはSTIR像で高信号を呈する。
  ③ 筋膜がGd造影剤でよく増強される（図15）。
- 皮下組織，筋には信号変化は認めないか，ごくわずかである。
- MRIの所見は臨床的な重症度と相関があるとされる。
- 鑑別診断として以下がある。
  ① 強皮症・皮膚筋炎・多発性筋炎：病変の主座が皮下組織や筋にある
  ② 壊死性筋膜炎：臨床像が異なり，異常信号が筋膜のみならず皮下組織・筋にも広範に見られる。

16) Moulton SJ. et al：Eosinophilic fasciitis：spectrum of MR findings. AJR Am J Roentgenol, 184：975-978, 2005.

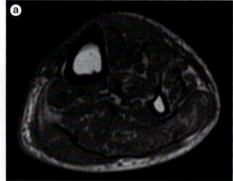 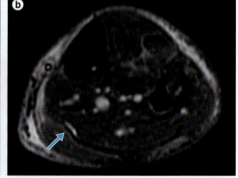

図15　左下腿の好酸球性筋膜炎（eosinophilic fasciitis）

80歳台，男性。

a：T1強調横断像
皮下組織の信号低下，筋膜周囲の信号低下が見られる。

b：STIR横断像
筋周囲の高信号が見られる。わずかに筋間に変化が見られるが（→），筋の信号変化は見られない。

結節性筋膜炎（nodular fasciitis）

■ **概説**

- pseudosarcomatous fibromatosisともよばれる反応性増殖性病変である。皮下の浅在筋膜から生じるが，ときに深在筋膜や筋内にも発生する。外傷を契機にする場合もあるが，病因は不明である。好発年齢は20～40歳台で，性差はない。
- **約半数が上肢に発生し前腕掌側に好発**する。次いで胸壁・大腿に発生する。

- 臨床的には数日〜2週間以内に急速に増大する径1〜2cmの腫瘤で，軽度の圧痛，自発痛がある．
- 粘液状基質を背景に毛細血管と線維芽細胞，筋線維芽細胞の不規則な増殖があり，周囲脂肪織，筋層浸潤性発育もしばしば見られる．経過とともに膠原線維に富む瘢痕様組織に変化していく．

■ 画像所見[17, 18]

● 単純X線写真
- 浅在筋膜の病変は非特異的な腫瘤陰影として描出される．

● CT
- 筋と同程度の濃度の比較的境界明瞭な腫瘤として描出される．

● MRI
- 病変の病理像を反映してさまざまな信号強度を呈する．
- 粘液基質が多い病変はT1強調像で筋と同程度の低信号（図16a），T2強調像で著明な高信号を示し（図16b），細胞成分が多い病変ではT1, T2強調像とも低信号を示す．周囲には浮腫性変化を伴うことが多い．
- Gd造影により全体が均一に増強されることが多いが（図16c），辺縁のみが増強されることもある．
- 病変は筋膜に沿って広がるような形態を示し，"fascial tail sign"とよばれ，特徴的とされる．しかし，画像のみからは悪性腫瘍やデスモイド型線維腫症との鑑別は困難で，臨床所見を加味して鑑別する必要がある．

17) Krandorf MJ, Murphey MD : Benign fibrous and fibrohistiocytic tumors. Imaging of soft tissue tumors, 2nd ed. Lippincott Williams & Wilkins, Philadelphia, 2006, p189-192.
18) Wang XL, et al : Nodular fasciitis : correlation of MRI findings and histopathology. Skeletal Radiol, 31 : 155-161, 2002.

図16 左大腿前面の結節性筋膜炎（nodular fasciitis）
20歳台，女性．

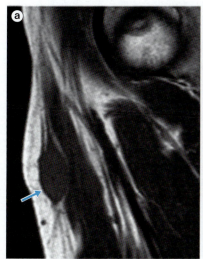
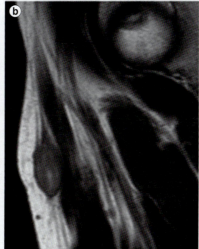
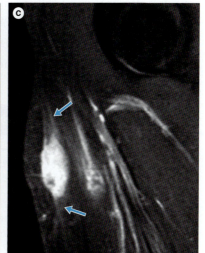

a：T1強調矢状断像
前面皮下組織内で浅在筋膜に面するように流線型の腫瘤が見られ，筋と同程度の信号を示す（→）．

b：T2強調矢状断像
中央に高信号の粘液状領域を伴う．

c：脂肪抑制造影T1強調矢状断像
病変は良好な増強効果を示し，上下の筋膜に沿うようなfascial tail signを示す（→）．

> **ここが勘ドコロ**
>
> **感染および炎症性筋疾患**
> - 化膿性筋炎：T2強調像で高信号，Gd造影剤で増強。
> - 皮膚筋炎・多発筋炎：四肢近位優位に左右対称な病変，T2強調像で筋内に不均一でまばらな高信号域，皮下の網目状浮腫性変化。
> - 壊死性筋膜炎：単純X線写真・CTでガス，T2強調像で筋膜に沿った高信号，皮下の網目状浮腫。
> - 好酸球性筋膜炎：前腕と下腿，T2強調像で筋膜が肥厚して高信号，Gd造影剤で増強，筋や皮下には所見乏しい。
> - 結節性筋膜炎：前腕掌側，筋膜に沿って広がる腫瘤(fascial tail sign)，Gd造影剤で増強。

筋萎縮をきたす疾患

筋ジストロフィ(muscular dystrophy)

■ 概説
- 遺伝性の進行性疾患で，筋線維の壊死と再生を示すミオパシー[*7]をきたす代表的疾患である。
- 主にDuchenne型[*8]，Backer型，福山型，肢帯型に分けられ，それぞれ遺伝形式，異常遺伝子，欠損蛋白，臨床像，経過，予後が異なる。

■ 画像所見[19)]
- 筋萎縮の評価にCTが用いられる。筋の量は必ずしも減少せず増えることもある。
- 初期には異常を認めないが，**進行すると罹患筋が脂肪変性して低濃度化**し，病状進展をよく反映する（**図17**）。
- Duchenne型筋ジストロフィでは**下腿の仮性肥大**が特徴的である。

19) 高橋桂一：骨格筋CTと筋疾患. 医学のあゆみ 別冊神経疾患state of arts Ver.1：116-124, 1999.

> **用語アラカルト**

*7 ミオパシー(myopathy)
筋そのものの異常による筋力低下や筋萎縮を生じる疾患の総称である。多くの場合，近位筋優位の筋力低下を示す。筋疾患は筋萎縮，筋力低下，関節拘縮，変形などを生じ，運動障害や発達障害の原因となる。

*8 Duchenne(デュシェンヌ)型筋ジストロフィ
人口10万人当たり13～39人の発生率で，男児3,000人に1人の割合で発生する。X染色体短腕(Xp21.2)にあるジストロフィン遺伝子の異常により，筋を動かすジストロフィン蛋白の欠損が生じる。乳幼児期の運動発達の遅れがあり，処女歩行の遅れ，歩き方が不格好，よく転ぶ，ジャンプができないなどから，1～3歳ごろまでに異常に気付く。下腿三頭筋の仮性肥大，登坂性起立[Gowers(ガワース)徴候]，動揺性(アヒル)歩行が特徴的である。4～5歳ころに歩行機能は低下し始め，筋力低下，関節拘縮・変形が加わる。筋力低下は骨盤帯筋，大腿近位の筋に始まり遠位へ進行する。10～12歳で歩行不能となり，さまざまな合併症で20歳前後で死亡する。

第2章・10 軟部の非腫瘍性疾患

図17 骨盤から下肢の筋ジストロフィ（muscular dystrophy）

5歳，男児。

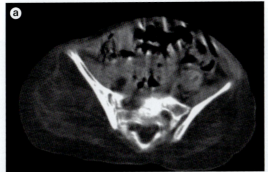

a：骨盤部単純CT横断像
殿筋群は広範な脂肪化を示す。腸腰筋，腹筋は保たれている。

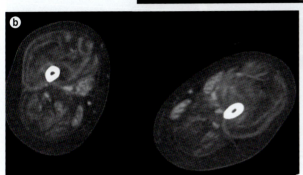

b：大腿部単純CT横断像
薄筋，縫工筋は比較的正常な濃度を示すが，ほかの筋の脂肪化が顕著。

c：下腿部単純CT横断像
ほとんどの筋が脂肪化している。

運動ニューロン疾患（motor neuron disease）

■ 概説
- 上位および下位運動ニューロンが選択的に侵される変性疾患で，筋萎縮性側索硬化症[*9]に代表される。

■ 画像所見（頭蓋内における所見については本シリーズ第1巻p.255参照）

● CT
- 筋束の濃度はあまり低下せず，筋束の間隙が増加，筋束が細くなる。
- 進行例では筋が脂肪に置換され，低濃度化する。

● MRI
- 病勢進行中の筋はT2強調像で高信号を呈し，Gd造影により増強され，これは脱神経後の浮腫性変化を示す（図18）。
- 筋力の低下した筋ほどT2強調像で高信号を呈する傾向があり，病勢を反映するとされる。

用語アラカルト

*9 筋萎縮性側索硬化症（amyotrophic lateral sclerosis：ALS）

脊髄前角細胞（下位運動ニューロン）の著明な脱落と錐体路変性（上位運動ニューロン）を特徴とする進行性の原因不明の疾患である。60～70歳台の男性に多い。筋萎縮と筋力低下が主体であり，進行性で人工呼吸器を用いなければ通常2～5年で死亡することが多い。約5％に家族性ALSがあり，原因遺伝子が同定されてきている。発症様式より，①上肢の筋萎縮が主体で，下肢は攣縮を示す上肢型，②言語障害，嚥下障害など球症状が主体となる球型，③下肢から発症し，下肢の腱反射消失が早期に見られる下肢型，に分けられる。

図18　筋萎縮性側索硬化症（amyotrophic lateral sclerosis）による筋の変化（右肩甲部）

50歳台，男性。

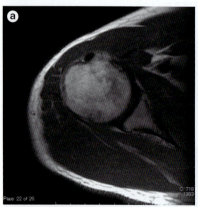
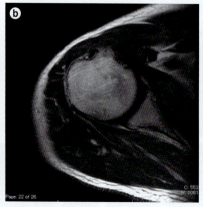
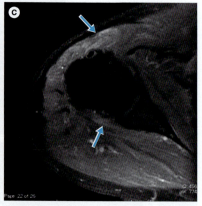

a：T1強調横断像
筋の腫脹や萎縮，脂肪化は見られない。

b：T2強調横断像
信号変化は明らかではない。

c：脂肪抑制造影T1強調横断像
三角筋，棘下筋の一部に増強効果を認め（→），脱神経の進行域を示す。

神経絞扼症候群［nerve entrapment syndrome，絞扼性神経障害（entrapment neuropathy）］

20) Andreisek G, et al : Peripheral neuropathies of the median, radial, and ulnar nerves : MR imaging features. RadioGraphics, 26 : 1267-1287, 2006.

■ 概説[20]

- 末梢神経障害（peripheral neuropathy）の1つのタイプである。特定の末梢神経が関節近傍などを通過する際に，靱帯あるいは筋起始部の膜性構造物により形成された線維性または骨性のトンネルを通過するが，この部に**何らかの原因で慢性の異常刺激が加わった場合に起こる単神経障害**をいう（**表1**）。
- 診断は臨床症状や理学所見，筋電図や神経伝導速度など電気生理学的検査に基づいて行われるが，MRIが神経絞扼部位の特定や原因検索に有用である。

■ 画像所見

- 本書第3章「肩関節：肩甲上神経絞扼症候群**図61**および腋窩神経絞扼症候群**図63**」（p.423～425）参照。
- 本書第3章「肘関節：肘部管症候群**図27**および後骨間神経麻痺**図28**」（p.451～453）参照。

ここが動ドコロ

筋萎縮をきたす疾患

- **筋ジストロフィ**：罹患筋が脂肪変性して低濃度化，Duchenne型では下腿の仮性肥大。
- **運動ニューロン疾患**：病勢進行中は罹患筋に脱神経による浮腫性変化（T2強調像で高信号），進行例は脂肪置換。

表1　神経絞扼症候群

診断名	障害神経	障害部位と関連する筋，トンネル
回内筋症候群	正中神経	前腕屈側，円回内筋，浅指屈筋
前骨間神経麻痺	前骨間神経	前腕屈側，円回内筋，浅指屈筋
手根管症候群	正中神経	手関節部，手根管
後骨間神経麻痺	後骨間神経	前腕伸側，回外筋の浅頭・深頭の間
肘部管症候群	尺骨神経	肘関節内側，肘部管
尺骨管症候群	尺骨神経	手関節部，尺骨管（Guyon管）
足根管症候群	後脛骨神経	足関節内果後方，足根管
Morton病	趾神経	足底中足骨頸部の足趾間（第3，4趾間）

皮下組織の病変

蜂窩織炎（cellulitis）

■ 概説
- 真皮から皮下脂肪組織にかけての急性化膿性炎症で，局所の発赤，熱感，疼痛を伴う。真皮に限局した炎症を丹毒（erysipelas）という。
- 起炎菌は黄色ブドウ球菌や連鎖球菌が多く，外傷や毛穴からの感染や筋・骨髄の感染創からの波及によって生じ，あらゆる場所に見られる。

■ 画像所見
- CTでは限局性の皮下組織の濃度上昇をきたし，MRIでは脂肪抑制T2強調像やSTIR像で皮下組織に網目状・縞状の信号上昇を認める（図19）。
- いずれも非特異的な浮腫性変化で，ほかのさまざまな原因より生じた浮腫と画像のみでの鑑別は困難である。

図19　右大腿部，右後腹膜の蜂窩織炎（Weber–Christian病）
40歳台，男性。

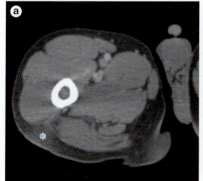

a：造影CT
右大腿部背側皮下組織の腫脹と網目状濃度上昇が見られる（＊）。

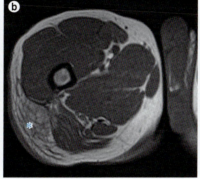

b：T1強調横断像
病変部の脂肪組織に網目状・縞状の低信号が認められる（＊）。

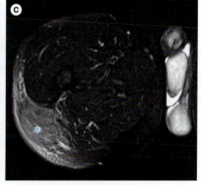

c：脂肪抑制T2強調横断像
病変部全体が信号上昇している（＊）。

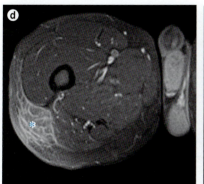

d：脂肪抑制造影T1強調横断像
網目状・縞状の増強効果が明瞭に認められ（＊），筋に変化はない。

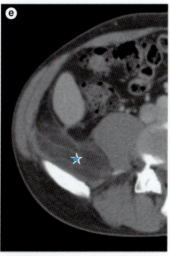

e：右側腹部造影CT
右腸骨翼に面した後腹膜脂肪組織にも脂肪織炎が認められる（★）。

Weber-Christian病

■ 概説

・主に下肢，体幹，顔面，殿部などに出現する**再発性の非化膿性皮下脂肪織炎**を主徴とする原因不明の疾患で，病因は明らかではないがT細胞などの免疫系の異常が関与しているとされ**膠原病類似疾患**と考えられている。
・10〜40歳台の女性に好発し，体幹，殿部などの紅斑様の結節を形成し，発赤腫脹と疼痛を伴う。そのまま軽快し，陥凹性瘢痕となることが多いが，脂肪壊死，無菌性膿瘍を形成することもある。胸膜炎，心膜炎，腸間膜脂肪織炎，縦隔炎をきたす場合もある。CRP，赤沈促進，白血球増多，アミラーゼ，リパーゼの上昇も見られることが多い。
・診断は臨床所見，生検所見と膵炎や全身性エリテマトーデスなど脂肪織炎をきたすほかの疾患を除外して行う。

■ 画像所見[21]

・蜂窩織炎と同様であるが，比較的限局性で，多発し，皮下組織以外にも多数の領域に脂肪織炎が認められるのが特徴である（**図19**参照）。ときに骨髄の脂肪髄に炎症・壊死が起こり骨破壊，軽度の皮質硬化が認められることもある。

21) Yamamoto T, et al：Osteoarthropathy associated with Weber-Chistian disasese. J Rheumatol, 28：2136-2138, 2001.

ここが勘ドコロ

皮下組織の疾患

● 蜂窩織炎：皮下に網目状異常信号（MRI）をきたすが非特異的。

● Weber-Christian病：蜂窩織炎が多発・再発する。腸間膜脂肪織炎，縦隔炎をきたす。

第 2 章　系統別疾患レビュー：診断のおさえどころ

山口哲治・上谷雅孝

骨髄疾患

はじめに

- 骨髄の画像診断モダリティのうち，骨髄病変の描出に最も優れるのはMRIである。
- 骨髄穿刺や生検は侵襲性があり，骨髄を部分的にしか評価できないが，MRIは非侵襲的に広範囲に骨髄を検査可能であり，病変の分布パターンを認識することができる。
- 骨髄疾患のMRI所見は非特異的なことも多く，ときには正常でも病変に類似した所見を示すことがある。
- 本稿では，①正常骨髄の加齢による変化，②日常診療で遭遇することの多いびまん性骨髄病変について，MRI所見を中心に解説する。

正常骨髄について知っておくべき事項とMRI所見

骨髄の構成要素は何?

- 骨髄は赤色髄(造血髄)と黄色髄(脂肪髄)，骨梁から成り立っている。
- 赤色髄は約40％が造血細胞を含む水分，約40％が脂肪，約20％が蛋白質で構成される。
- 黄色髄は約80％が脂肪，15％が水分，約5％が蛋白質である。
- 成人の骨髄は赤色髄と黄色髄がおよそ1/2ずつなので，脂肪が全体のおよそ2/3を占める。

骨髄の転換(conversion)と再転換(reconversion)

- 生後すぐの骨髄はほとんどが赤色髄だが，加齢に従って黄色髄に変化[転換(conversion)]し，25〜30歳までには成人の骨髄分布となる。
- 黄色髄への転換は手足の長管骨などの末梢骨から始まり，骨盤骨や脊椎などの躯幹骨へ進行する(図1)。
- 成人で赤色髄が豊富に見られる部位は，脊椎，胸骨，頭蓋骨，肋骨，骨盤骨，上腕骨および大腿骨の近位部である。
- 貧血や種々の骨髄疾患により赤色髄がさらに必要になると，黄色髄から赤色髄への変化[再転換(reconversion)]が生じる。
- 再転換は転換と逆に躯幹骨から始まり，末梢骨に広がる。

正常骨髄のMRI所見

- 骨髄のMRIでの信号強度は主に脂肪と水分のバランスで決定される。
- 脂肪はT1強調像で高信号，STIR像/脂肪抑制T2強調像で低信号を示す。一方，水分はT1強調像で低信号，STIR像/脂肪抑制T2強調像で高信号を示す。したがって，年齢により**表1**のような所見を呈する。

表1　年齢による成長骨髄のMRI所見

	T1強調像	STIR像/脂肪抑制T2強調像
生下時（赤色髄）	低信号	高信号
成長後（黄色髄へ転換） （末梢骨→躯幹骨へ向かって変化）	高信号	低信号
再転換が生じたとき （躯幹骨→末梢骨へ向かって変化）	低信号	高信号

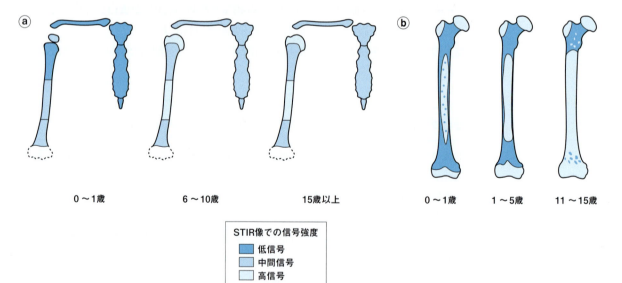

図1　小児の胸骨・鎖骨・上腕骨，大腿骨の赤色髄分布の変化(a)とSTIR像での信号強度(b)

長管骨における黄色髄への転換は骨端部から生じる。骨端部以外では骨幹部にまず起こり，遠位骨幹端，近位骨幹端の順で広がっていく。成人に近づくにつれ，赤色髄が豊富な部位は近位骨幹端に限局するようになる。
胸骨・鎖骨は成人でも赤色髄が豊富に見られる部位である。

（文献3より引用改変）

これは必読！

1) Steiner RM, et al：Magnetic resonance imaging of diffuse bone marrow disease. Radiol Clin North Am, 31：383-409, 1993.

2) Vande Berg BC, t al：Classification and detection of bone marrow lesions with magnetic resonance imaging. Skeletal Radiol, 27：529-545,1998.

3) Waitches G, et al：Sequence and rate of bone marrow conversion in the femora of children as seen on MR imaging：are accepted standards accurates? AJR Am J Roentgenol, 162：1399-1406, 1994.

骨髄疾患評価のためのMRI撮像法（部位と撮像シーケンス）

- MRIで全身の骨髄を撮像することは時間的制約があるため，成人でも赤色髄が多く存在し，びまん性骨髄病変による変化が早期に現れやすい躯幹骨（脊椎や骨盤骨など）を撮像する場合が多い。
- 撮像シーケンスは脂肪と水分を評価しやすいT1強調像と，STIR像あるいは脂肪抑制T2強調像が選択されることが多い。
- 筆者らは，腰椎の矢状断と骨盤骨〜大腿骨近位部の冠状断のT1強調像とSTIR像を撮像している。
- 多くの病変は通常のT2強調像で高信号を示すことが多く，同様に高信号を示す正常骨髄との区別がしばしば難しいので，びまん性骨髄病変の評価にあまり向いていない。
- STIR像と脂肪抑制T2強調像では脂肪の信号を抑制することで正常骨髄が低信号に描出される。多くの骨髄病変では水分量が増加しているため，病変を高信号として明確に描出することができる。

Point advice　正常骨髄が腫瘍性病変に見えることがある！

- 正常成人で結節状の赤色髄過形成が見られることがあり，腫瘍性病変と類似するので注意が必要である。
- 赤色髄過形成と腫瘍性病変との鑑別には，化学シフト画像の1つであるgradient echo（GE）法のin-phase像とout-of-phase像での信号強度の比較が有用である（表2）。水成分と脂肪成分が混在した赤色髄ではin-phaseよりout-of-phaseで信号が低下する（図2）。一方，腫瘍性病変は通常脂肪髄を含まないため，in-phaseとout-of-phaseで信号が変化しない。

表2　in-phase像とout-of-phase像の原理

		位相		信号強度	
		水	脂肪		
水と脂肪が混在した組織	同位相	↑ +	↑		同位相と逆位相で信号強度が変化し，逆位相で信号強度が低下
	逆位相	↑ +	↑		
水のみの組織	同位相	↑		↑	同位相と逆位相で信号強度は変化しない
	逆位相	↑		↑	
脂肪のみの組織	同位相		↑		同位相と逆位相で信号強度は変化しない
	逆位相		↓	↓	

（文献5より引用）

図2 赤色髄過形成
60歳台，男性。

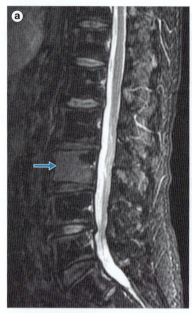
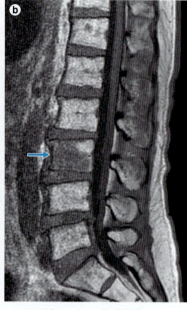
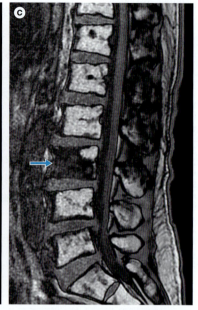

a：STIR矢状断像
L3椎体にSTIR像で結節状の高信号域が見られ（→），腫瘍性病変との鑑別が難しい。

b：GRE法 in-phase矢状断像
c：GRE法 out-of-phase矢状断像
異常信号域はin-phase（**b**→）よりout-of-phase（**c**→）で信号が低下し，脂肪と水分が混在した領域と考えられる。腫瘍性病変より正常赤色髄の過形成が示唆される所見である。

---

4) Zawin JK, Jaramillo D：Conversion of bone marrow in the humerus, sternum, and clavicle：changes with age on MR images. Radiology, 188：159-164, 1993.

これは必読！

5) 上谷雅孝：骨髄. 骨軟部疾患の画像診断，第2版. 秀潤社，2010.

6) Bordalo-Rodrigues M, et al：Focal nodular hyperplasia of the hematopoietic marrow simulating vertebral metastasis on FDG positron emission tomography. AJR Am J Roentgenol, 180：669-671, 2003.

ここが勘ドコロ

正常骨髄のMRI所見

- 赤色髄から脂肪髄への転換は末梢骨から躯幹骨，脂肪髄から赤色髄への再転換は躯幹骨から末梢骨に広がる。
- 骨髄の信号強度は主に脂肪と水分のバランスで決定する。
- 骨髄疾患の評価には脊椎および骨盤のT1強調像とSTIR像を用いるのがよい。
- 赤色髄の結節状過形成は，腫瘍性病変と類似するので注意が必要。

びまん性骨髄病変のMRI所見のおさえどころ

骨髄病変に特異的なMRI所見はあるか？

- MRIの信号強度は単に骨髄中の細胞成分や間質の水分量の増減を反映しているため，びまん性に骨髄に広がる造血器腫瘍(白血病や悪性リンパ腫，多発性骨髄腫など)の多くはT1強調像で低信号，STIR像／脂肪抑制T2強調像で高信号の信号パターンを示す。つまり正常骨髄より細胞や水分が増加した過形成骨髄(hypercellular marrow)ということがわかるだけで，それが腫瘍細胞によるものなのか，貧血などで赤色髄が増加しているだけなのかの鑑別はできない。
- したがって，ほとんどの造血器腫瘍で疾患特異性のある信号パターンはない。
- 小児の骨髄は赤色髄が豊富なため，異常細胞が増加した骨髄と正常骨髄との判別が難しいこともよくある。
- 造血器腫瘍は，一般的に赤色髄が残存する躯幹部骨髄で最初に腫瘍増殖が始まり，進行すると末梢の骨髄に広がっていく。つまり貧血などによる赤色髄の再転換と同じ進展パターンである。
- したがって異常信号の分布パターンも疾患特異性に乏しく，赤色髄の再転換との鑑別も難しいことがある。
- ただし，造血器腫瘍と比較して，赤色髄の再転換は異常信号の分布が不均一でSTIR像／脂肪抑制T2強調像での高信号の程度が軽度であることが多い。
- びまん性骨髄病変では水分や細胞成分の増加以外の病理学的変化をきたす病変はMRIで鑑別ができるものもある。**表3**に信号パターンによるびまん性骨髄病変の鑑別を示した。信号強度は筋肉の信号を目安にするとよい。

表3 MRIの信号パターンによるびまん性骨髄病変の鑑別

T1強調像	STIR像／脂肪抑制T2強調像	病理学的変化	代表的疾患
高信号	低信号	脂肪髄の増加 造血髄の減少・消失	再生不良性貧血 一部の骨髄異形成症候群 骨粗鬆症
軽度低信号 (筋より高)	軽度高信号 (筋と同程度)	赤色髄過形成 (reconversion)	貧血 チアノーゼ性心疾患
低信号 (筋と等〜低)	高信号 (筋より高)	異常細胞の浸潤 (腫瘍性・炎症性など)	白血病，骨髄異形成症候群 多発性骨髄腫，悪性リンパ腫 びまん性骨転移
低信号 (筋と等〜低)	低信号 (筋と等〜低)	線維化 骨硬化	骨髄線維症 造骨性骨転移 副甲状腺機能亢進症
著明低信号	著明低信号	ヘモジデリン沈着	ヘモジデローシス

> **ここが勘ドコロ**
>
> **びまん性骨髄病変のMRI所見**
> - ほとんど造血器腫瘍で疾患特異性のある信号パターンや分布パターンはない。
> - 造血器腫瘍以外のびまん性骨髄病変のうち，信号パターンで鑑別ができるものもある（表3参照）。

主なびまん性骨髄疾患の特徴とMRI所見

白血病（leukemia）

- 進行速度や症状により急性白血病と慢性白血病に分けられる。急性白血病は悪性化した細胞の種類により，骨髄性白血病（acute myeloid leukemia：AML）と，リンパ球性白血病（acute lymphocytic leukemia：ALL）に分類される。
- AMLは小児に多く，ALLはどの年齢にも発症するが小児に最も多い。
- MRIでは**過形成骨髄を反映した非特異的な信号パターン**を示す（**図3**）。したがって，診断には血液データや骨髄穿刺などの臨床所見が必要である。
- MRIの主な役割は治療効果判定や合併症の診断である。
- **骨外に腫瘤形成をきたすことがあり，緑色腫（chloroma）**[*1]とよばれる。
- 白血病細胞によって起こる血管内閉塞などによる**骨髄壊死を合併**することがある。

用語アラカルト

＊1 緑色腫（chloroma）
白血病細胞が骨髄からHavers管を介して骨外に広がり，腫瘤を形成したものである。"myeloid sarcoma"や"granulocytic sarcoma"ともよばれる。

> **ここが勘ドコロ**
>
> **白血病のMRI所見**
> - 過形成骨髄を反映した非特異的な信号パターン。
> - 治療効果判定や合併症の診断がMRIの主な役割。
> - 緑色腫（chloroma）とよばれる骨外腫瘤を形成することがある。

図3　急性リンパ球性白血病
10歳台，女子。

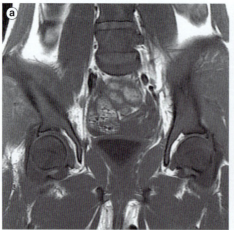 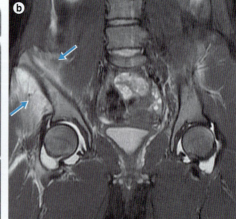

a：T1強調冠状断像　　　　　　　　　　　　　　b：STIR冠状断像

腰椎椎体，腸骨，大腿骨頭はびまん性にT1強調像で低信号，STIR像で高信号を示し，白血病細胞の骨髄への広範な浸潤が示唆される。右腸骨周囲にSTIR像で高信号域が見られ（→），病変の骨外進展（緑色腫），および二次性の浮腫や炎症が疑われる。

骨髄異形成症候群（myelodysplastic syndrome：MDS）

- 血液検査では汎血球減少を示すが骨髄は**正常か過形成**であり，無効造血と血球の異形成を示す疾患である。ただし，低形成骨髄を示す症例もある。
- 原因は多能性造血幹細胞レベルでの腫瘍化と考えられており，**白血病に移行することも多い。**
- 末梢血や骨髄内の芽球の比率や骨髄中の環状鉄芽球の比率，染色体異常などにより，WHO分類（2001年）で7つの亜型に分類されている（**表4**）。
- 芽球の比率の違いなどによって分類された症候群であるため，低形成〜正常骨髄の症例から，白血病に近い過形成骨髄を示す症例までさまざまであり，**MRIのみでの診断は難しいことが多い。**
- 一般的に骨髄は過形成を示すため，MRIで骨髄は比較的均一にT1強調像で低信号，STIR像／脂肪抑制T2強調像で高信号を示すことが多いが，斑状の不均一な信号強度を示す症例も多い（**図4**）。
- 低形成骨髄を示す症例もあり，後述する再生不良性貧血との鑑別が問題となる。

表4　骨髄異形成症候群のWHO分類（2001年）

①reflactory anemia（RA）：不応性貧血
②RA with ringed sideroblasts（RARS）：環状鉄芽球を伴う不応性貧血
③reflactory cytopenia with multilineage dysplasia（RCMD）：多血球系異形成を伴う不応性血球減少症
④reflactory cytopenia with multilineage dysplasia and ringed sideroblasts（RCMD-RS）：多血球系異形成と環状鉄芽球を伴う不応性血球減少症
⑤reflactory anemia with excess blasts（RAEB）：芽球増加を伴う不応性貧血
⑥myelodysplastic syndrome, unclassifiable（MDS-U）：分類不能型
⑦myelodysplastic syndrome associated with del（5q）chromosome abnormality：染色体異常del（5q）を伴う骨髄異形成症候群

図4　骨髄異形成症候群（MDS：RAEB-2）
60歳台，男性。

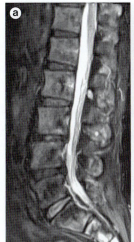 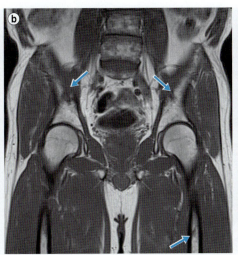 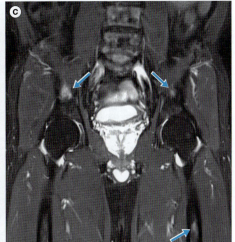

a：STIR矢状断像
腰椎の骨髄はびまん性に高信号を示し，過形成骨髄の所見である。

b：T1強調冠状断像
腸骨，大腿骨近位部の骨髄は脂肪髄が主体である。年齢相応のパターンで，これらの部位にはびまん性の骨髄細胞増加はない。腸骨，大腿骨近位部にT1強調像で低信号，STIR像で高信号の斑状の異常信号域があり（→），限局性の細胞増加と考えられる。このように躯幹骨に細胞増加を示唆する限局性の異常信号域が多発する所見は，MDSの比較的特徴的な所見である。

c：STIR冠状断像

・通常，STIR像での高信号域が広範囲で均一なものはRAEBなどの一般的に予後不良の群に多く見られる。病状が進行したり，白血病へ移行したりすると異常信号域が末梢骨などに拡大する。

> **ここが勘ドコロ**
> **骨髄異形成症候群のMRI所見**
> ● 過形成骨髄を示す均一な信号から，斑状の不均一な信号を示すものまでさまざま。
> ● 白血病や再生不良性貧血との鑑別が重要だが，MRIのみでの診断は困難なことが多い。
> ● 白血病へ移行すると異常信号域が拡大する。

再生不良性貧血（aplastic anemia）

・多能性造血幹細胞の異常により造血能低下が全血球系に起こり，汎血球減少を示す疾患である。
・MRIでは脂肪髄化を反映して，骨髄はびまん性にT1強調像で高信号，STIR像/脂肪抑制T2強調像で低信号を示し，重症例ほど顕著である。
・残存する造血髄はT1強調像で低信号，STIR像/脂肪抑制T2強調像で高信号を示す斑状の領域として描出される（図5）。
・治療が有効な場合は造血髄を示す信号領域が増加・拡大して認められ，MRIは治療効果判定に有用である。
・再生不良性貧血と，低形成性の骨髄異形成症候群とのMRIでの鑑別は困難である。

図5　再生不良性貧血
70歳台，男性。

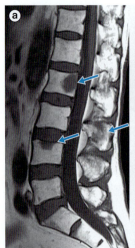
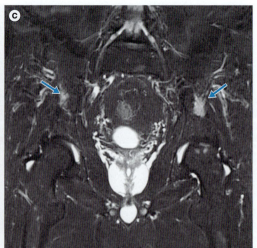

a：T1強調矢状断像　　b：STIR矢状断像　　c：STIR冠状断像

骨髄はびまん性にT1強調像で著明な高信号，STIR像で低信号を示し，骨髄細胞減少（脂肪髄増加）の所見である。腰椎，腸骨にT1強調像で低信号，STIR像で高信号の斑状の異常信号域が見られ（→），限局性の細胞（赤色髄）増加と考えられる。この所見はMDSと鑑別が難しいことがある。

> **ここが勘ドコロ**
> **再生不良性貧血のMRI所見**
> ● 脂肪髄化を反映した信号。
> ● 残存造血髄が斑状の異常信号域(T1強調像で低信号, STIR像/脂肪抑制T2強調像で高信号)として描出。

多発性骨髄腫(multiple myeloma)

- 形質細胞の単クローン性の腫瘍性増殖をきたす。40歳以上の中・高齢者に多い。
- 同じ病理組織を示す単発性の病変を孤立性形質細胞腫(solitary plasmacytoma)とよぶ。
- 単純X線写真では,**打ち抜き像(punched out lesion)**とよばれる溶骨性変化が典型的である。
- **全身性の骨粗鬆症**をきたし,脊椎の多発性圧迫骨折などを合併することもある。これは腫瘍細胞から分泌される破骨細胞活性化因子などのサイトカインが破骨細胞を活性化することによる。
- MRIでは骨髄内の細胞数増加により骨髄はT1強調像で低信号,T2強調像,STIR像/脂肪抑制T2強調像で高信号を示し,非特異的である。
- 骨髄の信号は**正常,巣状の異常信号(図6),均一または不均一なびまん性の異常信号**を示すものに分けられる。びまん性のものは重症例が多く,予後不良であることが多い。
- しばしば骨外腫瘤を形成する。
- MRI横断像で膨張性に発育した椎体の病変内に曲線状の低信号が脳溝様に描出されることがあり,**"mini brain" sign**[*2]とよばれる。
- **POEMS症候群**とよばれる特殊型がある(Point advice;図7参照)。

> **用語アラカルト**
>
> **[*2] "mini brain" sign**
> 膨張性の椎体病変内に見られる曲線状の低信号が,MRIで脳溝に似た形態を呈する所見である。曲線状の低信号は,病変により脆弱化した骨の強度を保つため,代償性に肥厚した骨皮質を反映している。形質細胞腫に特異的に見られると報告されたが,比較的発育が遅い骨病変(脊索腫,血管腫,転移性骨腫瘍など)でも同様の所見を示すことがある。

図6 多発性骨髄腫
60歳台,女性。

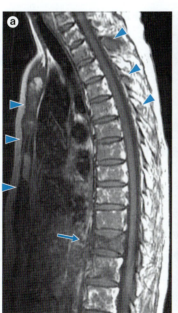
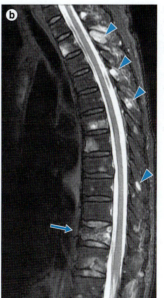

a:T1強調矢状断像　　b:STIR矢状断像

椎体の骨髄はT1強調像で低信号が混在した不均一な信号を示し,これらの一部がSTIR像で斑状の高信号域として見られる。棘突起や胸骨にも同様の信号変化が多発している(▶)。胸椎椎体に異常信号を伴う圧迫骨折が見られ(→),病的骨折と考えられる。

| Point advice | POEMS症候群 |

異常な形質細胞から産生される血管内皮増殖因子(vascular endothelial growth factor：VEGF)によって，多発神経障害(P：polyneuropathy)，臓器腫大(O：organomegaly)，内分泌障害(E：endocrinopathy)，M蛋白血症(M：M-protein)，皮膚症状(S：skin changes)などを示す病態である。一般的な多発性骨髄腫と異なり，硬化性変化または溶骨性・硬化性変化の混在した多発性の限局性病変が起こる(図7)。

図7　POEMS症候群
CT
70歳台，女性。脊椎，肋骨，胸骨，肩甲骨に斑状の骨硬化像が多発している(▶)。

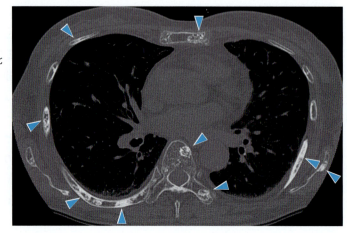

ここが 勘 ドコロ

多発性骨髄腫の画像所見
- 信号は非特異的。
- 異常信号の分布パターンとしては，正常，巣状，びまん性の異常信号に分類。
- 全身性の骨粗鬆症による骨折を合併。
- 椎体病変は"mini brain" signとよばれる所見を示すことがある。
- 特殊型にPOEMS症候群があり，硬化性，溶骨性・硬化性の混在型の骨病変をきたす。

骨髄線維症(myelofibrosis)

- 骨髄の反応性の線維化，血管新生，骨硬化を伴う骨髄様化生(myeloid dysplasia)をきたす疾患である。
- 造血幹細胞の異常なクローン増殖によって生じる原発性と，本態性血小板血症や真性多血症などの合併症として生じる二次性のものがある。
- 原発性骨髄線維症では骨髄の線維化によって，**髄外造血・脾腫・進行性の貧血**をきたす。
- 単純X線写真やCTでは**骨硬化性変化**が見られ，経過とともに徐々に進行する症例が多い。
- **骨髄が線維性組織に置換**されるため，MRIでは**びまん性にT1，T2強調像で低信号**を示す。STIR像では高信号を示す症例が多いが，骨髄内の細網線維や毛細血管の増

これは必読！

7) Nöbauer I, Uffmann M : Differential diagnosis of focal and diffuse neoplastic diseases of bone marrow in MRI. Eur J Radiol, 55 : 2-32, 2005.

8) Kusumoto S, et al : Bone marrow patterns in patients with aplastic anaemia and myelodysplastic syndrome : observations with magnetic resonance imaging. Eur J Haematol, 59 : 155-161, 1997.

これは必読！

9) Negendank W, et al : Evidence for clonal disease by magnetic resonance imaging in patients with hypoplastic marrow disorders. Blood, 78 : 2872-2879, 1991.

10) Lecouvet FE, et al : Stage Ⅲ multiple myeloma : clinical and prognostic value of spinal bone marrow MR imaging. Radiology, 209 : 653-660, 1998.

11) Resnick D, et al : Plasma cell dyscrasia with polyneuropathy, organomegaly, endocrinopathy, M-protein), skin changes : POEMS syndrome. Radiology, 140 : 17-22, 1981.

12) Diamond T, et al : Syndrome of myelofibrosis and osteosclerosis : a series of case reports and review of the literature. Bone, 30 : 498-501, 2002.

図8　骨髄線維症
70歳台，女性。

などが関与していると推測されている（図8）。

・線維化が進行すると，骨髄はすべての撮像シーケンスで低信号を示す。

> **ここが勘ドコロ**
> 骨髄線維症の画像所見
> ●単純X線写真やCTで骨硬化性変化。
> ●T1，T2強調像でびまん性の低信号。

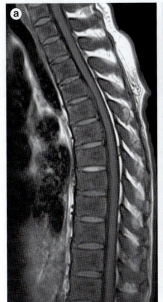
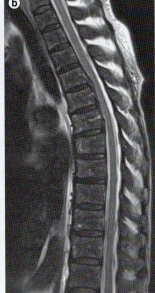
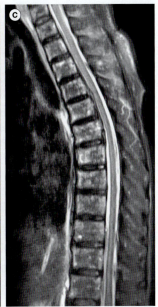

a：T1強調矢状断像　　b：T2強調矢状断像　　c：STIR矢状断像

胸椎の骨髄はT1，T2強調像でびまん性に低信号，STIR像で高信号域が混在した低信号を示す。主に骨髄の線維化を反映した所見である。

化学療法，放射線治療，骨髄移植後の骨髄変化

1. 化学療法後

・開始第1週目では赤色髄が減少し，浮腫や髄洞の血管拡張が起こる。MRIではT1強調像で低信号，STIR像／脂肪抑制T2強調像で高信号を示す。

・第1週以降では骨髄では赤色髄が著明に減少し，代わって脂肪細胞の増加（黄色髄への転換）が起こる。MRIではT1強調像で高信号，STIR像／脂肪抑制T2強調像で低信号を示す。

・顆粒球コロニー刺激因子（G-CSF）投与により，黄色髄への転換が遅れ，赤色髄への再転換が起こる。このためMRIではT1強調像で低信号，STIR像／脂肪抑制T2強調像で高信号を，FDG-PETで高集積を示す。これらの所見は病変の残存や再発と間違えることがあり，注意が必要である（図9）。

図9 乳癌骨転移，化学療法後のG-CSF投与に伴う赤色髄過形成

60歳台，女性。

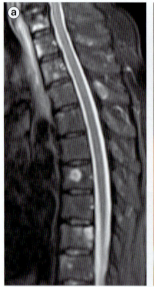
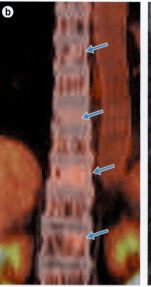

a：STIR矢状断像　　b：FDG-PET/CT fusion像

化学療法前。胸椎には骨転移によるSTIR像での高信号域が多発している。FDG-PET/CTでは骨転移の一部に軽度の集積増加が見られる（→）が，造骨性転移のためか集積は軽度である。

c：STIR矢状断像　　d：FDG-PET/CT fusion像

化学療法後（骨髄抑制に対するG-CSF投与開始約1カ月後）。骨髄はSTIR像でびまん性に高信号を示し，FDG-PET/CTでもびまん性の集積増加が見られ，赤色髄過形成が疑われる。骨転移の一部は化学療法前より集積増加を示す（→）。

2. 放射線治療後

- 放射線照射により赤色髄が破壊され，開始2週間後には骨髄は脂肪髄に置換される。MRIでは照射野に一致して明瞭に境界される**T1強調像での高信号域，STIR像/脂肪抑制T2強調像での低信号域**として見られる。
- 脂肪髄への置換は一般に30〜40Gy以上の照射線量で非可逆的となる。

3. 骨髄移植後

- 良好な治療効果が得られると，赤色髄が減少し脂肪髄が増加した無形成の骨髄から，徐々に赤色髄が再生していく。MRIではT1強調像で高信号から低信号に，STIR像／脂肪抑制T2強調像で低信号から高信号に変化していく。この所見は病変の残存や再発との鑑別が難しいことが多い。

ここが勘ドコロ

化学療法，放射線治療，骨髄移植後の画像所見

- 化学療法後：赤色髄減少，脂肪髄増加により，T1強調像で高信号，STIR像/脂肪抑制T2強調像で低信号。
- G-CSF投与により，T1強調像で低信号，STIR像/脂肪抑制T2強調像で高信号，FDG-PETで高集積を示し，病変の残存や再発と鑑別困難なことあり。
- 放射線治療後：照射野に一致する脂肪髄化。
- 骨髄移植後：治療効果に伴いT1強調像で高信号から低信号に，STIR像／脂肪抑制T2強調像で低信号から高信号に変化。

12 全身性疾患・その他の骨軟部病変

第2章 系統別疾患レビュー：診断のおさえどころ

藤本 肇

これは必読！

1) Patel NB, Stacy GS: Musculoskeletal manifestations of neurofibromatosis type 1. AJR Am J Roentgenol, 199：W99-106, 2012.

2) 神経線維腫症1型の診断基準・ガイドライン作成委員会編：神経線維腫症1型（レックリングハウゼン病）の診断基準および治療ガイドライン. 日皮会誌, 118：1657-1666, 2008.

3) Restrepo CS, et al：Neurofibromatosis type 1：spinal manifestations of a systemic disease. J Comput Assist Tomogr, 29：532-539, 2005.

4) 藤本 肇：臓器所見から全身性疾患を診断する－骨軟部－. 臨床画像, 28：320-330, 2012.

5) Lin J, Martel W：Cross-sectional imaging of peripheral nerve sheath tumors：characteristic signs on CT, MR imaging, and sonography. AJR Am J Roentgenol, 176：75-82, 2001.

MEMO
悪性末梢神経鞘腫瘍（MPNST）
- 末梢神経への分化を示す悪性腫瘍
- MPNSTの半数はNF-1に関連して発生
- NF-1患者の5％にMPNSTを合併
- 成人の四肢近位に好発し、予後は不良
- 次のような腫瘍を見たらMPNSTを疑う
  ① 神経血管束と連続する
  ② 内部に壊死や出血を伴う
  ③ 周囲に浸潤する傾向がある
  ④ 最大径5cmを超える

はじめに

- この節では、全身性疾患（≒複数臓器を侵す疾患）のうち、画像診断が重要な役割をもつもの、もしくは特徴的画像所見を呈するものについて概説する。

神経皮膚症候群（neurocutaneous syndromes）

■ 神経線維腫症1型（neurofibromatosis type 1：NF-1）

- 常染色体性優性遺伝（17q11.2）だが、半数は突然変異による[1,2]。
- 癌抑制作用をもつ蛋白（neurofibromin）の異常により、身体の至る所にさまざまな腫瘍が生じる病態[2]。
- 罹患率は、1/3,000（いわゆる神経皮膚症候群のうち最頻！）[1,2]。
- 診断基準を**表1**に示す[1,2]。
- 主な骨軟部病変は**表2**、**図1～6**[1~4]に示す。
- 悪性末梢神経鞘腫瘍（malignant peripheral nerve sheath tumor：MPNST）を合併することがある[5]。

ここが 勘 ドコロ

神経線維腫症1型（NF-1）
- 頭のてっぺんからつま先まで、身体中に病変が出現しうる。
- "奇異な骨変形"や"変な形の腫瘤"に遭遇したら、本症の可能性を考慮する。
- 急速に大きくなる軟部腫瘤があったら悪性末梢神経鞘腫瘍の合併を疑う！

■ 神経線維腫症2型（neurofibromatosis type 2：NF-2）

- 常染色体性優性遺伝（22q11-q13.1）だが、半数は突然変異による[6]。
- 罹患率は1/60,000（ただし報告により1/33,000～1/200,000まで幅がある）[6]。
- 診断基準を**表3**に示す[6]。
- 全身に神経鞘腫（schwannoma）が多発するのが特徴で、両側聴神経のほか、脊柱管内や四肢に多発腫瘤を形成する（**図7**）[4,6,7]。
- 類似の病態として神経鞘腫症（schwannomatosis）がある[8]。

6) Evans DG：Neurofibromatosis type 2(NF2)：a clinical and molecular review. Orphanet J Rare Dis, 4：16-26, 2009.
7) Mautner VF, et al：Spinal tumors in patients with neurofibromatosis type 2：MR imaging study of frequency, multiplicity, and variety. AJR Am J Roentgenol, 165：951-955, 1995.
8) Rodriguez FJ, et al：Genetic predisposition to peripheral nerve neoplasia：diagnostic criteria and pathogenesis of neurofibromatoses, Carney complex, and related syndromes. Acta Neuropathol, 123：349-367, 2012.

表1 神経線維腫症1型の診断基準

以下のうち2項目以上を認めること
① 6個以上の皮膚café-au-lait斑
　（思春期：5mm以上，成人：15mm以上）
② 神経線維腫（2個以上），または叢状神経線維腫の存在
③ 腋窩または鼠径部の雀卵様色素斑の集簇
④ 視神経膠腫
⑤ 2個以上の虹彩小結節
⑥ 特徴的骨病変の存在
⑦ 同胞・親・子に罹患者

表2 神経線維腫症1型における主な骨軟部病変

① 皮膚の神経線維腫：皮膚・皮下の多発腫瘤
② 神経の神経線維腫：神経に沿った紡錘型の腫瘤（傍脊柱・椎間孔を侵すときはダンベル型になることがある）
③ びまん性神経線維腫・叢状神経線維腫：皮下の境界不明瞭な浸潤性腫瘤
④ 悪性末梢神経鞘腫瘍
⑤ 外側髄膜瘤（lateral meningocele）：脆弱な髄膜が憩室様に側方へ広がったもの（胸椎に好発）
⑥ 蝶形骨翼の欠損：眼球突出をきたす
⑦ 脊椎の後・側彎：特に胸椎・腰椎に好発
⑧ 椎間孔拡大・椎体後縁のposterior scalloping：神経線維腫またはdural ectasiaによる
⑨ 肋骨の狭細化（twisted rib）
⑩ 脛骨・腓骨の彎曲とpseudoarthrosis

図1　神経線維腫症1型
50歳台，男性。検診で胸部異常陰影を指摘されて受診。
a：胸部単純X線写真
両側に円形陰影があり，肺腫瘤と紛らわしい（→）。また，右第5肋骨が狭細化している（▶）。

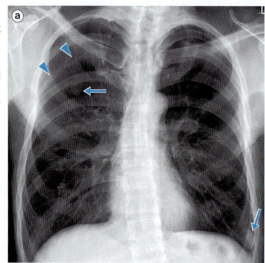

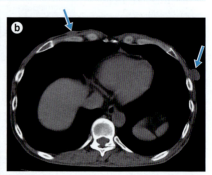

b：胸部CT
これらの多発腫瘤はすべて皮膚にあることが判明する（→）。すべて神経線維腫である。

（文献4より転載）

図2　神経線維腫症1型
20歳台，男性。

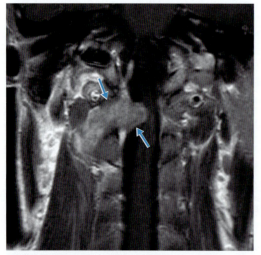

頸椎脂肪抑制造影T1強調冠状断像
C1/2レベルで右椎間孔を通り脊柱管内外に進展するダンベル型の神経線維腫がある（→）。
（文献4より転載）

図3　神経線維腫症1型
30歳台，女性。

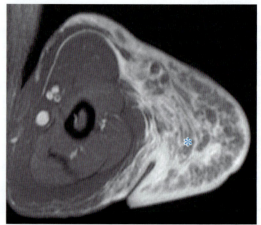

左上腕脂肪抑制造影T1強調像
皮膚から皮下に広がる巨大腫瘤がある（＊）。びまん状神経線維腫（diffuse neurofibroma）である。

図4 神経線維腫症1型

2歳，女児。右眼球突出があり精査目的で受診。

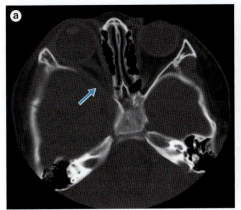

a：顔面CT
右蝶形骨大翼が欠損している(→)。

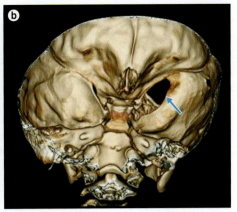

b：同3次元再構成像(後方から観察)

(国立成育医療研究センター放射線診療部 宮嵜 治先生のご厚意による)

図5 神経線維腫症1型

9歳，女児。

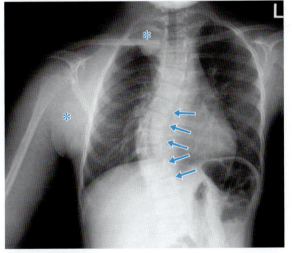

胸部単純X線写真
胸椎に著明な側彎を認める(→)。上縦隔から右上肢にかけて軟部陰影があり(＊)，これは叢状神経線維腫(plexiform neurofibroma)と考えられる。

(国立成育医療研究センター放射線診療部 宮嵜 治先生のご厚意による)

図6 神経線維腫症1型

1カ月，女児。

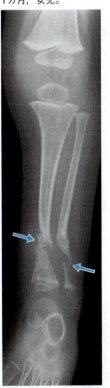

左下腿単純X線写真
脛骨と腓骨に彎曲とpseudoarthrosisを認める(→)。

(国立成育医療研究センター放射線診療部 宮嵜 治先生のご厚意による)

図7 神経線維腫症2型

20歳台，男性。

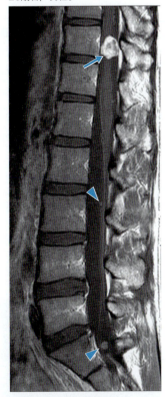

造影T1強調矢状断像
下位胸椎レベルで脊柱管内に造影される腫瘤（神経鞘腫）がある(→)。さらに尾側のレベルにも複数の病巣を認める(▶)。

(文献4より転載)

表3 神経線維腫症2型の診断基準

以下のいずれかに相当すること
① 両側性聴神経鞘腫
② 同胞・親・子に罹患者が存在し，かつ以下のいずれかを満たす
　ⅰ) 片側性聴神経腫瘍
　ⅱ) 次のうち2つ以上が存在
　　　神経鞘腫
　　　髄膜腫
　　　神経膠腫
　　　若年性白内障

MEMO

神経鞘腫症（schwannomatosis）[8]
・NF-2と類似するが異なる疾患概念として提唱された病態である。
・以下の診断基準を満たすものをいう。ただし、NF-2の診断基準に該当する者、1親等の親族にNF-2がいる者を除く。
[確診]
　A）30歳以上で、皮膚以外の部位に2つ以上の神経鞘腫（うち1つ以上が病理組織学的に確診）を認める。
　B）病理組織学的に確診された神経鞘腫があり、親・子に上記A)を満たす者がいる。
[準確診]
　A）30歳未満または45歳以上で、皮膚以外の部位に2つ以上の神経鞘腫（うち1つ以上が病理組織学的に確診）を認める。
　B）画像診断で神経鞘腫を認め、親・子に本症と確診された者がいる。

ここが勘ドコロ

神経線維腫症2型（NF-2）
● NF-2 ≒ 両側聴神経鞘腫 ± その他の部位の神経鞘腫。
● NF-1とはまったく異なる病態。類似疾患に神経鞘腫症がある。

■ 結節性硬化症（tuberous sclerosis：TS）

・常染色体性優性遺伝だが6割は突然変異による[9]。
・罹患率は1/10,000[9]。
・診断基準を**表4**に示す[9]。
・全身にさまざまな過誤腫が発生する病態で、骨病変としては脊椎や頭蓋冠に内骨腫［enostosis（骨島：bone island）］様の硬化性病変が多発する（**図8**）[10]。

9）結節性硬化症の診断基準・治療ガイドライン作成委員会編：結節性硬化症の診断基準および治療ガイドライン．日皮会誌，118：1667-1676，2008．

これは必読！
10）Umeoka S, et al：Pictorial review of tuberous sclerosis in various organs. RadioGraphics, 28：e32, 2008.

ここが勘ドコロ

結節性硬化症（TS）
● 結節性硬化症では躯幹骨に多発病変　→造骨型骨転移と誤診しないこと！

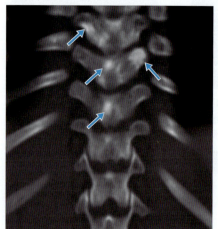

図8　結節性硬化症
10歳台，男子。
CT冠状断再構成像
下位胸椎に比較的境界明瞭な硬化性病変が多発している（→）。

表4　結節性硬化症の診断基準

大症状（11項目）	小症状（9項目）
①顔面の血管線維腫 or 前額・頭部の結合織よりなる局面	①歯エナメル質の多発小腔
②非外傷性多発性爪囲線維腫	②過誤腫性直腸ポリープ
③3つ以上の白斑	③骨囊胞
④粒皮革様皮	④放射状大脳白質神経細胞移動線
⑤多発性網膜過誤腫	⑤歯肉の線維腫
⑥大脳皮質結節	⑥腎以外の過誤腫
⑦脳室上衣下結節	⑦網膜無色素斑
⑧脳室上衣下巨大細胞性星状細胞腫	⑧散在性小白斑
⑨心の横紋筋腫	⑨多発性腎嚢胞
⑩肺リンパ管筋腫症	
⑪腎血管筋脂肪腫	

・大症状2つ、または大症状1つと小症状2つ→確診
・大症状1つと小症状1つ→準確診
・大症状1つ、または小症状2つ以上→疑診

サルコイドーシス（sarcoidosis）

- 全身性肉芽腫性疾患で，全症例の1～13％で骨軟部に病巣を形成[11]。

■ 骨病変

- 指節骨・中手骨・中足骨に境界明瞭な溶骨性病変を形成（"lacy lytic lesion"ないし"cyst-like lesion"）[11,12]（図9）。
- MRIでは骨外まで進展する異常信号域（T2強調像で高信号）を見る。
- 鑑別診断：痛風結節（T2強調像で低信号）[11]。
- まれに躯幹（脊椎，骨盤，頭蓋等）や四肢の長管骨に溶骨性または造骨性病変。

■ 筋病変（筋サルコイドーシス）

- 2つのパターンがある[11]。

① 結節型（nodular sarcoidal myopathy）
  - 下肢に好発，ときに両側性。
  - 筋束に沿った縦長の占拠性病変。
  - 辺縁：肉芽→MRI（T1・T2強調像とも）で高信号。
  - 中心部：線維化→低信号域（"dark star"）[11〜13]（図10）。

② ミオパチー型（generalized sarcoidal myopathy）
  - 四肢近位に好発，両側対称性。
  - びまん性の筋萎縮と脂肪浸潤（非特異的所見）[11]。

■ 皮下病変

- 結節型とびまん型に2大別（いずれも非特異的）[14]。
- まれに筋膜を越えて筋内に浸潤し，悪性軟部腫瘍と紛らわしいことがある（図11）[4,12,15]。

これは必読！

11) Moore SL, et al：Musculoskeletal sarcoidosis：spectrum of appearances at MR imaging. RadioGraphics, 23：1389-1399, 2003.

12) 藤本 肇：肉芽腫性疾患の画像診断. 臨床画像, 28：1085-1093, 2012.

13) Otake S：Sarcoidosis involving skeletal muscle：imaging findings and relative value of imaging procedures. AJR Am J Roentgenol, 162：369-375, 1994.

14) Shinozaki T, et al：Imaging features of subcutaneous sarcoidosis. Skeletal Radiol, 27：359-364, 1998.

15) Fujimoto H, et al：Sarcoidosis breaching the fascia and mimicking a sarcoma. Skeletal Radiol, 31：706-708, 2002.

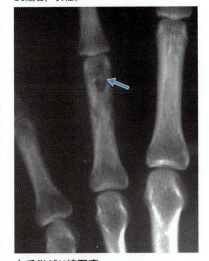

図9　骨サルコイドーシス
30歳台，女性。
左手単純X線写真
環指の基節骨に境界明瞭な透亮像を認める（→）。
（文献12より転載）

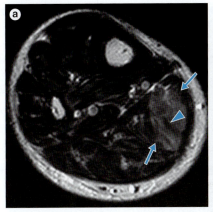

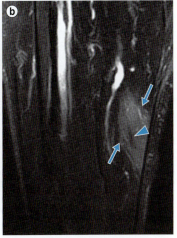

図10　筋サルコイドーシス
60歳台，男性。

a：右下腿T2強調像
ヒラメ筋内に，やや高信号を呈する腫瘤性病変があり（→），その中央部は低信号を呈する（▶）。

b：脂肪抑制T2強調矢状断像
病変（→）は筋束に沿った縦長の形態をとり，中央部に線状の低信号域を認める（▶）。

図11 皮下サルコイドーシス
60歳台，女性。

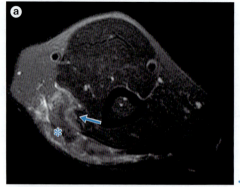

a：右上腕脂肪抑制T2強調像
皮下に境界不明瞭な高信号域を認め（＊），一部で筋膜を越えて進展している部位がある（→）。

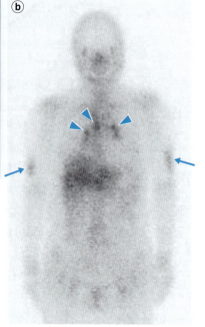

b：ガリウムシンチグラム
両側上腕（→）のほか，縦隔および両側肺門にも集積増加が見られる（▶）。

（文献4より転載）

ここが勘ドコロ

サルコイドーシス

● 骨軟部病変
　① 指の溶骨性病変
　② 縦に長い筋肉内腫瘤
　③ 正体不明の皮下病変
● 本症を疑うことが大切で，他臓器に病変がないかどうか，画像的に検索すること！

これは必読！

16) 石田　剛, 今村哲夫：組織球性疾患. 非腫瘍性骨軟骨疾患の病理. 文光堂, 2003, p267-280.

組織球症

・主なものは4つ[16]（**表5**）。
・頻度が高いのはLangerhans細胞組織球症，まれだが特徴的骨病変を形成するのはErdheim-Chester病。

■ Langerhans細胞組織球症（Langerhans cell histiocytosis：LCH）

・Langerhans細胞組織球症の古典的分類[16]（かつてはhistiocytosis Xとよばれた）は，次のように3大別されていた。
　① 好酸球性肉芽腫（eosinophilic granuloma）：骨病変のみで，自然消退し予後良好。
　② Hand-Schüller-Christian病：眼球突出・尿崩症・頭蓋骨溶骨性病変を3徴とし，比較的緩徐な経過。
　③ Letterer-Siwe病：肝脾腫・全身リンパ節腫脹・貧血などをきたし，急性で致死的経過。

表5 主な組織球症

名称	Langerhans細胞組織球症（Langerhans cell histiocytosis：LCH）	Erdheim-Chester病（Erdheim-Chester disease：ECD）	巨大なリンパ節腫大を伴う洞組織球症（sinus histiocytosis with massive lymphadenopathy：SHML, Rosai-Dorfman disease）	多中心性細網組織球症（multicentric reticulohistiocytosis）
臨床的な頻度	まれならず遭遇	まれ	まれ	まれ
好発年齢	10歳以下	中高年	20歳前後	中高年
骨以外の標的臓器	リンパ節・肺・皮膚・肝・脾	肺・心・腎・皮膚・眼窩・下垂体	頸部リンパ節・皮膚・上気道・眼窩・唾液腺・中枢神経	皮膚
主たる病理所見	Langerhans細胞（表皮やリンパ節での細胞性免疫における抗原提示細胞の1つ）が単クローン性（腫瘍性）に増殖	泡沫細胞（foamy histiocyte）の増殖	リンパ球を貪食した組織球の増殖（emperipolesis, lymphophagocytosis）	淡好酸性すりガラス状の豊かな胞体をもつ組織球の増殖
骨病変	頭蓋骨・脊椎・長管骨に多彩な病変（非特異的，骨髄炎や骨腫瘍に酷似）	長管骨骨幹・骨幹端に対称性の骨硬化（特徴的）	長管骨に境界明瞭な溶骨性病変（非特異的）	指節間関節に多発性・対称性骨びらん（関節リウマチに類似）

17) Hoover KB, et al：Langerhans cell histiocytosis. Skeletal Radiol, 36：95-104, 2007.
18) 小田義直，ほか：Langerhans細胞組織球症．骨・軟部腫瘍，大塚隆信他編．診断と治療社, 2011, p154-155.

- 現在の病型分類[17,18]。
  ① solitary type：骨に単発病変を形成。
  ② single system, multi-focal type：骨に多発病変を形成。
  ③ multi-system, multi-focal type：骨病変に加えて皮膚・内臓・視床下部病変を伴う。
- 好発年齢は10歳未満（全症例の6割）。
- 好発部位は，頭蓋冠＞顎骨，肋骨，脊椎，骨盤，大腿骨（図12～15）。
- 頭蓋冠病変：境界明瞭な溶骨性病変が多い（図12）。
- 脊椎病変
  - 椎体を広範に侵し，極期には椎体が均一に扁平化する（Calvéの扁平椎，vertebra plana）。
  - 後方要素は保たれ[17~19]，数年の経過で自然治癒する（図14）。

19) 藤本 肇：骨端症の画像診断．臨床画像, 22：508-517, 2006.

- 長管骨病変
  - 骨幹・骨幹端の最大径4～6cm程度の溶骨性病変で皮質の菲薄化を伴う（図15）。
  - 骨膜反応や骨外の軟部腫瘤形成を伴い，悪性骨腫瘍や急性骨髄炎と紛らわしい所見を呈することがある[17,18]。
  - 経時的に硬化性変化が出現。
- MRI所見は非特異的で，急性期の病変では周囲に浮腫性変化を伴う（図15）。

> **ここが勘ドコロ**
> **Langerhans細胞組織球症**
> ● "look-like anything lesion"。
> ● 小児で悪性骨腫瘍や急性骨髄炎様の所見を見たら，必ず本症の可能性も考えること！

20) Dion E, et al：Bone involvement in Erdheim-Chester disease：imaging findings including periostitis and partial epiphyseal involvement. Radiology, 238：632-639, 2006.

■ Erdheim-Chester病

- 四肢長管骨（特に大腿骨遠位と脛骨近位）の骨幹・骨幹端に，左右対称でびまん性，あるいは斑状の硬化病変を形成し（図16），約半数で骨端に進展，2/3で骨膜反応を伴う[20]。
- 多臓器に病変を作り予後は不良。

図12 Langerhans細胞組織球症
6歳,男児。

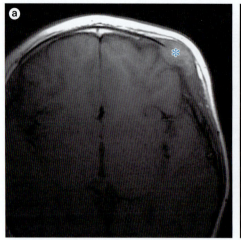
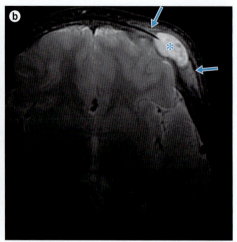

a：頭部T1強調像
左前頭蓋に占拠性病変を認める（*）。

b：T2強調像
病変（*）は高信号を呈する。周囲には浮腫性変化を示唆する淡い高信号域がある（→）。

(文献12より転載)

図13 Langerhans細胞組織球症
40歳台,女性。

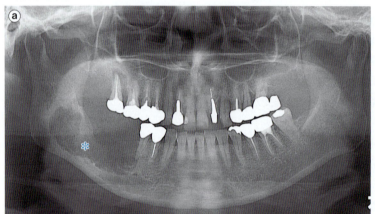
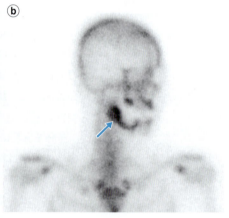

a：下顎骨単純X線写真（パノラマ撮影）
右下顎体に境界明瞭な溶骨性病変を認める（*）。

b：骨シンチグラム（右前斜位スポット像）
病変に沿った部位に集積増加が見られる（→）。

(文献12より転載)

図14 Langerhans細胞組織球症，Calvéの扁平椎
1歳,女児。

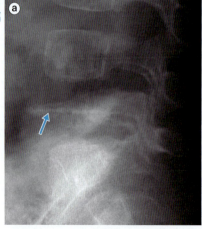
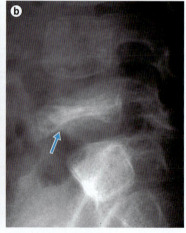

a：単純X線写真側面像
第5腰椎の椎体が均一に扁平化し，vertebra planaとよばれる形態を呈している。

b：1年後のX線写真
椎体の高さは正常の半分程度にまで回復している。

(岩手医科大学 江原茂先生のご厚意による，文献19より転載)

> ### ここが勘ドコロ
> **Erdheim-Chester病**
> ● まれだが単純X線所見がきわめて特徴的：大腿骨遠位骨幹・骨幹端の左右対称な骨硬化。

図15　Langerhans細胞組織球症
6歳，男児。

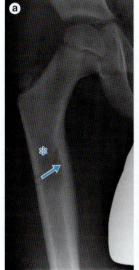
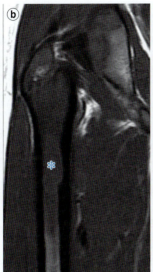
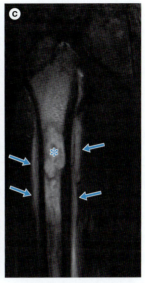

図16　Erdheim-Chester病
70歳台，女性。

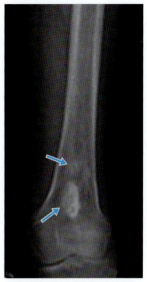

a：単純X線写真正面像
大腿骨近位骨幹から骨幹端にかけて境界不明瞭な溶骨性病変を認める（＊）。一部に皮質の菲薄化を伴う（→）。

b：T1強調冠状断像
骨髄内に広範な低信号域が見られる（＊）。

c：脂肪抑制T2強調冠状断像
病変は著明な高信号域として描出され（＊），周囲骨髄に浮腫性変化を示唆する高信号域を伴う。さらに，骨の周囲にも骨膜反応様の高信号域が見られる（→）。

単純X線写真正面像
大腿骨遠位骨幹から骨幹端にかけた範囲に，斑状の硬化性病変を認める（→）。

（岡崎市民病院 小山雅司先生のご厚意による）

これは必読！

21) 篠崎健史：脂質代謝異常症の画像診断. 臨床画像, 20：846-857, 2004.

22) Paloneva J, et al：Loss-of-function mutations in TYROBP(DAP12) result in a presenile dementia with bone cysts. Nat Genet, 25：357, 2000.

23) Araki T：Membranous lipodystrophy：MR imaging appearance of the brain. Radiology, 180：793, 1991.

24) Sami S：Membranous lipodystrophy：A case report. J Bone Joint Surg, 84-A：630, 2002.

脂質代謝異常症

- 骨軟部に病変を作りうるものとして多数のものが知られる（**表6**）[21]。
- 画像診断上記憶に留めておくべきは，膜形成性脂質異栄養症[membranous lipodystrophy（Nasu-Hakola病）]と脳腱黄色腫症（cerebrotendinous xanthomatosis：CTX）の2つ。

■ 膜形成性脂質異栄養症（Nasu-Hakola病）

- 日本とフィンランドで頻度が高い。
- 脳のmicrogliaや骨の破骨細胞で発現している*DAP12*(*TYROBP*)遺伝子または*TREM2*遺伝子の機能喪失変異により，"fatty material"が脳および骨へ沈着し，認知症や病的骨折に至る[22]。
- 脳病変：脳の萎縮，T2強調像で白質のびまん性高信号，視床・基底核・皮質の低信号[23]。
- 骨病変：大腿骨，脛骨，手足の短骨などの骨幹端あるいは骨端に多発囊胞性病変を形成し，病的骨折を惹起[4,24]（**図17**）。

表6 主な脂質代謝異常症

	遺伝形式	病態	骨以外の標的臓器	骨軟部病変
膜形成性脂質異栄養症 (membranous lipidystrophy：Nasu-Hakola病)	AR	DAP12 (TYROBP) 遺伝子またはTREM2遺伝子の機能喪失変異により"fatty material"沈着	脳(認知症)	長管骨・四肢短骨の多発嚢胞・病的骨折
脳腱黄色腫症 (cerebrotendinous xanthomatosis)	AR	sterol 27-hydroxylase活性欠損によりコレスタノールが沈着	脳(小脳失調，認知症)，末梢神経，水晶体(若年性白内障)	腱黄色腫
高脂血症 (Ⅰ〜Ⅴ型)	AD (Ⅱ型)，AR	Ⅰ：血清chylomicron高値 Ⅱ：血清β-lipoprotein高値 Ⅲ：血清βまたはpreβ-lipoprotein高値 Ⅳ：血清preβ-lipoprotein高値 Ⅴ：血清preβ-lipoprotein, chylomicron高値	皮膚(結節)	腱黄色腫，骨膜下黄色腫
sphingolipidosis (lysosome病)				
Gaucher病	AR	glucocerebrosidase活性欠損によりglucosylceramideがマクロファージに沈着	肝脾腫，貧血，リンパ節腫大	大腿骨遠位骨幹端の膨隆・濃度低下(Erlenmeyer-flask変形)，長管骨・椎体の骨壊死
Niemann-Pick病	AR	酸性sphingomyelinase活性欠損によりsphingomyelinが沈着	肝脾腫	骨濃度低下，Elenmeyer-flask変形
Fabry病	XR	α-galactosidase活性欠損によりtri-hexosylcelamideが沈着	皮膚(血管拡張)，心(不整脈)，腎，脳	関節腫脹，骨壊死
Refsum病	AR	phytanoyl-CoA-hydroxylase活性欠損によりphytan酸が沈着	小脳失調，多発末梢神経症，網膜色素変性	母指末節骨の短縮・円錐状変形，Gaucher病類似の骨病変
GM1-gangliosidosis	AR	β-galactosidase活性欠損によりGM1-gangliosideが沈着	脳(精神発達遅滞)，肝脾腫，Hurler症候群類似体型	頭蓋冠肥厚，肋骨のオール状変形，扁平椎，腸骨翼flaring，臼蓋異形成，長管骨狭小化・彎曲

AD：常染色体優性，AR：常染色体劣性，XR：伴性劣性

図17 膜形成性脂質異栄養症(Nasu-Hakola病)
30歳台，女性。階段から転倒して以来，足部の痛みが続き受診。

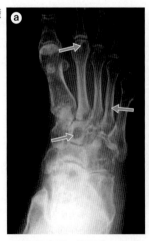

a：右足単純X線写真

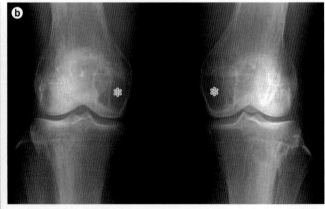

b：両膝単純X線写真

骨に多発嚢胞性病変を認める(a：→，b：＊)。

(文献4より転載)

- 発症は10歳台以降で，緩徐に進行する若年性認知症を呈し，30〜40歳台で死の転帰をとる。
- 骨病変が認知症の発症に先立って出現することがある[4]。

■ 脳腱黄色腫症（CTX）

- sterol 27-hydroxylaseの欠損によりコレステロールおよび還元体のコレスタノールが脳・末梢神経・水晶体・腱に沈着→小脳失調，認知症，白内障，腱黄色腫[4,21,25]。
- 脳病変：T2強調像で歯状核，淡蒼球，黒質，側脳室周囲白質に対称性に高信号域（図18）[4]。
- 骨軟部病変（主にアキレス腱に腱黄色腫）：腱が腫大し（図18），T1・T2強調像いずれも中等度の信号強度[4,21,25]。
- 発症は遅く，40歳台くらいで初めて診断されることが多い。
- 腱黄色腫が中枢神経病変に先行することがある[4]。
- 早期発見すればケノデオキシコール酸（chenodeoxycholic acid）投与により治療が可能[25]。

25) Smithard A, et al : Cerebrotendinous xanthomatosis presenting with bilateral Achilles tendon xanthomata. Skeletal Radiol, 36 : 171-175, 2007.

> **ここが勘ドコロ**
>
> **脂質代謝異常症**
>
> ● 次の所見が早期発見・治療につながる。
> ① 膜形成性脂質異栄養症：四肢の多発嚢胞性病変と病的骨折
> ② 脳腱黄色腫症：アキレス腱の腫大（腱黄色腫）

図18 脳腱黄色腫症
30歳台，女性。

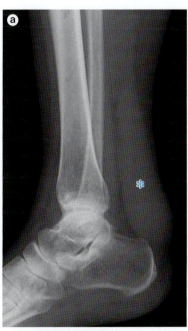

a：右下腿単純X線写真
アキレス腱が著明に腫大している（＊）（なお反対側にも同じ所見が見られた）。

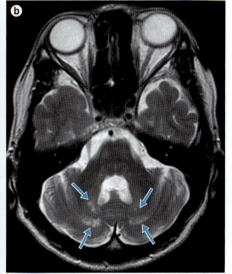

b：脳T2強調像
小脳の歯状核および白質に，左右対称性に高信号域を認める（→）。

III

部位別疾患レビュー

01 第3章 部位別疾患レビュー

木内信司・佐志隆士・勝又康友・田渕　隆／稲岡　努／明石敏昭／山本麻子

脊椎・脊髄

MRIポジショニングの要点

コイルの用意

・脊椎専用コイル：脊椎検査用に設計されているので最も使いやすい(**図1**)。
・頭頸部用コイル：頸椎を撮像する場合，脊椎専用コイルより画質が優れている場合がある。ただし，閉所が苦手な患者さんのときは利用を控えたほうがよい(**図2**)。

ポジショニング

・ヘッド・ファーストの仰臥位(あおむけ)が基本となる。
・頸椎の検査の場合，腕の位置で頸部痛や肩甲部痛が悪化する場合があるので，患者さんに声をかけて楽な場所に置いてもらう。
・腰椎の検査の場合，膝の下に三角形のクッションを置く(**図3**)。
・胸椎の検査の場合，膝を立ててもらう必要はないと思われるが，膝を立てたほうが腰などが楽になる場合もあるので，患者さんに声をかけて，必要があれば膝を立ててもらう。

コイルの装着，固定

・使用するエレメント(チャンネル)を選択しなければならない脊椎用コイルを使用する場合，患者さんの体格により，想定したエレメントと実際の部位の位置がずれてしまう場合があるので，小児や体の大きな患者さんの検査時は注意する。

図1　脊椎専用コイル

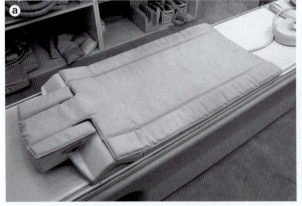
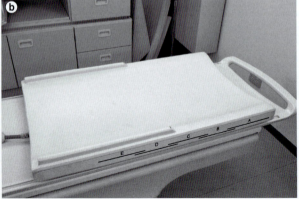

図2　頭頸部用コイル

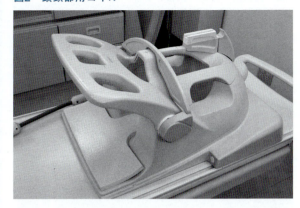

図3　腰椎検査時の膝下クッション

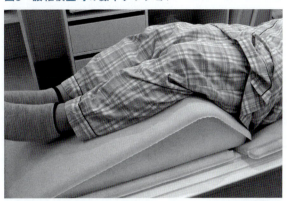

> **MEMO**
> 胸椎の検査の場合は，頸椎レベルの矢状断像を加えることで，第1胸椎（Th1）を正確に把握することができ，胸椎レベルの矢状断像も撮影することで第12胸椎（Th12）まで把握することが可能となる。

位置決め撮像

- 少し広いFOV（400mm程度）で3方向の撮像を行うことで，椎体の位置関係を正確に把握することができる。
- また，位置決め画像撮像時は，感度補正などは使用せず，検査目的部位に選択したコイルの感度が一致しているかを確認する。

スライス面の設定方法

①矢状断の設定

- 冠状断の位置決め画像上で脊髄腔に水平となるスライス面を設定する。
- プレサチュレーション・パルスを使用すると，嚥下などによる顎や喉の動きによるアーチファクトを軽減することができる。
- また，心臓の拍動，呼吸による横隔膜の動きによるアーチファクトも軽減できる。
- 左右方向の範囲は両側の椎弓まで含めて撮像する。
- 頸椎の場合，上部は脳幹部，下部は第2胸椎（Th2）付近まで含める。
- 下垂体も含めると所見があった際，見つけることができる（図4）。
- 胸椎の場合は第7頸椎（C7）から第1腰椎（L1）まで含める（図5）。
- 腰椎の場合は第12胸椎（Th12）から尾骨付近まで含める（図6）。

②横断の設定

- ①で得られた矢状断像上でスライス面を設定する。
- 呼吸や血流の影響を避けるため位相エンコードは左右方向に設定する。
- 頸椎，胸椎，腰椎で断面の設定に違いがある。

【頸椎】

- 変形性頸椎症での頸椎撮影の場合は1つの椎間に3枚のスライスを配置する。
- 腕全体にしびれがある場合は，第2，3胸椎（Th2，3）椎間まで撮像する（図7）。

【胸椎】

- 胸椎MRIのベースライン撮影の場合は椎間，椎体の中央にそれぞれ1枚のスライスを配置する（図8）。

図4 矢状断の設定：頸椎の場合

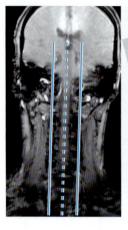
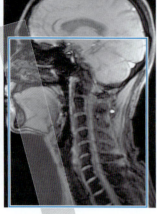

図5 矢状断の設定：胸椎の場合

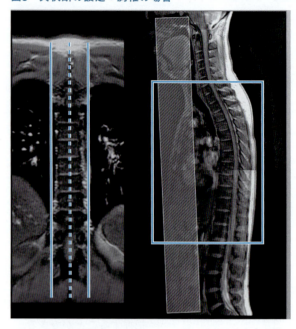

図6 矢状断の設定：腰椎の場合

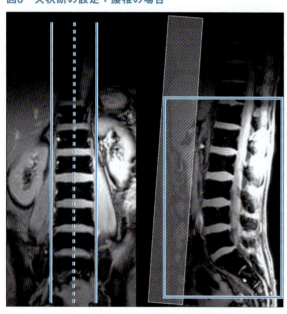

図7 横断の設定：頸椎の場合

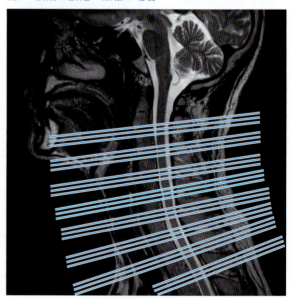

【腰椎】
- 腰椎症，腰椎椎間板ヘルニア撮影例の場合は第1－2腰椎（L1－2）椎間とL2－3椎間に5枚のスライスを配置し，L3椎体下部からL5－S1椎間が十分に入る範囲を連続で撮影する（図9）。
- ただし，頸椎，胸椎，腰椎に関係なく大きな病変が存在する場合は，適宜スライス数を増す，ほかのスライスと連続させて撮像するなどの対応が必要となる。

③**放射状撮像（MRミエログラフィ）**
- 脂肪抑制のT2強調像を用いて，冠状断，斜冠状断，矢状断が撮像される。

図8　横断の設定：胸椎の場合

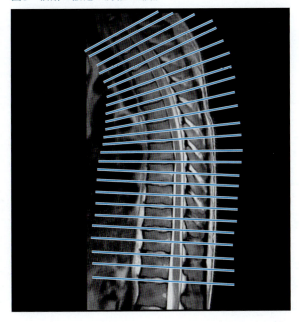

図9　横断の設定：腰椎の場合

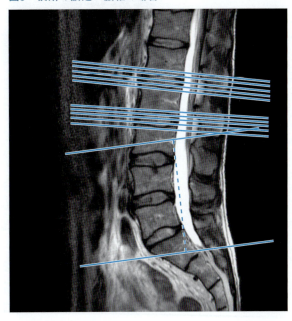

【注】
撮像パラメータの設定は，使用する装置によって大きく左右され，その性能を最高に引き出すような努力が必要である。個々の施設の対象患者さんの特性も踏まえ，メーカーのアプリケーション担当者を交えて綿密に練り上げる必要がある。いったんFOVやスライス厚を決めたら，安易には変更すべきでない。一方，加算回数，エコートレイン数（ETL）など，患者さんごとに臨機応変に変化させるべきパラメータもある。

撮像プロトコル例

■ 頸椎

・撮像視野（FOV）：200〜340mm，スライス厚：3〜4mm，マトリクス：256×132〜512×270程度
　①T2強調矢状断像，②T1強調矢状断像，③MRミエログラフィ
　④T2強調横断像，⑤T1強調横断像

■ 胸椎

・撮像視野（FOV）：200〜340mm，スライス厚：4〜5mm，マトリクス：256×132〜512×270程度
　①T2強調矢状断像，②T1強調矢状断像，③T2強調横断像，④T1強調横断像

■ 腰椎

・撮像視野（FOV）：160〜200mm，スライス厚：4〜5mm，マトリクス：256×132〜512×270程度
　①T2強調矢状断像，②T1強調矢状断像，③MRミエログラフィ
　④T2強調横断像，⑤T1強調横断像

・[注意]プロトコルはあくまでも例であり，実際には症状に合わせた設定が必要である。また，必要に応じ上記以外の撮像断面を追加する場合があるので，各論での記載も参照されたい。

・なお撮像視野（FOV），スライス厚，マトリクスは画像診断ガイドライン2013年版（日本医学放射線学会，日本放射線科専門医会・医会編）に準拠したものを示した。

（木内信司・佐志隆士・勝又康友・田渕　隆）

脊椎疾患

脊椎の正常解剖

骨性の要素

■ 頸椎（C）

- 椎体は左右に長い楕円形で，これと比較して椎弓などの後方成分が大きく，上位頸椎レベルほど脊柱管が広い。
- C1, 2は頭蓋骨と連結するためにC3以下とは形態が大きく異なる（**図10**）。それぞれの形態から環椎，軸椎ともよばれる。
- C3以下では，椎体左右辺縁に鉤状突起があり，上下椎体間で鉤椎関節（Luschka関節）を形成する。
- 左右の横突起内には椎骨動脈が走行し，前側方の近傍を総頸動脈，内・外頸動脈が走行している（**図11**）。椎骨動脈は通常，鎖骨下動脈より分枝した後，C6横突起孔を通過して上行し，C2横突起孔出た後，外側に膨らみ，再び，C1横突起孔を出て，黄色靱帯および硬膜を通過して脊柱管内に入る。

■ 胸椎（Th）と腰椎（L）

- 一括して述べられていることが多いが，その解剖学的特徴は異なる（**図12**）。
- 胸椎の椎体は前後方向に長く，横突起が長い。通常，Th1-10には大きな肋骨があり，前方において肋軟骨を介して胸骨と連結し，**胸郭の重要な構成要素である**。
- Th11, 12では肋骨は小さく，胸骨との連結性がない。
- **腰椎は軸圧を受け止める働きが重要であり，椎体が大きく扁平である。肋骨はない。**

図10 頸胸椎CT
10歳台，男性。

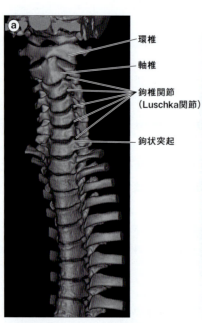
a：3D volume rendering 左前像

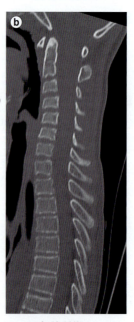
b：CT矢状断像

C1, 2の形態がC3以下と大きく異なる。頸椎レベルでは椎体左右辺縁に鉤状突起を認め，上下椎体間で鉤椎関節（Luschka関節）を形成している。脊柱管は上位頸椎ほど広くなっている。

図11　頸部CTアンギオグラフィ

60歳台，男性。

総頸動脈，頸静脈が頸椎前側方の近傍を走行している。両側椎骨動脈がC6/7間より横突起孔に入り上行している。

a：総頸動脈

b：椎骨動脈

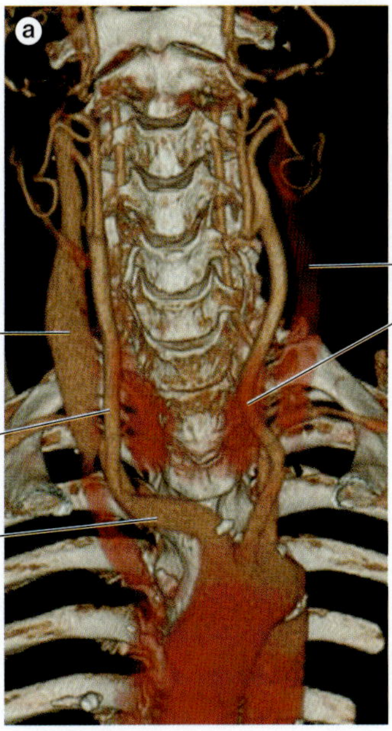

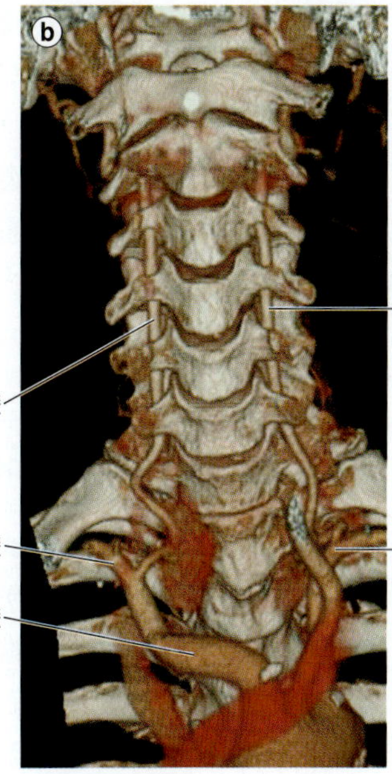

図12　CTミエログラフィ

30歳台，女性。

a：C5

b：Th6

c：L3

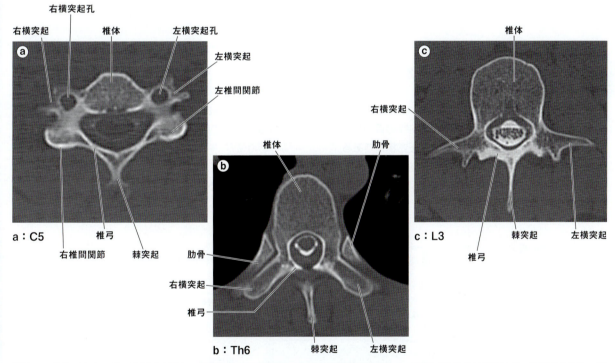

頸椎では椎体が左右に長い楕円形を呈し，横突起には椎骨動脈が走行する横突起孔がある。胸椎では椎体が前後に長い楕円形を呈し，横突起は後側方に発達し，肋骨頭と肋椎関節を形成している。腰椎は椎体が円形で大きい。脊柱管は胸椎レベルで狭くなっている。

■ 椎体間の連結

- 椎体の後方には，椎弓根から椎弓，横突起，棘突起がある．左右には1対の上下関節突起があり，頭尾方向で椎間関節(facet関節)として連結している．
- C2の上関節突起は前方(椎体の横)，下関節突起は後方に位置している．
- 椎間関節は関節包を有する滑膜関節で，関節面は硝子軟骨に覆われている[1]．その関節面は頸椎では前上方から後下方に傾き，胸椎ではほぼ冠状面，腰椎ではほぼ矢状面に傾いている．

1) Rios JC, et al : The normal spinal column : overview and cervical spine. Imaging of the spine. Elsevier Saunders, Philadelphia, PA, 2011, p45-144.

椎間板と周囲の構造物

- 椎体と椎体との間にはクッションのような働きをする椎間板があり，椎間板は中心部にゲル状の髄核，周囲には線維輪(内層，外層)が存在し，さらに椎間板最外層にはSharpy線維が走行している．Sharpy線維は強固な組織であり，椎体前後側に走行する前・後縦靱帯とともに椎体間を比較的強固に連結している(**図13**)．
- 前縦靱帯は幅が広く，椎体前方部分を覆い，後縦靱帯は比較的幅狭な構造である．
- 正常の椎間板は，線維輪外層が密な膠原線維を反映してT1，T2強調像ともに低信号，線維輪内層では膠原線維がやや疎となり，プロテオグリカンや水分含有量が増すため，T2強調像で中等度～高信号を呈する．線維輪外層と前・後縦靱帯は低信号を呈し，境界が不明瞭となっている．さらに，髄核では豊富なプロテオグリカン，水分量を反映してT2強調像では著明な高信号を呈する(**図14**)[2]．

2) Haughton VM : Age-related changes in the spine. Imaging of the spine. Elsevier Saunders, Philadelphia, PA, 2011, p147-181.

Point advice　椎間板の加齢性変化

- 10歳台のころから髄核の中心部では線状の低信号域が見られることがあるが，これは膠原線維や弾性線維の含有量，その線維方向性の違いによって生じるものとされている．intranuclear cleft, fibrous plate などともよばれる正常構造である．
- 椎間板は10歳台後半ごろより髄核内に含まれるプロテオグリカン，水分量が減少し，膠原線維が増加する．20歳台に入ると髄核のT2信号が低下し，やがては線維輪のT2信号も低下する(**図14**)[2]．

図13　正常椎間板のシェーマ

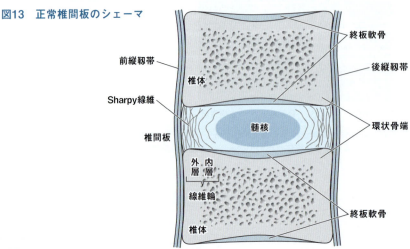

図14　正常椎間板（上位腰椎レベル，T2強調像）

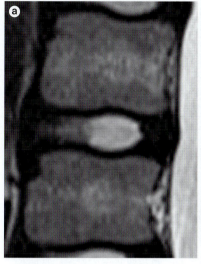
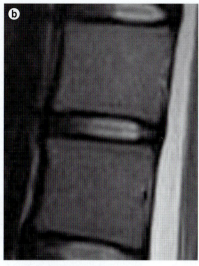
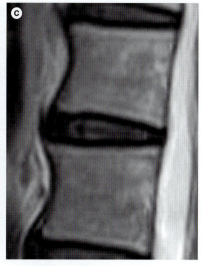

a：8歳，女子　　　　　　　　　b：10歳台後半，女性　　　　　　c：60歳台，女性

小児期では，椎間板髄核と思われる領域は高信号を示し，線維輪内層は中等度～やや高信号を示し，線維輪外層から前・後縦靱帯は低信号を示す。10歳台ころより髄核内部には横走する低信号帯を認める。成人ともなると髄核，線維輪の低信号化が進む。

脊柱管と椎間孔

- 脊柱管のなかには硬膜嚢が存在し，脊柱管から椎間孔へと連続していく膨らみを外側陥凹（lateral recess）という。脊髄神経は脊髄側方より前根，後根が分枝し，硬膜外へと出て，椎間孔部で神経節を形成し，末梢へと分布する。
- 椎間孔は，頸椎レベルでは前側方を向いているが，腰椎レベルでは側方を向いている。椎間孔は上下方向を椎弓根，前方を椎体後縁，後方を上・下関節突起（椎間関節）によって構成されている（図15）。椎間孔内で，頸椎レベルでは神経根はやや尾側，腰椎レベルでは神経根はやや頭側を走行している。また，脊髄へと分布する動静脈（radiculomedullary artery, vein）が伴走している。

図15　頸椎椎間孔
30歳台，女性。

CTミエログラフィ矢状断像
椎間孔は頭尾方向を椎弓根，前方を椎体後縁，後方を上・下関節突起（椎間関節）によって囲まれている。

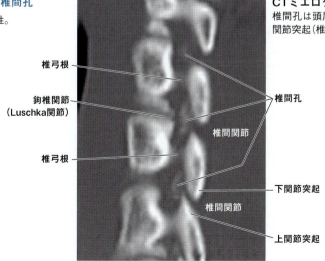

- 頸椎での椎間孔の前方には，前項で述べた鉤椎関節（Luschka関節）が位置する。
- 脊柱管の後側部，左右椎間関節の前方には黄色靱帯が走行し，横断像で見るとV字を呈している。棘突起先端には棘上靱帯が付着し，棘突起と棘突起との間には棘間靱帯が存在し，頭尾方向での連続性を保っている。これら靱帯はMRIではすべての撮像で低信号を呈する[1]。

椎体周囲の構造物

- 椎体周囲には頭尾方向に走行する多数の筋肉がある。脊椎では，基本的に後側の筋肉が発達している。
- 棘突起近傍では多裂筋，半棘筋などがあり，頸椎から上位胸椎レベルでは椎体の前方に頸長筋（longus colli），前側方には前・中・後斜角筋（scalen muscle）などがある。頸椎では上肢に向かう筋肉も側方部で発達している。
- 胸腰椎レベルでは，さらに脊椎起立筋として最長筋，腸肋筋などがある。腰椎レベルでは側方には左右1対の腸腰筋（psoas）がある。
- 椎体周囲，脊柱管内には豊富な動静脈が走行している。頸椎では主に外頸動脈からの後頭動脈，椎骨動脈，肋頸動脈，下甲状腺動脈，胸椎および腰椎では肋間動脈や腰動脈からの分枝から血流を受ける。さらに脊髄へと分布する動脈（radiculomedullary artery）が分枝する。
- 椎体周囲には外椎骨静脈叢，脊柱管内で硬膜外には内椎骨静脈叢が発達し，椎体内で血管網を形成している。これらの静脈叢は，壁が薄く，弁がないのが特徴である[1]（p.202参照）。

> **ここが勘ドコロ**
>
> **脊椎の正常解剖**
> - C1，2はC3以下と形態が大きく異なる。
> - 頸椎レベルでは横突起孔内に椎骨動脈，近傍に総頸動脈，内・外頸動脈が走行する。
> - 胸椎は胸郭としても重要な構成要素である。
> - 前・後縦靱帯，椎間板（最外層Sharpy線維）によって椎体間が強固に連結する。
> - 椎間関節は滑膜関節である。
> - 椎体周囲には豊富な動静脈叢（静脈叢には弁がない）が発達している。

骨折・外傷

好発部位

- 椎体の骨折は，脊髄損傷を含めて頸椎での発生が圧倒的に多く，発生頻度には**3つのピークが存在する**。
  ①下位頸椎（C5-7）
  ②胸腰椎移行部（Th12-L2）
  ③上位頸椎（C1-2）
  の順である。
- 頸椎は周囲の支持組織が疎であるため可動性に富む反面，外力に弱く，胸腰椎移行部は直線的で軸圧を受けやすい。
- 胸椎は胸郭と強固に連結しているため，骨折の頻度は低いが，発生した場合には重症度が高い。

各論①：環椎（C1）の破裂骨折（Jefferson骨折）

- 環軸関節面は外方に傾斜しているため，頭蓋骨からの軸圧によって環椎リングの弱い部分2〜4カ所で骨折を生じる。骨片は外方に転位するため，脊柱管は広がり，歯突起の偏位の少ないものでは頸髄損傷を合併することは少ない（**図16**）。
- MDCTやMRIの普及により，前弓骨折，後弓骨折，外側塊骨折などの微細な骨折も発見されることが多くなった。このような骨折であっても変形治癒や仮骨形成による神経圧迫の原因となるため注意が必要である。

図16　環椎破裂骨折（Jefferson骨折）
30歳台，男性。交通事故。

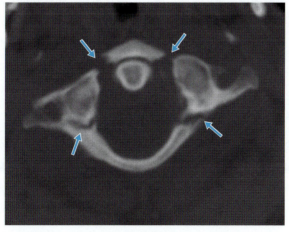

単純CT
環椎の4カ所で骨折（→）を認め，脊柱管が開大している。

各論②：軸椎（C2）の歯突起骨折

- 上位頸椎骨折のうち最多であり，日常診療において比較的遭遇する頻度が高い骨折である。歯突起基部での骨折が多い。
- 偏位が少ない場合ではCTであっても同定が難しい場合があり，MRIが有用である（**図17**）。また，発見が遅れて，しばしば偽関節化することがある（**図18**）。

図17 歯突起基部骨折
20歳台，男性。

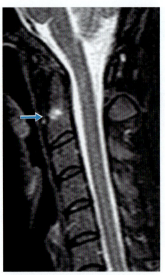

（稲岡 努，ほか：画像診断で問題となる脊椎の骨折・脱臼. 臨床画像, 27：1105-1113, 2011. より引用）

頸椎MRI STIR矢状断像
歯突起基部に骨折（骨髄浮腫）が確認される（→）。

図18 歯突起基部骨折偽関節化
60歳台，男性。

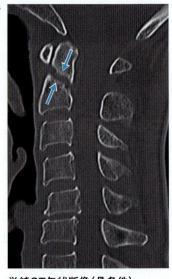

（稲岡 努，ほか：画像診断で問題となる脊椎の骨折・脱臼. 臨床画像, 27：1105-1113, 2011. より引用）

単純CT矢状断像（骨条件）
歯突起基部に骨折を認め（→），やや離開している。骨折部には硬化性変化を認め，偽関節化したものと考えられる。

3）稲岡 努，ほか：頸椎外傷の画像診断. 臨床画像, 28：28-41, 2012.

用語アラカルト

＊1 Denisのthree-column theory[4]
脊椎骨折での不安定性を評価する概念としてよく知られる。椎体の構造を3つのcolumn（柱）として分けて考える。anterior column（前柱）として椎体前2/3・前縦靱帯，middle column（中柱）として椎体後1/3・後縦靱帯，posterior column（後柱）として椎弓・椎間関節・関節包および靱帯とする（図22）。

4）Denis F : The three column spine and its significance in the classification of acute thoracolumbar spinal injuries. Spine, 8：817-831, 1983.

各論③：下位頸椎から上位胸椎

- 破裂骨折や脱臼骨折などの重篤な骨折が発生するが，単純X線写真では確認できないことも多い。後頭骨-上位頸椎レベル，下位頸椎から上位胸椎レベルで骨折が疑われる場合にはMDCTやMRIによる評価が有用である（図19）。
- 横突起骨折は単独で生じることは少ないが，**頸椎横突起骨折では横突起内を走行する椎骨動脈損傷を常に念頭に置く必要がある。頸椎骨折で偏位（脱臼）の強い場合でも，頸動脈・椎骨動脈損傷の可能性がある**[3]。
- 椎体骨折での脊髄損傷の発生頻度は10～10数％であるが，椎体部での偏位（脱臼）が加わると脊髄損傷の発生頻度は60％程度にまで上昇する。

各論④：胸腰椎移行部以下

- 特に軸圧による圧迫骨折，破裂骨折が見られ，安定性の評価にDenisのthree-column theory＊1がよく知られている。**middle columnを含むtwo-column以上での破綻を不安定型損傷と考える**[4]。椎体後縁，後方成分での破綻，脊柱管の狭窄が重要である。MRIでは，さらに椎間板部，後方成分での靱帯の破綻も評価すべきである（図20）。
- MDCTやMRIの普及により，**非連続性骨折（non-contiguous fracture）（簡単に言うと"飛び石状の骨折"）**が発見されることが多くなった。頭尾方向での椎体骨折の有無も確認する必要がある。特に後頭環軸椎レベルでの骨折では，他椎体の非連続性骨折に注意が必要である（図21）。

図19 Th1/2脱臼骨折
60歳台，男性。交通事故。

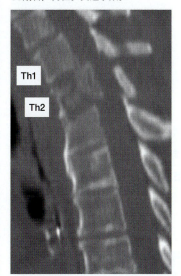

CT矢状断像
Th1/2レベルに脱臼骨折が確認される。

図20 L1破裂骨折
60歳台，男性。

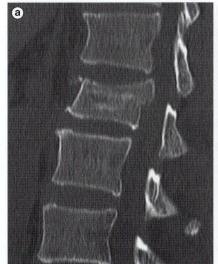

a：単純CT矢状断像　　b：STIR矢状断像
CTでL1椎体後縁での破綻を認め，骨片が後方へと偏位し，脊柱管が狭窄している。破裂骨折（不安定型損傷）である。MRIでは，脊柱管の狭窄によって脊髄が圧排されている。また，Th12/L1棘間靱帯部にT2高信号を認め（→），靱帯損傷が疑われる。

図21 非連続性骨折
70歳台，女性。転倒。

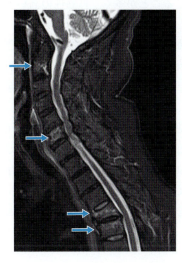

頸椎，胸椎MRI STIR矢状断像
歯突起基部，C6，Th4，5に骨折を示唆する骨髄浮腫が認められる（→）。非連続性骨折（"飛び石状の骨折"）である。

図22 Denisのthree-column theory

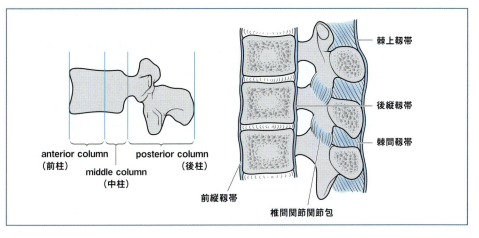

> **ここが勘ドコロ**
>
> **脊椎の骨折・外傷**
>
> ●脊椎骨折3つのピーク
>   ①下位頸椎(C5-7)
>   ②胸腰椎移行部(Th12-L2)
>   ③上位頸椎(C1-2)
> ●頸椎横突起骨折，脱臼骨折では頸動脈，椎骨動脈損傷に注意！
> ●椎体後縁・後方成分での破綻，強い偏位(脱臼)では脊髄損傷に注意！
> ●MRIでは椎間板部，後方成分での靱帯の破綻も評価する。

椎間板ヘルニア(disc herniation)

概念と発生機序

- 退行性変化を背景として生じることが多く，可動性の高い下位頸椎，腰椎レベルに好発する。
- 退行性変化の評価にはMRIが有用で，T2強調像での椎間板内部の信号変化を基に5段階に分類されている(Pfirrmann分類，**表1**)[5]。さらに進行した椎間板の退行性変化として，石灰化を反映したT1強調像での高信号，真空現象として無信号化などを生じる。
- 椎間板髄核の退行性変化が進行し，周囲の椎間板線維輪に亀裂が入り弛緩すると，椎間板に膨隆性変化(disc bulging)が生じる。また，椎間板線維輪に局所的な断裂，主として放射状断裂(radial tear)が生じ，椎間板中心部に存在する髄核が局所的に逸脱する。この状態が椎間板ヘルニア(disc herniation)である。
- ときに涙的状の囊胞性変化を伴うことがあり，椎間板囊胞とよばれる。内部にガスを認めることもある。

5) Pfirrmann CW, et al : Magnetic resonance classification of lumbar intervertebral disc degeneration. Spine, 26 : 1873-1878, 2001.

表1 Pfirrmann分類
椎間板の加齢性変化，退行性変化についてT2強調像を基に分類したもの。

Stage Ⅰ		椎間板内部が高信号を示し，形態が保たれる。小児期に見られるような椎間板である。
Stage Ⅱ		椎間板内部の高信号がやや不均一であり，若年成人に見られるような椎間板である(Stage Ⅰ・Ⅱは正常椎間板である)。
Stage Ⅲ・Ⅳ		椎間板内での高信号(髄核)，低信号(線維輪)の境界が不明瞭となったもの。Stage Ⅳでは椎間板の高さが減少したものを指すが，Stage Ⅲ・Ⅳを区別することは難しい。
Stage Ⅴ		椎間板自体が菲薄化した状態。

(文献5より)

椎間板ヘルニア：程度による分類（図23）

- 線維輪断裂（主に放射状断裂）では，T2強調像で線維輪部に点状，線状の高信号域が見られる。
- 椎間板ヘルニアは，**病理学的には**，髄核の逸脱の程度により，髄核が線維輪内に留まっているものを突出（protrusion），線維輪を破ったものを脱出（extrusion）と称し，さらに連続性を失ったものを髄核遊離（sequestration）という[6]。
- **画像上は**，ヘルニア部分の最大径が基部を越えないものを突出，最大径が基部を越えるものを脱出と記載することが推奨されている。病理学的所見と必ずしも一致するわけではない。横断像だけでなく矢状断像も観察することが重要で，椎間板の高さを越えるような場合では脱出と診断する（図24）。
- 脱出のうち，後縦靱帯を越えないものを靱帯下型（subligamentous type），越えているものを経靱帯型（transligamentous type）という（図25）。経靱帯型では辺縁が分葉状，不整なことが多い（図26）。実際には，突出と靱帯下型脱出を区別することが難しい症例も少なくない。
- 病変が横断面で広範囲（全周の25％以上50％以下）に及ぶものはbroad-based typeと表現する。さらに，全周の50％以上に及ぶものは単に膨隆性変化と記載される。

6）藤本　肇：椎間板ヘルニア．関節のMRI第2版．メディカルサイエンスインターナショナル，東京，2013, p712-716.

図23　椎間板ヘルニアの形態

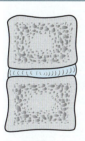
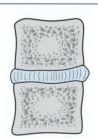
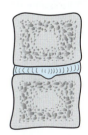
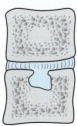
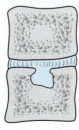
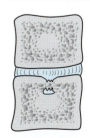

正常

膨隆性変化（bulging）：椎間板辺縁が弛緩し，全体（少なくとも全周50％以上）が膨隆した状態

椎間板突出（protrusion）：局所的に膨隆し，最大径が基部を越えないもの（病理学的には髄核の逸脱が線維輪内に留まっているもの）

椎間板脱出（extrusion）：局所的に膨隆し，最大径が基部を越えるもの（病理学的には髄核の逸脱が線維輪を越えているもの）

靱帯下型（subligamentous type）：後縦靱帯部の下で留まっているもの

経靱帯型（transligamentous type）：後縦靱帯部を越えたもの

髄核遊離（sequestration）：元の椎間板との連続性を失って遊離したもの

図24 L3/4後方正中型椎間板ヘルニア［靱帯下型脱出（subligamentous type）］

40歳台，男性。

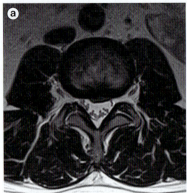

a：T2強調横断像

b：T2強調矢状断像

椎間板後方正中に脱出を認める。矢状断像で椎間板高を越えるサイズであり，脱出と考えられる。

図25 L1/2後方正中型腰椎椎間板ヘルニア［経靱帯型脱出（transligamentous type）］

60歳台，女性。

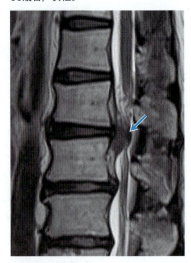

T2強調矢状断像

後方正中部に円形の腫瘤（→）があり，後縦靱帯の中央を越えて進展している。硬膜嚢が圧排され，病変の頭側で馬尾が屈曲・弛緩している。

図26 L4/5後方正中型－左傍正中型椎間板ヘルニア［経靱帯型脱出（transligamentous type）］

20歳台，男性。

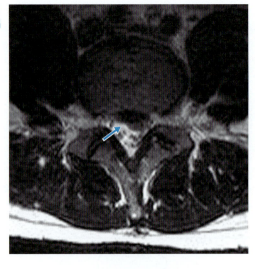

T2強調横断像

後方正中部に分葉状の腫瘤（→）を認め，中心管から左外側陥凹が占拠されている。

> ## 椎間板ヘルニア：位置による分類（図27）

- 横断面での占拠部位によって，脊柱管内型と外側型に大別され，脊柱管内型，特に傍正中型（後外側型）の頻度が高い（70〜80％）。
- 外側型椎間板ヘルニアを画像的に評価する際には，横断像で椎間板の突出を評価するだけでなく，矢状断像で椎間孔の評価，冠状断で神経根の走行の評価を加える必要がある。
- 椎間孔外側型（側方型）では，上位神経根レベルの症状が出ることがある。
- 椎体終板の脆弱な部位や亀裂などから椎体内へと逸脱する場合もあり，椎体内ヘルニ

図27 椎間板ヘルニアの部位

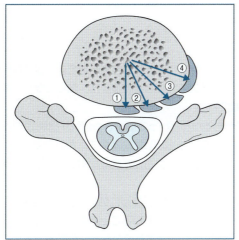

脊柱管内型
①後方正中型（posterocentral type）
②傍正中型（paracentral type）[後外側型（posterolateral type）]：最も多い（70～80％）

外側型
③椎間孔型（foraminal type）[外側型（lateral type）]
④椎間孔外側型（extra-foraminal type）[遠外側型（far-lateral type）]

図28 L2/3椎体内ヘルニア（Schmorl結節）（急性期）
50歳台，男性。激しい腰痛。

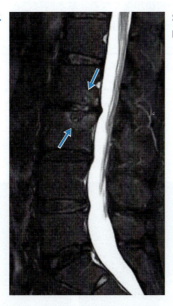

STIR像
L2下終板，L3上終板に局所的な陥凹を認め，周囲に骨髄浮腫を認める（→）。

ア（Schmorl結節）とよばれる。一般的には無症状であるが，急性期では疼痛の原因となることがあり，このようなものでは周囲椎体に骨髄浮腫を伴うことがある（**図28**）。
・椎体隅角への突出したものは隅角解離とよばれる。

ここが勘ドコロ

椎間板ヘルニア

- 横断像だけではなく，矢状断像も参照して突出か脱出かを判定する。
- 椎体終板へも脱出する（椎体内ヘルニア）ことがある。
- サイズの大きい椎間板脱出，髄核遊離したもの，リング状に増強効果を示すものなどは自然退縮の可能性がある。

Point advice

- **椎間板ヘルニアの自然退縮**：椎間板ヘルニアのなかには，月単位の経過で自然退縮（吸収）するものがある。この可能性を期待できる所見として，サイズの大きな椎間板脱出，髄核遊離したもの，リング状に増強効果を示すものなどが挙げられる（図29）[7]。
- **椎間板ヘルニアと症状**：椎間板ヘルニアがあるからといって必ずしも症状が出現しているとは限らない。また，立位や坐位，ひねったときなどの体位によって症状が出現しているので，背臥位で撮影したMRIが正しいとは限らない。椎間板ヘルニアがあれば記載はするが，症状に見合った病変があるかどうかを判断することから診断を進めていくことも重要である。
- **椎間板ヘルニアでの部位の表現**：大きくは脊柱管内型，外側型に分けられる。従来，外側型は椎間孔にかかるという意味である。臨床医との間で，部位の表現が混乱していることもある。また，椎間孔外側型で極端なものでは側方型ということもあるので，部位の表現についてはすり合わせが必要である。
- **椎間板ヘルニアの評価では必ず椎間板に合わせた横断像を撮影すること**：腰椎レベルでは生理的前彎があるため，特にL3/4，L4/5，L5/Sレベルでは椎間板の前傾が強くなる。基本的なことではあるが，横着して，椎間板の傾きに合わせて撮像しないと，椎間板の突出の部位が正確に判断できない。

References
7）日本整形外科学会/日本脊椎脊髄病学会・監：腰椎椎間板ヘルニア診療ガイドライン，改定第2版．南江堂，2011．

図29　腰痛，左下肢しびれ
50歳台，男性。右下肢のしびれを主訴に受診。

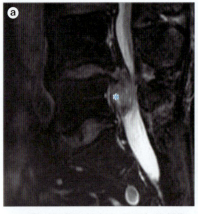 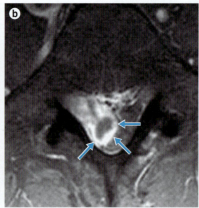 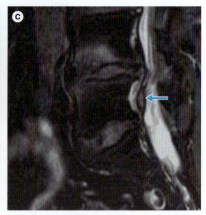

a：初診時の脂肪抑制T2強調矢状断像
L4/5レベルに巨大なヘルニアがある。経靱帯型脱出と考えられ，比較的高信号を呈している（＊）。

b：脂肪抑制造影T1強調横断像
病変は右外側陥凹に位置し，辺縁を主体に著明に増強される（→）。

c：半年後の脂肪抑制T2強調矢状断像
病変は著明に消退している（→）。

（沼津市立病院症例）

変形性脊椎症（spondylosis）

疾患概念

・椎間板の退行性変化による椎間板部での不安定性を背景に椎体終板・隅角，椎間関節での変性を生じた状態で，可動性の高い下位頸椎，腰椎レベルに多い。

病変の構成要素

①椎間板の退行性変化：膨隆し，椎間板高が減少（椎間板腔が狭小化）する。
②骨棘形成（traction spur, claw spur）：椎体隅角からは外方に伸びる形態をとる[8]。
③椎体終板の変化：椎間板変性に伴うものでMRI所見を基に3つに分類される（Modic分類，→Point advice）[9]。
④椎間関節の増殖性変化：ほかの滑膜関節と同様に関節裂隙の狭小化または開大（液体貯留），骨棘形成，軟骨下嚢胞，滑膜嚢腫[*2]などが見られる。
⑤靱帯（特に黄色靱帯）の肥厚。
⑥鉤椎関節（Luschka関節）の増殖性変化（頸椎のみ）。

臨床像との関連

■ 頸椎レベル

・骨棘形成，椎間板膨隆，黄色靱帯肥厚，配列の乱れ（malalignment）により硬膜嚢が圧排されると，脊髄症をきたす（図30）。
・鉤椎関節（Luschka関節）の増殖性変化により，椎間孔で神経根が圧排されると，神経根症をきたす（図31）。

8）江原 茂：腰痛へのアプローチ．骨・関節のX線診断．金原出版，東京，1995, p251-260.
9）Modic MT, et al：Lumbar degenerative disc disease. Radiology, 245：43-61, 2007.

用語アラカルト

*2 滑膜嚢腫[10]（synovial cyst）
椎間関節の変性に伴って滑膜が変性した黄色靱帯内に迷入し，脊柱管内で硬膜外に嚢胞を形成したもの。脊柱管外に発生することもある。（傍）椎間関節嚢腫，juxtafacet cysts, ligamentum flavum cystなどともよばれる。L4/5に多い。

10）Apostolaki E, et al：MR imaging of lumbar facet joint synovial cysts. Eur Radiol, 10：615–623, 2000.

図30　変形性頸椎症
70歳台，女性。

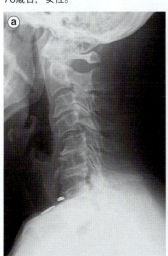

a：単純X線写真側面像　　b：T2強調矢状断像
C3/4−C7/Th1椎間板腔の狭小化を認め，椎体辺縁には骨棘形成を伴っている。頸椎は後彎し，脊柱管が狭窄している。頸髄の圧排も著明である。

図31　右C6神経根障害
50歳台，男性。

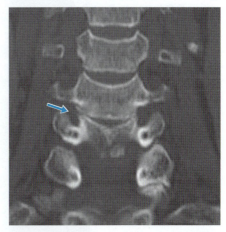

頸椎CT冠状断像
C5/6レベルにおいて右鉤椎関節（Luschka関節）に増殖性変化を認め，椎間孔が狭小化している（→）。

■ 腰椎レベル

・椎間関節（とりわけ上関節突起）の増殖性変化により，椎間孔で神経根が圧排される（椎間孔型脊柱管狭窄，図32）。
・黄色靱帯肥厚や椎間関節近傍での滑膜嚢腫形成により，馬尾神経が圧排される（中心管型脊柱管狭窄，図33）。
・Modic分類Type 1変性は，疼痛や神経根症状と関連したり，感染（脊椎椎間板炎）との鑑別が問題となることがある（図34）。

図32　L4/5腰部脊柱管狭窄
60歳台，女性。

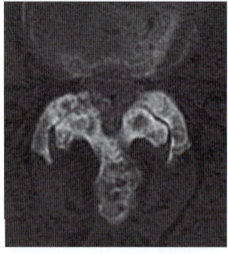

CT
椎間関節の増殖性変化があり，黄色靱帯も肥厚して淡い石灰化を認める。これらにより両側外側陥凹が狭小化している。

図33　滑膜嚢腫
70歳台，男性。

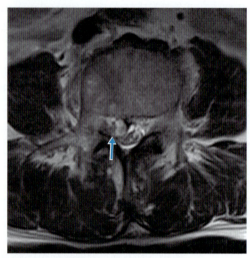

T2強調横断像
L4/5レベルの右椎間関節前方，脊柱管右外側陥凹に嚢胞性変化を認める（→）。硬膜嚢は右前方より圧排され，硬膜外病変であることがわかる。

図34　L4/5椎体終板信号変化（Modic分類Type 1）
70歳台，女性。腰痛，下肢しびれ。

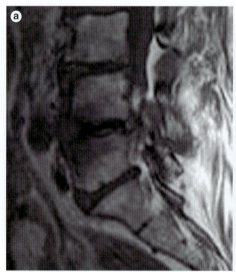

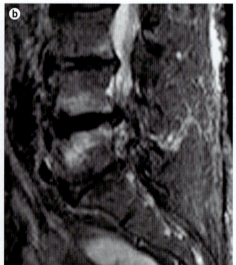

a：T1強調矢状断像　　　　　　　　　　b：脂肪抑制T2強調矢状断像
L4/5で椎間板が変性し，T2強調像で低信号化している。その周囲の椎体終板がT1強調像で低信号，T2強調像で高信号を呈している。信号変化は比較的境界明瞭である。

Point advice 椎間板変性に伴う椎体終板の変化：Modic分類[9]

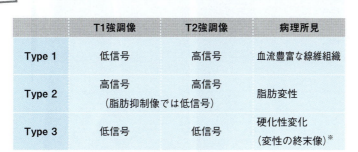

	T1強調像	T2強調像	病理所見
Type 1	低信号	高信号	血流豊富な線維組織
Type 2	高信号（脂肪抑制像では低信号）	高信号	脂肪変性
Type 3	低信号	低信号	硬化性変化（変性の終末像）※

※単純X線写真での椎体終板での硬化像に対応

ここが勘ドコロ

変形性脊椎症
- 椎間板の退行性変化。
- 椎体隅角での外方に伸びる骨棘形成(traction spur, claw spur)。
- 椎間関節の増殖性変化と滑膜嚢腫。
- 黄色靱帯の肥厚。
- 鉤椎関節の増殖性変化(頸椎)。

脊椎すべり症(spondylolisthesis)

疾患概念

- 上位椎体が下位椎体に対して前方(腹側)に偏位した状態である。通常，椎間板変性を伴う。
- 原因はさまざまだが，多くは変性(図35)または脊椎分離症による(図36)[11]（脊椎分離症についてはp.186参照）。
- ときには後方，側方にも偏位する。側方へのすべりは変性側彎の範疇に含まれる(図37)。

11) Witse LL, et al : Classification of spondylolysis and spondylolisthesis. Clip Orthop, 117 : 23-26, 1976.

図35　L5腰椎変性すべり症
50歳台，男性。

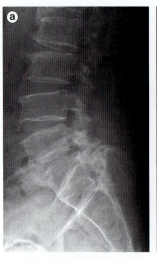

a：単純X線写真側面像

b：T2強調矢状断像

L5がS1に対して前方に偏位している（Ⅰ°のすべり症）。MRIでは椎間板膨隆，黄色靱帯肥厚も伴い，著明な脊柱管狭窄を認める。

図36　L5腰椎分離すべり症
50歳台，男性。

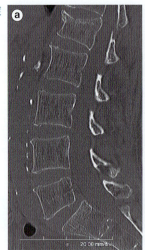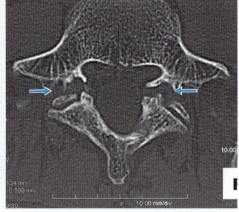

a：CT矢状断像

b：CT横断像

L5がS1に対して前方に偏位している（Ⅰ°のすべり症）。同レベルで脊柱管の前後径は開大している。両側関節突起間部に骨折（脊椎分離症）を認める。

図37　腰椎変性側彎症
70歳台，女性。

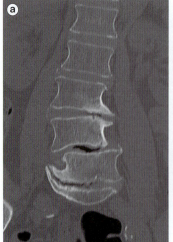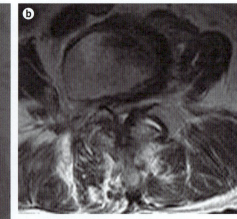

a：CT冠状断像

b：T2強調横断像

L4がL5に対して右側方に偏位している。L4/5レベルにおいて，脊柱管が著明に狭窄している。

画像所見

- すべり症の重症度評価は，単純X線写真側面像（またはMRI矢状断像）で下位椎体上縁と上位椎体下縁のずれを4等分（Meyerding分類Ⅰ°−Ⅳ° [12]）*3，100分率して表す方法がある。

用語アラカルト

*3 **Meyerding分類**
すべり症の重症度を表す指標として，下位椎体上終板を4等分し，上位椎体のずれが1/4までをⅠ°，2/4までをⅡ°，3/4までをⅢ°，それ以上をⅣ°としたもの。

12) Meyerding HW：Spondylolisthesis. Surg Gynecol Obstet, 54：371-377, 1932.

Point advice

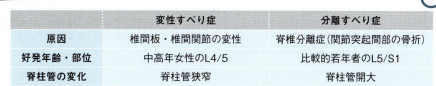

	変性すべり症	分離すべり症
原因	椎間板・椎間関節の変性	脊椎分離症（関節突起間部の骨折）
好発年齢・部位	中高年女性のL4/5	比較的若年者のL5/S1
脊柱管の変化	脊柱管狭窄	脊柱管開大

変性すべり症では，椎間板変性に伴い椎間板部での不安定性が原因となって，椎間関節での変性をきたす。傍脊椎部の筋肉の変性・萎縮も伴って，不安定性が増悪する。L4レベルでの発生が多い。変性すべり症では，脊柱管狭窄をきたす。中高年の女性に多い。
分離すべり症では，分離が原因となって椎間板での不安定性を生じ，椎体の偏位をきたす。分離症は関節突起間部での骨折があり，椎体部と後方成分が離開し，脊柱管はむしろ開大する。神経根障害が主体である。L5レベルでの発生が多く，L4がこれに次ぐ。

ここが勘ドコロ

脊椎すべり症
- 多くは変性または脊椎分離症による。
- 変性によるものでは脊柱管狭窄，分離によるものでは脊柱管開大。

化膿性脊椎椎間板炎（pyogenic spondylodiscitis）

好発部位と進展経路

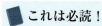

これは必読！

13) Resnick D：Osteomyelitis, septic arthritis, and soft tissue infection：axial skeleton. Bone and joint imaging, 3rd ed. Elsevier Saunders PA, 2005, p743-752.

- 中高年の男性に好発し，腰椎＞胸椎＞頸椎の順に多い [13]。
- 黄色ブドウ球菌によるものが最多であるが，半数以上では原因菌を特定できない。真菌，弱毒菌などの感染も確認されている。
- 感染経路としては，経動脈性が多いが，経静脈性，近傍の感染巣からの直接的な感染，外傷・穿刺手技に伴う感染がある。骨盤内に感染巣がある場合には，Batson静脈叢を介する脊椎への感染を念頭に置く必要がある。
- 病変は，椎体終板近傍→椎間板→隣接する椎体→椎体周囲・硬膜外腔と進展する（図38）[13]。

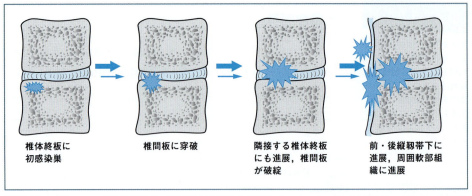

図38 化膿性脊椎椎間板炎の進展様式

経動脈性の感染では，椎体終板近傍で細動脈が血管網を形成しているため，病原体がトラップされ，初感染巣の好発部位となる。次いで椎体終板を破壊して椎間板に穿破する。椎間板が破壊されると椎間板腔が狭小化する。さらには隣接した椎体へと波及し，次第に前・後縦靱帯下に沿って進展し，椎体周囲，そして脊柱管内硬膜外にも膿瘍を形成する。

画像所見

- 椎体終板での初感染巣の時期をとらえることは難しく，ある程度進行して初めて"椎間板＋隣接する2椎体終板"というユニットでの病巣が観察される。
- 単純X線写真では椎間板腔の狭小化，椎体終板の破壊，椎体周囲軟部陰影の増強，椎体高の減少などが見られるが，感度は低い。慢性化したものでは硬化像をきたす。
- MRIでは椎間板部での液体貯留，椎体終板を主体とした椎体の信号変化，椎体終板の不整像，椎間板部・椎体終板から椎体周囲に広がる増強効果が見られる[14]。
- 脂肪抑制造影T1強調像は病変の検出のみならず進展範囲を把握するのに必須である。炎症部位に著明な増強効果が見られるが，液体貯留や膿瘍となると内部に増強効果は示さない。
- 不明熱での原因検索では必ず脊椎を含めるべきである（図39）。

14) Modic MT, et al : Vertebral osteomyelitis : assessment using MR. Radiology, 157 : 157-166, 1985.

ここが勘ドコロ

化膿性脊椎椎間板炎

- 腰椎，胸椎，頸椎の順に多い。
- 黄色ブドウ球菌の経動脈性感染が多いが，経静脈性（Batson静脈叢経由）も重要。
- 椎間板＋隣接する2椎体終板→椎体周囲，脊柱管内硬膜外に膿瘍形成。
- 不明熱での原因検索では必ず脊椎を確認！

図39　化膿性脊椎椎間板炎
50歳台，男性。腰痛と発熱。

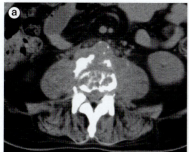

a：腹部単純CT

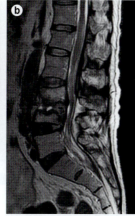

b：T2強調矢状断像

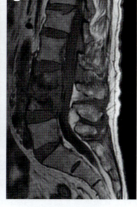

c：T1強調矢状断像

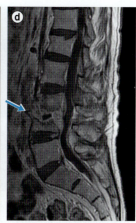

d：造影T1強調矢状断像

腹部単純CTで腰椎の破壊性変化と椎体周囲の軟部濃度上昇を認める。腰椎MRIが施行され，L3/4椎間板部には液体貯留を認め，上下椎体終板に著明な破壊性変化を認める。造影後では，椎間板部から椎体椎体終板，椎体隅角，硬膜外へと増強効果を認める（→）。椎間板部中央には増強効果は認めず，液体貯留に一致すると思われる。化膿性脊椎椎間板炎の所見と考えられる。

結核性脊椎椎間板炎（tuberculous spondylodiscitis）

疾患概念・画像所見

- 骨関節結核のうち最も高頻度に見られ，高齢者に多く，胸椎・胸腰椎移行部に好発する。
- 多くは経動脈性に感染し，感染の波及様式は一般細菌と同様であるが，化膿性脊椎椎間板炎と比較して次の特徴がある。
  ①椎間板への穿破は比較的後期まで起こらない。
  ②前・後縦靱帯下に沿って隣接する椎体へと緩徐に進展し，隣接する多椎体（少なくとも3椎体以上）に連続して感染が進展することが多い。
  ③石灰化を伴うことがある（図40）。
  ④後方成分にも病巣が点在することもある。
  ⑤膿瘍が巨大化し，傍脊椎筋や腸腰筋へと進展しやすく，腰筋筋膜に沿って大腿部や殿部にまで及ぶこともある。
- 結核に伴う膿瘍は感染徴候に乏しく，"冷膿瘍（cold abscess）"ともよばれる。壁は薄く，石灰化を伴うこともある。
- 進行（陳旧化）した例では，椎間板部を含めた椎体が前方に楔状圧潰をきたし，亀背を呈するようになる（図41）[15]。

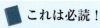

これは必読！

15) Resnick D：Osteomyelitis, septic arthritis, and soft tissue infection：organisms. Bone and joint imaging, 3rd ed. Elsevier Saunders PA, 2005, p753-788.

図40 脊椎結核

10歳台後半，男性。

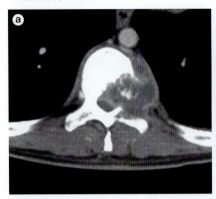

a：造影CT

b：T2強調横断像

Th11左後側部から椎弓根部にかけて骨破壊像を認め，内部には増強効果を認めず，膿瘍を形成しているように見える。また，内部に石灰化を伴う。左傍脊椎部へと進展している。Th10，11，12と病巣は3椎体に連続するが椎間板は保たれている。また，L2椎体内にも病変を認める（→）。

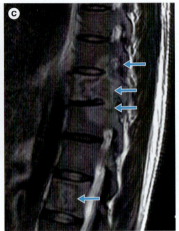

c：T2強調矢状断像

図41 陳旧性脊椎結核

50歳台，男性。亀背。

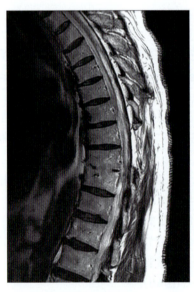

胸椎T2強調矢状断像

下位胸椎レベルで前方楔状変形を認め，骨性に癒合して見える。膿瘍などは見られず，陳旧性と考えられる。脊柱管の狭窄があり，頭側レベルの胸髄内には脊髄空洞症を認める。

ここが勘ドコロ

結核性脊椎椎間板炎

- 骨関節結核のうち最多で，胸椎・胸腰椎移行部に多い。
- 椎間板への穿破は比較的後期まで起こらない。
- 隣接する多椎体に（少なくとも3椎体以上）に連続。
- 後方成分に点在性の病巣。
- 巨大な膿瘍形成："冷膿瘍（cold abscess）"。
- 陳旧化すると亀背（前方楔状圧潰）。

後縦靱帯骨化症（ossification of the posterior longitudinal ligament：OPLL）

疾患概念

- 後縦靱帯に骨化が生じ，脊柱管狭窄をきたして，やがては脊髄圧迫症状を呈する病態。
- アジア系人種の男性に多く，頸椎に好発する。若年発症もある。
- 加齢，遺伝，環境，食事，糖代謝などさまざまな要因が推測されている。
- びまん性特発性骨増殖症（後述）との合併が多い[16]。

16) Tsuyama N：Ossification of the posterior longitudinal ligament of the spine. Clin Orthop Relat Res, 184：71-74, 1984.

画像所見

- 骨化の頭尾方向への連続性によって，連続型，分節型，混合型，限局型に分類される（図42〜44）。
- 骨化は単純X線写真側面像で確認されるが，判断が難しい場合もあり，CTによる評価が有用である。
- MRIでも骨化巣の内部に骨髄を示す信号が確認できる場合もあるが，多くの例では単に後縦靱帯部に沿った低信号帯（域）として見られ，後縦靱帯肥厚や椎間板膨隆との鑑別が難しい。CTによる評価が有用である。
- 脊柱管の狭窄が前後径で6mm以下の症例では全例で脊髄症が発生する。脊髄圧迫の有無，部位，範囲に関してはMRIでの評価が必須である。
- 後縦靱帯骨化があると，転倒などの軽微な外傷によっても脊髄損傷の危険性が高まる（図45）。

図42　後縦靱帯骨化症の分類

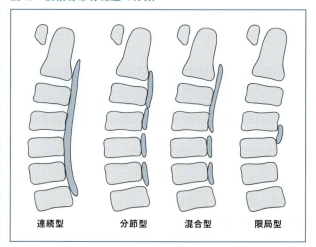

連続型　　分節型　　混合型　　限局型

図43　後縦靱帯骨化症（連続型）
50歳台，女性。

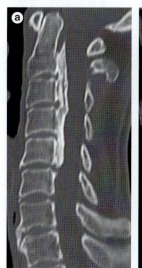 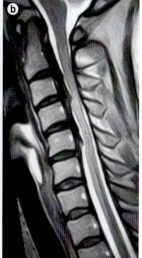

a：CT矢状断像　　　　b：T2強調矢状断像

C2-5レベルにおいて椎体背側に頭尾方向に連続する一筋の骨化を認める。MRIで低信号を示し，脊柱管が狭窄している。C3/4レベルではT2強調像で頸髄内に淡い高信号域を認め，脊髄軟化の所見と考える。

図44　後縦靱帯骨化症（分節型）
60歳台，男性。

図45　後縦靱帯骨化症（分節型）を背景とした頸髄損傷
60歳台，男性。転倒後に両側上肢のしびれ。

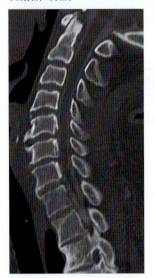
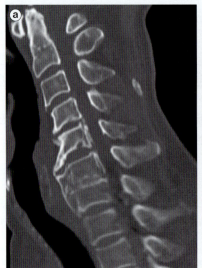

CTミエログラフィ矢状断像
C5，C6，C7の椎体背側に途切れ途切れに骨化を認める。

a：頸椎CT矢状断再構成像

b：T2強調矢状断像

C4，5背側に骨化を認め，脊柱管が狭窄している。C3/4－C6/7レベルにかけて頸髄内に高信号域を認め，広範な脊髄損傷と考えられる。

ここが勘ドコロ

後縦靱帯骨化症

- アジア系人種男性の頸椎に好発，びまん性特発性骨増殖症との合併が多い。
- 連続型，分節型，混合型，限局型。
- 脊柱管の前後径6mm以下→脊髄症。
- 軽微な外傷でも頸髄損傷をきたす。
- 骨化はCT，脊髄はMRIで評価する。

黄色靱帯骨化症 [ossification of the ligamentum flavum (yellow ligament)：OLF, OYL]

疾患概念

- 黄色靱帯の肥厚，骨化によって脊髄，神経根の圧迫症状をきたす病態。
- アジア系人種に好発し，原因は不明で後縦靱帯骨化症との合併も見られる。
- 下位胸椎に好発し，背部痛や知覚障害，対麻痺をきたす。

画像所見

- CTが有用で，黄色靱帯に一致した骨化，石灰化が見られる。
- MRIでは脊柱管後外側部，椎間関節前方での低信号域として描出されるが，思いのほか結節状に見えることが多い（図46）。

図46 胸椎黄色靱帯骨化症と頸椎後縦靱帯骨化症（連続型）

50歳台，女性。

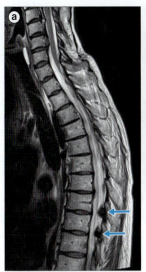
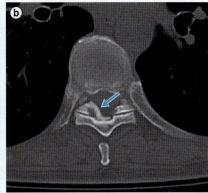

a：頸胸椎MRI T2強調矢状断像

b：胸椎CT（Th8/9レベル，骨条件）

Th8/9，Th9/10レベルには脊柱管後側に半円状の石灰化結節を認め，黄色靱帯骨化の所見である（→）。C3-5背側に頭尾方向に連続する骨化を認め，後縦靱帯骨化症を合併している。

Point advice　腰椎MRIでは下位胸椎にも注目！！

● 黄色靱帯骨化症では，腰椎疾患として検査が進み，発見が遅れる場合が少なくない。腰椎MRIでは撮像範囲にある胸椎レベルにも必ず目を向ける必要がある（図47）。

図47 Th9/10黄色靱帯骨化症

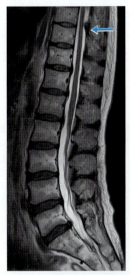

50歳台，女性。下肢しびれ。

T2強調矢状断像

L5/S椎間板の後方への膨隆を認める。胸椎レベルに目を向けるとTh9/10レベルで脊柱管後側部に半円状の低信号域（→）を認める。黄色靱帯骨化症が疑われる。腰椎ばかりに目を向けていると胸椎の所見に気付かず，黄色靱帯骨化症が下肢の神経症状などを修飾していることがあるため，必ず確認したい。

ここが勘ドコロ

黄色靱帯骨化症

- アジア系人種。
- 下位胸椎に多い。
- 後縦靱帯骨化症との合併が多い。
- 腰椎MRIでは下位胸椎レベルも必ずチェック！

びまん性特発性骨増殖症（diffuse idiopathic skeletal hyperostosis：DISH）

疾患概念

- 脊椎，四肢の腱・靱帯付着部に過剰な骨棘形成，骨化をきたす原因不明の病態で，前述の後縦靱帯骨化症，黄色靱帯骨化症との合併も多い。
- 脊椎病変が主体で，強直性脊椎骨増殖症（ankylosing spinal hyperostosis：ASH）の呼称で記載されることもあるが，骨盤骨や四肢関節周囲にも過剰な骨化が生じる。
- 中高年の白人男性に多く，下位頸椎や胸椎レベルに好発する。
- 通常は無症状であるが，巨大な骨棘形成が咽頭や食道を圧排して，咽喉頭違和感や嚥下困難をきたすことがある。
- 軽微な外傷で脊椎骨折を惹起し，しばしば重篤な転帰をとる（→Point advice）。

画像所見

- 椎体前面で前縦靱帯部に沿った癒合傾向を示す巨大な骨棘形成が見られる。少なくとも4椎体以上で連続する。
- 一般的に椎間板腔，椎間関節や仙腸関節は保たれる（図48）が，仙腸関節は癒合する場合もある。
- 胸椎レベルでは右前方部に骨棘形成が目立つ傾向にあり，大動脈の拍動によって左側には形成されにくいとされている[17]。

> **これは必読！**
> 17）藤本 肇：靱帯骨化症. 関節のMRI. メディカルサイエンスインターナショナル，東京，2013, p709-712.

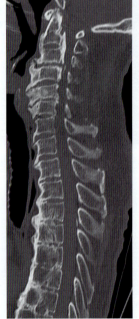

図48　びまん性特発性骨増殖症（頸椎後縦靱帯骨化症合併）
80歳台，男性。

CT矢状断再構成像
頸椎から胸椎前面に癒合傾向を示す大きな骨棘形成を認める。椎間板腔は比較的保たれている。頸椎背側には縦走する骨化を認め，後縦靱帯骨化症を合併している。

Point advice　びまん性特発性骨増殖症に伴う脊椎骨折

- びまん性特発性骨増殖症では，脊椎が強固となって骨折しにくように思われるが，力学的なバランスが悪く，転倒などの軽微な外傷によっても重篤な脊椎骨折が発生することがある。
- この場合での脊椎骨折は，椎体をスパッと切ったように横走する椎体骨折（横骨折）が見られ（図49），重篤な脊椎損傷を伴うことがある。
- ちなみに強直性脊椎炎では椎間板レベルでの横骨折が多い。
- 硬化性変化が強い場合での骨折の評価は，単純X線写真で難しいことが多く，CTあるいはMRIによる評価が有用である。MRIでは脊髄，椎体周囲の軟部組織の評価に有用である。

図49　びまん性特発性骨増殖症に生じた胸椎横骨折

60歳台，男性。転倒後，腰痛と下肢麻痺が増悪。

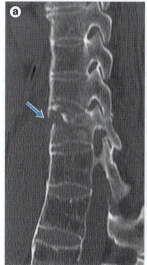
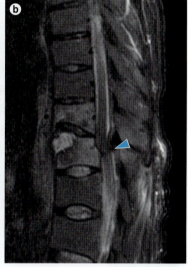

CTではTh11椎体を横切る骨折（→）を認める。T2強調像では，同レベルにおいて脊柱管が狭窄し，脊髄が著明に圧排されている（▶）。

a：CT矢状断再構成像　　b：T2強調矢状断像

ここが勘ドコロ

びまん性特発性骨増殖症

- 脊椎，四肢の腱・靱帯付着部に過剰な骨棘形成，骨化をきたす。
- 後縦靱帯骨化症，黄色靱帯骨化症との合併が多い。
- 下位頸椎，胸椎で見られることが多い。
- 椎体前面で癒合傾向を示す巨大な骨棘形成（少なくとも4椎体以上で連続）。
- 通常，椎間板腔，椎間関節，仙腸関節は保たれる（仙腸関節は癒合することもある）。
- 脊椎横骨折：重篤な脊髄損傷。

（稲岡　努）

脊髄疾患

脊髄とその周囲の解剖[18〜20]

脊髄(spinal cord)(図50, 51)

- 延髄から連続する中枢神経の一部で,大後頭孔から第1腰椎(L1)下縁の高さまで伸びる円柱状の構造.
- 腕神経叢と腰仙骨神経叢の神経根が出てくる部分で太くなり,それぞれ頸膨大[第5-6頸椎(C5-6)レベル],および腰膨大[第12胸椎(Th12)レベル]と称される.下端は脊髄円錐(conus medullaris)を形成.
- 終糸(filum terminale):脊髄円錐の先端である円錐尖の軟膜から連続する糸状の構造で,尾骨後縁に達する.
- 神経根(nerve root):1髄節の脊髄から多数の根線維(rootlets)が集合したもの.
  ① 前角から出る前根と後角から出る後根がある.
  ② 神経根に対応して,脊髄は機能的に髄節に分けられるが,脊髄自体に髄節構造はなく,多くの前角の細胞柱は数髄節に及ぶ.
  ③ 後根は椎間孔内で太くなり後根神経節(posterior root ganglion),または脊髄神経節(spinal ganglion)を形成する.

18) FitzGerald MJT, Folan-Curran J編著,井出千束ほか訳:カラー臨床神経解剖学:機能的アプローチ.西村書店, 2006.
19) Snell RS編著,山内昭雄訳:スネル臨床解剖学.メディカル・サイエンス・インターナショナル, 2002.
20) 高橋昭喜:脳MRI. 1 正常解剖.秀潤社, 2005.

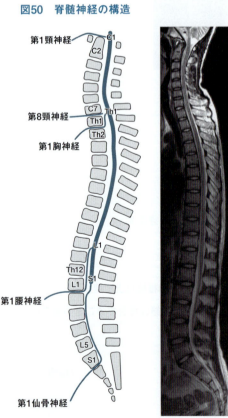

図50 脊髄神経の構造

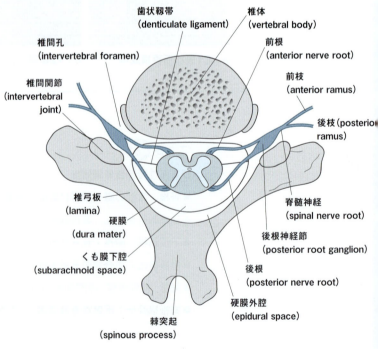

図51 脊柱管内の構造

④頸神経と比べて，下位の脊髄神経の神経根（前根と後根）は脊髄を離れてから椎間孔までの距離が長い。
⑤脊髄円錐よりも尾側の神経根（L3〜S5）は馬尾（cauda equina）と言われ，終糸に沿ってそれぞれ対応する椎間孔まで下降する。

髄膜（meninges）

- 脊髄は硬膜とくも膜，軟膜で覆われて，それぞれ第2仙椎（S2）下面の高さに終わる。

■ 硬膜（dura mater）
- 線維性結合組織の膜で，頭蓋内の硬膜内葉と連続し，脊髄神経の神経上膜（epineurium）に移行する。
- 硬膜外腔（epidural space）は脊髄硬膜と脊柱管の骨膜の間の腔で，**脂肪に富む結合織や内椎骨静脈叢**が含まれる。

■ くも膜（arachnoid）
- 硬膜と軟膜の間にある結合組織で，脊髄神経の神経周膜（perineurium）に移行する。
- くも膜下腔（subarachnoid space）はくも膜と軟膜の間にある広い腔で，**脳脊髄液**を満たしている。

■ 軟膜（pia mater）
- 脊髄を覆う血管に富む結合組織の膜で，脊髄神経も被っている。
- 硬膜と脊髄を結ぶ歯状靱帯（denticulate ligament）[*4]がある。

> **用語アラカルト**
> *4 歯状靱帯
> 軟膜の一部が前根群と後根群の間で外側に張り出して肥厚した構造物で，硬膜と連続し，脊髄を硬膜嚢の中央に固定する。

脊髄の横断解剖（図52）[18〜20]

- 3本の索（funiculus）からなる白質（white matter）と，それに囲まれたチョウの形をした灰白質（gray matter）からなる。
- 腹側と背側の正中は，前正中裂（anterior median fissure）と後正中溝（posterior median sulcus）である。
- 前根と後根が出入りするところは，前外側溝（anterior lateral sulcus）と後外側溝（posterior lateral sulcus）である。

■ 白質
- 前索（anterior funiculus）：前正中裂と前外側溝の間
- 側索（lateral funiculus）：前外側溝と後外側溝の間
- 後索（posterior funiculus）：後外側溝と後正中溝の間

■ 灰白質
- 中心灰白質（central gray matter）は中心管（central canal）の周囲に分布する。
- 前角（anterior horn）から前根が出て，後角（posterior horn）には後根が入る。
- 側角（lateral horn）は胸髄から上部の腰髄に存在する。
- 前白交連（anterior white commissure）と前灰白質交連（anterior gray commissure）は脊髄の左右を交通する軸索で，前正中裂の深部にある。

図52 脊髄の横断像

→：前外側溝 (anterior lateral sulcus)
▶：後外側溝 (posterior lateral sulcus)

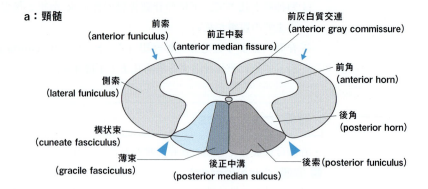

a：頸髄

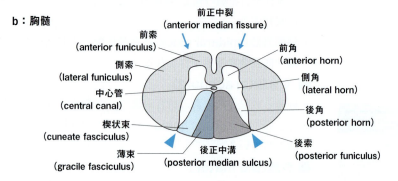

b：胸髄

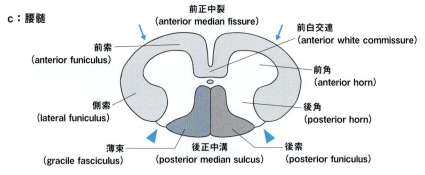

c：腰髄

主な神経伝導路[18〜20]

・上行路（体性感覚の伝導路）と皮質脊髄路（随意運動の伝導路）に大別される。

上行路

■ 後索−内側毛帯路（posterior column−medial lemniscus tract，図53）：深部感覚（振動覚や位置覚など）を伝える

・1次求心性線維
　①下肢と下部体幹を支配する後根神経節ニューロンの軸索：薄束（gracile fasciculus）に側副枝を送り，延髄の薄束核（nucleus gracilis）に達する。
　②上肢と上部体幹を支配する後根神経節ニューロンの軸索：楔状束（cuneate fasciculus）に側副枝を送り，楔状束核（nucleus cuneatus）に達する。

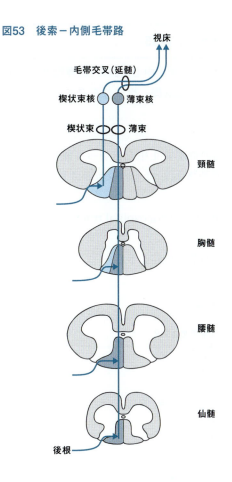

図53　後索－内側毛帯路

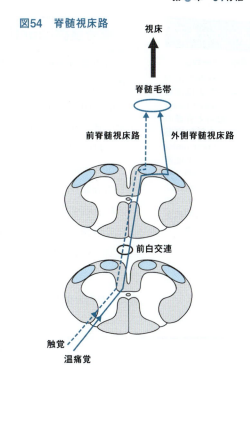

図54　脊髄視床路

・2次求心性線維
　①後索核（薄束核と楔状束核）から起こる。
　②延髄被蓋の腹側を通り，毛帯交叉（sensory decussation）で交差する。
　③交差した線維は内側毛帯（medial lemniscus）となって対側を上行し，視床の後外側腹側核（ventral posterolateral nucleus）に終わる。
・3次求心性線維：視床から大脳半球の体性感覚野へ投射する。

■ 脊髄視床路（spinothalamic tract，図54）：表在感覚（温痛覚や触覚）を伝える，後角から対側の視床に投射する2次感覚ニューロンの作る伝導路
・前白交連で交差して対側へ向かう。
・交差した軸索は脊髄の前外側部を上行する2つの伝導路を作る。
　①前索を通る前脊髄視床路（anterior spinothalamic tract）
　②側索を通る外側脊髄視床路（lateral spinothalamic tract）
・これら2つの伝導路は脳幹で合流して，脊髄毛帯（spinal lemniscus）となる。
・視床の後腹側核（ventral posterior nucleus）に入り，さらに視床から大脳半球の体性感覚野へ3次求心性線維が投射する。

> **用語アラカルト**
>
> **＊5 運動ニューロン**
> 臨床的に皮質脊髄路のニューロンを上位運動ニューロン(upper motor neuron)，脳幹と脊髄のニューロンを下位運動ニューロン(lower motor neuron)という。下位運動ニューロンは前角で神経細胞柱(cell column)を形成し，それぞれの細胞柱は同じような機能をもつ筋群を支配する。

皮質脊髄路(corticospinal tract)（図55）

・大きな随意運動の伝導路で，60〜80％の線維が**中心前回の1次運動野**から起こる。
・放線冠や内包を経て脳幹に入り，中脳の大脳脚，橋底部を経て延髄に入り，錐体(pyramid)を形成する。
・その後，次の3つの群に分かれる。

①約80％の線維は，脊髄延髄移行部の直上で正中を横切って**錐体交叉(pyramidal decussation)**を形成し，**外側皮質脊髄路(lateral corticospinal tract)**となって対側の脊髄を下る。

②約10％の線維は，前皮質脊髄路(anterior corticospinal tract)に入り，前索を下って対側に入り，頸の深層筋を支配する。

③残りの約10％の線維は，同側の外側皮質脊髄路を下る。

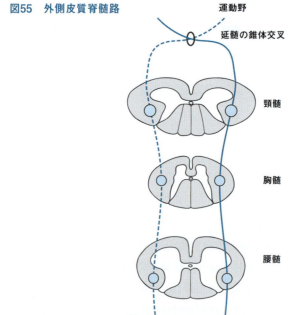

図55 外側皮質脊髄路

Point advice 正常の脊髄（図56）

● MRIであっても脊髄の灰白質と白質の描出はよいとはいえず，また，撮像装置や被検者によっても描出のされ方が大きく異なる。ただし，T2*強調像は，T2強調像に比べて灰白質と白質のコントラストが比較的よい。

● 頸髄や腰仙髄に比べて胸髄では灰白質の割合が小さいので，構造が不明瞭であることが多い。

● T2強調横断像で見ると，正常でも灰白質は高信号に見えることがある。特に灰白質の割合の高い脊髄円錐などでは，正常灰白質の信号を異常と間違わないようにする必要がある。

図56 正常の脊髄

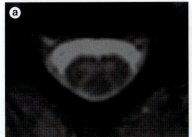
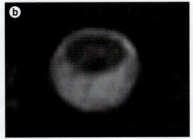
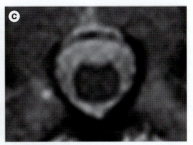

a：頸髄のT2*強調像　　b：胸髄のT2*強調像　　c：腰髄のT2強調像

> **ここが勘ドコロ**
>
> **脊髄の解剖**
> - 脊髄には頸膨大（C5-6レベル）と腰膨大（Th12レベル）があり，下端（脊髄円錐）はL1椎体下縁レベルに終わる。
> - 髄膜（硬膜，くも膜，軟膜）はS2下縁レベルまであり，硬膜は脊髄神経の神経上膜に，くも膜は神経周膜に移行する。
> - 脊髄の白質は前索，側索，後索から構成され，灰白質はこれらに囲まれて中心管周囲に分布する。
> - 振動覚・位置覚は後索-内側毛帯路を通り上行する。
> - 温痛覚・触覚を伝える脊髄視床路は前白交連で交差して，前脊髄視床路（前索）と外側脊髄視床路（側索）に分かれ上行し，脳幹で脊髄毛帯となる。
> - 随意運動を伝える皮質脊髄路は，延髄レベルで錐体を形成した後，80％の線維は錐体交叉を経由して外側皮質脊髄路となって対側の脊髄を下行する。

疾患各論①：脊髄腫瘍

星細胞腫（astrocytoma）

■ **概説**

- 硬膜内髄内腫瘍は全脊髄腫瘍の1/3を占め，その多くは神経膠腫で，星細胞腫や上衣腫の頻度が高い。
- 小児では，星細胞腫の頻度が最も高く，成人では，上衣腫の次に星細胞腫の頻度が高い。
- 毛様細胞性星細胞腫（図57）や線維性星細胞腫などの低悪性度の星細胞腫が約75％を占め，成人でも退形成星細胞腫や膠芽腫などの悪性星細胞腫はきわめてまれ[21]。

■ **画像所見**[22,23]

- 頸髄に好発（約70％）し，腫瘍は浸潤性に広がるため境界不明瞭で，脊髄は腫大する。
- MRIでは，T1強調像で低〜等信号，T2強調像で高信号を示す。

---

21) Santi M, et al : Spinal cord malignant astrocytomas : Clinicopathologic features in 36 cases. Cancer. 98 : 554-561, 2003.
22) Seo HS, et al : Nonenhancing intramedullary astrocytomas and other MR imaging features : A retrospective study and systematic review. AJNR Am J Neuroradiol, 31 : 498-503, 2009.
23) Chamberlain MC, Tredway TL : Adult primary intradural spinal cord tumors : A review. Curr Neurol Neurosci Rep, 11 : 320-328, 2011.

- 脳内の星細胞腫と異なり，組織型に関係なく**造影剤増強効果を示すことが多い**。まったく増強効果が見られないこと（約30％）もある。
- 星細胞腫は偏在する傾向（**図58**）があり，これは上衣腫（次項）との鑑別点となる。
- 腫瘍の周囲には約40％で浮腫や空洞症が見られる（**図57, 59**）。

図57　毛様細胞性星細胞腫（WHO grade 1）
30歳台，女性。

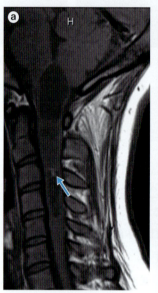
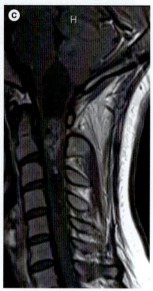

a：T1強調矢状断像　　　b：T2強調矢状断像　　　c：造影T1強調矢状断像

脊髄内にT1強調像（a）で低信号，T2強調像（b）でやや不均一な高信号の腫瘤が見られる。腫瘍近傍の中心管は拡大し，空洞症となっている。尾側の脊髄には浮腫と考えられる異常信号が生じている。T1強調像では腫瘍の下部に小さな高信号（→）があり，出血が示唆される。造影後のT1強調像（c）では腫瘍は不均一に増強されている。

図58　びまん性星細胞腫（WHO grade2）
20歳台，男性。

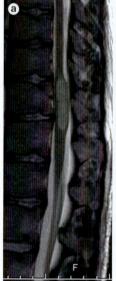
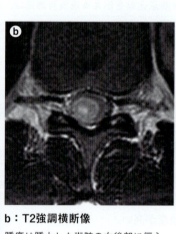
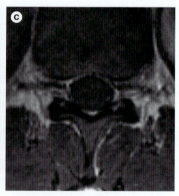

　　　　　　　　　　　　b：T2強調横断像　　　　　　c：造影T1強調横断像

　　　　　　　　　　　　腫瘍は腫大した脊髄の右後部に偏心　増強効果は認められない。
　　　　　　　　　　　　性に存在し，正常の脊髄の信号は左
　　　　　　　　　　　　前部〜外側に残っている。

a：T2強調矢状断像

腰髄は後方に膨隆し，腫大している。腫瘍はT2強調像で高信号を示しているが，辺縁はやや不明瞭である。

図59 星細胞腫（WHO grade2）

80歳台，男性。

a：T2強調矢状断像

腫瘍は5椎体にわたって存在し，脊髄は腫大している。腫瘍は中等度〜高信号の不均一な信号を示しているが，一部に出血を疑わせる低信号（→）が散見される。T2強調像では比較的均一な高信号であるが，一部に嚢胞を疑わせる構造（＊）も見られる。

b：造影T1強調矢状断像

腫瘍は不均一に増強されている。腫瘍の頭側はまったく増強効果が見られず，空洞症となっていることがわかる。一方，尾側には不均一な異常増強が連続しているので腫瘍が連続していると考えられる。

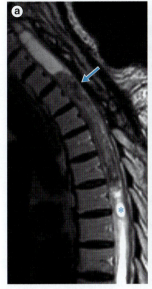
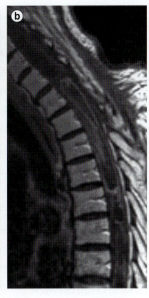

- 嚢胞が存在することもある。
  ①約20％で腫瘍内にあり，約15％で腫瘍の周囲に存在することがある（図59）。
  ②星細胞腫に比べて上衣腫のほうが嚢胞を有する頻度が多い（→次項のPoint advice）。
- 約10％で出血を伴う（図59）
- 上衣腫との鑑別が難しいこともある（→次項のPoint advice）。

ここが勘ドコロ

星細胞腫
- 頸髄に好発し，境界不明瞭な病変を作る。
- 低悪性度が大部分だが，組織型に関係なく造影剤増強効果を認めることが多い。
- 嚢胞や出血の頻度は上衣腫に比べ低い傾向。

上衣腫（ependymoma）[24〜27]

■ 概説

- 成人では最も頻度の高い髄内腫瘍で，脊髄の神経膠腫のうち60％程度を占める。
- 40歳程度の成人に発生し，男性に発生する頻度がやや高い。
- 小児の髄内腫瘍は星細胞腫が最も多く，上衣腫はそれに次ぐ。
- 神経線維腫症2型[*6]との関連が知られる[28]。
- 脊髄上衣腫のほとんどはWHO分類[*7]でgrade ⅡまたはⅠである。
  ①粘液乳頭状上衣腫（grade Ⅰ）はほとんどが成人の脊髄円錐や馬尾に発生する。
  ②grade Ⅱの頻度が最も高く，粘液乳頭状上衣腫（grade Ⅰ）が次に多い。
  ③脊髄の退形成上衣腫（grade Ⅲ）はきわめてまれ。

---

24) Koeller KK, et al : Neoplasms of the spinal cord and filum terminale : Radiologic-pathologic correlation1. RadioGraphics, 20 : 1721-1749, 2000.
25) Tarapore PE, et al : Pathology of spinal ependymomas. Neurosurgery, 273 : 247-255, 2013.
26) Yuh EL, et al : Imaging of ependymomas : MRI and CT. Childs Nerv Syst, 25 : 1203-1213, 2009.
27) Benesch M, et al : Spinal cord ependymomas in children and adolescents. Childs Nerv Syst, 28 : 2017-2028, 2012.
28) Asthagiri AR, et al : Neurofibromatosis type 2. Lancet, 373 : 1974-1986, 2009.

用語アラカルト

*6 神経線維腫症2型（neurofibromatosis type 2 : NF-2）

常染色体優性遺伝で，両側の聴神経鞘腫が特徴である。髄膜腫，上衣腫，星細胞腫，神経線維腫などさまざまな中枢神経系腫瘍と関連があり，本症に合併する脊髄腫瘍の75％以上が上衣腫であると報告されている。

用語アラカルト

＊7 上衣腫のWHO分類
右表参照。

grade Ⅰ	myxopapillary ependymoma；粘液乳頭状上衣腫
	subependymoma；上衣下腫
grade Ⅱ	cellular ependymoma；細胞性上衣腫
	papillary ependymoma；乳頭状上衣腫
	clear cell ependymoma；明細胞性上衣腫
	tancytic ependymoma；長細胞性上衣腫
grade Ⅲ	anaplastic ependymoma；退形成上衣腫

- 発生部位：頸髄（50％）＞頸髄～胸髄（25％）＞胸髄（25％）
  遠位胸髄から脊髄円錐に発生することはまれ。

29) Fine MJ, et al：Spinal cord ependymomas：MR imaging features. Radiology, 197：655-658, 1995.

■ **画像所見**[24,29]

- 中心管を裏打ちしている上衣細胞から発生するので、約70％は**脊髄の中心**に発生する。
- 浸潤性ではなく圧排性に増大し、腫瘍の**境界は明瞭**となる。星細胞腫との鑑別に有用。

Point advice　星細胞腫と上衣腫の鑑別点

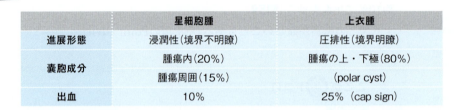

	星細胞腫	上衣腫
進展形態	浸潤性（境界不明瞭）	圧排性（境界明瞭）
嚢胞成分	腫瘍内（20％）	腫瘍の上・下極（80％）
	腫瘍周囲（15％）	(polar cyst)
出血	10％	25％（cap sign）

- 脊髄と比べてT1強調像で等信号もしくは低信号。まれに高信号であるが、たいていは出血による変化である。
- T2強調像で典型的には高信号となるが、約25％で出血により病変の頭尾側辺縁に低信号を認める（cap sign，**図60**）。
- 約60％で腫瘍周囲の脊髄に浮腫（**図61**）を伴う。
- 約80％で**嚢胞を伴う**が、ほとんどは非腫瘍性の嚢胞で、病変の上極や下極に発生することが多い（polar cysts，**図61**）。
- 腫瘍性の嚢胞や脊髄空洞症も見られることがあり、その内部の液体は脳脊髄液と異なる信号強度のこともある。
- 約80％で**造影剤増強効果**が見られる（**図60**）。約1/3は均一な造影剤増強効果で、残りの2/3は不均一。

ここが勘ドコロ

上衣腫

- 成人では最も頻度の高い髄内腫瘍。
- 頸・胸髄に好発し，境界明瞭な病変をつくる。
- ほとんどは低悪性度（grade Ⅱ以下）。
- 粘液乳頭状上衣腫は脊髄円錐や馬尾に発生する。
- 嚢胞や出血の頻度は星細胞腫より高い。

図60 上衣腫（WHO grade Ⅰ）
40歳台，男性。

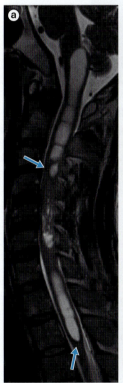
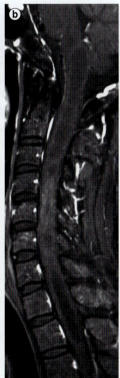
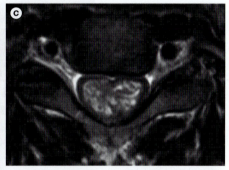
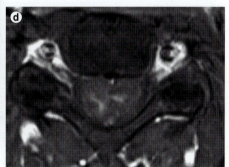

a：T2強調矢状断像
第4頸椎から第6頸椎の高さの脊髄に小さな高信号を多数有する腫瘍を認める。頭尾側の中心管は拡大して，空洞症となっている。腫瘍の上部や空洞の下端には小さな低信号（→）があり，出血によるヘモジデリン沈着（cap sign）と考えられる。

b：造影T1強調矢状断像
腫瘍は造影剤で淡く増強されている。空洞の壁に異常な増強効果は見られない。

c：T2強調横断像
脊髄の中心に不整な高信号を示す腫瘍があり，小さな嚢胞様の構造が多数見られる。腫瘍の辺縁には均等に薄く押し広げられた脊髄が残っている。

d：造影T1強調横断像
腫瘍は不均一に増強されている。

図61 上衣腫（WHO grade Ⅱ）

30歳台，女性。

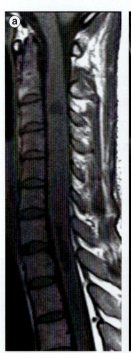

a：T1強調矢状断像

脊髄に比べて低～等信号の腫瘍が頸髄の中心に沿って広がっている。

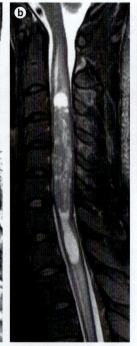

b：T2強調矢状断像

腫瘍は脊髄よりやや信号が高く，細かな高信号域が混じっている。腫瘍の上極と下極には囊胞（polar cyst）が見られる。その近傍の脊髄には浮腫と考えられる高信号が広がっている。出血を疑わせるような信号変化は見られない。

c：T2強調横断像

脊髄の中心に高信号を示す腫瘍が存在している。腫瘍の辺縁には均等に菲薄化した脊髄が確認できる。

---

30) McCormick PC, et al：Intradural extramedullary tumors in adults. Neurosurg Clin N Am, 1（：591-608, 1990.
31) Ohtonari T, et al：Intramedullary schwannoma of the conus medullaris complicated by dense adhesion to neural tissue. Neurol Med Chir(Tokyo), 49：536-538, 2009.

用語アラカルト

＊8 scalloping

長期にわたって脊柱管内の圧が高い状態が続くと，椎体が圧排され，硬化縁を伴う陥凹した形態を呈するに至る。これをscallopingとよぶ。この所見は腫瘍以外でも見られることがあるが，腫瘍の場合は，病変が緩徐に増大する（≒良性腫瘍）ことを示唆する。

32) Osborn AG：Diagnostic neuroradiology. Mosby, St. Louis, 1994.
33) Celli P, et al：Spinal extradural schwannoma. J Neurosurg Spine, 2：447-456, 2005.
34) Parmar H, et al：Cystic lumbar nerve sheath tumours：MRI features in five patients. Australas Radiol, 45：123-127, 2001.
35) Parmar H, et al：Spinal schwannoma with acute subarachnoid hemorrhage：a diagnostic challenge. Am J Neuroradiol, 25：846-850, 2004.

神経鞘腫（schwannoma）

■ 概説

- 脊髄腫瘍の約1/4で，硬膜内髄外腫瘍の1/3以上を占める。
- 脊髄髄膜腫と同程度の発生頻度といわれているが，わが国では脊髄髄膜腫よりも約4倍頻度が高いと報告されている。
- 25～50歳に多く発生し，性差はない[30]。
- 主に**脊髄神経根に発生**し，神経根に沿って進展する。
- 70～80％は**硬膜内に限局**するが，15％は硬膜外から椎間孔に進展し，**ダンベル型**の腫瘍を形成する。
- 髄内発生はまれで，1％未満である[31]。

■ 画像所見（図62，63）

- 円形から類円形，辺縁は分葉状の境界明瞭な腫瘍。
- CT：低吸収～軽度高吸収で石灰化や出血はまれ。
- MRI
  ①T1強調像：等信号～低信号
  ②T2強調像：多くは高信号
  ③造影剤による増強効果はさまざま
- 増大すると椎体にscalloping＊8をきたし[32]，硬膜外神経鞘腫の約1/3で見られる[33]。
- 腫瘍の増大に伴って変性や壊死が生じれば囊胞を形成し，出血すれば液面形成を認めることがある[34,35]。

第3章・01脊椎・脊髄

> **Point advice** 神経鞘腫と椎骨動脈の関係[36]
>
> ● ダンベル型を呈するような大きな神経鞘腫は椎間孔に侵入し，椎骨動脈を圧排・閉塞することもある。
> ● このように腫瘍が広がっていた場合には，CTAやMRAで椎骨動脈を評価する必要がある。

36) Parmar HA, et al : Pictorial essay : diverse imaging features of spinal schwannomas. J Comput Assist Tomogr, 31 : 329-334, 2007.

ここが動ドコロ

神経鞘腫
- 神経根由来の硬膜内髄外腫瘍で，椎間孔へ進展するとダンベル型の形態。
- 石灰化や嚢胞形成はまれ。
- T2強調像で高信号，増強効果はさまざま。
- 椎体のscalloping

図62　硬膜内神経鞘腫
50歳台，男性。

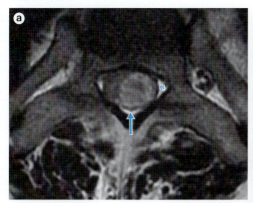

a：T2強調横断像

脊柱管内にやや不均一な高信号を示す腫瘍を認める。脊髄は右に圧排され変形している。腫瘍と硬膜外の脂肪織（＊）との間には薄い線状の低信号（→）があり，硬膜を見ていると考えられる。よって，硬膜内腫瘍と判断できる。

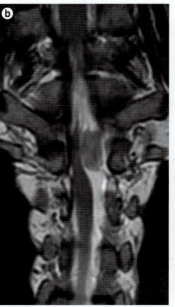

b：T2強調冠状断像

脊髄を圧迫する様子から髄外腫瘍であることが容易にわかる。

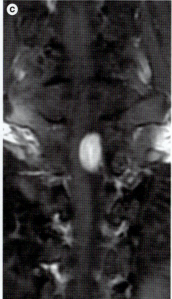

c：脂肪抑制造影T1強調冠状断像

腫瘍は均一に強く増強されている。硬膜に接しているがdural tail signは見られない。

図63 硬膜外神経鞘腫

60歳台，男性。

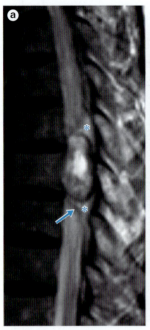
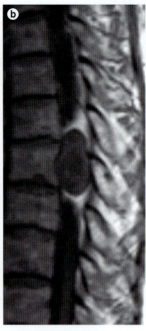
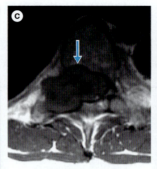
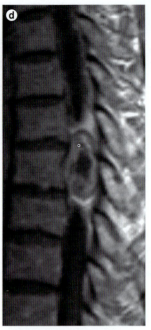

c：T1強調横断像

腫瘍によって右椎間孔は拡大され，腫瘍は脊柱管から外に進展してダンベル型となっている。椎体の右後部には腫瘍によってscalloping（→）が生じている。

a：T2強調矢状断像

高信号を示す硬膜外の脂肪組織（＊）に包まれた腫瘍があり，硬膜（→）を圧排している。腫瘍は不均一な高信号で，特に中心部は明瞭な高信号を示している。

b：T1強調矢状断像

硬膜外の脂肪と考えられる高信号に被われた低信号の腫瘍を認める。腫瘍の内部にはさらに信号の低い領域を認める。

d：造影T1強調矢状断像

内部に増強されない不整な領域があり，辺縁の充実性の部分が比較的強く増強されている。

37) Sade B, et al：World Health Organization Grades II and III meningiomas are rare in the cranial base and spine. Neurosurgery, 61：1194-1198, 2007.

38) Frank BL, et al：Cervical extradural meningioma：case report and literature review. J Spinal Cord Med, 31：302, 2008.

髄膜腫（meningioma）[37]

■ 概説

- 神経鞘腫とともに頻度の高い腫瘍であり，全脊髄腫瘍の約1/4を占め，中年女性に好発する。
- 80％は硬膜内髄外に，15％は硬膜外に発生する。
- ほとんどはWHO分類grade I。

Point advice　主な硬膜内髄外腫瘍と硬膜外腫瘍[38]

硬膜内髄外腫瘍	①神経鞘腫 ②神経線維腫 ③髄膜腫 ④血管腫
硬膜外腫瘍[38]	①転移性腫瘍（最も頻度が高い） ②悪性リンパ腫などの血液系腫瘍 ③神経鞘腫，神経線維腫，脊索腫，滑膜嚢胞 ④結核腫などの感染症

■ 画像所見

- T1・T2強調像いずれも脊髄と等信号。
  ① T2強調像で著明な高信号を示すことは少ない。
  ② 石灰化すれば低信号を示すことがある（→Point advice）。
- 造影剤で**強く均一に増強される**[39]。
- 周囲の硬膜も増強され，dural tail sign[*9]とよばれる（**図64**，→Point advice）[40,41]。
  ただし，この所見の有無に関係なく，腫瘍は硬膜に浸潤していると報告されている。
- **石灰化を認めることが多い。**
  ① 微細な石灰化は砂粒体（psammoma body）による（**図65**）[42]。
  ② 砂粒体が存在する頻度は50〜90％（頭蓋内の髄膜腫では10％）。
  ③ 粗大な石灰化（**図66**）は1〜5％に認められ，ときに骨化することもある。
  ④ 石灰化があれば摘出が困難になることもあるので，CTでその程度を評価することも重要[43]。
- **en plaque**髄膜腫（**図65**）は硬膜に沿って広がるもので，まれに見られる[44]。

用語アラカルト

*9 dural tail sign

髄膜腫では，付着部の硬膜が肥厚し，造影剤投与後に病変とともに増強されることが多い。この所見はdural tail signとよばれ，髄膜腫に特徴的とされている。特に神経鞘腫との鑑別において有用だが，ほかの疾患でも認められることがあり，髄膜腫に特異的なものではない。また，この所見の有無に関係なく，腫瘍は硬膜に浸潤していると報告されている。

---

39) Gezen F, et al：Review of 36 cases of spinal cord meningioma. Spine, 25：727-731, 2000.

40) Takeuchi H, et al：Cervical extradural meningioma with rapidly progressive myelopathy. J Clin Neurosci, 13：397-400, 2006.

41) Yamamuro K, et al：Histological investigation of resected dura mater attached to spinal meningioma. Spine, 37：E1398-E1401, 2012.

42) Pear BL, Boyd HR：Roentgenographically visible calcifications in spinal meningioma. Am J Roentgenol Radium Ther Nucl Med, 120：32-45, 1974.

43) Lee JW, et al：CT and MRI findings of calcified spinal meningiomas：correlation with pathological findings. Skeletal Radiol, 39：345-352, 2009.

44) Yamada S, et al：Cervical extradural en-plaque meningioma. Neurol Med Chir(Tokyo). 47：36-39, 2007.

図64　髄膜皮性髄膜腫（WHO grade I）

70歳台，男性。

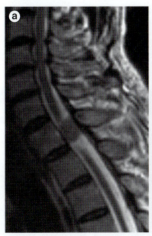

a：T2強調像矢状断像
脊髄と等信号の辺縁平滑な腫瘍が硬膜内髄外に認められる。

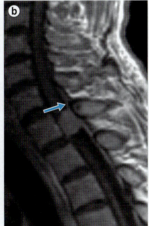

b：造影T1強調矢状断像
腫瘍は均一に増強されている。腫瘍の硬膜への付着部はわずかに肥厚しており，dural tail sign（→）が見られる。

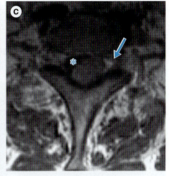

c：造影T1強調横断像
腫瘍は硬膜嚢の左後部に広く接しており，脊髄（*）を右前方に圧排している。腫瘍の左側には硬膜外の脂肪織（→）と考えられる高信号域が見られる。

図65　砂粒腫性髄膜腫（WHO grade Ⅰ）

50歳台，女性。

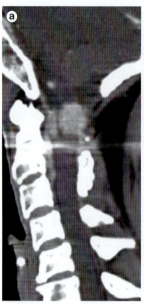

a：造影CT矢状断像
硬膜に沿って広がる腫瘍があり，強く造影されている。

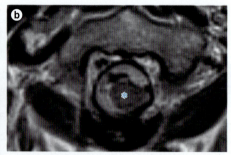

b：T2強調横断像
腫瘍は硬膜に沿って頸髄（＊）を包み込むように広がっていることがわかる。en plaque meningiomaの像である。腫瘍は脊髄より高信号で，石灰化を疑わせるような低信号は見られない。

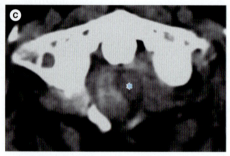

c：単純CT横断像
腫瘍は脊髄（＊）に比べて高吸収であり，砂粒体による淡い石灰化を反映していると考えられる。

図66　砂粒腫性髄膜腫（WHO grade Ⅰ）

40歳台，女性。

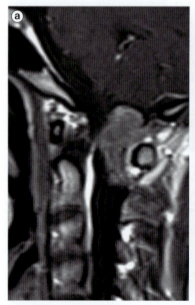

a：造影T1強調矢状断像
環椎の高さで硬膜に広く付着する腫瘍を認める。腫瘍は強く増強されている。

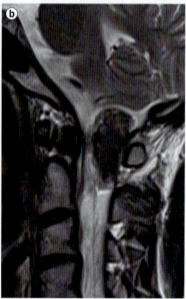

b：T2強調矢状断像
腫瘍は不均一な低信号を示す。

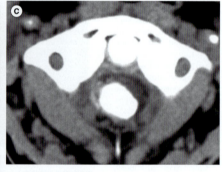

c：単純CT横断像
腫瘍は強く石灰化していると考えられる。

Point advice　神経鞘腫と髄膜腫の鑑別点

	神経鞘腫	髄膜腫
T2強調像	脊髄より高信号	脊髄と等信号
嚢胞形成	ときに見られる	なし
石灰化	なし	高頻度
増強効果	不均一	均一
その他の特徴的所見	ダンベル型の形態 椎体のscalloping	dural tail sign

ここが勘ドコロ

髄膜腫
- 中年女性に好発する硬膜内髄外腫瘍。
- T1・T2強調像ともに脊髄と等信号。
- 微細石灰化（砂粒体）を伴う頻度が高い。
- 均一な増強効果＋dural tail sign

血管芽腫（hemangioblastoma）

■ 概説

- 脊髄腫瘍の1～7％を占める良性腫瘍で，上衣腫や星細胞腫についで髄内腫瘍で3番目に頻度が高い。
- 発生部位：胸髄（50％）＞頸髄（35％）＞腰髄（15％）
- 後索から発生，もしくは，脊髄後部の表面の軟膜から発生して後索に進展することが多いといわれる。
  - ①65％：**外方性に発育する髄内腫瘍**の像
  - ②25％：完全に髄内
  - ③10％：硬膜内髄外腫瘍
- **孤発性が約80％**で，平均発症年齢は40歳程度。
- **von Hippel-Lindau病**[*10]で高率に合併し[46]，発症年齢が低く，脊髄に多発する傾向がある（**図67**）。

■ 画像所見[47]

- MRI：信号強度と造影剤増強効果
  - ①1cm以下の腫瘍
    - T1強調像で等信号，T2強調像で高信号
    - 脊髄の表面にあり，境界明瞭で均一な強い増強効果を示すことが多い
  - ②1cmより大きな腫瘍
    - T1強調像で低信号，もしくは低信号と等信号の混在

用語アラカルト

＊10　von Hippel-Lindau病[45]

常染色体優生遺伝をする神経皮膚症候群の1つで，網膜血管腫，中枢神経（多くは小脳）血管芽腫，腎細胞癌，褐色細胞腫などが発生する。
脊髄血管芽腫が疑われた場合には本症を念頭に置いて，脊髄以外に脳の病変を検索する必要がある。臨床的には網膜病変の検索のために眼科受診を勧めることも有用である。

45）中村英夫ほか：VHL病に伴う中枢神経系血管芽腫．Jpn J Neurosurg（Tokyo），22：52-60, 2013
46）Gläsker S, et al：The impact of molecular genetic analysis of theVHL gene in patients with haemangioblastomas of the central nervous system. J Neurol Neurosurg Psychiatry, 67：758-762, 1999.
47）Chu B-C, et al：MR findings in spinal hemangioblastoma：correlation with symptoms and with angiographic and surgical findings.AJNR Am J Neuroradiol, 22：206-217, 2001.

- T2強調像では不均一な信号
- 不均一な増強効果
- MRI：flow void（図68）
  ① 脊髄血管芽腫に特徴的とされるが，傍神経節腫，孤立性線維性腫瘍，血管外皮腫などでも見られることがある。
  ② 15mmより小さな腫瘍では認めがたく，25mm以上の腫瘍で認められる傾向。
- その他の所見[48,49]
  ① 約半数で脊髄空洞症や囊胞を伴う。
    - 小さな血管芽腫であっても大きな空洞症を生じることがある。
    - 星細胞腫や上衣腫などの腫瘍でも生じることがあるので，特異的ではない。
  ② 約1/4で脊髄が腫脹する。
    - 動静脈短絡や静脈のうっ滞などが原因の浮腫で生じると考えられる。
    - 腫瘍の摘出で改善することが多い。
- 馬尾や神経根から腫瘍が発生すると，髄外腫瘍のような像（図69）を呈する。

48) Baker KB, et al：MR imaging of spinal hemangioblastoma. AJR Am J Roentgenol, 174：377-382, 2000.
49) Solomon RA, Stein BM：Unusual spinal cord enlargement related to intramedullar

図67　血管芽腫（von-Hippel-Lindau病）
40歳台，男性。

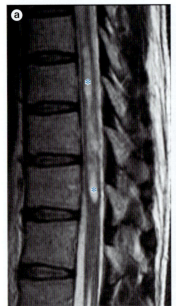

a：T2強調矢状断像
腰髄から胸髄にかけて脊髄は腫脹し，内部には浮腫や空洞症（＊）と考えられる高信号域を認める。腫瘍は特定できない。

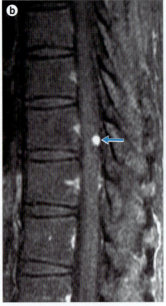

b：造影T1強調矢状断像
脊髄の後部に小さな結節があり強く増強されている。脊髄の広範な変化に比べて腫瘍は小さい。

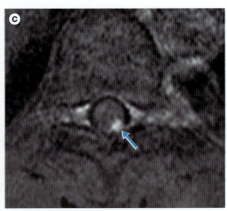

c：造影T1強調横断像
腫瘍は脊髄の左後部の表面から膨隆している。

図68　血管芽腫（孤発性）
30歳台，男性。

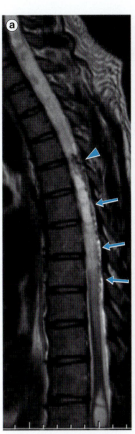
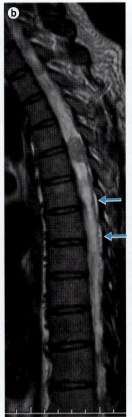
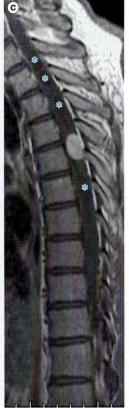

a，b：T2強調矢状断像
胸髄を中心に脊髄は広範に腫大し，浮腫と考えられる高信号が広がっている。表面にはflow voids（→）と考えられる細かな低信号が分布している。腫瘍は正常の脊髄に比べて高信号で，その周囲には特に多くのflow voids（▶）が認められる。腫大した脊髄には空洞症（＊）となっている部分も見られる。

c：造影T1強調矢状断像
腫瘍は造影剤で強く均一に増強されている。T1強調像で脊髄は脳脊髄液と同等の信号を示す部分があり，空洞症（＊）であることを示している。

図69　血管芽腫（孤発性）
70歳台，男性。

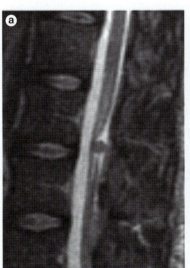
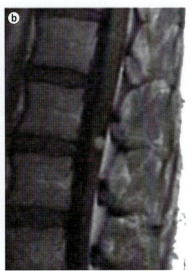

a：T2強調矢状断像
馬尾に付着する脊髄と等信号の腫瘍を認める。髄外腫瘍のように見える。
手術記録では，腫瘍は脊髄と軟膜に一部癒着していたという。

b：造影T1強調矢状断像
腫瘍は強く増強される。

> **Point advice**　外方性に発育した血管芽腫と鑑別すべき疾患
>
> ●神経鞘腫　　●血管腫
> ●髄膜腫　　　●転移性腫瘍

> **ここが 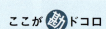 ドコロ**
>
> **血管芽腫**
> ●外向性に発育する髄内腫瘍。
> ●強い増強効果とflow voidsを認めることが多い。
> ●脊髄空洞症や囊胞，腫瘍に比べて広範な浮腫を生じることが多い。
> ●von Hippel-Lindau病との関連。

血管腫(hemangioma)

■ 概説

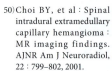

- 硬膜外，硬膜内髄外，髄内のいずれにも発生する[50]が，髄内血管腫はまれで髄内腫瘍の5％。
- 成人では胸髄に，小児では頸〜胸髄に発生することが多い。
- 平均発症年齢は40歳で，脊髄出血や腫瘍内出血，腫瘤による圧排症状。
  ①40％：急性発症：小児に多く，脊髄出血で急性に発症し，急速に神経症状が悪化する[51]。
  ②60％：緩徐に進行，もしくは階段状に症状が悪化[52]。
  ・特に成人では，血管腫内に繰り返す微小な出血とそれによって生じるグリオーシス，血栓形成などが起きることが原因。
  ・症状が改善することもある。
  ③妊娠や外傷，激しい運動が発症の契機となることがある[53]。
- 10〜40％でほかの領域の中枢神経にも血管腫を合併する。よって脊髄に血管腫を認めた場合には脳病変を検索する必要がある。

■ 画像所見[51]（→Point advice）

○髄内血管腫（図70）

- 円形〜類円形の境界明瞭な小病変で，脊髄の背外側に多く，表面に達することがある。
- MRI：T1強調像
  ①出血を反映して高信号を認めることがある。
  ②脳の血管腫と同様に，造影剤増強効果はほとんど見られない。
- MRI：T2強調像
  ①腫瘍の中央に高信号
  ②辺縁にはヘモジデリン沈着を反映して低信号の縁取り
  ③近傍の脊髄に浮腫を生じることがある。

50) Choi BY, et al：Spinal intradural extramedullary capillary hemangioma：MR imaging findings. AJNR Am J Neuroradiol, 22：799-802, 2001.
51) Cornips EMJ, et al：Intramedullary cavernoma presenting with hematomyelia：report of two girls. Childs Nerv Syst, 26：391-398, 2009.
52) Labauge P, et al：Outcome in 53 patients with spinal cord cavernomas. Surg Neurol, 70：176-181, 2008.
53) Feng J, et al：MRI diagnosis and preoperative evaluation for pure epidural cavernous hemangiomas. Neuroradiology, 51：741-747, 2009.

第3章・01脊椎・脊髄

○硬膜内髄外血管腫（図71）と硬膜外血管腫（図72）

- MRI：T1強調像
  ①脊髄と等信号で，造影後は均一で強い造影剤増強効果
  ②dural tail signを呈することがあるので注意（→Point advice）
- MRI：T2強調像
  ①均一な高信号
- 硬膜外血管腫では，椎間孔の拡大や骨浸潤が生じることもあり，椎間孔から脊柱管外に進展すれば，ダンベル型の腫瘍となる。

図70　脊髄血管腫（髄内）
30歳台，男性。

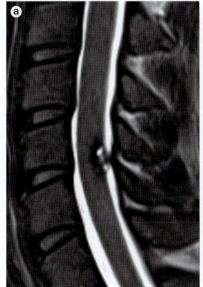 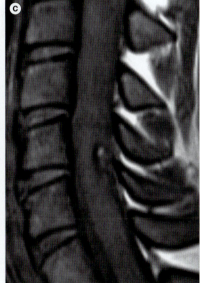 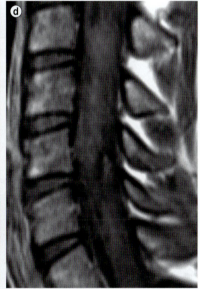

a：T2強調矢状断像
頸髄の後部に小さな結節があり，一部が脊髄外に膨隆している。辺縁には低信号の縁取りがあり，ヘモジデリンの沈着を示唆している。結節内には小さな高信号が複数見られる。

c：T1強調矢状断像
ヘモジデリンを示唆する低信号が見られる。また，出血による変化と考えられる小さな高信号も見られる。

d：造影T1強調矢状断像
結節に造影剤増強効果は見られない。

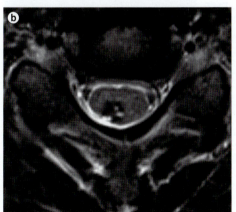

b：T2強調横断像
脊髄の右後索付近に結節があり，一部は脊髄外に膨隆している。結節には高信号と低信号が混在している。

図71　血管腫（硬膜内髄外）

40歳台，男性。

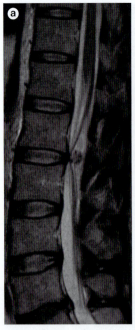
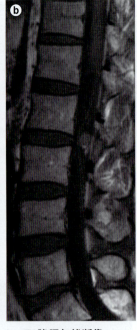
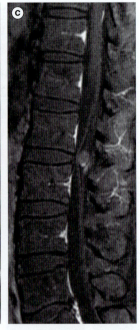

a：T2強調矢状断像
馬尾を圧排する腫瘍を認める。腫瘍は脊髄と等〜軽度高信号を示す。

b：T1強調矢状断像
腫瘍は脊髄よりも軽度高信号。

c：脂肪抑制造影T1強調像
造影剤による増強効果が見られる。

図72　血管腫（硬膜外）

60歳台，女性。

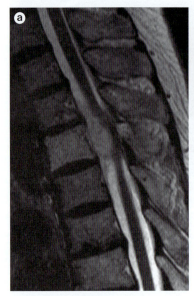
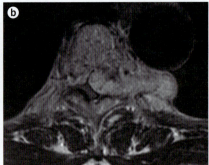
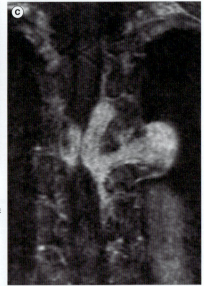

a：T2強調矢状断像
高信号の腫瘍は脊髄を後方に圧排している。

b：T2強調横断像
硬膜とともに脊髄を包むように脊柱管内に広がる高信号の腫瘍が見られる。腫瘍は左椎間孔から脊柱管外へ進展し，ダンベル型となっている。

c：造影T1強調冠状断像
脊髄を取り囲み，左椎間孔から脊柱管外へ広がる腫瘍が描出されている。腫瘍は強く均一に増強されている。

Point advice　髄内血管腫と髄外血管腫の鑑別点

	髄内血管腫	髄外血管腫
T2強調像	中心：高信号 辺縁：低信号	均一高信号
増強効果	なし	均一かつ著明

Point advice

硬膜内髄外血管腫や硬膜外血管腫と鑑別を要する腫瘍[50,53]

- 髄膜腫（ともにdural tail signが見られることがあり注意が必要）
- 神経鞘腫
- 血管脂肪腫（硬膜外の場合）

ここが勘ドコロ

血管腫
- 血管腫は髄内と髄外で画像が大きく異なる。
- 急性の出血で発症する。

疾患各論②：脊髄血管障害

脊髄梗塞（spinal cord infarction）[54]

54) Zecca C, et al : Diffusion-weighted imaging in acute demyelinating myelopathy. Neuroradiology, 54 : 573-578, 2012.

■ 概説
- 脳梗塞に比べて頻度が低く，まれである。
- 急速に進行する対麻痺や四肢麻痺，膀胱直腸障害が特徴で，初発症状として疼痛を伴うことがある。
- 多くは前脊髄動脈領域，もしくは，前脊髄動脈の終動脈である中心溝動脈の領域に生じる。前脊髄動脈は後脊髄動脈よりも太く，脊髄を広く栄養しているためである。
- 頸膨大と腰膨大に発生する頻度が高い。血管解剖学的な要因と運動神経の分布が多く酸素や糖代謝が高いためである。

■ 画像所見（図73〜75）

○脊髄梗塞の画像所見[54]
- 脊髄が腫脹し，約半数にT2強調像で高信号が見られる。低血圧によって生じる脊髄の虚血は，脊髄中心の梗塞や横断性の梗塞を生じることが多い。
- 拡散強調像は発症後約4時間から急性期の脊髄虚血を検出できる。ただし，急性期の脱髄でも拡散強調像で高信号を示し，ADC値が低下することがあるので注意が必要。
- 発症後約1週間ではADC値が上昇し，脳梗塞より早くpseudonormalization*11が生じる。また，T2強調像での信号変化が明瞭になる。
- 亜急性期では造影剤で増強されることがある。

用語アラカルト

*11 pseudonormalization
梗塞の急性期では拡散が低下している（拡散制限が著明）が，慢性期では拡散が亢進する（拡散制限がない）状態に移行する。この過程で，拡散強調像の信号強度ならびにADC値が正常と同程度を示す時期がある。これを拡散のpseudonormalizationとよび，脳梗塞の場合はADC mapでは7〜10日後，拡散強調像では14日後以降に認めるとされる。

図73 脊髄梗塞

60歳台，男性。突然，右上肢挙上困難となり，その後左上肢挙上困難。発症10日目にMRI撮像。

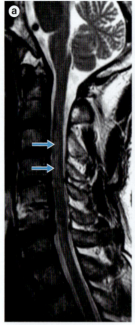

a：T2強調矢状断像
C3-C4椎体の高さの頸髄腹側には淡い高信号（→）が見られる。

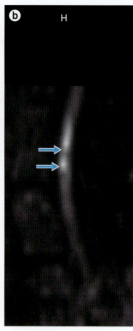

b：拡散強調像（矢状断に再構成した像）
T2強調像の異常信号に一致して高信号（→）が見られる。

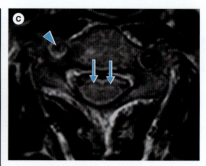

c：T2強調横断像
頸髄の前角付近（→）に淡い高信号が見られる。右椎骨動脈のflow void（▶）が小さく不整で，狭窄が示唆される。

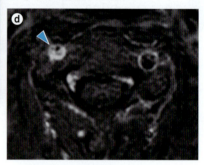

d：造影T1強調横断像
脊髄に淡い造影剤増強効果が見られる。右椎骨動脈の壁が厚く増強され（▶），内腔のflow voidはごく小さい。椎骨動脈解離による前脊椎動脈域の梗塞と考えられる。

図74 脊髄梗塞

60歳台，女性。突然の両下肢の感覚障害（T5以下），両下肢麻痺で発症。膀胱直腸障害あり。発症当日にMRIを撮像。

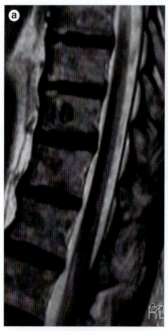

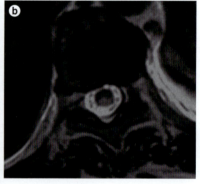

b：T2強調横断像
脊髄の後部に高信号が見られる。後脊髄動脈域の梗塞と考えられる。

a：T2強調矢状断像
下部胸髄から腰髄の背側に境界明瞭な高信号が長く広がっている。

図75 脊髄梗塞

60歳台，女性。突然の腰痛と右下肢麻痺が出現し，その1時間後には左下肢麻痺とT9以下の感覚障害が生じた。発症当日にMRIを撮像。

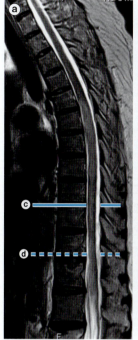
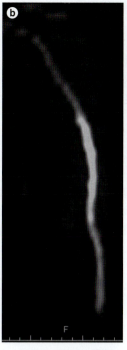
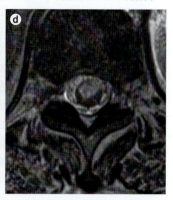

a：T2強調矢状断像
胸腰髄に高信号が広がり，腫脹している。異常信号はやや腹側に偏って分布している。

b：拡散強調像（矢状断に再構成した像）
T2強調像での高信号域と同じ領域に高信号が見られる。この領域は頭側の正常の脊髄と比べて信号が高いことから異常と判断できる。

c：T2強調横断像（図aの断面c）
脊髄の中心部に高信号が見られる。中心溝動脈域の梗塞と考えられる。

d：T2強調横断像（図aの断面d）
脊髄の腹側に高信号が認められる。前脊髄動脈域の梗塞と考えられる。

○付随する椎体梗塞の画像所見[55,56]

- 椎体骨髄の信号変化は，発症4日以降に見られることが多く，T1強調像で低信号，T2強調像で高信号となる。
- 脊髄病変に加えて椎体に信号変化があり，硬膜外病変などがなければ，脊髄梗塞の可能性が高くなる。
- 脊椎を栄養している後脊椎動脈の起始部より末梢で閉塞すれば，椎体梗塞は生じない。

55) Suzuki T, et al : Vertebral body ischemia in the posterior spinal artery syndrome : case report and review of the literature. Spine, 28 : E260-264, 2003.
56) Faig J, et al : Vertebral body infarction as a confirmatory sign of spinal cord ischemic stroke report of three cases and review of the literature. Stroke, 29 : 239-243, 1998.
57) Küker W, et al : Diffusion-weighted MRI of spinal cord infarction - high resolution imaging and time course of diffusion abnormality. J Neurol, 251 : 818-824, 2004.

Point advice　脊髄梗塞の症状による鑑別疾患[57]

●MRIでは治療可能な疾患を除外診断することが重要
- 脊椎症，椎間板ヘルニアによる脊髄症
- 炎症性・脱髄性疾患
- 腫瘍による脊髄の圧迫や腫瘍内出血
- 硬膜外血腫などの出血
- 硬膜動静脈瘻などの動静脈短絡

58) Love S, et al : Greenfield's neuropathology. Hodder Arnold, London, 2008.

> **Point advice** 　　脊髄梗塞の原因[58]
>
> ● 大動脈の手術操作に伴う医原性
> ● 大動脈瘤や大動脈解離，椎骨動脈解離
> ● 重度の低血圧
> ● 塞栓性として，線維軟骨性塞栓症※や血管悪性リンパ腫など
> ● 血管炎
> ● 凝固障害
> ● 原因不明も多い。
> 　※線維軟骨性塞栓症[57]
> 　　・まれに椎間板の一部が脊髄動脈を塞栓して生じる脊髄梗塞である。
> 　　・軽微な外傷や運動が契機となることがあるので，臨床的情報が重要である。
> 　　・塞栓の原因となる椎間板の異常を検索することも必要となる。

> **ここが勘ドコロ**
>
> **脊髄梗塞**
> ● 診断には臨床経過が重要である。
> ● 脊髄が腫大しT2強調像で高信号。
> ● 病変が血管支配域に矛盾していないかを確認。
> ● 拡散強調像は早期診断に有用であるが，脊髄は正常でも比較的高信号である。梗塞を疑った場合には正常部位も含めて撮像し，正常と比較することで異常を判別する必要がある。矢状断像で再構成するとわかりやすい。

59) Krings T, et al : Arteriovenous Fistulas. AJNR Am J Neuroradiol, 30 : 639-648, 2009.

脊髄硬膜動静脈瘻（spinal dural arterioveous fistula）[59]

■ 概説
・脊髄の血管障害のうち最も頻度が高い疾患（約70％）。
・根髄動脈からの血流が硬膜で短絡を形成し，脊髄の軟膜静脈に還流して，静脈系が怒張する。
・静脈圧亢進による慢性の虚血が原因で，脊髄症となって神経症状が生じる。
・女性に比べて男性は5倍頻度が高い。
・診断される年齢は平均55〜60歳。30歳以下の患者さんは1％に満たず，20歳未満の患者さんの報告はない。
・胸腰椎レベルに多く，80％以上でTh6からL2レベルに発生。

■ 画像所見（図76，77）
・脊髄の腫大（約50％）
・T2強調像所見[60]
　①脊髄の信号強度上昇：全例で見られるが，ほかのさまざまな疾患でも生じる**非特異的所見**。

60) Gilbertson JR, et al : Spinal dural arteriovenous fistulas : MR and myelographic findings. AJNR Am J Neuroradiol, 16 : 2049-2057, 1995.

②脊髄の辺縁に低信号：静脈圧上昇で停滞した血液のデオキシヘモグロビンを反映。T2*強調像の追加も有用。
・造影剤による脊髄の異常増強（約90％）
・軟膜静脈の怒張（約50％）：T2強調像で脊髄表面のくも膜下腔に**異常なflow void**。残りの約半数ではflow voidが認められないが，このような場合には造影MRAが有用[61]。

61) Miller TR, et al：Absence of abnormal vessels in the subarachnoid space on conventional magnetic resonance imaging in patients with spinal dural arteriovenous fistulas. Neurosurg Focus, 32：E15, 2012.

図76　脊髄硬膜動静脈瘻
50歳台，男性。

a：T2強調矢状断像
脊髄はびまん性に腫大し，広範な高信号が認められる。拡張した脈管のflow voidsが脊髄の表面に沿って分布している。

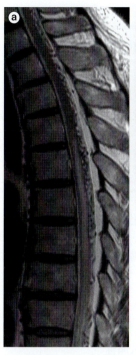
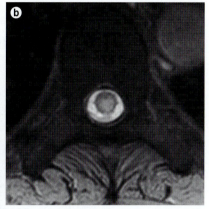

b：T2*強調横断像
脊髄は高信号で辺縁には比較的信号の低い領域が見られる。

図77　脊髄硬膜動静脈瘻
50歳台，男性。

a：T2強調矢状断像
脊髄の中心部には頭尾側に長い高信号が広がり，腫大している。脊髄の辺縁には低信号の領域がある。脊髄表面には背側優位にflow voids（→）が見られる。

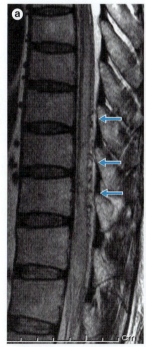
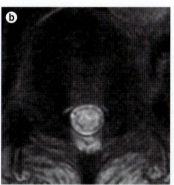

b：T2*強調横断像
脊髄は腫大し，高信号を示している。辺縁は比較的信号の低い部分が見られる。

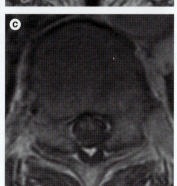

c：造影T1強調横断像
脊髄の腹側に不整な増強効果が見られる。

> **ここが 動 ドコロ**
>
> **脊髄動静脈瘻**
>
> ● flow void以外の所見は非特異的である。
>
> ● 成人で脊髄の浮腫を見た場合には，異常なflow voidの有無を慎重に検索する。
>
> ● 異常なflow voidが認められない場合には，造影MRAも検討する。

脊髄硬膜外血腫（epidural hematoma）

■ 概説

・急性から亜急性に発症し，迅速な診断が必要な疾患である。
・疼痛（背部痛・頸部痛），麻痺，感覚障害が見られ，膀胱直腸障害を伴うこともある。
・好発部位：頸椎から上位胸椎（小児〜若年者），胸腰椎（中高年）[62]
・さまざまな要因があるが，多くは原因不明（→Point advice）。

> **Point advice**　　**硬膜外血腫の原因疾患**
>
> ● 外傷以外に要因[63〜65]があるが，動静脈短絡や腫瘍などは画像的に診断することが求められる。
>   ・特発性（原因不明）
>   ・凝固異常，抗凝固療法
>   ・動静脈奇形や動静脈瘻
>   ・硬膜外麻酔や腰椎穿刺などの医原性
>   ・腫瘍からの出血
>   ・椎間板ヘルニア，変形性脊椎症
>   ・血液透析，妊娠，Valsalva手技，高血圧など

■ 画像所見[63]

・多くは（75％）脊柱管の背外側〜背側の硬膜外腔に分布。
・矢状断像：境界明瞭な凸レンズ状で，頭尾側が細くなる。
・横断像：凸もしくは凹のどちらにも見えることがある。
・MRIでの信号強度は経時的に変化する[62]（図78，→Point advice）。ただし，信号強度と発症からの時間との間に相関が見られないという報告もあるので注意が必要[64]。
・血腫が大きい場合，くも膜下腔の脳脊髄液が圧排され，輪郭が不明瞭なことがある（図79，→Point advice）。

---

62) Kreppel D, et al：Spinal hematoma：a literature survey with meta-analysis of 613 patients. Neurosurg Rev, 26：1–49, 2003.
63) Chang F-C, et al：Contrast enhancement patterns of acute spinal epidural hematomas：A report of two cases. Am J Neuroradiol, 24：366–369, 2003.
64) Fukui MB, et al：Acute spontaneous spinal epidural hematomas. AJNR Am J Neuroradiol. 20：1365–1372, 1999.
65) Deger SM, et al：A spontaneous spinal epidural hematoma in a hemodialysis patient：A rare entity. Intern Med. 48：2115–2118, 2009.

図78 脊髄硬膜外血腫

30歳台，男性。生来健康。突然発症の腰痛と下肢筋力低下，感覚障害，膀胱直腸障害。

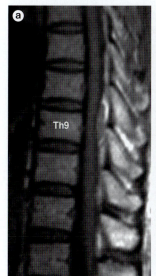
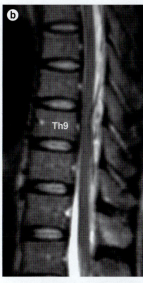
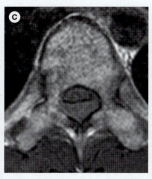
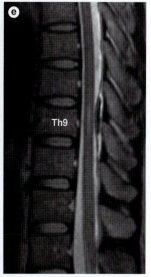
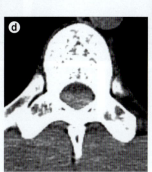

a：発症3時間後のT1強調矢状断像
第9胸椎を中心として，脊柱管の後部に脊髄と比べて等〜軽度高信号を示す凸レンズ状の血腫が見られる。脊髄との間には線状の低信号があり，硬膜を見ていると考えられる。

b：発症3時間後のT2強調矢状断像
血腫は高信号で，脊髄を圧迫している。T1強調像と同様に血腫と脊髄の間には硬膜と考えられる低信号が見られる。

c：発症3時間後のT1強調横断像
脊髄の後部に等〜軽度高信号の血腫があり，硬膜とともに脊髄は腹側に圧排されている。

d：発症3時間後のCT横断像
血腫はやや高吸収で，腹側に圧排された低吸収の脊髄が確認できる。

e：発症3日後のT2強調矢状断像
血腫は縮小し，低信号となっている。脊髄に対する容積効果が減弱しているが，圧迫していた脊髄には浮腫と考えられる高信号が生じている。

Point advice — 硬膜外血腫のMRI信号強度の経時的変化

	T1強調像	T2強調像
①急性期	脊髄と等信号	脊髄より高信号（デオキシヘモグロビンにより低信号域も見られることあり）
②亜急性期（出血後3〜14日）	高信号（メトヘモグロビンを反映，特に6〜8日後に明瞭）	高信号

図79　脊髄硬膜外血腫

70歳台，女性．血液透析，クロピドグレル内服中．突然の強い腰痛と下肢筋力低下，両側L1レベル以下の感覚低下で発症．

a：発症約5時間後のT2強調矢状断像
硬膜外に不均一な高信号域が上下に長く広がっている．硬膜嚢（→）とともに脊髄を腹側に圧迫している．

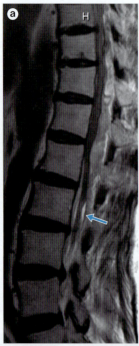
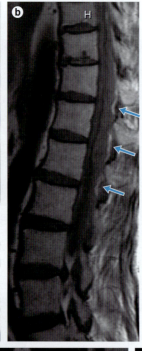

b：発症約5時間後のT1強調矢状断像
血腫は脊髄と等信号で，ほぼ均一な信号強度を示す．硬膜は脊髄との間に低信号として描出されている．硬膜外の脂肪織（→）は高信号で，血腫の後方に分布している．T2強調像（a）では血腫も高信号であるので，硬膜外の脂肪織が判別しにくい．

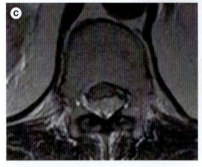
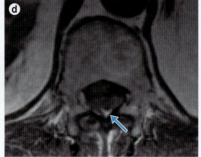
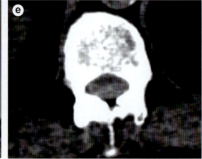

c：発症約5時間後のT2強調横断像
硬膜外腔に高信号の血腫があり，硬膜とともに脊髄を腹側に圧排している．

d：発症約5時間後のT1強調横断像
血腫は脊髄とほぼ等信号を示す．血腫の背側には小さな高信号域（→）があり，硬膜外の脂肪織と考えられる．

e：発症約5時間後のCT
硬膜嚢内にある脊髄と脳脊髄液は血腫に比べて低吸収で，硬膜嚢が腹側に偏位していると判断できる．

Point advice　大きな硬膜外血腫の診断

- 血腫が大きく存在部位がよくわからないときは，脊髄と硬膜，硬膜外の脂肪織の位置関係から特定する．
  - 硬膜はT1強調像とT2強調像ともに低信号．
  - 硬膜外の脂肪織はT1強調像とT2強調像ともに高信号．
  - 横断像で上下の硬膜の連続性，矢状断像で硬膜の偏位を評価する．

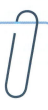

Point advice — 硬膜外血腫と鑑別すべき腫瘤性病変[63,66]

- ●転移性腫瘍
- ●神経鞘腫
- ●悪性リンパ腫
- ●髄膜腫
- ●血管腫
- ●多発性骨髄腫
- ●硬膜外血管脂肪腫
- ●Ewing肉腫

66) Khalatbari MR, et al：Solitary spinal epidural cavernous angioma：report of nine surgically treated cases and review of the literature. Eur Spine J, 22：542-547, 2013.

ここが勘ドコロ

硬膜外血腫

- ●急性発症で，原因不明のことが多い。
- ●脊柱管背側に広がる凸レンズ状の腫瘤性病変。

（明石敏昭）

疾患各論③：先天性奇形

Chiari Ⅰ型奇形（Chiari malformation typeⅠ）

■ **これは必読！**
67) 長嶋達也ほか：キアリ奇形. 脳神経外科, 39：617-628, 2011.

■ **用語アラカルト**

＊12 **Klippel-Feil症候群**
短頸，後頭部の毛髪線の低下，頸部の可動域制限を三徴とする。頭蓋底，頸椎の異常としては頭蓋底嵌入症，環椎頭蓋癒合症，歯突起奇形などがある。

＊13 **無症候性Chiari Ⅰ型奇形**
ChiariⅠ型奇形は0.77％程度の頻度で発生し，そのうちの14％が無症候性であったと報告されている[68]。無症候性では後頭蓋窩の成長に伴い改善が多く見られる一方，空洞症をきたすと不可逆的な組織破壊が生じるため，慎重な手術適応の検討が必要である。

68) Meadows J, et al：Asymptomatic Chiari Type Ⅰ malformations identified on magnetic resonance imaging. J Neurosurg, 92：920-926, 2000.

■ **概説**

・小脳扁桃や脳幹の一部が大孔を越えて脊柱管内に下垂する疾患の総称で，ChiariⅠ型奇形は脊髄髄膜瘤を合併せず，高率に**脊髄空洞症**を伴う[67]。
・後頭骨の形成不全による後頭蓋窩の狭小化が関与していると考えられている。
・合併症として，斜台の短縮や平坦化，**頭蓋底嵌入症**，**Klippel-Feil症候群**＊12などが知られる。
・最も多い症状は頭痛，頸部痛であり，乳児では嚥下障害やいびき，幼児では脊髄空洞症や側彎の症状が多い。脊髄空洞症の症状としては**一側上肢または上半身の中吊り型分布を示す解離性知覚障害**がよく知られている。

■ **画像所見（図80）**

・MRIは診断の第一選択であり，大後頭孔のレベルよりも5mm以上の下垂があれば診断される。**下垂した小脳扁桃が三角形もしくは嘴状を呈するのが特徴的である。**
・MRIの普及により，無症候性ChiariⅠ型奇形＊13や側彎のみを呈する症例などが発見される機会が増えている。
・随伴する脊髄空洞症は第二頸椎レベルから上位胸椎レベルに多く認められる。
・通常のMRIでも空洞内のflow artifactが見られることが多いが，cine mode imagingを用いると，空洞内容液の拍動性運動，大孔部の脊髄液の拍動性運動低下を観察できる。
・空洞症は成長に伴い消退することが少なくないが，C1レベルを越える下垂を認める症例では自然消退の可能性は低い。
・MRIでは空洞形成に先行して脊髄内に出現する可逆的な浮腫性変化（**presyrinx state**）を認めることもある。

図80 Chiari I 型奇形

20歳台，男性。慢性的な両側上肢のしびれ，疼痛を主訴に来院。

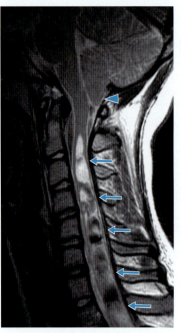

T2強調矢状断像
小脳扁桃にC1上縁レベルまでの下垂が認められる（▶）。Chiari I 型奇形の所見である。C2以下に高～低信号の混在する領域が認められ，脊髄空洞症及び内部のflow artifactである（→）。斜台の短縮が見られる。

ここが 勘ドコロ

Chiari I 型奇形
- 小脳扁桃が大後頭孔のレベルよりも5mm以上下垂し，三角形もしくは嘴状の形態を呈する。
- 脊髄空洞症を高率に合併。

これは必読！
69) 長坂昌登：脊髄髄膜瘤. 脳神経外科, 39: 394-408, 2011.

脊髄髄膜瘤（myelomeningocele）[69]

■ 概説

- 1次神経管形成（primary neurulation）の閉鎖不全に由来する先天奇形で，背部体表に開裂した脊髄が露出した状態である。
- 脊髄が嚢胞状に体表に膨隆している状態を**脊髄髄膜瘤**，脊髄が体表に露出している状態を**脊髄披裂**とよぶ。
- 日本における発生率は1万人に4～5人程度であり，患児のみならず母体のリスクも高いため，葉酸サプリメント摂取の励行や出生前スクリーニングで今後の減少が期待される。
- 症状は背部の皮膚症状，下肢運動知覚障害や膀胱直腸障害，水頭症による症状，Chiari II 型奇形[*14]の症状などである。ほとんどは重複障害をもち，多角的な医療介入が必要となることが多い。

用語アラカルト

[*14] Chiari II 型奇形
後頭蓋窩の低形成により，小脳脳幹の下垂をきたす。水頭症，開放性脊髄髄膜瘤をほぼ全例に認める。

■ 画像所見（図81）

- 基本的には出生後のMRIは撮影されず，超音波や胎児MRIでの診断がメインとなる。
- MRI所見
  ①脊髄が嚢胞状に正中に突出，露出し，**脊髄係留**＊15を伴う。
  ②病変部の皮下脂肪組織は欠損する。
  ③全例でChiari Ⅱ型奇形を伴い，閉鎖術後には高率に水頭症を生じる。
- 単純X線写真やCTでは病変のレベルに広く開いた**二分脊椎**が認められ，椎弓根間距離の開大を伴う。

> **用語アラカルト**
>
> ＊15 脊髄係留
> 脊髄がある部位で先天性もしくは後天性に硬膜に係留されることにより神経の過進展をきたした病態。

図81 脊髄髄膜瘤
胎児期に超音波で脊髄髄膜瘤を疑われ，MRIを撮影。

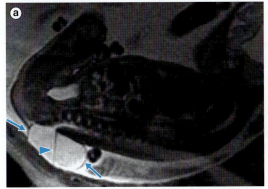

a：T2強調矢状断像
仙骨の開放があり，皮下組織に覆われない嚢胞状構造が背側に脱出している（→）。脊髄髄膜瘤の所見である。馬尾の髄膜瘤内脱出も認められる（▶）。

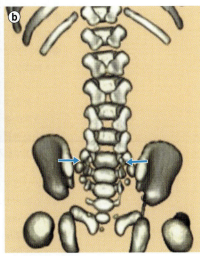

b：出生後のCT VR像
病変部において脊柱管の拡大が認められる（→）。

（三重大学 前田正幸先生のご厚意による）

ここが勘ドコロ

脊髄髄膜瘤
- 脊髄が嚢胞状に体表から突出。
- 脊髄係留やChiari Ⅱ型奇形を伴う。

疾患各論④：脱髄疾患

多発性硬化症（multiple sclerosis：MS）

■ 概説

- 空間的・時間的に多発する特徴をもつ中枢神経の脱髄疾患（**表2**）[70]。
- 中枢神経のあらゆる部位に生じ，脳，視神経，脊髄症状をいずれも呈することが多いが，全体の約10～15%程度は脊髄症状のみを呈する。

> **これは必読！**
>
> 70) Polman CH, et al : Diagnostic criteria for multiple sclerosis : 2010 revisions to the McDonald criteria. Ann Neurol, 69 : 292-302, 2011.

表2 PolmanによるMSの診断基準

【診断基準】
- 2回以上の発作がある場合
  - 2カ所以上の病変，もしくは1カ所以上の病変で空間的多発性が証明される
- 初回発作の場合
  - 2カ所以上の病変があり，時間的多発性が証明される
  - 1カ所の病変があり，時間的・空間的多発性が証明される
- 慢性進行性MS
  - 1年以上の進行経過
  - 脳MRI，脊髄MRI，髄液検査のうち2項目以上が陽性

【定義】
- 発作：自覚的もしくは多発的神経症状が24時間以上持続
- 間隔：発作の出現間隔が30日以上
- 脳脊髄液：オリゴクローナルIgGバンド[※1]陽性，もしくはIgG index[※2]上昇
- MRI：下記を満たす
  - 時間的多発
    ① フォローアップ中に新たなT2強調像高信号病変および/もしくは造影される病変が出現した場合
    ② 経過中に無症候性の造影される病変と造影されない病変が同時期に認められた場合
  - 空間的多発
    中枢神経領域の4カ所（脳室周囲，大脳皮質下，テント下，脊髄）のうち2カ所以上に，それぞれ1つ以上のT2強調像で高信号を示す領域が認められる

[※1] オリゴクローナルIgGバンド：髄液蛋白の電気泳動においてγ-グロブリン領域に幅狭く濃染する数本のバンド。

[※2] IgG index：髄液中のアルブミン濃度に対する髄液IgG濃度の比を，血清アルブミン濃度に対する血清IgG濃度の比で除した値。髄液中の総蛋白量には個人差があるためIgGの相対的な増加量の指標として用いられる。

（文献70より改変引用）

■ 画像所見
- 好発部位：頸髄の後索や側索
- MRI（図82）
  ① T2強調像：長軸方向に2椎体を越えない範囲で高信号。
  ② T1強調像：多くは等信号（腫瘍性病変との鑑別に有用な所見）。
- 急性期においては，T2強調像で高信号となる領域の一部に増強効果が認められ，脊髄の腫大を伴うことがあるが，その程度は腫瘍性病変と比較すると軽度であり，鑑別点となりうる。

> **Point advice** MSに移行しやすい横断性脊髄炎のMRI所見
>
> - MSは横断性脊髄炎や視神経炎で発症することが多いが，将来的にMSに移行しやすい横断性脊髄炎のMRI所見として，以下が知られる[71]。
>   ① 不完全な横断性脊髄炎
>   ② 左右非対称性の症状
>   ③ 小さな病変
>   ④ 浮腫が乏しい

71) Thrower BW : Clinically isolated syndromes : predicting and delaying multiple sclerosis. Neurology, 68(24 Suppl 4) : S12-15, 2007.

図82 多発性硬化症

30歳台，女性。2年前から歩きづらさを自覚。診察時，痙性対麻痺，上肢の腱反射亢進あり。

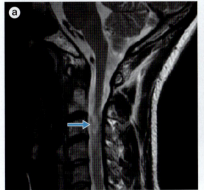
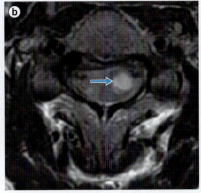
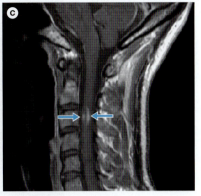

a：T2強調矢状断像
C3レベルの頸髄内に楕円形の高信号領域が認められる（→）。軽微な浮腫を反映して，周囲に淡い高信号域を伴う。

b：T2強調横断像
頸髄自体にも偏位が認められるが，病変は非対称性に左側優位に認められる（→）。病変のサイズのわりに脊髄の腫脹は軽度である。

c：造影T1強調矢状断像
T2強調像で高信号を示した病変の一部に明瞭な増強効果が認められる（→）。

これは必読！

72）糸山泰人：視神経脊髄型多発性硬化症（OSMS）から視神経脊髄炎（NMO）への疾患概念の変遷．脊椎脊髄，23：730-736, 2010.

73）Lennon VA, et al：A serum autoantibody marker of neuromyelitis optica：distinction from multiple sclerosis. Lancet, 364：2106-2112, 2004.

用語アラカルト

*16 アクアポリン4（AQP4）
AQP4はNMO-IgGの標的抗原である。健常人にも存在し，アストロサイトの足突起に高密度に発現する。脳損傷や脳疾患に伴う脳浮腫，脳脊髄液循環などに関与していると考えられている。脳内では，脳室周囲，特に第三，第四脳室周囲，中脳水道周囲灰白質に多く分布している。

*17 NMO-IgG
NMOに特異的な自己抗体で，中枢神経の軟膜や軟膜下，血管周囲に特異的に反応する。

ここが動ドコロ

多発性硬化症（MS）の脊髄病変

● 頸髄の後索・側索にT2強調像で2椎体を越えない高信号域。
● T1強調像では等信号で，脊髄の腫大は軽微。

視神経脊髄炎（neuromyelitis optica：NMO）[72,73]

■ 概説

・視神経と脊髄を侵す疾患で，多発性硬化症（MS）との異同が問題となってきたが，アクアポリン4（AQP4）*16とNMO-IgG*17との関連が解明され，疾患概念が確立しつつある。
・臨床的特徴
①30～40歳台，女性に好発する（多発性硬化症よりやや年齢が高い）。
②視神経障害が強く全盲に至る確率が高い。
③視神経障害が初発症状となる頻度も高い。
④再発率が高い。
⑤自己免疫疾患（Sjögren症候群や橋本病，重症筋無力症など）の合併率が高い。
・脊髄炎は視神経炎に遅れて発症することが多く，感覚障害（しびれ，痛み，感覚低下）や運動麻痺，排尿障害などの症状を呈する。

■ 画像所見（図83）

・MRIにて3椎体以上に及ぶ病変を呈することが多く，急性期病変では病変部の強い腫脹を認め，部分的な増強効果を呈する場合がある。
・慢性期には強い組織破壊性変化の結果，しばしば脳軟化症に類似した囊胞性変化をきたす。

図83 視神経脊髄炎

40歳台，女性。1カ月の経過で両下肢のしびれ，疼痛，歩行障害が出現，抗AQP4抗体陽性。

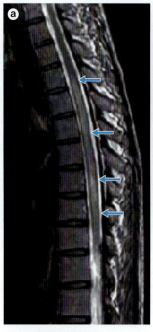

a：T2強調矢状断像
Th3－10レベルにわたる脊髄内の信号上昇，腫大が認められる（→）。

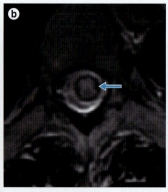

b：T2強調横断像
びまん性の髄内高信号，腫脹が認められる（→）。

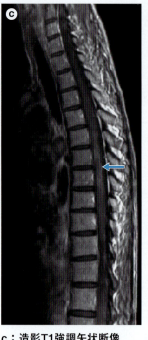

c：造影T1強調矢状断像
Th5－7レベルの病変内に不均一な増強効果が認められる（→）。

Point advice　NMOの治療

- 多発性硬化症ではインターフェロンによる治療が確立されている。
- 一方で，NMO患者ではインターフェロン治療を受けて治療無効もしくは重症再発をきたした症例が多く報告されており，NMOに対してはインターフェロンの投与を行うべきではない。
- 適切な画像診断から早期に抗AQP4抗体測定，治療方針決定を行うことが望ましい。

ここが勧ドコロ

視神経脊髄炎（NMO）

- 視神経炎と3椎体以上にわたる脊髄病変を見たら，NMOを疑って抗AQP4抗体測定を勧める！

疾患各論⑤：その他の疾患

サルコイドーシス（sarcoidosis）[74,75]

■ 概説
- 非乾酪性類上皮細胞肉芽腫が全身性に出現する病態で，脊髄サルコイドーシスは全サルコイドーシスの1%以下の頻度で見られる（p.303参照）。
- 全身性のサルコイドーシスはやや女性に多く発症するが，脊髄サルコイドーシスは男女差はほとんどない。
- 脊髄サルコイドーシスの約1/2〜1/3は他臓器サルコイドーシスの診断前に脊髄症状で発症するため，臨床的に問題となる。
- 病変は中下位頸髄，上位胸椎に多いが，脊髄円錐や馬尾など，いずれのレベルにも生じうる。髄内病変は**脊髄表面に接して広がる**特徴をもつ。このため，症状は**上肢よりも下肢症候が早期に出現する**場合が多い。

■ 画像所見（図84）
- T2強調像では斑状高信号領域を呈し，数椎体にわたって腫大を示すことが多い（→Point advice）。
- 髄内／髄外病変とともに，**髄膜に沿った線状もしくは結節状の異常増強効果**が見られるのが特徴的。

図84 脊髄サルコイドーシス
20歳台，男性。3カ月前からの両下肢しびれ，歩行障害を自覚。他院にてC4-6脊柱管開放術を施行されるも症状が増悪。両下肢の位置覚，振動覚低下あり。

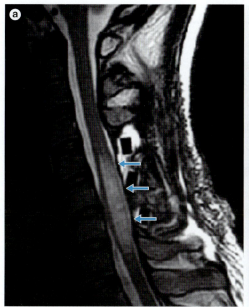
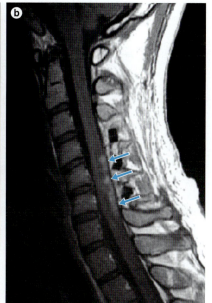

a：T2強調矢状断像
C4-7の脊髄に高信号が認められ，腫大を伴っている（→）。

b：造影T1強調矢状断像
C5-7の脊髄には背側部に髄膜に沿って広がる多結節状の増強効果が認められる（→）。

---

74) 亀山 隆，安藤哲朗：脊髄外の所見が診断に重要なミエロパチー：脊髄サルコイドーシス．脊椎脊髄，20：1063-1068, 2007.

75) 作田 学ほか：サルコイドーシスの神経・筋病変に関する診断基準．脳神経，68：471-476, 2006.

> **Point advice** 数椎体にわたる脊髄病変をきたす代表的な疾患[76]
>
> ●炎症
> 視神経脊髄炎(NMO)およびNMO-spectrum disorder
> 多発性硬化症
> 急性散在性脳脊髄炎
> 全身性エリテマトーデス，抗リン脂質抗体症候群
> Sjögren症候群
> サルコイドーシス
> Behçet病
> アトピー脊髄炎
> 突発性急性横断性脊髄炎
>
> ●感染症
> ウイルス：ヘルペスウイルス(水痘・帯状疱疹ウイルス，Epstein-Barrウイルスを含む)，ヒトTリンパ球向性ウイルス(HTLV-1)，ヒト免疫不全ウイルス(HIV)
> 細菌：梅毒，結核，放線菌
> 寄生虫
>
> ●腫瘍：リンパ腫(血管内リンパ腫を含む)，傍腫瘍症候群
> ●血管：脊髄梗塞，動静脈奇形
> ●栄養障害：ビタミンB_{12}欠乏(亜急性脊髄連合変性症)，銅欠乏
> ●外傷
>
> 76) Trebst C, et al：Longitudinal extensive transverse myelitis – it's not all neuromyelitis optica. Nat Rev Neurol, 7：688-698, 2011. より改変引用

ここが勘ドコロ

脊髄サルコイドーシス

- 下肢優位の感覚障害，運動障害。
- 数椎体レベルにわたる脊髄の腫大。
- T2強調像で高信号を示す髄内病変。
- 髄内腫瘤および髄膜に沿った線状，結節状増強効果。

脊髄ヘルニア（spinal cord herniation）[77~79]

■ 概説
- 脊髄ヘルニアは硬膜欠損部からの脊髄の突出をきたす病態で，Th3-7に好発する。
- 欠損は腹側が圧倒的に多く，その原因として先天性，医原性，強直性脊椎炎などが知られている。
- 臨床的にはBrown-Séquard症候群[*18]を呈すことが多く，下肢のしびれ，温痛覚低下，歩行障害などが多く見られる。
- 治療は硬膜欠損部の閉鎖術であり，手術が行われた症例の予後は良好である。

■ 画像所見（図86）
- MRIで胸髄の急激な前方偏位，嵌頓部での脊髄変形が見られる。前部硬膜の後方偏位，硬膜外液体貯留，欠損孔近傍の硬膜肥厚，背側髄液の乱流などを見ることもある。
- CTミエログラフィは脊髄前部くも膜下腔の消失，脊髄の嵌頓がわかりやすく，硬膜嚢胞との鑑別にも有用である。

> **ここが動ドコロ**
>
> **脊髄ヘルニア**
> - 腹側の硬膜欠損による胸髄の前方偏位と変形。

これは必読！

77) 柳下 章：脊髄ヘルニア．エキスパートのための脊椎脊髄疾患のMRI，第2版，柳下 章，ほか編．三輪書店，2010, p567-569.

78) Prada F, et al : Spinal cord herniation : management and outcome in a series of 12 consecutive patients and review of the literature. Acta Neurochir (Wien). 154 : 723-730, 2012.

79) Groen RJ, et al : Operative treatment of anterior thoracic spinal cord herniation : Three new cases and an individual patient data meta-analysis of 126 case reports. Neurosurgery, 64(Suppl 3) : 145-160, 2009.

用語アラカルト

*18 Brown-Séquard症候群

脊髄半側切断症候群ともよばれ，脊髄の特定レベルの半側が障害された場合に特徴的な症状分布を呈する（図85）。
①障害レベルの全感覚脱失，弛緩性麻痺
②障害レベル以下の同側深部覚脱失（後索路）
③障害レベル以下の同側の深部反射亢進，病的反射出現，血管運動障害（外側皮質脊髄路：延髄下部で交差する）
④障害レベル以下の対側の温痛覚脱失（脊髄視床路：脊髄）で左右交差する。

図85 脊髄半側横断障害（Brown-Séquard症候群）

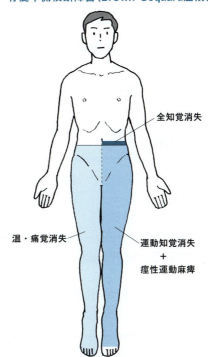

図86 脊髄ヘルニア

50歳台，男性。半年前からの両下肢しびれあり。2週間前から歩行障害が出現。

a：T2強調矢状断像
Th6/7の脊髄が不自然に前方に接して偏位している(→)。

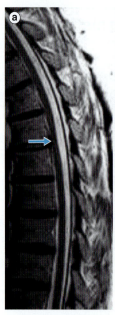

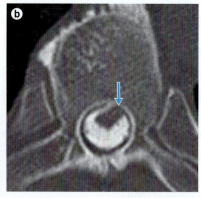

b：ミエログラフィ後CT横断像
同部位に脊髄の変形が認められ，左前方に脊髄が突出している(→)。同部位にはくも膜下腔が見られない。

（亀田総合病院症例）

> **これは必読！**
> 80）村山　繁ほか：亜急性連合性脊髄変性症. 脊椎脊髄, 17：1099-1102, 2004.

亜急性連合性脊髄変性症（subacute combined degeneration of spinal cord）[80]

■ 概説

- ビタミンB_{12}欠乏（→Point advice）が原因で脊髄後索，側索に脱髄をきたす疾患である[*19]。
- 臨床的には後索障害[*20]を反映して**位置覚，振動覚の低下と錐体路症状**が認められる。

> **用語アラカルト**
> ＊19 亜急性「連合性」脊髄変性症
> この「連合性」とは，後索と側索を示す。

Point advice　　ビタミンB_{12}欠乏の原因

- 原因には次のようなものがあり，疑われた場合には既往歴，麻酔歴（笑気ガス），薬剤歴の確認が重要である。
- 摂取不足：厳格な菜食主義（ヴィーガン※）
- 吸収不良
  - 自己抗体（抗内因子抗体，抗胃壁抗体）
  - 胃切除術後
  - 胃癌
  - 腸内細菌異常増殖（盲係蹄症候群など）
  - クローン病など
- 薬物：H_2ブロッカー，プロトンポンプインヒビター，笑気ガス，コルヒチン，ネオマイシン，メトホルミンなど
- 先天性：トランスコバラミンⅡ欠損症，内因子欠損症

※ヴィーガン（vegan）：菜食主義者のうち，肉や魚介類のみならず卵・乳製品や蜂蜜など，すべての動物性食品を摂取しない完全菜食主義者をいう。

用語アラカルト

＊20 後索障害

後索は外側の楔状束と内側の薄束の2つからなり，障害されると深部知覚（位置覚，振動覚）の低下をきたす。後索障害をきたす代表的な疾患としては，ほかに多発性硬化症，脊髄癆（梅毒），水痘／帯状疱疹ウイルス脊髄炎，HIVに伴う空洞性脊髄症などがある。

■ 画像所見

○MRI

- T2強調像で頸髄，上位胸髄の脊髄背側部に左右対称性の高信号領域が認められ，軽度の腫大を伴う。
- 後索，特に頸髄では楔状束に病変が認められるため，典型的には横断像で逆V字型を示す（図87）。
- 通常，増強効果は認められない。
- 治療後は病変部に萎縮変化をきたす。

図87 亜急性連合性脊髄変性症

70歳台，男性。胃全摘後。数年前から下肢，最近上肢にもしびれが拡大。

a：T2強調矢状断像

C2-6の脊髄背側に高信号領域が認められる（→）。脊髄の腫大はない。

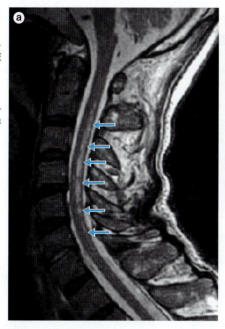

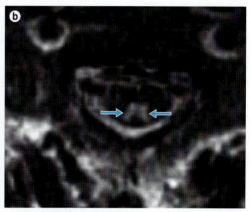

b：T2強調横断像

C4レベル楔状束にハの字型の高信号領域が認められる（→）。

ここが勘ドコロ

亜急性連合性脊髄変性症

- ビタミンB$_{12}$欠乏による後索・側索の脱髄。
- 頸髄，上位胸髄にT2強調横断像で左右対称性の逆V字型高信号領域。

（山本麻子）

肩関節

第3章　部位別疾患レビュー

木内信司・佐志隆士・勝又康友・田渕　隆／天野大介／野崎太希／常陸　真

MRIポジショニングの要点

コイルの用意

- 肩関節専用コイル：肩関節検査用に設計されているので最も使いやすい（図1）。
- 汎用サーフェスコイル[*1]：肩関節専用コイルがない場合に用いる。直径12cm程度のコイルが望ましい（図2）。

ポジショニング

- ヘッド・ファーストの仰臥位（あおむけ）が基本となる（図3）。
- 汎用サーフェスコイルを使用する場合は，撮像する側の肩が磁場中心に近づくような位置に寝てもらう。
- 腕は体の真横に置き，肘は伸展させ，掌は中間位からやや外旋位とする。

用語アラカルト

[*1] サーフェスコイル
体表付近からの信号を効率よく検出し，ノイズの寄与する領域が小さいことから，高い信号雑音比（SNR）を得ることができるが，感度が深さ方向に大きく依存するため，目的の部位に応じた表面コイルを選ぶ必要がある。SNRの向上と，小さい撮像領域を高分解能で撮像できる。

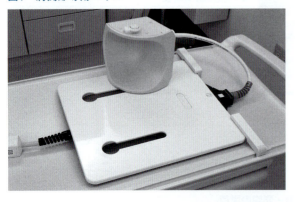

図1　肩関節専用コイル

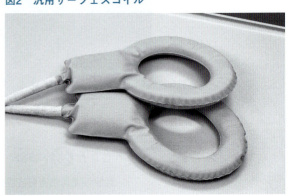

図2　汎用サーフェスコイル

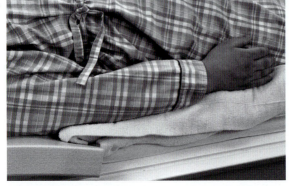

図3　ヘッド・ファーストの仰臥位

ここが動ドコロ

ポジショニング（図4）

- 肘を上に向けて，曲げ伸ばしを行うと肩関節は外旋位となる。
- この状態から，掌を大腿の横に添えると肩関節の撮像に適切な中間位となる。

図4　ポジショニング

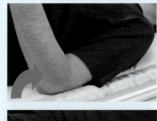
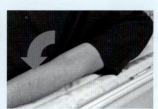
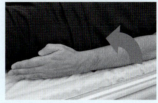

肩が痛い患者さんへの対応

- 中間位で肩の痛みが悪化してしまう場合は，内旋位にしてもかまわないが，腕を腹の上に乗せてしまうと，呼吸による動きのアーチファクトが発生する原因となるので，呼吸の影響が腹部より少ない鼠径部もしくは太ももの上に乗せるようにする。
- この場合，読影医にその状況を申し送る必要がある。

コイルの装着，固定

- 肩専用コイルの場合は，コイルと肩周囲との間に隙間ができないように注意する。
- 汎用サーフェスコイルの場合，互いのコイルが対向するように装着する。
- 固定の際は，幅の広いベルトでコイルと一緒に体も固定する（図5）。
- その際，患者さんに声をかけながら，できるだけきつく巻くようにすると，呼吸の動きによる影響を少なくすることができる。
- 体と掌の間に楔形のクッションなどを入れた状態で固定すると，撮像中に指先まで安定する（図6）。
- また，撮像中（＝大きな音がしている間）は深呼吸をしないように説明する。また，撮像と撮像の合間に「楽にしていてください」という声かけが有効である。
- 汎用サーフェスコイル使用の場合，患者さんを撮像位置に移動させてから，撮像しない側に余裕がある場合は，患者さんに声をかけながら，撮像する肩が磁場中心に近づくように移動してもらうと，わずかではあるが画質が向上する。
- ただし，その際に装着したコイルの位置がずれてしまわないように注意する。
- また，撮像終了後，患者さんをガントリーから引き出す際は，壁と擦らないように元の位置にもどっていただくこと。

図5　ベルトでの固定

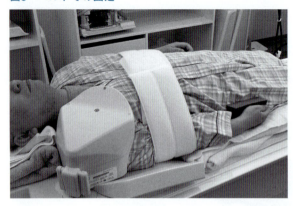

図6　楔形のクッションなどを入れた状態での固定

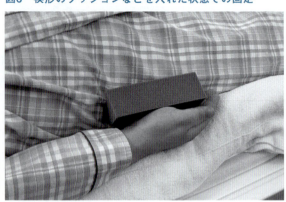

位置決め撮像

- 最初に肩関節がガントリーのどこにあるかがわかるようなFOV（400mm程度）で3方向の撮像を行う。
- 次に実際の撮像と同程度のFOV（200mm程度）で3方向の撮像を行う。
- この2回目の撮像には少し時間をかけて，スライス数と分解能を増やして撮像を行うと，より正確な位置合わせが可能となる。
- **横断像では結節間溝の位置を見ることで内旋位，外旋位の確認ができる。**
- 極端な内旋位または外旋位になっている場合は，この時点で肢位の修正を行う（**図7**）。

図7　位置決め撮像

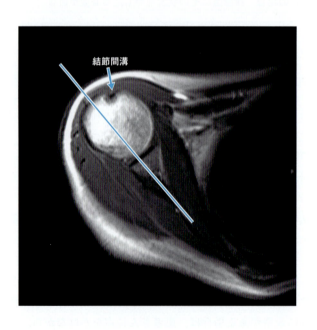

結節間溝

ここが勘ドコロ

- 極端な内旋位，外旋位で撮像されたMRIでは解剖構造を正しく理解できなくなる。

・また，位置決め画像には感度補正などを使わず，目的部位にコイルの感度が十分にあることを，この時点で確認しておく（図8）。

図8　位置決め画像

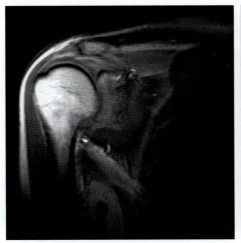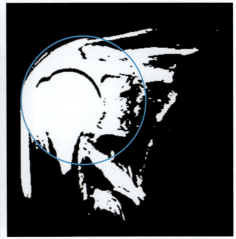

> **ここが勘ドコロ**
> ● 位置決め画像をよく見て，ポジショニング，コイルのセッティングがさらによくなるように努力することは，車の車庫入れ技術の向上とよく似ている。

3方向位置決め画像を使ったスライス面の設定方法

■ 斜冠状断面の設定（図9）
・横断像上で肩甲平面に平行，矢状断像上で上腕骨に平行になるスライス面を設定する。冠状断像を用いてレイアウトを修正する。

■ 斜矢状断面の設定（図10）
・横断像上で肩甲平面に垂直，冠状断像上および矢状断像上では角度をつけない。

> **ここが勘ドコロ**
> ● 術前検査の場合は，筋萎縮を評価するため，筋腹までの撮像（T2強調が最適）が必要となることがある。

■ 横断面の設定
・横断を設定する際，患者さんの症状に合わせた2通りの設定を使い分ける。
● **不安定肩，投球障害肩の場合（図11）**
・矢状断像上では肩甲骨関節窩に垂直に設定する。
・冠状断像上では肩鎖関節から腋窩嚢まで十分に含める。
・横断像上では画像の回転の修正を行う。

●疼痛肩の場合（**図12**）
・矢状断像上では上腕骨に垂直に設定する。
・冠状断像上では肩鎖関節から腋窩嚢まで十分に含める。
・横断像上では画像の回転の修正を行う。

図9　斜冠状断面の設定

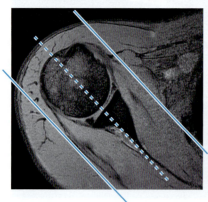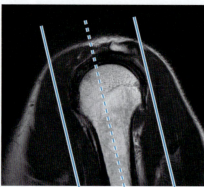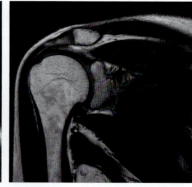

図10　斜矢状断面の設定

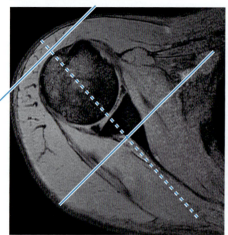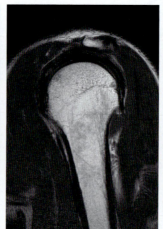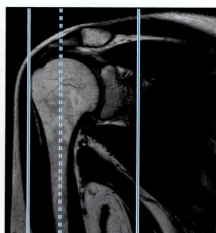

図11　不安定肩，投球障害肩の場合

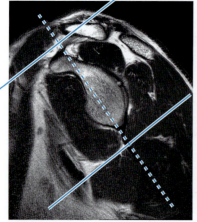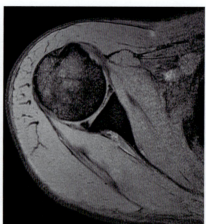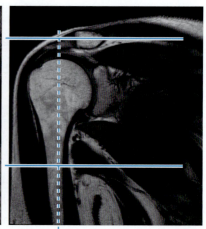

図12　疼痛肩の場合

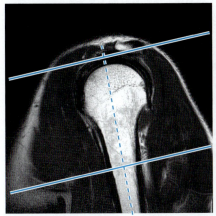
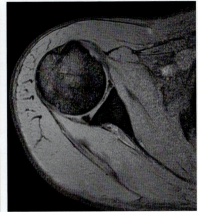
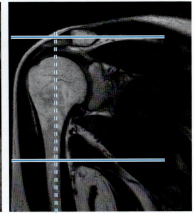

> **ここが勘ドコロ**
> - 肩関節には肩甲骨を含む肩甲平面が存在するが上腕骨は必ずしも肩甲平面の中に入っていない。MRI撮影体位では肩関節を外側方から見ると上腕骨は肩甲平面から離れて浅い角度で存在する。肘の位置が寝台から高くなればなるほど，肩甲平面より離れる（図11，12）。

撮像プロトコル例

- 撮像視野（FOV）：150〜180mm，スライス厚：3〜4mm，マトリクス：256×230程度
  ① 脂肪抑制T2強調斜冠状断像
  ② T1強調斜冠状断像
  ③ T2強調斜矢状断像
  ④ プロトン密度強調斜矢状断像
  ⑤ T2*横断像
  ⑥ 脂肪抑制T2強調横断像
- 注意：プロトコルはあくまでも例であり，実際には症状に合わせた設定が必要である。また，必要に応じ上記以外の撮像断面を追加する場合があるので，各論での記載も参照されたい。
- なお撮像視野（FOV），スライス厚，マトリクスは画像診断ガイドライン2013年版（日本医学放射線学会，日本放射線科専門医会・医会編）に準拠したものを示した。

【注】
撮像パラメータの設定は，使用する装置によって大きく左右され，その性能を最高に引き出すような努力が必要である。個々の施設の対象患者さんの特性も踏まえ，メーカーのアプリケーション担当者を交えて綿密に練り上げる必要がある。いったんFOVやスライス厚を決めたら，安易には変更すべきでない。一方，加算回数，エコートレイン数（ETL）など，患者さんごとに臨機応変に変化させるべきパラメータもある。

> **ここが勘ドコロ**
> - 大断裂が予測される高齢者では脂肪抑制は多用しないほうがよい。脂肪抑制T2強調像は小病変や浮腫性病変（肉ばなれ，骨浮腫，神経原性筋浮腫など）の描出に優れている。
> - TEは60msec前後の短めで撮像する。TEを長くすると信号強度が落ち，闇夜のカラスのような画像になる。
> - 腱板断裂，関節唇損傷などの病変は欠損部への液体貯留のfilling-inを描出して診断する。液体貯留は脂肪抑制T2強調像で観察する。

- 筋萎縮の評価は水も脂肪も高信号になるT2強調像でないと評価できない。
- T2*強調像ではしばしば見落とされている石灰沈着を描出する。また骨梁や骨の輪郭を明瞭に描出することができる。ただし，魔法角効果(現象)[magic angle effect (phenomenon)] (p.51参照)に注意を要する。
- 予想外の腫瘍性病変や未知の病変を評価するためには1方向はT1強調像も撮像する。
- T2*強調像にも同様の意味合いがある。

（木内信司・佐志隆士・勝又康友・田渕　隆）

画像解剖

T2強調斜冠状断像

・腱板断裂術前のMRI検査では，棘上筋，棘下筋の萎縮程度を評価することが重要である。
・T2強調像では脂肪も滲出液も高信号となるので筋萎縮を評価するのに最適なシーケンスである。
・棘上筋腱に全層断裂を生じると，棘上筋の引き込みを生じるために斜矢状断像単独では筋萎縮の評価が難しい。斜冠状断像や横断像も参考にして評価する必要がある。

脂肪抑制T2強調斜矢状断像

・脂肪抑制T2強調像は水分が強い高信号となるために，筋肉損傷(肉ばなれ)，神経原性浮腫の評価に最適である。
・疼痛肩での肉ばなれの頻度は高い。
・腱板断裂，関節唇損傷は，欠損部にfilling-inした滲出液で評価するので脂肪抑制T2強調像は診断価値が高い。
・MRI装置がもつオート機能で，ウィンドウレベルが設定された脂肪抑制T2強調像のみでは，腱板断裂を過大評価することになるので注意を要する。

T2*強調横断像

・T2*強調像は磁化率アーチファクトが強いので単純X線写真で見落とされた肩甲下筋腱，棘下筋腱の石灰沈着の描出に優れている。また骨梁や骨の輪郭も鮮明に描出する。静磁場と55°をなす線維束が魔法角現象(magic angle phenomenon)で高信号化する。この現象のために，SLAP損傷を生じる後上方関節唇，Bankart損傷を生じる前下方関節唇が高信号となるので要注意である。
・肩甲下筋腱と結節間溝長頭腱の位置関係はT2*強調横断像が描出に優れている。

● T2強調斜冠状断像

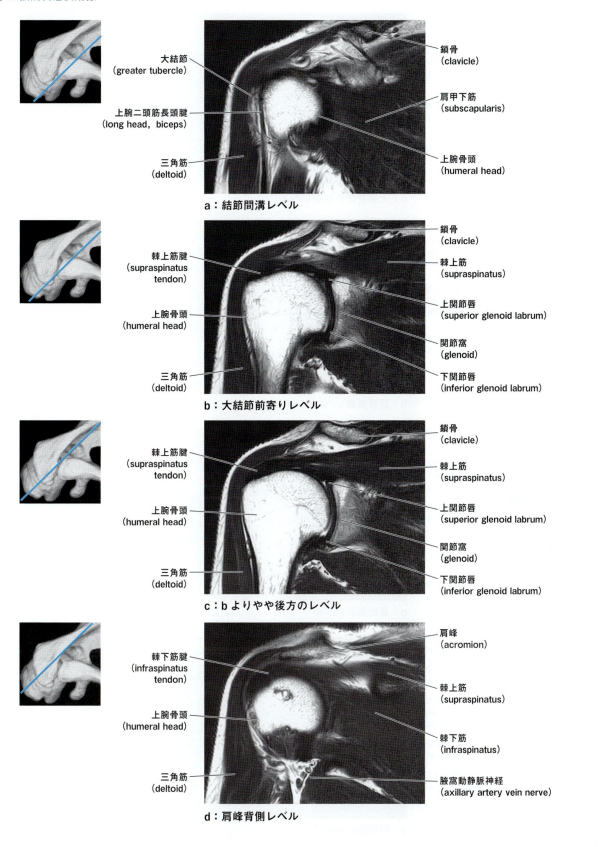

a：結節間溝レベル
b：大結節前寄りレベル
c：b よりやや後方のレベル
d：肩峰背側レベル

●脂肪抑制T2強調斜矢状断像

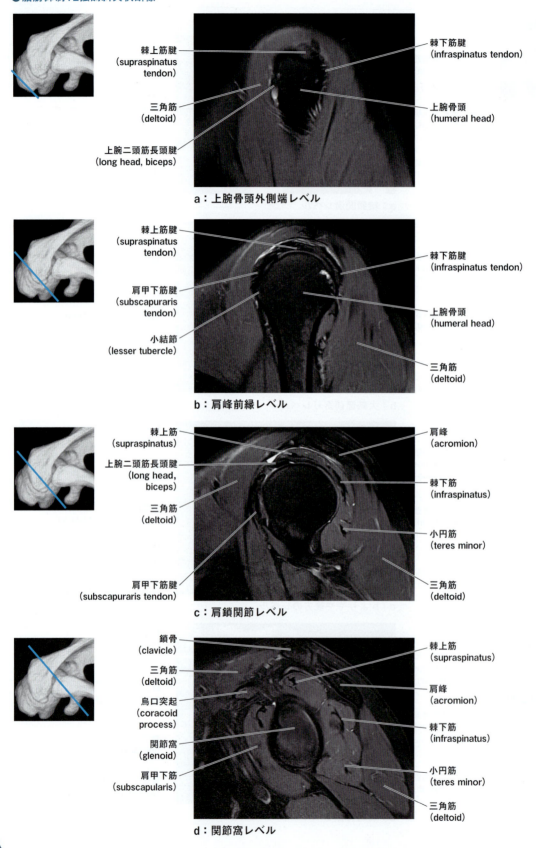

a：上腕骨頭外側端レベル

b：肩峰前縁レベル

c：肩鎖関節レベル

d：関節窩レベル

●T2*強調横断像

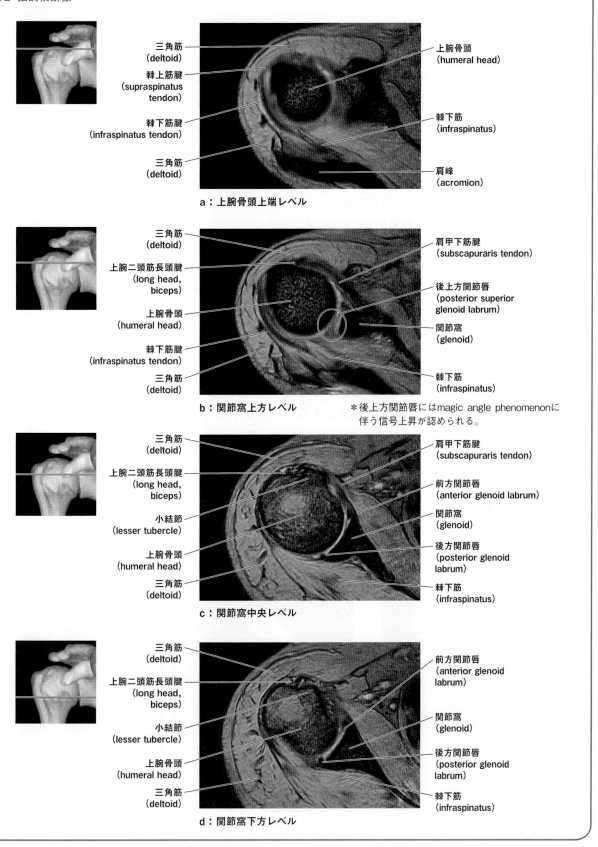

a：上腕骨頭上端レベル

b：関節窩上方レベル

＊後上方関節唇にはmagic angle phenomenonに伴う信号上昇が認められる。

c：関節窩中央レベル

d：関節窩下方レベル

（佐志隆士・天野大介）

腱板損傷

- 腱板損傷は，病因からは外傷に伴う変化と加齢に伴う変化とに大きく分けられるが，それらが合併していることも多くあり，厳密に区別できないことが多い。
- 病態からは腱症（変性）と断裂の2つに大きく分けられる。
- 画像診断において最も重要で基本となるのは，腱板の連続性が保たれているかどうか，つまり腱板断裂があるかないかをしっかりと区別することである。

腱板腱症 [rotator cuff tendinopathy（腱板変性）]

■ 概念と画像所見[1]

- 腱に腫脹や変性があるものの連続性が保たれ，途絶はしていない状態を腱症（変性）という。
- 病理組織学的にはムコイド変性や好酸球性変性とされ，腱線維内に3型コラーゲンが増生し，ムコ多糖の劣化が見られるとされる。
- 画像所見としては，MRIで，①腱板の肥厚・腫脹，②腱板内部の信号強度上昇を認める（図13）。ただし，魔法角効果（magic angle effect）によるアーチファクト（→Point advice，p.51参照）と間違わないように注意が必要である。

> **これは必読！**
> 1) Tuite MJ：Magnetic resonance imaging of rotator cuff disease and external impingement. Magn Reson Imaging Clin N Am, 20：187-200, 2012.

Point advice　魔法角効果によるアーチファクト

- 腱板病変の読影時の注意点として，魔法角効果が挙げられる。
- 静磁場に対して膠原線維が特定の角度（約55°）で配列するときに，本来は低信号となるべきものが高信号を呈してしまう現象。
- TEの短い撮像において顕著となるので，対策としてTEの長い撮像法（代表的にはT2強調像）を用いるとよい（図14）。

図13　腱板腱症（変性）
50歳台，女性。

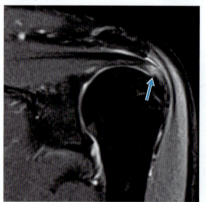

脂肪抑制プロトン密度強調斜冠状断像
棘上筋腱の大結節停止部近傍が高信号を示し，腱板はやや腫脹している（→）。しかし関節面や滑液包面への開口は見られない。

図14　魔法角効果（magic angle effect）
60歳台，男性。

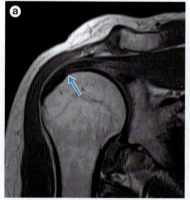

a：プロトン密度強調斜冠状断像
（TR 1,840，TE 12）

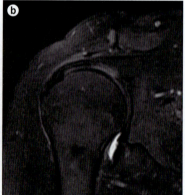

b：脂肪抑制T2強調斜冠状断像
（TR 3,780，TE 97）

TEの短いプロトン密度強調像にて棘上筋腱の大結節停止部よりやや近位の信号強度が上昇している（→）が，TEの長い脂肪抑制T2強調像では同部位の信号強度の上昇は見られなくなっている。

図15 肩峰先端の骨棘
50歳台，男性。

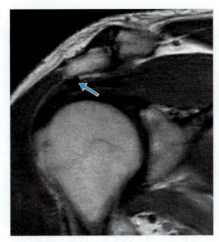

プロトン密度強調斜冠状断像
肩峰先端に下向きの骨棘（変形性変化）が見られる（→）。

> **用語アラカルト**
>
> **＊2 肩峰下インピンジメント**
> "インピンジメント"とは「衝突」を意味する用語であり，関節が可動するときに，腱板や靱帯，筋肉，脂肪体などが解剖学的にはさまったり，狭くなったりすることで，疼痛や可動域に制限が生じる状態である。肩峰下インピンジメントは烏口肩峰アーチと上腕骨頭の間で，手を挙上したとき（外転時）に，腱板や肩峰下滑液包がはさみ込まれることで生じるとされ，疼痛や腱板断裂の原因の1つと考えられている。烏口肩峰アーチの構成要素である肩峰下面の骨形態や烏口肩峰靱帯がその発生にかかわっているとされる。

- 肩峰先端の下向きの変形（骨棘）があり，いわゆる肩峰下インピンジメント（subacromial impingement）＊2を伴っている症例が多い（図15）。
- しかし，必ずしも臨床的に肩痛と関連しているわけではないことにも注意が必要である。

> **ここが勘ドコロ**
>
> 腱板腱症（変性）
> - 腱板が腫脹し信号が上昇している状態。
> - 魔法角効果（magic angle effect）と間違わないように注意が必要。

> **これは必読！**
>
> 2) Morag Y, et al：MR imaging of rotator cuff injury：what the clinician needs to know. RadioGraphics, 26：1045-1065, 2006.

腱板断裂（rotator cuff tear）[2]

- 腱板断裂は，深さの観点からは部分断裂と全層断裂に大きく分けられる。断裂を画像評価する場合には，広がり，サイズが重要である。

■ 部分断裂（partial-thickness tear）

● 分類と画像所見

- 腱板は関節包側から滑液包側まで病理組織学的には5層構造になっているとされる。
- 部分断裂は次の3型に分類される（図16）。
  ① 関節面断裂（関節包側の断裂）
  ② 滑液包面断裂（滑液包側の断裂）
  ③ 実質内断裂（いずれの面にも開口しない断裂）

> **用語アラカルト**
>
> **＊3 PASTA（partial articular surface tendon avulsion lesion）**
> 特殊な名称の付いている部分断裂の1つで，棘上筋腱の関節面での層間剥離を生じるタイプのもの。若年の人やオーバーヘッドアスリートに見られやすいとされる。

- このほか"PASTA"＊3などの特殊型がある（図17）。
- MRIでは，腱板の連続性が一部途絶し，同部位に滑液が貯留する。プロトン密度強調像やT2強調像での脂肪抑制像が診断しやすい。
- 骨性変化も同時に評価することが大切である。特に滑液包面の部分断裂では，肩峰

図16 腱板部分断裂

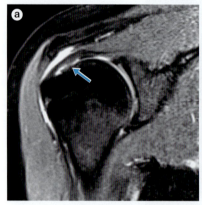 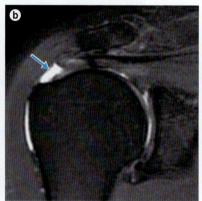 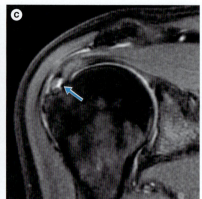

a：50歳台，女性。脂肪抑制プロトン密度強調斜冠状断像（関節面）
棘上筋腱の関節面にて腱板の連続性が途絶し，同部位に滑液が貯留している（→）。

b：60歳台，男性。脂肪抑制プロトン密度強調斜冠状断像（滑液包面）
棘上筋腱の滑液包面にて腱板の連続性が途絶し，同部位に滑液が貯留している（→）。

c：50歳台，女性。脂肪抑制プロトン密度強調斜冠状断像（実質内）
棘上筋腱の実質内で腱板の連続性が途絶し，同部位に滑液が貯留している（→）。滑液包面，関節面への開口は見られない。

図17 PASTA leison
60歳台，女性。

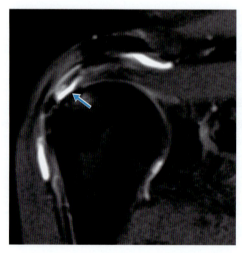

脂肪抑制プロトン密度強調斜冠状断像
棘上筋腱の関節面にて腱板が部分的に途絶・牽引され，層間剥離の状態となっている。そして同部位に滑液が貯留している（→）。

先端や肩鎖関節の変形性変化が強く，肩峰下インピンジメントを呈する頻度が高いとされる。

- 部分断裂の分類には，滑液包面か関節面かという部位に加えて，断裂の深さを評価することも大切で，Ellmanが提唱した関節鏡でのgrading systemをMRIに応用して使われることが多い。つまり，断裂の深さが1/4未満のものをgrade 1，1/4以上1/2未満のものをgrade 2，1/2以上のものをgrade 3とする。
- しかし，治療方針を決定するうえで重要なのは，grade 3か否かということである。つまり，腱板の厚みのうち，半分以上断裂しているかどうかということが重要で，いわゆる"50％ルール"として読影時には区別しておきたい[3]。

3）Arce G, et al：Management of disorders of the rotator cuff：Proceedings of the ISAKOS upper extremity committee consensus meeting. Arthroscopy, 29：1840-1850, 2013.

> **ここが勘ドコロ**
>
> 腱板部分断裂
> - 関節面,滑液包面,実質内の3つに分けられる。
> - 読影時には断裂の深さが50%以上であるかどうかを区別しておきたい。

■ 全層断裂(full-thickness tear)
- **概念と画像所見,好発部位と分類**
- 全層断裂は腱板の関節面から滑液包面まで,腱を貫通性に断裂したものであり,全層性に途絶が見られるものを指す。
- MRIでは,腱板が関節面から滑液包面まで貫通性に断裂し,同部位に滑液が貯留している所見が見られる。滑液はプロトン密度強調像やT2強調像の脂肪抑制像で高信号を呈するため,診断能が高くなる(図18)。診断の際には2方向で確認することが大切である。
- 腱板断裂の頻度は,棘上筋腱,棘下筋腱,肩甲下筋腱,小円筋腱の順とされるが,棘上筋腱と棘下筋腱との厳密な区別は難しいことが多い。
- 以前は大結節の腱板停止部から1〜1.5cmくらい近位のいわゆる"critical zone"とよばれる部位での断裂が多いとされていた。その理由として,同部位には負荷がかかりやすく,圧迫されたり,血流が少なかったりすることなどが損傷後の修復を遅らせるとされていたが,それに反論する意見が近年多く見られる[3]。現在では,腱板断裂は大結節停止部で生じるのが一般的と考えられている(図19)。
- 全層断裂のサイズによる分類ではCofieldの分類がよく用いられる[4]。
  ① **小断裂**(断裂長1cm未満)
  ② **中断裂**(断裂長1cm以上3cm未満)
  ③ **大断裂**(断裂長3cm以上5cm未満)
  ④ **広範囲断裂**(断裂長5cm以上あるいは2つ以上の全層断裂)

4) Cofield RH: Subscapular muscle transposition for repair of chronic rotator cuff tears. Surg Gynecol Obstet, 154: 667-672, 1982.

図18 腱板全層断裂
60歳台,女性。

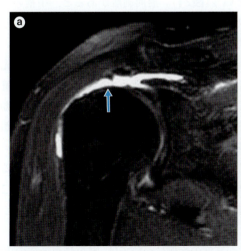
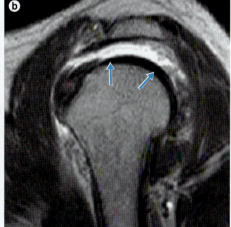

a:脂肪抑制プロトン密度強調斜冠状断像　　b:T2強調斜矢状断像
棘上筋腱および棘下筋の腱において,腱板が全層性に途絶し,同部位に滑液が貯留している(→)。

図19　腱板停止部での断裂
70歳台，男性。

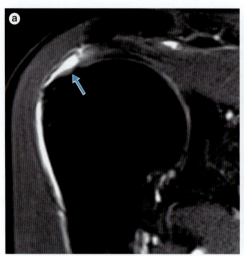

a：脂肪抑制プロトン密度強調斜冠状断像　　b：脂肪抑制プロトン密度強調斜矢状断像
棘上筋腱が大結節停止部からはがれるように断裂し，同部位に滑液が貯留している（→）。

用語アラカルト

＊4　MR関節造影
100～250倍程度に希釈したガドリニウム造影剤を10～20mL程度関節内に直接注入した後に撮像を行う手法である。世界的には広く受け入れられている検査法であるが，日本では保険適応外なので注意を要する。

5）日本医学放射線学会・日本放射線科専門医会・医会編：撮像法およびCQ・骨軟部 画像診断ガイドライン2013. 金原出版, 2013, p426-467.

6）野崎太希，ほか：肩関節読影に必要な画像解剖とKinematics. 画像診断, 33：118-132, 2013.

7）Gladstone JN, et al：Fatty infiltration and atrophy of the rotator cuff do not improve after rotator cuff repair and correlate with poor functional outcome. Am J Sports Med, 35：719-728, 2007.

・腱板断裂の診断能はMR関節造影（MR arthrography）＊4が最も高いとされるが，関節腔内への注射という侵襲的手技が必要であり，ほかの画像検査で診断に至らない場合や詳細な診断が必要な場合などに考慮してもよいとされている[5]。

● **MRI読影における注意点**

・肩甲下筋腱の断裂では舌部とよばれる上方部分の断裂が多いが，診断能は棘上筋腱の断裂と比べ劣るとされる。診断能の向上目的に放射状撮像を加えている施設もある。

・腱板断裂が長期化した慢性経過例では，上腕骨頭の上方化が生じ，滑液貯留がほとんど見られず，あたかも断裂後の瘢痕化した線維組織や肉芽組織が断裂部に中等度信号として描出されることがある（図20）。そういった症例においては，一見，腱板断裂がないように見えてしまうので，注意が必要である。

・全層断裂において，腱板の退縮が生じる際に，滑液包面に近い浅層の断端と，関節面に近い深層の断端で退縮の程度が異なることがあり，それを**層間剥離（delamination）**という（図21）。層間剥離があると，手術のときに浅層と深層の断端をそれぞれ区別して上腕骨頭に縫い付けるが，術中に意識しないと深層の断裂を見逃すこともあるため，術前の画像評価は重要である。

・腱板の評価と同時に，骨性変化の評価も大切である。肩峰先端および肩鎖関節の変形性変化が高度になるとインピンジメントを生じるため，腱板修復時に骨棘を切除する肩峰形成術（除圧術）が施行されることがある。この分類ではBilglianiの分類が有名であるが，検者間信頼性が低いとされるため，この分類をするよりも**下向きに凸の骨棘の有無**を確認することのほうが重要である[6]。

・全層断裂の術前評価において，腱板構成筋の変化を観察することが近年，注目されている。腱板構成筋の変化には**筋萎縮**と**筋内の脂肪変性**の2つがあり，これらを区別して考える必要がある。いずれも斜矢状断で評価することが一般的である（図22，→Point advice）。

・筋萎縮，脂肪変性が高度の症例については，腱板修復術後の再断裂の頻度が高くなり，機能的な予後も不良例が多いとされるため，術前評価として重要である[7]。

図20　腱板全層性断裂の慢性経過例
60歳台，男性。

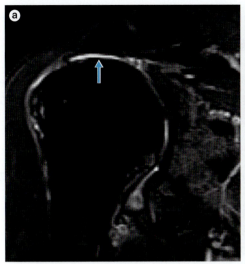
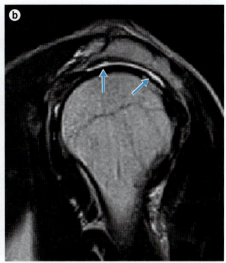

a：脂肪抑制プロトン密度強調斜冠状断像　　b：T2強調斜矢状断像

棘上筋腱および棘下筋腱の上方において腱板が全層性に断裂しているが，上腕骨頭の上方への偏位が生じており，滑液貯留もあまり見られず，腱板の存在した部位に1層の低信号構造（瘢痕化した線維組織など）が見られる（→）。

図21　層間剥離を伴う腱板全層性断裂
70歳台，女性。

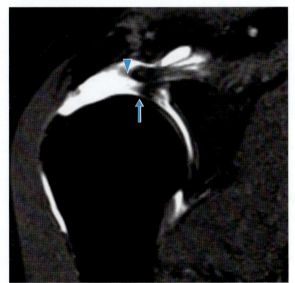

脂肪抑制プロトン密度強調斜冠状断像

棘上筋腱が大結節停止部から全層性に断裂し，同部位に滑液が貯留している。その断端が浅層（▶）と深層（→）に分かれており，深層のほうがより近位まで牽引されている。

図22　腱板広範囲断裂と腱板構成筋の脂肪変性
80歳台，男性。

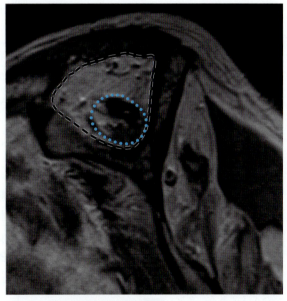

プロトン密度強調斜矢状断像

棘上筋腱，棘下筋腱，肩甲下筋腱ともに全層性に断裂がある広範囲断裂症例で，肩甲骨Y-viewが描出される最外側の断面で脂肪変性および筋萎縮がいずれの筋肉においても見られている。棘上筋の筋萎縮の評価においては棘上窩の面積（━━）と棘上筋の面積（┄┄）の比をとるThomazeau分類が有名で，棘上筋の脂肪変性の評価においては，棘上筋内（┄┄）の脂肪の量を定性的に評価するGoutallier分類が用いられることが多い。

> **Point advice**　腱板全層断裂における筋萎縮と脂肪変性の評価
>
> ●筋萎縮の評価には，Thomazeau分類が用いられる。斜矢状断像において肩甲骨がY-viewとして描出される断面において，筋肉の面積を計測し，萎縮の程度を次のように比で表したものである。
> Stage 1（軽度の萎縮）：1.0〜0.6
> Stage 2（中等度の萎縮）：0.6〜0.4
> Stage 3（高度の萎縮）：0.4未満
> ●脂肪変性の視覚的な定性評価としてGoutallier分類がある。もともとはCTでの横断像での評価とされるが，MRIに応用され（modified Goutallier分類），斜矢状断像で次のように評価する。
> Stage 0：筋内の脂肪がまったく見られないもの
> Stage 1：わずか索状に脂肪が見られるもの
> Stage 2：脂肪含有量が50％未満のもの（脂肪＜筋肉）
> Stage 3：脂肪含有量が50％のもの（脂肪＝筋肉）
> Stage 4：脂肪含有量が50％を超えるもの（脂肪＞筋肉）

ここが勘ドコロ

腱板全層断裂

- 棘上筋腱，棘下筋腱に多く，断裂サイズによって分類するCofieldの分類がよく用いられる。
- 同時に肩峰先端の骨棘によるインピンジメントがないかを確認することが重要。
- 脂肪変性の評価や層間剥離の有無も確認する。
- 慢性例では断裂がないように見えることがあり注意が必要。

腱板術後評価

■ 術後画像所見の分類と読影ポイント

・一般的な鏡視下腱板修復術（→Point advice 1）の術後画像として，術後腱板修復状態（postoperative cuff integrity）を評価するSugaya（菅谷）分類（→Point advice 2）が広く用いられている（**図23**）。

用語アラカルト

＊5 suture anchor
靱帯や腱を骨に固定するデバイスである。アンカー部分は金属でできていることが多く，同部位を骨に打ち込んで固定する。

＊6 footprint
腱板の上腕骨頭への停止部のことで，Curtisらが，同部位の解剖学的知見を報告した際に「footprint」と名付けたのが始まり。

> **Point advice 1**　腱板断裂の手術
>
> ●腱板断裂の手術については，以前は直視下腱板修復術が主流であったが，その後肩関節鏡が導入され，現在では鏡視下手術が主流となっている。
> ●通常の鏡視下腱板修復術では，suture anchor[*5]を用いて腱板を大結節のfootprint[*6]に縫着させる方法が一般的であるが，広範囲断裂など腱板の欠損部分が多い場合には，大腿筋膜や上腕二頭筋長頭腱を用いたパッチ法，広背筋などほかの筋腱を移行させる筋腱移行術などもある。

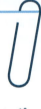

図23　Sugaya(菅谷)分類

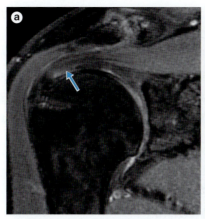
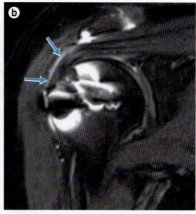

a：70歳台，女性。菅谷分類Type 1の脂肪抑制プロトン密度強調斜冠状断像
修復腱板の連続性は保たれ，信号強度は一様に低信号を示す(→)。

b：60歳台，女性。菅谷分類Type 2の脂肪抑制プロトン密度強調斜冠状断像
修復腱板の連続性は保たれるが，わずかに腫脹があり，信号強度が高くなっている(→)。

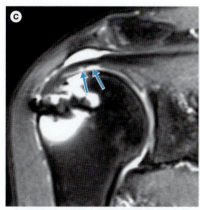
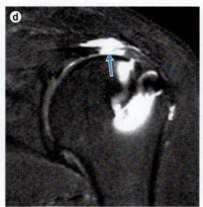
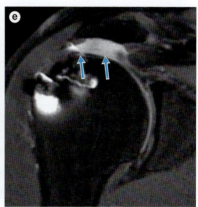

c：60歳台，女性。菅谷分類Type 3の脂肪抑制プロトン密度強調斜冠状断像
修復腱板の関節面に一部菲薄化(部分断裂)があり，同部位には滑液が貯留している(→)。

d：60歳台，女性。菅谷分類Type 4の脂肪抑制プロトン密度強調斜冠状断像
修復腱板の連続性が途絶し，小さな全層性断裂が生じている(→)。

e：60歳台，男性。菅谷分類Type 5の脂肪抑制プロトン密度強調斜冠状断像
修復腱板の連続性が途絶し，大きな全層性断裂が生じている(→)。

---

8) Sugaya H, et al: Functional and structural outcome after arthroscopic full-thickness rotator cuff repair: single-row versus dual-row fixation. Arthroscopy, 21: 1307-1316, 2005.

Point advice 2　Sugaya(菅谷)分類[8)]

- 術後の腱板の厚み/再断裂の有無と信号強度から，Type1～5まで5型に分けるものである。
  - Type 1：修復腱板に正常腱板と同様の厚みがあり，信号強度も一様に低信号であるもの。
  - Type 2：修復腱板の厚みは十分であるが，信号強度が部分的に高くなっているもの。
  - Type 3：修復腱板の連続性はあるが，一部に菲薄化があり，部分断裂をきたしているもの。
  - Type 4：修復腱板の連続性がなくなり，小さな全層断裂となっているもの（原文では1～2スライスとなっている）。
  - Type 5：修復腱板の連続性がなくなり，大きな全層断裂となっているもの（原文では2スライス以上となっている）。

- 基本的には**再断裂の有無**を確認することが大切である。再断裂部位には滑液が貯留していることが多い。
- 一般的に修復腱板は6〜12カ月までは信号強度が高く，高信号を呈するものが多いが，これは術後の正常変化であり，その後低信号となるとされる。したがって術後1年以内であれば，術後腱板が高信号であっても正常変化であることが多い。
- 腱板の術後の再断裂部位は上腕骨頭のsuture anchorで縫い付けたfootprintよりも近位に生じることが多い。

> **ここが勘ドコロ**
>
> **腱板術後のMRI**
> - 再断裂の有無を確認することが大切であるが，修復腱板は術後の正常変化として6〜12カ月までは高信号を呈するものが多い。

（野崎太希）

不安定肩

投球障害肩（throwing injury of the shoulder）

- 投球障害肩はSLAP損傷に代表される関節唇損傷，内インピンジメント（internal impingement）などの解剖学的損傷，腱板・肩甲胸郭の機能不全のほか，股関節などの肩関節以外の機能障害などが複合して関与する。
- 通常は投球動作時以外には症状を示さず，理学所見や画像所見に乏しいことが多く，MR関節造影（p.396参照）で診断率が高くなる。
- 投球相（→Point advice 1）によって障害される部位や症状が異なる。

Point advice 1　　投球動作と障害発生部位（図24）

- ワインドアップ期（wind-up phase）：動作の開始から非投球側の手からボールが離れるまで。
- コッキング初期（early cocking phase）：前方の足が地面に着地するまで。肩は外転・外旋し始める。
- コッキング後期（late cocking phase）：肩の最大外旋まで。上腕骨頭は前方に偏位しようとし，前方構成体（大胸筋，三角筋前部線維，肩甲下筋，前方関節唇－関節包複合体）に大きな張力が加わる。→**前方不安定症，内インピンジメント**，筋の付着部炎・損傷
- 加速期（acceleration phase）：ボールリリースまでの時期。上腕骨は内旋位をとる。内旋・内転筋群が収縮，腱板が烏口肩峰アーチに入り込む。→烏口肩峰アーチ下でのインピンジメント
- 減速期（deceleration phase）：ボールリリースから腕の動作の終了するまでの時間の始めの1/3。棘下筋，小円筋の収縮，三角筋後部線維，上腕二頭筋長頭腱－関節唇複合体（biceps labrum complex：BLC）に張力がかかる。→腱板部分断裂，**BLC損傷**
- フォロースルー期（follow-through phase）：ボールリリースから腕の動作を終了するまでの時間の後半2/3。水平屈曲，内旋位のため，上腕骨頭は後方へ偏位。後方関節唇・関節包に張力がかかる。→**後方不安定症，後方関節唇損傷**，肩甲上神経麻痺

図24　投球動作

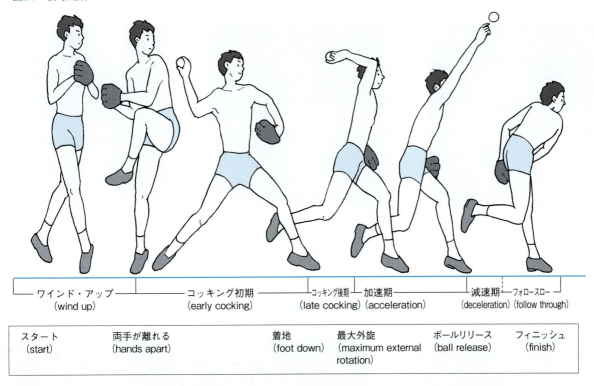

9) Andrews JR, Carson WG Jr, McLeod WD : Glenoid labrum tears related to the long head of the biceps. Am J Sports Med. 13 : 337-41, 1985.
10) Snyder SJ, et al : An analysis of 140 injuries to the superior glenoid labrum. J Shoulder Elbow Surg, 4 : 243-248, 1995.

■ SLAP病変

- 上腕二頭筋長頭腱の牽引による，関節窩付着部における上方関節唇の損傷をSLAP病変（superior labrum anterior posterior lesion）といい，投球障害肩に高頻度に認められる[9]が，肩関節前方脱臼でも見られることがある．
- SLAP病変はSnyderら[10]により，TypeⅠ～Ⅳの4タイプに分類されている（→Point advice 2）．

　TypeⅠ：関節唇付着部の不整（fraying）で，通常はMRIでは診断が難しい．
　TypeⅡ：上方関節唇付着部の剥離で，最も多い（図25）．ただし，この部位には関節唇と関節軟骨の間にはsublabral recessとよばれる生理的な陥凹があり，注意が必要である（図26）．その他にも紛らわしい正常変異があることが知られている（→Point advice 3）．切れ込みが大きく，不整な場合にTypeⅡと診断する．冠状断像のみならず横断像でも前後の広がりを確認する（図27）．
　TypeⅢ：バケツ柄状断裂を呈する（図28）．
　TypeⅣ：バケツ柄状断裂に加え，断裂が上腕二頭筋長頭腱にも達する（図29）．

図25 SLAP病変（Type Ⅱ）
20歳台，男性。

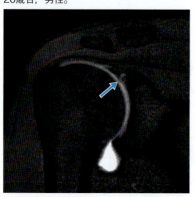

MR関節造影斜冠状断像
上方関節唇に造影剤の浸入を認める（→）。

図26 sublabral recess
10歳台，男性。

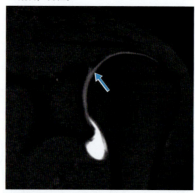

MR関節造影斜冠状断像
関節唇付着部にわずかに造影剤の浸入があるが（→），SLAP病変ほどの深さはない。

図27 SLAP病変（Type Ⅱ）
20歳台，男性。

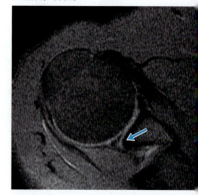

脂肪抑制プロトン密度強調横断像
後方関節唇に関節唇の剥離を認める。

図28 SLAP病変（Type Ⅲ）
20歳台，男性。

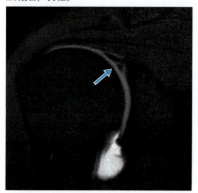

MR関節造影斜冠状断像
上方関節唇にバケツ柄状断裂を認める（→）。

図29 SLAP病変（Type Ⅳ）
30歳台，男性。

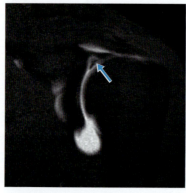 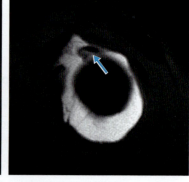

MR関節造影斜冠状断像 　　　　　　　　　MR関節造影斜矢状断像
上方関節唇にType 3と同様のバケツ柄状断裂を認め，さらに上腕二頭筋長頭腱にも断裂が連続している（→）。

---

11) Maffet MW, et al：Superior labrum-biceps tendon complex lesions of the shoulder. Am J Sports Med, 23：93-98, 1995.
12) Mohana-Borges AV, et al：Superior labral anteroposterior tear：classification and diagnosis on MRI and MR arthrography. AJR Am J Roentgenol, 181：1449-1462, 2003.

> **Point advice 2** 　SLAP病変の分類
>
> ● SLAP病変はSnyderの分類のほかに，関節唇損傷が前方，後方，全周性に広がるもの，関節上腕靱帯に連続するものを加え，10型まで分類されている[11,12]。

Point advice 3　関節唇の正常変異

- 上方関節唇損傷と紛らわしい正常変異として，Buford complexとsublabral holeが知られている[13]。
  - Buford complex：上前方関節唇の欠損で，太い中関節上腕靱帯MGHL（middle glenohumeral ligament）が認められるのが特徴である（図30）。
  - sublabral hole：上前方関節唇が関節窩に付着せずに浮いている正常変異である（図31）。

13) Williams MM, et al：The Buford complex - the "cord-like" middle glenohumeral ligament and absent anterosuperior labrum complex：a normal anatomic capsulolabral variant. Arthroscopy, 10：241-247, 1994.

図30　Buford complex
10歳台，男性。

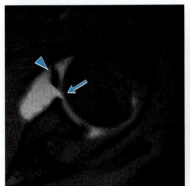

MR関節造影横断像　　　　　　　MR関節造影斜矢状断像

関節唇上前縁は欠損しており（→），太いMGHLが認められる（▶）。

図31　sublabral hole
20歳台，男性。

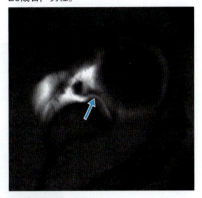

MR関節造影横断像

関節唇上縁は関節窩から遊離しているが（→），不整は認めない。

ここが勘ドコロ

投球障害肩①：SLAP病変

- その名前が「anterior posterior」となっているが，上前方部分は関節唇の欠損や関節窩から浮いている正常変位があるので，上前方の関節唇の所見は有意とはとらない。上後方の関節唇損傷の有無を注意深く観察する。
- 冠状断だけでなく，横断像で前後の広がりを確認することも重要。
- Type Ⅱが最も頻度が高いので，見逃さないように注意すること。

■ 前方不安定症（anterior instability）

・前方関節唇・関節包に繰り返し加わる負荷により，関節包が弛緩し前方不安定性を呈する状態。明らかなBankart損傷（後述，p.406参照）を認めず，関節包や肩甲上腕靱帯の弛緩，損傷が主な原因となる（図32）。

■ 内インピンジメント（internal impingement）

・コッキング後期に肩関節が外転・外旋した際に，大結節と後上方関節窩との間で後上方関節唇と腱板関節面が衝突し，関節唇損傷と腱板の関節側部分断裂を生じる[14]（図33）。
・postero-superior impingementともよばれ，棘上筋腱・棘下筋腱境界部に病変が存在することが多く，骨頭の後上部にHill-Sachs病変様の陥凹や囊胞性変化，骨髄の信号変化が認められることがある。

■ Bennett病変

・関節窩後下方に認められる骨棘（図34）で，多くの場合は無症候性であるが，ときとして投球動作のリリースからフォロースルー時にかけての肩関節後方の痛みの原因となる。

14) Walch G, et al : Postero-superior glenoid impingement. Another impingement of the shoulder. J Radiol, 74 : 47-50, 1993.

図32　前方不安定症
10歳台，男性。

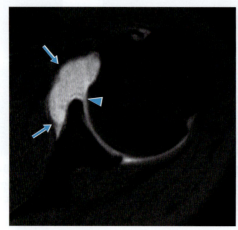
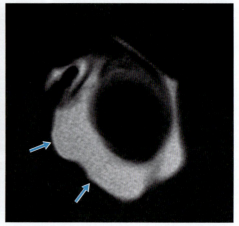

MR関節造影横断像
関節唇損傷は認めないが（▶），前方関節包の弛緩を認める（→）。脱臼後の不安定感が強い。

図33　内インピンジメント
20歳台，男性。

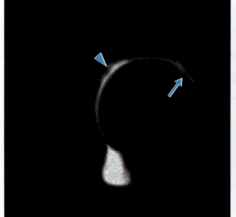
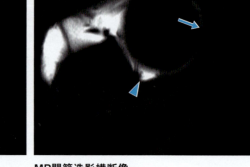

MR関節造影斜冠状断像　　**MR関節造影横断像**
棘下筋腱の関節側に部分断裂を認め（→），上後方関節唇にも不整を認める（▶）。

- 投球動作のフォロースルー時の牽引力あるいは関節動揺性に伴い形成された骨棘と考えられる。
- 関節外の所見であり，関節鏡では確認できない。

■ 後方関節唇損傷（posterior labral tear）
- 外転，屈曲，内旋運動の行われる水泳，投球などのoverheadの動作で後方関節唇損傷（Kim病変），関節包後方の損傷を生じ，後方不安定の原因となる（図35）。

■ リトルリーグ肩（little league shoulder）
- 上腕骨近位の骨端線閉鎖前に生じる骨端線損傷で，投球動作により繰り返される骨端線部の負荷により骨端線の離開を生じる。
- 両側の単純X線写真で骨端線の形態を健側と比較することが診断に有用である（図36）。

図34　Bennett病変
20歳台，男性。

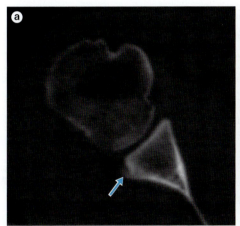

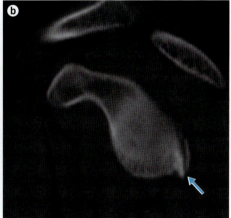

a：CT横断像
関節窩後縁に骨棘（→）を認める。

b：CT矢状断像

図35　Kim病変
10歳台，男性。

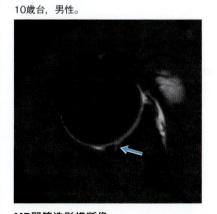

MR関節造影横断像
後方関節唇付着部に亀裂を認め，造影剤の侵入を認める（→）。

図36　骨端線損傷
10歳台，男性。

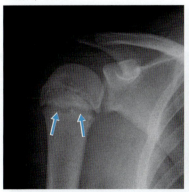
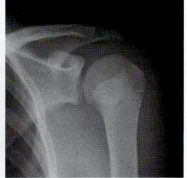

単純X線写真
右上腕骨近位の骨端線損傷。健側（左側）と比較し，骨端線の開大を認める。

> **ここが 勘ドコロ**
>
> **投球障害肩②：SLAP病変以外に次のものに着目する**
> - Hill-Sachs様病変：上腕骨頭後上部の陥凹・骨髄浮腫
> - Bennett病変：関節窩後下方の骨棘
> - Kim病変：後方関節唇損傷
> - リトルリーグ肩：上腕骨近位骨端線離解

脱臼肩(dislocation of the shoulder)

・肩関節は人体の関節のなかで，最も可動域が広く，最も不安定な関節であり，全脱臼の50％を占める。

■ 肩関節脱臼(glenohumeral joint dislocation)

・肩関節脱臼は，外傷性と非外傷性に分類される。

●外傷性脱臼

・①前方脱臼(95％，後で詳述)，②後方脱臼(2～4％，後で詳述)，③直立脱臼(まれ)，④胸郭内脱臼(非常にまれ)に区分される。

・外傷性前方脱臼後に，関節包の損傷や関節唇の剥離，関節窩の骨折により軽度の外力で前方への脱臼を繰り返すものを反復性肩関節前方脱臼という。

●非外傷性脱臼

・習慣性肩関節後方脱臼は，後方関節包の弛緩，肩甲骨臼蓋の後傾，棘下筋の筋力低下が原因といわれている。

・動揺肩(loose shoulder，後で詳述)は，非外傷性の肩関節不安定症で，通常は両側性であり，関節包の弛緩や筋力低下などが原因とされる。

■ 前方脱臼(anterior dislocation)

・外転，伸展，外旋が強要された際に上腕骨頭が関節唇を乗り越え前方に脱臼する。その際に前方関節唇の損傷(Bankart病変)を生じ(図37)，ときに関節窩前縁の骨折や骨欠損(骨性Bankart病変)を伴うことがある。

図37 Bankart病変
20歳台，男性。

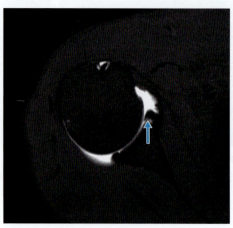

MR関節造影横断像
前方関節唇付着部に亀裂を認め，造影剤の浸入を認める(→)。

- Bankart病変は通常のMR撮像でも診断可能な場合もあるが，MR関節造影を施行したほうが，より明瞭となる（**図38**）。
- 骨性Bankart病変は，骨片のあるタイプ（**図39**）と骨片のないerosion様の骨欠損のタイプ（**図40**）があるが，関節窩の骨欠損が健側の前後径の21％を超えると，関節唇修復のみでは再脱臼率が高い[15]。そのため，骨性Bankart病変では骨欠損の程度の評価が必要であり，患側と健側の比較が必要な場合がある（**図41**）。
- Bankart病変にはいくつかの亜型が知られる（**図42**→Point advice 1）。また，外旋位では不明瞭となることがあり，注意する必要がある（**図43**→Point advice 2）。

15) Itoi E, et al : Quantitative assessment of classic anteroinferior Bony Bankart lesions by radiography and computed tomography. Am J Sports Med, 31：112-118, 2003.

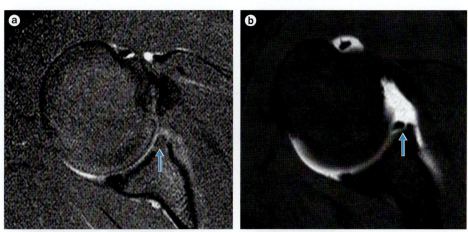

図38　Bankart病変
20歳台，男性。

a：脂肪抑制プロトン密度強調横断像　　b：MR関節造影横断像

前方関節唇の関節窩からの剥離を認める。関節唇の信号は上昇し，損傷が示唆される。MR関節造影で剥離部に造影剤の浸入を認める（→）。

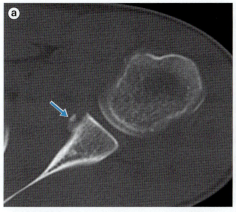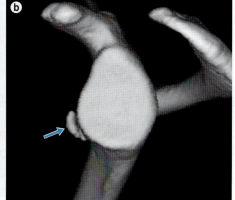

図39　骨性Bankart病変
10歳台，男性。脱臼歴10回。

a：CT横断像　　b：3D-CT

関節窩前縁に骨片を認める。

図40　骨性Bankart病変
10歳台，男性。脱臼歴3回。

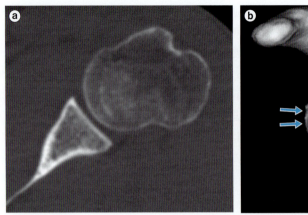
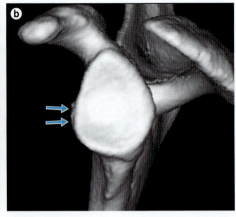

a：CT横断像　　　　　　　　　　　　　　b：3D-CT
関節窩前縁には骨片は認められないがerosion様の骨欠損を認める。横断のみでは関節窩の骨欠損の判断が難しい。

図41　骨性Bankart病変
（図40と同一症例）

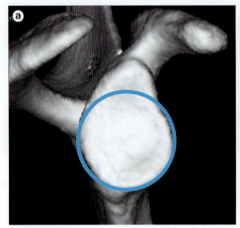
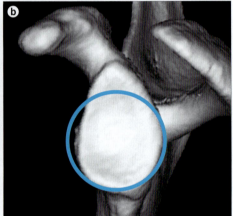

a：3D-CT健側　　　　　　　　　　　　　　b：3D-CT患側
関節窩にen faceな3D画像で健側と比較すると骨欠損がわかりやすい。○は健側（右側）の関節窩に合わせた○で，左右同じ大きさであり，左側は前方部が欠損していることがわかる。

Point advice 1　　Bankart病変の亜型（図42）

- 前方関節唇損傷では，古典的なBankart病変のほかにいくつかの亜型が知られる。ただし，治療に際して方針が大きく異なることはなく，あまり気にしなくてもよい。
  - Perthes病変（図42a）：関節唇と下関節上腕靱帯IGHL（inferior glenohumeral ligament）の剥離に骨膜の剥離を伴うもので，関節唇の偏位や関節包の断裂は伴わない。
  - ALPSA病変（anterior labroligamentous periosteal sleeve avulsion）（図42b）：関節唇の剥離に関節包の裂離損傷を伴うもの。
  - GLAD病変（glenoid labral articular disruption）（図42c）：関節唇の剥離に関節軟骨の断裂を伴うもの。

図42 Bankart病変の亜型
a〜c：MR関節造影横断像

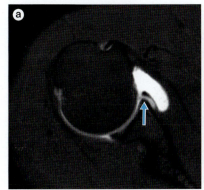
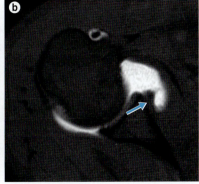
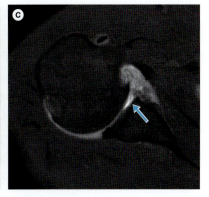

a：Perthes病変
骨膜とともに関節唇が剥離している。

b：ALPSA病変
関節唇一下関節上腕靱帯複合体が剥離した骨膜と一塊となり，内側下方に落ち込み肩甲骨前面に付着している。

c：GLAD病変
関節軟骨前縁の欠損を認める。

図43 内・外旋での違い
10歳台，男性。
a, b：MR関節造影横断像

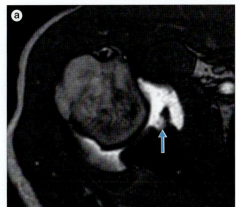
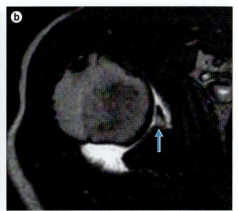

a：内旋位
前方関節包が弛緩し(→)，Bankart病変も緩んでいる。

b：外旋位
前方関節包は緊張し(→)，Bankart病変が整復される。

16) Itoi E, et al：A new method of immobilization after traumatic anterior dislocation of the shoulder：a preliminary study. J Shoulder Elbow Surg, 12：413-415, 2003.

Point advice 2　上腕骨の内・外旋によるBankart病変の変化

- Bankart病変の保存的治療として，外旋位固定が行われるが，上腕骨を外旋位に保つことで，剥離した関節唇が整復固定され，再脱臼率が有意に減少すると報告されている[16]。
- したがって，撮像時に上腕骨を外旋させると前方関節包が緊張し，剥離していた関節唇が整復され，Bankart病変が不明瞭になる。
- 逆に内旋させることで前方関節包が弛緩し，関節唇の剥離が明瞭になる(図43)ので，撮像時や読影時には注意が必要である。

- 上腕骨頭背面には脱臼時に関節窩との衝突によって生じる圧迫骨折（Hill-Sachs病変）を高頻度に認める．MRIでは骨髄浮腫を反映した信号変化がときに見られる（**図44**）．
- 高齢者では変性した腱板が脱臼時に先に断裂してしまうので骨頭が関節窩前縁を擦らずに脱臼し，関節唇の剥離を起こさないことがある．
- 肩関節脱臼には投球障害肩でみられるSLAP病変（p.401参照）を合併することがしばしばある．
- 関節包の損傷に伴う，下関節上腕靱帯（IGHL：inferior glenohumeral ligament）の上腕骨付着部の損傷をHAGL（humeral avulsion of glenohumeral ligament）病変という（**図45**）．
- 関節唇損傷は，ほかの部位から連続していない限り，上前方関節唇（12時〜3時方向）に限局した剥離ないし欠損は正常変異があるので異常と診断してはいけない．
- 中関節上腕靱帯（MGHL：middle glenohumeral ligament）や下関節上腕靱帯（IGHL）はMRI横断像で剥離した関節唇と間違いやすく，注意を要する（**図46**）．

図44　Hill-Sachs病変
20歳台，女性．

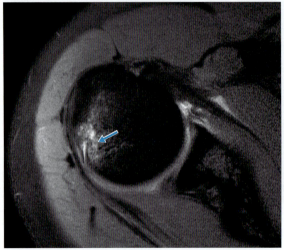

脂肪抑制プロトン密度強調横断像
脱臼後2週間．上腕骨頭背面の陥凹と周囲の骨髄浮腫を認める（→）．

図45　HAGL病変
30歳台，男性．

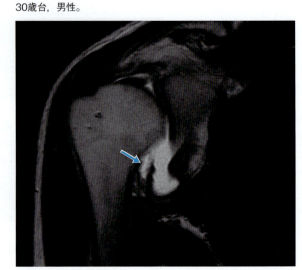

T2強調斜冠状断像
IGHLの上腕骨付着部の損傷を認める（→）．

図46　MGHLとIGHL
60歳台，男性．
a, b：脂肪抑制プロトン密度強調横断像

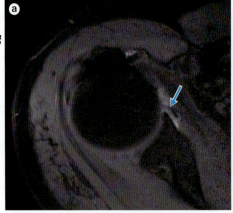

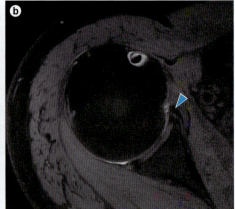

a：MGHL　　　　　　　　　　　　　　　b：IGHL
関節唇損傷と間違わないよう注意．

■ 後方脱臼（posterior dislocation）

- 外傷のほか，痙攣や電撃による筋肉の強い収縮が原因となる。
- 後方脱臼に伴う関節窩後縁の骨折（reverse Bankart病変），上腕骨頭前面の陥没骨折（reverse Hill-Sachs病変）を生じる。
- 初診時に見逃されることが多いとされ（50％以上），2方向以上の撮影が重要。
- 単純X線写真正面像のみでは診断は難しいことが多く，肩甲骨Y撮影（scapula-Y view）[*7]や軸位の撮影が有用である。正面像ではtrough lineとよばれる骨頭の陥没骨折による線状影が重要な画像所見である（**図47**）。

■ 動揺肩（loose shoulder）

- 非外傷性の肩関節不安定症であり，通常は両側性である。不安定感（脱臼感）だけではなく，自発痛や運動痛，運動制限など，多彩な症状を呈する。
- MRIにより，ほかに不安定性をきたすような器質的な原因がないかを確認する。MR関節造影では関節包や関節唇の損傷は見られず，関節包は全体に弛緩し，ballooningと称される膨隆した形態を呈する（**図48**）。

用語アラカルト

*7 肩甲骨Y撮影（scapula-Y view）
肩甲骨の単純撮影法の1つで，肩甲平面に垂直な方向に線束を曝射する。肩甲骨の上角，下角，肩峰を結ぶY字型の形態が観察され，中心に上腕骨頭が投影される。

図47　後方脱臼
20歳台，男性。

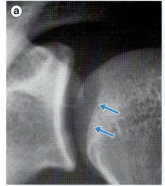

a：単純X線写真正面像
上腕骨頭にtrough lineを認める。

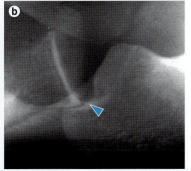

b：単純X線写真軸位像
骨頭が後方に脱臼し，陥没骨折を認める。

図48　肩関節不安定症
10歳台，女性。

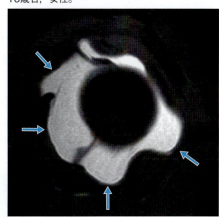

MR関節造影斜冠状断像
関節包の弛緩を認め，前後，下方への関節包のballooningを認める（→）。

ここが勘ドコロ

脱臼肩

- 圧倒的に前方脱臼が多い。
  - Bankart病変：前方関節唇損傷（外旋位で不明瞭化することがあり注意）
  - Hill-Sachs病変：上腕骨頭背側の陥没骨折・骨髄浮腫
- 上前方関節唇（12時～3時方向）に限局した剥離ないし欠損は正常変異の可能性あり。
- 中関節上腕靱帯（MGHL）や下関節上腕靱帯（IGHL）が横断像で関節唇剥離と酷似するので注意。
- 後方脱臼はまれだが見逃がされやすいので注意。

（常陸　真）

その他の疾患

石灰沈着性腱板炎（calcific tendinitis）

- 腱板内に沈着した塩基性リン酸カルシウム（basic calcium phosphate：BCP，p.127参照）により起こる急性炎症の病態で，中年女性に好発する。
- 棘上筋腱，棘下筋腱など腱板に沈着する頻度が多いが，肩甲下筋腱や上腕二頭筋短頭，長頭にも石灰沈着をきたすことがある。
- 肩を動かせないほどの，激烈な疼痛でしばしば発症する。
- X線やMRIで腱に石灰沈着が見られても，激しい症状を示さずに，挙上時痛やインピンジメントサイン（p.393参照）を呈する症例もある。

■ 画像所見

●単純X線

- 腱に沈着した石灰化が同定される（図49）（この時点で石灰化が確認されれば，MRIの適応は必ずしもあるわけではないが，肩甲下筋腱や棘下筋腱に生じた石灰沈着は単純X線で指摘できずに，MRIで確認される症例もある）。

●MRI

- 多くの石灰沈着がすべての撮像法で低信号〜無信号域として同定される（図50）。
- 大部分の石灰沈着は大結節付近に生じる。
- 脂肪抑制T2強調像や，T2*強調像で石灰沈着の同定がしやすい（T2*強調像でより明瞭に描出される）。
- 急性期の石灰沈着性腱板炎では，周囲の滑液包の液体貯留や，周囲筋肉に筋挫傷を合併していることが多い。

図49　棘上筋腱石灰沈着
40歳台，男性。
外傷歴はなく，突然の激痛で発症。自動は困難。

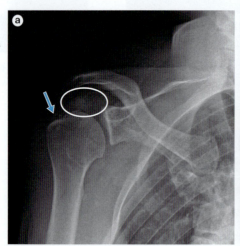
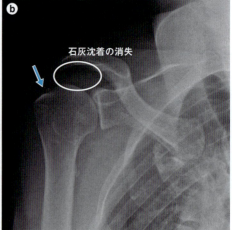

a：単純X線写真正面像（発症翌日）
上腕骨頭の頭側に粗大な石灰化（○）が認められ，棘上筋腱の石灰化と考えられる。大結節の頭側にも小さな石灰化（→）が認められ，腱停止部の石灰沈着と考えられる。
消炎鎮痛剤の投与と肩峰下滑液包へのステロイド注射による保存的治療を施行。症状は改善し，発症から3週間後に単純X線を再撮影した。

b：単純X線写真正面像（発症3週間後）
骨頭の頭側の粗大な石灰化は消失した。腱付着部の石灰化（→）は残存している。

第3章・02肩関節

図50 肩甲下筋腱，棘下筋腱石灰沈着

60歳台，男性。
5年前から安静時痛，夜間痛を自覚。外旋，内旋による疼痛があり，可動域制限を伴っている。

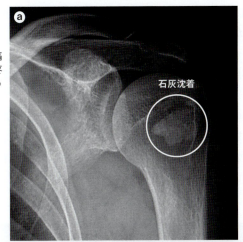

a：単純X線写真正面像
上腕骨頭に重なる石灰化が認められる。

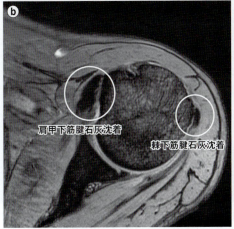

b：T2*強調横断像

c：脂肪抑制T2強調斜冠状断像

肩甲下筋腱の石灰沈着が確認され，単純X線写真の石灰化と一致する。ほかに棘下筋腱停止部にも石灰沈着が認められるが，単純X線写真正面像では指摘は困難である。

(八重洲クリニック 佐志隆士先生のご厚意による)

ここが勘ドコロ

石灰沈着性腱板炎

- 激痛で発症するが，典型的な症状を欠くこともある。
- 単純X線で確認できない位置で，石灰沈着を生じることもある。
- MRIではすべての撮像法で無信号。

上腕骨頭大結節骨折（greater tuberosity fracture）

- 転倒後，肩の疼痛を訴える患者のMRI検査で，大結節の骨折，骨挫傷が指摘される症例がしばしばある[17]。単純X線写真で骨折を同定できない症例では，多くはひび程度の不完全骨折である。
- 打撲など直達外力による骨折の病態が多いが，腱板の牽引力による裂離骨折の病態もある。牽引力による骨折では転位を伴うことが多い。

17) Mason BJ, et al : Occult fractures of the greater tuberosity of the humerus : radiographic and MR imaging findings. AJR Am J Roentgenol, 172 : 469-473, 1999.

・5mm以内の転位は保存的治療で予後良好といわれる。10mm以上の転位は保存的治療では治療成績が悪く，手術適応となる。

■ 画像所見

・MRIでは骨髄浮腫を反映して，T1強調像での軽度低信号，脂肪抑制T2強調像で高信号を示す（図51）。
・骨折線は大結節の転位の有無により信号が異なり，転位した場合は骨折線に沿った液体貯留を反映してT1強調像で低信号，T2強調像で高信号として認められる。転位のない場合，骨梁の圧縮によりT1強調像およびT2強調像ともに低信号を示す。
・腱板損傷を合併することがあり，併せて確認が必要である。

図51 大結節骨折
50歳台，女性。
右手に洗濯かごを持っており，転倒して左手をついた。運動時痛と挙上制限がある。

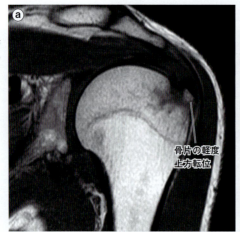
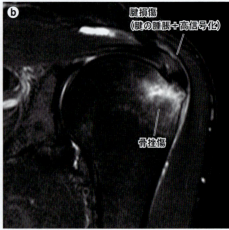

a：受傷1週間後のT1強調斜冠状断像　　b：同脂肪抑制T2強調斜冠状断像

大結節にT1強調像で低信号（a），脂肪抑制T2強調像で高信号（b），大結節前方上部にわずかに転位が認められる（a）。棘上筋腱損傷も合併している（b）。

> ここが勘ドコロ
>
> **上腕骨頭大結節骨折**
> ● 単純X線写真でわかりにくいことがある。
> ● MRIで大結節の転位，腱板損傷の有無の確認が必要である。

用語アラカルト

*8 腋窩嚢
関節包下部のたわんだ部位。

*9 腱板疎部
烏口突起外側の棘上筋腱と肩甲下筋腱の間の隙間である。同部には関節包と烏口上腕靱帯および結合組織が存在する。腱板疎部の役割は，腱板が自由に収縮，伸展，回転するための緩衝作用である。

拘縮肩［stiff shoulder，癒着性関節包炎（adhesive capsulitis）］

・肩関節の可動域制限が生じた状態。誘因がはっきりしない1次性，外傷や術後に生じた2次性拘縮肩に分けられる。ここでは1次性の拘縮肩を取り上げる。
・腋窩嚢*8拘縮，腱板疎部*9拘縮に伴い，関節包が収縮し，関節内圧が上昇した状態で，40〜60歳台に好発する。
・腋窩嚢拘縮と腱板疎部拘縮は合併することがほとんどだが，その程度はさまざまである。

- 疼痛は三角筋付着部が多い。圧痛は烏口突起や腱板疎部に多く，大結節に圧痛の多い腱板断裂と異なる点である。外旋，挙上制限が強い。
- 急性期には安静，保存的治療が基本。慢性期から回復期には疼痛，可動域制限とも徐々に改善する。

■ 画像所見
● 関節造影
- 拘縮の強い場合には関節包が縮小しているため，骨頭周囲にしか造影剤が入らず，注入時に強い疼痛を伴う。
- 肩甲下滑液包が閉じ，造影剤が入らないことが多い（→Point advice）。

> これは必読！
> 18）信原克哉：肩－その機能と臨床，第4版. 医学書院, 2012, p120-121.

Point advice　joint distension[18]
- 関節造影時に肩甲下滑液包が描出されない症例に対して施行される。
- 臥位にて90°外転位で強制的に内旋させるか，あるいは最大挙上位をとることで，関節造影時の関節内圧を上昇させると，造影剤が肩甲下滑液包や上腕二頭筋長頭腱周囲に流出する。
- この結果，関節内圧は低下し，疼痛の軽減と可動域の改善が得られる。

19）Mengiardi B, et al：Frozen shoulder：MR arthrographic findings. Radiology, 233：486-492, 2004.

○MRI（図52）
- 腋窩嚢拘縮は，腋窩嚢の肥厚と辺縁部の脂肪抑制T2強調像での高信号化により診断される。
- 腱板疎部拘縮は，腱板疎部の滑膜増生や線維化による脂肪組織の減少を反映して，T2強調像とT1強調像での低信号が見られ，脂肪抑制T2強調像では淡い高信号を示す[19]（腱板疎部は正常例ではT1，T2強調像とも脂肪を反映して高信号を示す）。

> ここが 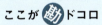 ドコロ
> **拘縮肩**
> - 腋窩嚢拘縮と腱板疎部が拘縮し，脂肪抑制T2強調像で淡い高信号となる。

腱板疎部病変（rotator interval lesion）

- 信原らにより提唱された疾患概念[18]。あまり認識されていないが，頻度はまれではない。
- 腱板疎部が機械的炎症のために液体貯留を生じ，関節内圧の上昇があるにもかかわらず，肩甲下滑液包が閉じており，関節内圧の調節ができないことにより，肩甲上腕関節の不安定性と筋緊張性の亢進が生じている。
- 投球動作やバレーボールのスパイクの動作時，挙上動作を頻回に行う職業における慢性損傷などが原因となる。反復性前方脱臼や，腱板損傷にも合併が多い。

図52 拘縮肩

50歳台，男性。
1年ほど前にトレーニング中に肩関節痛を生じた。可動域訓練を始めたが，疼痛が悪化している。日常生活にも支障があり，MRI施行。

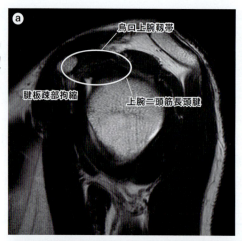

a：T2強調斜矢状断像

腱板疎部拘縮（a～c），腋窩嚢拘縮の所見（b，c）。腱板疎部に線維性の肥厚が認められ，脂肪抑制T2強調像で淡い高信号を示す（a～c）。腋窩嚢にも肥厚が認められ，脂肪抑制T2強調像で淡い高信号を示す（b，c）。

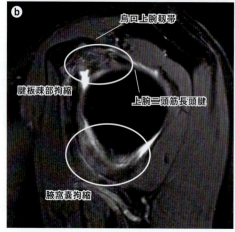

b：脂肪抑制T2強調斜矢状断像（aと同一断面）　　c：脂肪抑制T2強調斜冠状断像

- 症状は外旋，挙上時の肩関節前上方部痛や，腱板疎部の圧痛である。
- 中高年では腱板疎部炎/損傷と腱板疎部拘縮が合併することがある。
- 若年層では脱力感や脱臼感など不安定性を伴うことが多い。

■ 画像所見
● 単純X線
- 挙上位で上腕骨頭の前下方へのslippingを認める症例がある。

● MRI
- 腱板疎部の弛緩と液体貯留を認める（→Point advice）。
- 腱板の全層断裂がないこと，肩甲下滑液包が非常に小さいか閉じていることを確認する。

> **Point advice　腱板疎部炎と腱板疎部損傷**
>
> ● 一般には腱板疎部損傷として定義される疾患だが，佐志は腱板疎部がいびつに突出する症例を腱板疎部損傷（図53），なだらかに弛緩突出している症例を腱板疎部炎（図54）と定義している[20]。いびつに突出するのは，腱板疎部の関節包が部分的に脆弱化しているためと考えられる。

■ これは必読！
20）佐志隆士ほか編：肩関節の肩関節のMRI 読影ポイントのすべて，第2版．2011, p154-159.

図53 腱板疎部損傷

10歳台後半，男性。
テニス，バドミントン歴2年。
テニス中に疼痛肩が出現。

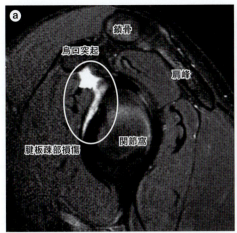
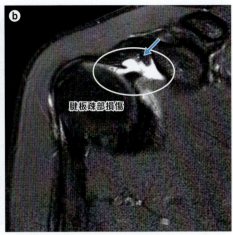

a：発症1カ月後の脂肪抑制T2強調斜矢状断像　　　　　b：同脂肪抑制T2強調斜冠状断像

外転制限が著明。腱板疎部の弛緩と液体貯留が認められる（a，b）。上方にいびつに突出しており（bの→），腱板疎部損傷の病態である（腱板断裂はなく，肩甲下滑液包も閉じている）。

図54 腱板疎部炎，腱板疎部拘縮の合併

40歳台，女性。
以前より疼痛肩の症状で，保存的加療中。外転時の疼痛と可動域制限が認められた。外傷やスポーツ歴はない。

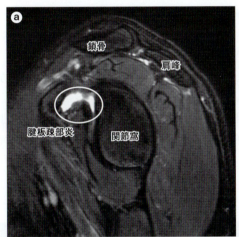

a：脂肪抑制T2強調斜矢状断像

腱板疎部の弛緩と液体貯留が認められる（a，c）。上方へのいびつな突出はなく，腱板疎部炎と診断する。腱板疎部には狭い範囲で強い線維化が見られ，烏口上腕靱帯や上関節上腕靱帯（SGHL：superior glenohumeral ligament）を巻き込んでいる（b，c）。拘縮性腱板疎部炎の病態である（腱板断裂はなく，肩甲下滑液包も閉じている）。

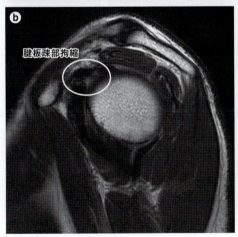
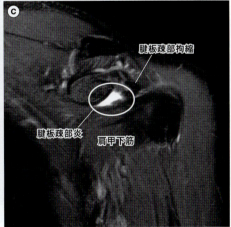

b：T2強調斜矢状断像　　　　　c：脂肪抑制T2強調斜冠状断像

> **ここが勘ドコロ**
>
> **腱板疎部炎・腱板疎部損傷**
> - 腱板疎部の弛緩と液体貯留。
> - 腱板損傷はなく，肩甲下滑液包は閉じている。

用語アラカルト

＊10 speed test
肘伸展位で前腕を回外し，抵抗を加えながら上肢を前挙させると結節間溝部に疼痛を生じる。

＊11 Yergason徴候
肘屈曲位で前腕を回外させ抵抗を加えると結節間溝部に疼痛を生じる。

21) Zenetti M, et al : Tendinopathy and rupture of the tendon of the long head of the biceps brachii muscle : evaluation with MR arthrography. AJR Am J Roentgenol, 170 : 1557-1561, 1998.

上腕二頭筋長頭腱炎（biceps tendinitis）

- 上腕二頭筋（biceps brachii muscle）は短頭と長頭の2つの起始をもち，遠位では肘関節の上方6～7cmで1つの腱を形成して，橈骨粗面に停止している。短頭の起始部は烏口突起，長頭の起始部は上方関節唇である。
- 長頭腱の近位側は関節内に存在し，上腕骨頭と烏口肩峰アーチという2つ構造にはさまれており，棘上筋腱とともに"突き上げ擦れ"（インピンジメント）を受けている。これが原因で腱鞘炎，腱炎を生じる。
- 発症年齢は10～20歳台，40～50歳台に多く，拘縮肩よりやや若い傾向がある。
- 症状は結節間溝部の疼痛である。
- 疼痛誘発テスト（speed test＊10，Yergason徴候＊11）が陽性となる。

■ 画像所見
- MRIで初期は長頭腱鞘の液体貯留。進行すると長頭腱の腫脹と脂肪抑制T2強調像での高信号が認められる（図55）（ただし感度，特異度はそれほど高くはない[21]）。

図55 上腕二頭筋長頭腱炎
50歳台，女性。
外旋時の疼痛。可動域制限はない。

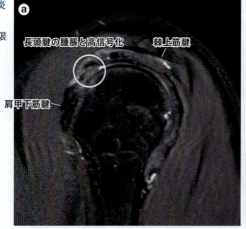 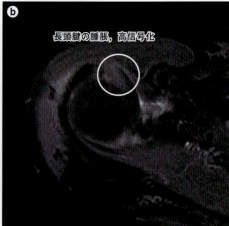

a：疼痛を自覚して10カ月後の脂肪抑制T2強調斜冠状断像　b：同脂肪抑制T2強調横断像
長頭腱滑車部で，長頭腱の腫脹と脂肪抑制T2強調像での高信号が認められる（a，b）。

ここが勘ドコロ

上腕二頭筋長頭腱炎

● 腱の腫脹と脂肪抑制T2強調像で高信号＋腱鞘の液体貯留

上腕二頭筋長頭腱断裂(tear of the long head of the biceps brachii)

・変性をきたした長頭腱が，物を持つなどの筋収縮状態で強い張力を受けて，断裂することがある。腱板断裂に合併することも多い。
・臨床的には上腕二頭筋が遠位側に退縮し，たわんだ筋腹が"ポパイの腕"のように膨隆するのが典型的(ポパイサイン)。ぶちっと音がしたと，患者さんが断裂を自覚していることがある。
・外傷歴がなく，上腕の"軟部腫瘤"の精査としてMRIが撮像されることがあり，病態を知っておくことが重要である。
・腱の"断裂"といわれると，重症と考えるが，一般に症状が軽いことが多く，保存的治療の対象となる(上腕二頭筋の筋腹，肘側の遠位腱断裂では手術適応となることもある)。
・機能的予後もよく，通常日常生活には問題はない。

■ 画像所見(図56)

・MRIでは横断像で結節間溝内に腱が同定できない(**図56a**)。陳旧性の長頭腱断裂症例では関節内で長頭腱近位断端が消失していることが多く，遠位断端が結節間溝内で癒着していることが多い。
・急性期の断裂では近位断端が関節内に確認できることが多く，斜矢状断で確認する(**図56b**)。

ここが勘ドコロ

上腕二頭筋長頭腱断裂

● 結節間溝内での長頭腱の消失。
● 上腕の腫瘤状の膨隆(ポパイサイン，軟部腫瘍と誤診しないこと！)。

図56 上腕二頭筋長頭腱断裂(急性期断裂)

60歳台，男性。
10年来の疼痛肩。最近疼痛肩の悪化があり，気がついたら上腕腫瘤を触知した。20年の水泳，ジョギング歴。

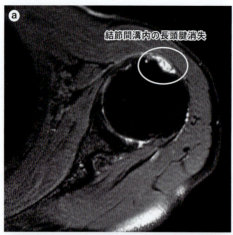

a：脂肪抑制T2強調横断像

結節間溝内に長頭腱が同定されない(a)。関節内では腫脹した長頭腱の近位断端が認められる(b, c)。棘上筋腱の関節側の部分断裂も認められる(c)。

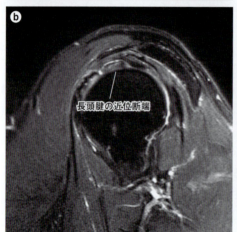

b：脂肪抑制T2強調斜矢状断像

c：脂肪抑制T2強調斜冠状断像

上腕二頭筋長頭腱亜脱臼，脱臼(subluxation/dislocation of the long head of the biceps brachii)

- 上腕二頭筋長頭腱が結節間溝からはずれる病態である。
- **結節間溝上部の横靱帯が断裂して，その部分の長頭腱が内側に逸脱する症例を脱臼**と定義する。**横断像で長頭腱の一部が結節間溝からはみ出している症例を亜脱臼**と定義する。
- 腱板断裂の症例に，長頭腱亜脱臼/脱臼を合併する頻度が高い。棘上筋腱，棘下筋腱の全層広範断裂の際に，長頭腱の走行も必ず確認が必要である。
- 長頭腱の単独脱臼の場合，典型的な症状は小結節や結節間溝部の疼痛である。

■ **画像所見**

- MRIで結節間溝内からはずれた長頭腱が同定される(図57)。

図57 上腕二頭筋長頭腱脱臼

40歳台，男性。
7カ月前にゴルフで転倒時受傷。外転時の運動時痛がある。症状の改善なし。

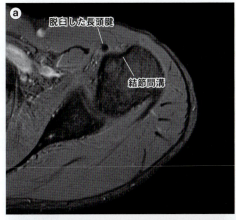

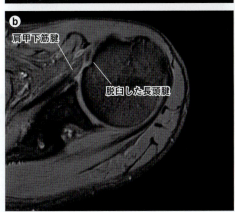

a：T2*強調横断像

上腕二頭筋は結節間溝内に見られず，脱臼している（a，c）。長頭腱が肩甲下筋腱に食い込んでおり，小結節からの剥離が認められる（b）。

b：T2*強調横断像

c：脂肪抑制T2強調斜冠状断像

ここが勘ドコロ

上腕二頭筋長頭腱亜脱臼，脱臼

- 結節間溝上部の横靱帯が断裂して，その部分の長頭腱が内側に逸脱する症例を脱臼と定義する。
- 横断像で長頭腱の一部が結節間溝からはみ出している症例を亜脱臼と定義する。

hidden lesion（隠された病変）

- 上腕二頭筋長頭腱が結節間溝入り口部で亜脱臼して肩甲下筋腱停止部に食い込み，損傷を生じる病態。手術時に通常の術野では見えない領域の損傷なので，hidden lesionとよばれる（図58）。
- 亜脱臼を伴わないhidden lesionの病態もある。
- hidden lesionと腱板断裂が合併した患者では，腱板断裂の修復のみでは疼痛が残ることがある。通常の術野で確認できないことから，MRIでの術前診断が重要となる。

図58 hidden lesionの病態

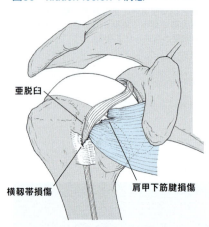
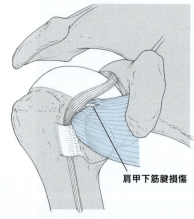
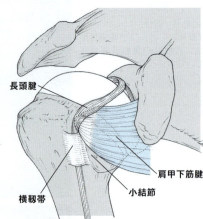

a：亜脱臼を伴う肩甲下筋腱損傷　　b：亜脱臼を伴わない肩甲下筋腱損傷　　c：正常

(文献20より転載)

図59 長頭腱亜脱臼を伴うhidden lesion

60歳台，男性。
2カ月前に階段でつまづき，手をついて転倒。以降運動時痛があるが，症状の悪化はない。

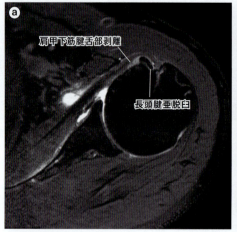
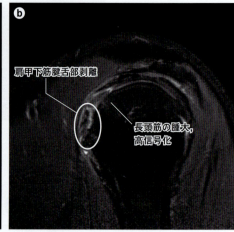

a：脂肪抑制T2強調横断像　　b：脂肪抑制T2強調斜冠状断像

長頭腱は亜脱臼して，肩甲下筋腱停止部(舌部)上縁に食い込み，剥離が生じている。

■ 画像所見（図59）

・MRIで肩甲下筋停止部の剥離/断裂を確認する。

> ここが勘ドコロ
>
> **hidden lesion**
>
> ● 上腕二頭筋長頭腱の亜脱臼を見たら，hidden lesionを探せ！

肩甲上神経絞扼症候群 (suprascapular nerve entrapment syndrome)

- 肩甲上神経は腕神経叢の上神経幹から起こる。後外側に向かい，肩甲骨の上肩甲横靱帯の下で肩甲上切痕(suprascapular notch)を通り肩甲骨の棘上窩に入り，棘上筋に枝を出した後，肩甲棘基部外縁の棘窩切痕(spinoglenoid notch)を通り，棘下筋に枝を出し，さらに肩関節後方の関節包に知覚枝を出す。
- 肩甲上神経が絞扼を受けるのは，肩甲上切痕と棘窩切痕の2カ所である(図60)。肩甲上切痕での肩甲上神経絞扼では棘上筋と棘下筋がともに障害され，棘窩切痕での絞扼では棘下筋のみが障害される(p.284)。
- 臨床的には疼痛や筋萎縮，それに伴う機能障害が認められる。
- 骨折や脱臼などの外傷，傍関節唇囊胞などが神経絞扼の原因となる。

■ 画像所見

- 棘上筋または棘下筋(あるいは両者)が神経原性浮腫を反映して脂肪抑制T2強調像で高信号を示す(図61)。慢性期には筋の萎縮が認められる。
- 傍関節唇囊胞など神経絞扼の原因となる病変の有無を確認する。

図60 肩甲上神経の走行

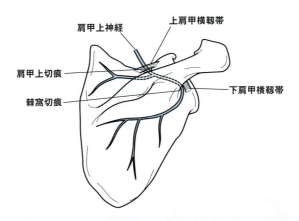

図61 傍関節唇囊胞と肩甲上神経絞扼障害
40歳台，男性。

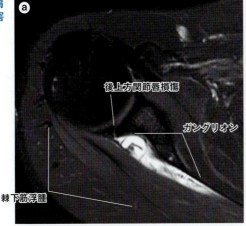
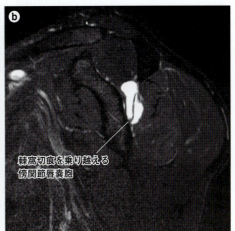

a：脂肪抑制T2強調横断像
棘下窩に多房性囊胞性腫瘤が認められ，後上方関節唇損傷と連続している。傍関節唇囊胞の所見。棘下筋は脂肪抑制T2強調像で淡い高信号を示しており，棘下切痕部での肩甲上神経絞扼による神経原性浮腫と考えられる。

b：脂肪抑制T2強調斜冠状断像
傍矢状断像では傍関節唇囊胞が，棘窩切痕部に乗り上げるように認められる。

> **ここが勘ドコロ**
> 肩甲上神経絞扼症候群
> ● 肩甲上神経が絞扼を受けるのは,肩甲上切痕と棘窩切痕の2カ所。
> ● 肩甲上切痕での肩甲上神経絞扼では棘上筋と棘下筋がともに障害され,棘窩切痕での絞扼では棘下筋のみが障害される。

腋窩神経絞扼障害(quadrilateral space症候群)

- 腋窩神経は腕神経叢の後神経束から起こる。腋窩のquadrilateral spaceを後上腕回旋動脈や静脈叢とともに走行し,上腕骨外科頸を取り囲むように後側に走る。腋窩神経の枝は小円筋,三角筋に分布している。
- quadrilateral spaceは上腕骨外科頸の内側,上腕三頭筋の長頭の外側と小円筋の下縁,大円筋の上縁で形成される間隙である(**図62**)。肩が下垂位の時はスペースに余裕があるが,肩の外転,外旋位でspaceが狭くなり,腋窩神経の絞扼が生じる。
- quadrilateral space症候群は腋窩神経の障害のほか,後上腕回旋動脈の障害によるものも報告されている。

22) Matsuzaki A : Entrapment neuropathy of the axillary nerve. 肩関節, 11 : 191-194, 1987.

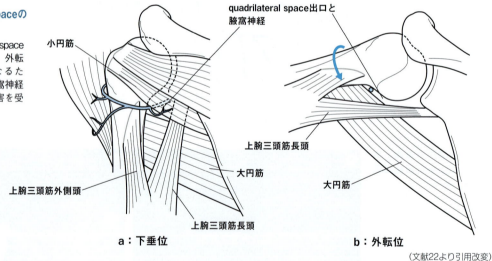

図62 quadrilateral spaceの解剖
下垂位ではquadrilateral spaceは比較的余裕があるが,外転位や外旋位では狭くなるため,内部を通過する腋窩神経や後上腕回旋動脈は障害を受けやすくなる。

a:下垂位　　b:外転位

(文献22より引用改変)

■ 画像所見

- MRIで小円筋の神経原性浮腫を反映して,脂肪抑制T2強調像で軽度高信号を示す(**図63**)。
- 慢性期には萎縮をきたす。
- 三角筋も腋窩神経支配の筋肉だが,三角筋の異常所見の頻度は低い。

図63 小円筋浮腫（quadrilateral space症候群）

20歳台，男性。
10年の野球歴。投球動作での疼痛がある。可動域制限はない。

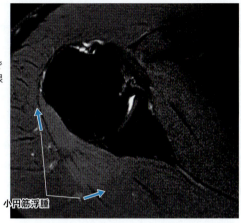

小円筋浮腫

脂肪抑制T2強調横断像
小円筋に脂肪抑制T2強調像で淡い高信号（→）が認められる。quadrilateral space症候群の可能性がある症例。

ここが勘ドコロ

神経絞扼症候群

- 肩甲上神経，腋窩神経には絞扼を受けやすい部位がある。
- 支配筋に脂肪抑制T2強調像で淡い高信号（神経原性浮腫）を認める。

（天野大介）

APPENDIX

どこを撮像するか？　どの方向に撮像するか？　どのようなシーケンスで撮像するか？

- 腫瘤がある場合は，必ず2つの皮膚マークを腫瘤部をはさむように皮膚に置いて撮像する．皮膚マークは専用のものもあるが，八重洲クリニックでは，MRIではブレスケア，CTでは切った消しゴムを使っている．
- 例えば，図1のような症例では，腫瘤部の矢状断像もしくは横断像が病変を描出する可能性が高いので，
  - ①T1強調矢状断像
  - ②T2強調矢状断像
  - ③脂肪抑制T2強調矢状断像
  - ④T2*強調横断像
  - ⑤T2強調横断像

  で病変の質的判断をする．
- T2*強調像は出血，石灰化の診断に有用である．軟骨を含む腫瘍ではT2*強調像がT2強調像より高信号となる．
- 病変がどこにあるかを画像上もよくわかるように，
  - ⑥T2強調冠状断像

  も撮影する．腫瘤がなくても，明らかな圧痛がある場合，皮膚直下にある靱帯，腱損傷疑いの場合も同様である．
- 患者さんの話を聞く，病変部を視る，触るは撮像に際しての鉄則である．皮膚の色，キズ跡，動作時痛，可動域制限などの情報も，撮像-読影に役立つ．必要に応じて読影者に情報を伝える．
- 病変の大きさ，触れる厚み，縦横比で臨機応変に撮像方向，スライス厚を最適化する必要がある．
- 図2のように病変と正常構造が正接する部位に直交する断面が病変の性状の情報を引き出すので，病変を最も描出できる断面とシーケンスを選び，撮像できればベストで，撮像者の腕の見せどころある．"ココを観察しろ！"という撮像である．

（佐志隆士）

図1　"腫瘤"，"痛い"をどう撮像するか？

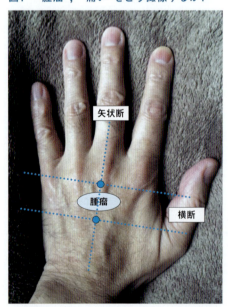

横断　　◎
矢状断　◎
冠状断　△
どのように病変が描出できるだろうか？
●：皮膚マーク

図2　病変と正常構造の構造の正接断面を切る

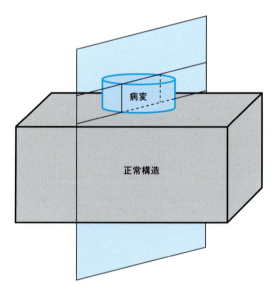

APPENDIX

肩関節MRIを撮像するのはとても難しい
—chain obliqueの立ち振舞いを知っているか？—

- MRIの教科書に撮像スライスラインが示されているが，実際に設定どおり撮像するのは難しい。また撮像された画像上にスライスラインを投影すると予想外の角度，間隔，場合によってはスライスライン間隔に画像が存在しないことすらある。
- モニタ診断の時代になり，不都合な現象があからさまに気付かれることになった。図1aは正しく撮像表示されて前方関節唇損傷が描出されている。図1bは同一患者さんの数日後のMR関節造影（生理食塩水）である。不適切に撮像されて，予想外のスライスラインとなっている。
- これは肩関節には体軸3方向とは異なる複数の撮像平面が存在し，chain oblique撮像が行われるからである。この問題は肩関節以外の撮像でも生じうる。

図1　不安定肩症例

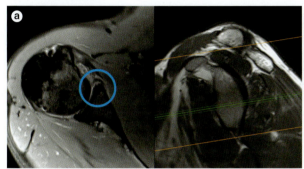
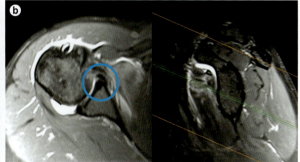

a：脂肪抑制T2強調像
aは正しく関節窩に垂直に横断像が撮像され，スライスラインも想定どおりである。

b：脂肪抑制T1強調像（関節造影）
bは同一患者さんのMR関節造影であるが，予想外のスライスラインが示されている。前方の関節唇損傷（○内）をaのほうが関節造影bより明瞭に描出できている。

chain obliqueとは何か？

- MRIでは容易に，傾きをつけた画像上でさらに傾きをつけた平面を，撮像することができる。これをchain obliqueという。

撮像面（座標系）が体軸（3方向）異なれば画像は回転する

- 肩甲骨は横断面からおおよそ前方に30°傾いているので，斜冠状断，斜矢状断は患者体軸から30°回転した肩甲平面という座標軸で撮像される。これらの斜冠状断，斜矢状断を位置決めに横断像を撮ると，体軸冠状断から30°回転した画像となる（図2）。これは撮像平面が直交3方向になっていても生じる現象である。

図2　画像の回転

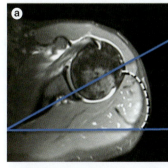
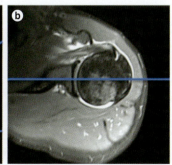

a：肩甲平面は体軸冠状断から前方に約30°傾いている。

b：肩甲平面の座標で撮影すると肩甲平面は画像上水平となり，体軸からは30°傾いて表示されてしまう。

無視し続けられたchain oblique問題

- 各社アプリケーション担当者の大多数がchain oblique問題を無視してきた。スライスラインがとんでもない方向を示していても「これは気にしなくてよい」と説明してきた。各社ソフトウェア開発者は位置決め撮像ソフトが臨床現場でどのように使用されているのか知らない。
- 関節MRI撮像では，最初に直交3方向を位置決め画像として撮像し，これらを利用して本来の撮像を行う。順次斜位断面を設定しながら，斜位画像に斜位平面を設定しながら撮像していく。すなわちchain oblique撮像をする。
- モニタ診断では最終的に撮像された斜位−横断，冠状断，矢状断像の上にスライスラインを投影して読影者は撮像位置を確かめる。
- 撮像者がchain oblique撮像で生じる現象について知識がなく撮像していくと誤った断面が撮像され，画像は回転し，読影者は撮像者の想定外のスライスラインを見ることになる。

スライスラインとは何か？

- MRIでは何枚もの平行断面を撮像する。この平行線をある平面に投影したものがスライスラインである。
- 投影平面と撮像した平行断面とが直交していればスライスラインは正しい間隔，角度で表示される。
- 投影平面が1方向に傾いていれば，すなわち1回のoblique撮像ではスライス間隔は広がるが，正しい角度で表示される（**図3a**）。
- 投影平面が2方向に傾いていれば，すなわちchain oblique撮像ではスライス間隔は大きく広がり，スライス角度は回転する（**図3b**）。

図3　スライスライン

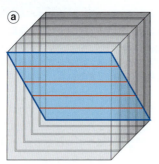

a：1方向oblique
撮像平面が1方向に傾いている場合は投影されたスライスラインは間隔が広がるが回転は生じない。

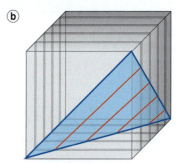

b：2方向oblique：chain oblique
撮像平面が2方向に傾くと，すなわちchain obliqueになると，間隔も角度も大きく変わる。

理想の撮像目標

- 腱板が停止する上腕骨は，体軸矢状断上での傾きをもっているので腱板疾患では，この方向にも撮像平面を合わせる（**図4a**）。
- 肩甲平面は体軸矢状断上で上腕骨よりさらに前方に傾いている。上腕骨頭と関節窩-関節唇の関係，状態を評価するために反復性肩関節脱臼や投球障害ではこの方向に撮像平面を傾ける（**図5b**）。
- さらに最終的に撮像された横断像が体軸3方向上で自然に患者さんが臥位で寝ているように回転を修正する。また最終的に撮像された斜位−横断，冠状断，矢状断が直交三方向に近づくように工夫しながら撮像すると，スライスラインはほぼ正しく投影される。
- 体から肩甲骨と上腕骨を取り出し適切な3方向で撮像し，回転した画像を自然な臥位状態に修正する。

図4 疼痛肩（腱板断裂疑い，中高年関節周囲炎，拘縮肩）

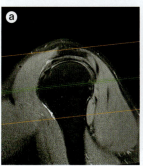
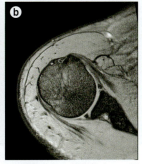

a：上腕骨に垂直に横断像を撮像する。

b：撮像された横断像上で，肩甲平面が約30°になるように回転を調整する。

図5 不安定肩（肩関節脱臼，動揺肩），投球肩

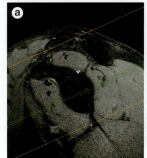
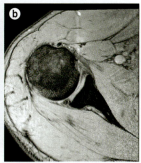

a：関節窩長軸に垂直に横断像を撮像する。

b：撮像された横断像上で，肩甲平面が約30°になるように回転を調整する。

肩関節MRI撮像位置決めの実際

■1回目の位置決め撮像（図6）

- 1回目の位置決め撮像(注)は短時間で直交3方向の撮像がなされる。最初は肩関節と受信コイル感度状態を知るための直交3方向の位置決め撮像する。この画像で自分が設置した受診コイルの位置が正しいか毎回評価して，次の撮像に役立てる。切磋琢磨である。うまい技師になるための必須訓練である。理想の設定位置からあまりにズレていれば再度，肩関節と受信コイルの位置を設定し直す。

■2回目の位置決め撮像（図7）

- 本番の撮像（図8～10）は2回目の直交3方向を撮像する位置決めを利用して撮像を開始する。
- モニタ診断では最終的に撮像された横断，斜冠状断，斜矢状断像の上にスライスラインを投影して撮像位置を確かめる。すなわち，撮像に使った画像とスライスラインを投影する画像が異なることになる。

（注）日立メディコ：スキャノグラム，東芝：ロケイター，フィリップス：サーベイ，シーメンス：スカウト，GE：ロカライザー，と各社で位置決め画像は名称が異なっている。

図6 1回目の位置決め撮像

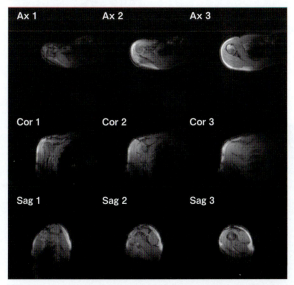

1. ウィンドウを広げてコイルの感度領域と肩関節撮像関心領域（上腕骨頭）と一致しているかを評価する。
2. 感度ムラを観察するこの症例では，Sag 3は背側の信号が強く，Ax 1は頭側の信号が弱い。
3. コイルを再設定する必要はない。次の肩撮像では上腕骨頭に感度中心がきて，感度ムラが少しでもでないようにと受信コイルと肩関節の位置関係をどのように調整すればよいかを検討する。

図7 2回目の位置決め撮像

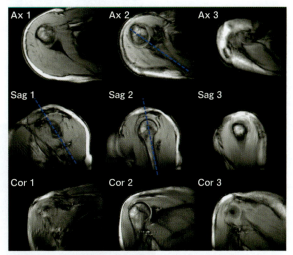

1. Ax 2は上腕骨頭の中央を撮像しており肩甲平面（青点線）を示している。この方向に最終的斜横断像の回転を調整する。
2. Sag 1は関節窩の長軸（青点線），Sag 2は上腕骨の傾き（青点線）を示している。この方向に最終的に斜冠状断を調整する。
3. 次に本番の斜冠状断を撮像するがAx 2とSag 1もしくは2を使って撮像する。本番の斜冠状断はCor 2に回転を合わせる。1回目位置決め撮像からこのように必要な2回目スキャノグラムを一発で撮像できるのは名人クラスの技師である。

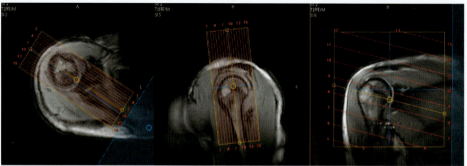

図8　本番の斜冠状断（疼痛肩の場合）

1. Ax 2を使って肩甲平面に合わせる。疼痛肩の場合はSag 2を使って上腕骨を斜冠状断に平行に入れる。
2. Sag 2は上腕骨の傾きを示している。この方向に最終的斜冠状断を調整する。
3. Cor 2には回転したFOVが表示されるのでFOVの回転調整をする。
   冠状断のFOVの回転を調整すると，Ax 2，Sag 2で設定した本番の斜冠状断の方向がずれるのでもどって調整する。最終的に図8のように調整を繰り返す。名人になれば短時間，少ない回数で調整できる。

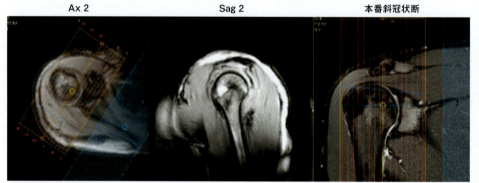

図9　本番の斜矢状断（疼痛肩の場合）

1. 本番の斜冠状断に直交する平面を設定する。
2. 本番の冠状断で上腕骨が外転していても角度をつけず垂直に撮影する。これは腱板断裂が存在した場合，大結節と腱板断裂を垂直に撮像するためである。
3. 斜矢状断は関節窩から可能な範囲で内側まで撮像すると筋萎縮評価に役立つ。
4. Sag 2には回転したFOVが表示されるので，FOVの回転調整をする。
   Sag 2のFOVの回転を調整すると，Ax 2，Cor 2で設定した本番の斜冠状断の方向がずれるのでもどって調整する。

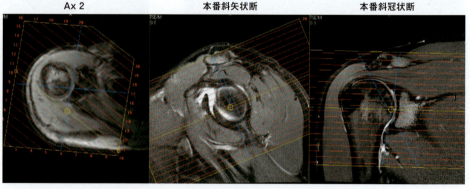

図10　本番の斜横断（不安定肩の場合）

1. 本番の斜矢状断で関節窩長軸に直交する平面を設定する。
2. 本番の斜冠状断で肩鎖関節から腋窩嚢までを十分に含む範囲に設定。関節窩に垂直に撮影する。
3. Ax 2で回転を調整する。FOVのなかで肩甲平面がおよそ30°になるように回転を調整する。
4. Ax 2のFOVの回転を調整すると斜矢状断，斜冠状断で設定した方向がずれるのでもどって調整する。

図11 最終的に撮像された斜冠状断，斜矢状断，斜横断面に投影されたスライスライン（疼痛肩の場合）

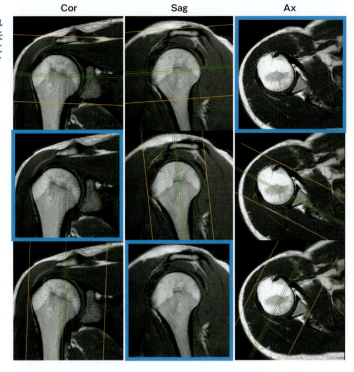

■ 撮像コンソール上の位置決め画面は以下の3つが表示される
・例えば斜横断像を撮る場合
　①画像の回転を修正画面，撮像画面に近い横断像にFOVが表示される（図10，Ax 2）。
　②撮像角度を決める斜矢状断像（図10，本番斜矢状断）
　③撮像方向と範囲を決める冠状断像（図10，本番斜冠状断）
■ まとめ：肩関節MRIの位置決め
①疼痛肩では横断像が上腕骨に直交し，不安定肩では関節窩に直交するように撮像する。
②撮像した画像が患者を寝かした状態から回転していないことが理想。

> 肩関節撮像位置決めの方法のおまけ

・反対側に肩にスペーサーを入れて，患側の肩甲平面が寝台に対して30°より大きくならないようにすると，位置決めが楽になる（図12）。また患者の体動も減る。
・この際，患側上肢を軽度外旋させて肩甲骨に対して生じた内旋を補正する。

図12 反対側肩のスペーサー

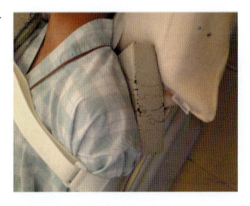

（佐志隆士・森分周子・白丸　淳）

03 第3章 部位別疾患レビュー

木内信司・佐志隆士・勝又康友・田渕 隆／岡本嘉一

肘関節

はじめに

- 肘関節の画像診断は一般病院では件数も限られ，これを不得手とする人は少なくないと思われる。しかし，この領域について画像診断に携わる者が習熟しておくべき解剖学的構造や疾患は，実はそれほど膨大なものではなく，すなわち，まったく身がまえる必要のない領域であるということを最初に強調したい。
- もちろん，この分野を専門とする者からすると，そんなに簡単な領域ではないと言われるかもしれない。また，本稿で紹介する疾患や解剖以外にも重要な構造はつきることなく存在する。
- しかし，本書のテーマはあくまで"勘ドコロ"なので，80％程度の領域をカバーするのに役立つような内容を，とりわけMRI診断に限定して記載することとしたい。

（岡本嘉一）

MRIポジショニングの要点

コイルの用意

- 汎用サーフェスコイルまたは手・肘コイル：汎用サーフェスコイルであれば直径10cm程度が適している（図1，2）。

図1　汎用サーフェスコイル

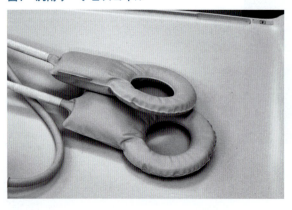

図2　手・肘コイル

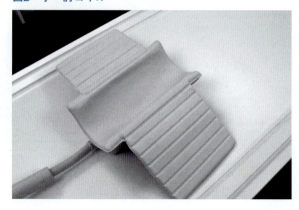

ポジショニング

- ヘッド・ファーストの仰臥位(あおむけ)が基本となる。
- 汎用サーフェスコイルや手・肘コイルを使用する場合は，撮像する側の肘が磁場中心に近づくような位置に寝てもらう。
- 腕は体から少し離して伸展し，掌を上に向けた状態にしないと橈骨と尺骨がねじれてしまう。ただし，伸展することにより肘の痛みが悪化してしまう場合は，多少屈曲させてもかまわない。
- 腕の下に折ったタオルなどを敷いて，体軸と上腕骨の軸ができるだけ水平になるように調整する。

ここが勘ドコロ

- 理想のポジションよりも安定しているポジションのほうが，よい画像が得られる。

コイルの装着，固定

- 汎用サーフェスコイルの場合，互いのコイルが対向するように装着し，ベルトなどで固定する(図3)。
- 患者さんの状態にもよるが，可能であれば声掛けを行ったうえで，肩の上，掌の上にMRI対応の砂嚢などを置き，腕全体も固定したほうがより確実な静止が得られる。
- また，撮影中(音がしている間)は深呼吸をしないように説明する。
- 患者さんを撮像位置に移動させてから，撮像しない側のスペースに余裕がある場合は，患者さんに声を掛けながら，撮像する肘が磁場中心に近づくように移動してもらうと画質が向上する。ただし，その際に装着したコイルの位置がずれてしまわないように注意する。
- 撮像終了後，患者さんをガントリーから引き出す際は壁と擦らないように元に位置にもどっていただくこと。

図3　コイルの装着

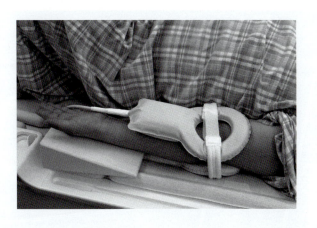

位置決め撮像

- 最初に肘関節がガントリーのどこにあるかがわかるように大きなFOV(400mm程度)で冠状断像を撮る。
- 次に200mm程度のFOVで3方向の撮像を行う。この2回目の撮像はスライス数と分解能を増やすことにより，正確な位置合わせが可能となる。
- また，位置決め画像には感度補正等を使わず，目的部位にコイルの感度が十分にあることをこの時点で確認しておく(**図4**)。

図4　位置決め画像

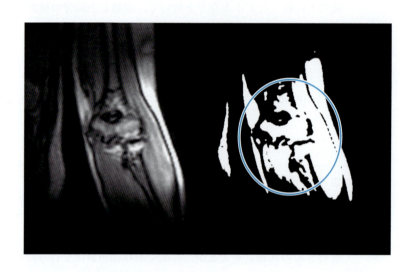

スライス面の設定方法

①斜冠状断面の設定
- 横断の位置決め画像上で両側の上顆を結ぶ線に平行，かつ上腕骨長軸，前腕骨の長軸に対して，平行なスライス面を設定する(**図5**)。

②横断面の設定
- ①で得られた冠状断像上で，上腕骨に垂直にスライス面を設定する。

図5　斜冠状断面の設定

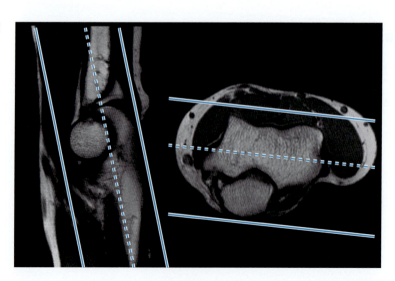

図6　横断面の設定

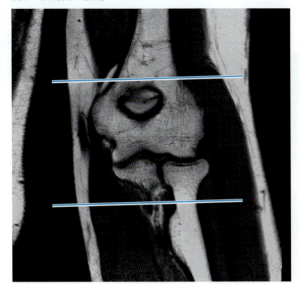

図7　斜矢状断面の設定

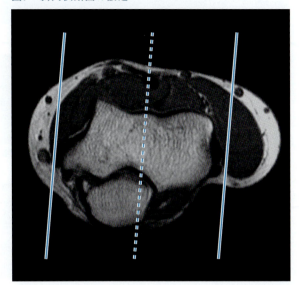

- 撮像範囲は内側上顆と外側上顆を十分に含めたレベルから，橈骨頸まで含め設定する（図6）。

③斜矢状断面の設定

- ②で得られた横断像で両側の上顆を結ぶ線に垂直，冠状断像上で上腕骨，前腕に平行なスライス面を設定する（図7）。

撮像プロトコルの例

- 撮像視野（FOV）：100～140mm，スライス厚：3～4mm，マトリクス：256×204～230程度
  ①T2強調冠状断像
  ②脂肪抑制T2強調冠状断像
  ③T2*強調矢状断像
  ④T1強調矢状断像
  ⑤T2強調横断像
  ⑥脂肪抑制T2強調横断像
- このプロトコルはあくまでも一例であり，実際には症状や目的とする疾患に合わせた設定が必要である。また，必要に応じ上記以外の撮像断面を追加する場合があるので，各論での記載も参照されたい。なお撮像視野（FOV），スライス厚，マトリクスは画像診断ガイドライン2013年版（日本医学放射線学会，日本放射線科専門医会・医会編）に準拠したものを示した。

（木内信司・佐志隆士・勝又康友・田渕　隆）

【注】
撮像パラメータの設定は，使用する装置によって大きく左右され，その性能を最高に引き出すような努力が必要である。個々の施設の対象患者さんの特性も踏まえ，メーカーのアプリケーション担当者を交えて綿密に練り上げる必要がある。いったんFOVやスライス厚を決めたら，安易には変更すべきでない。一方，加算回数，エコートレイン数（ETL）など，患者さんごとに臨機応変に変化させるべきパラメータもある。

画像解剖

● 横断像

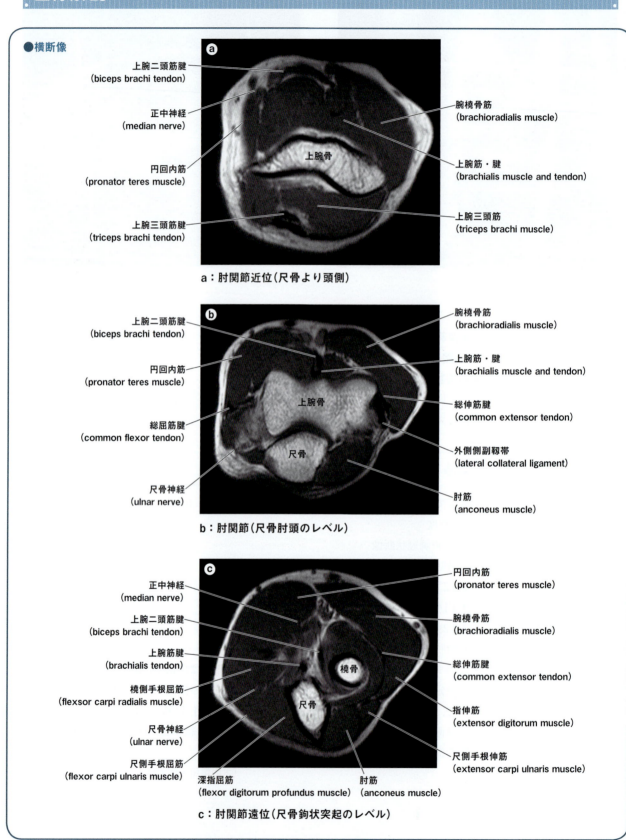

a：肘関節近位（尺骨より頭側）

b：肘関節（尺骨肘頭のレベル）

c：肘関節遠位（尺骨鉤状突起のレベル）

（上谷雅孝，髙尾正一郎：肘関節のABC．骨軟部画像診断の勘ドコロ，メジカルビュー社．2006, p130. より転載）

●冠状断像（プロトン密度強調像）

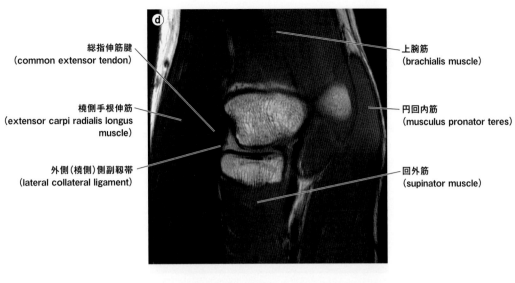

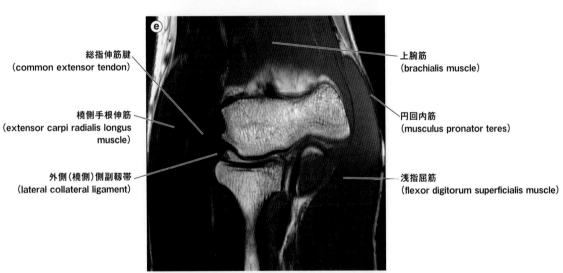

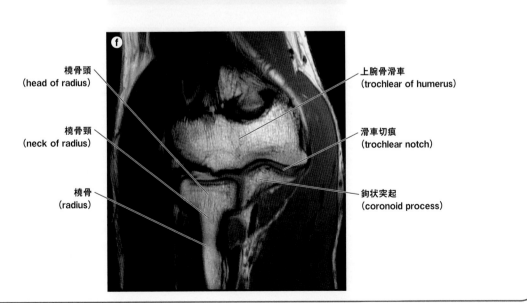

●冠状断像（プロトン密度強調像）

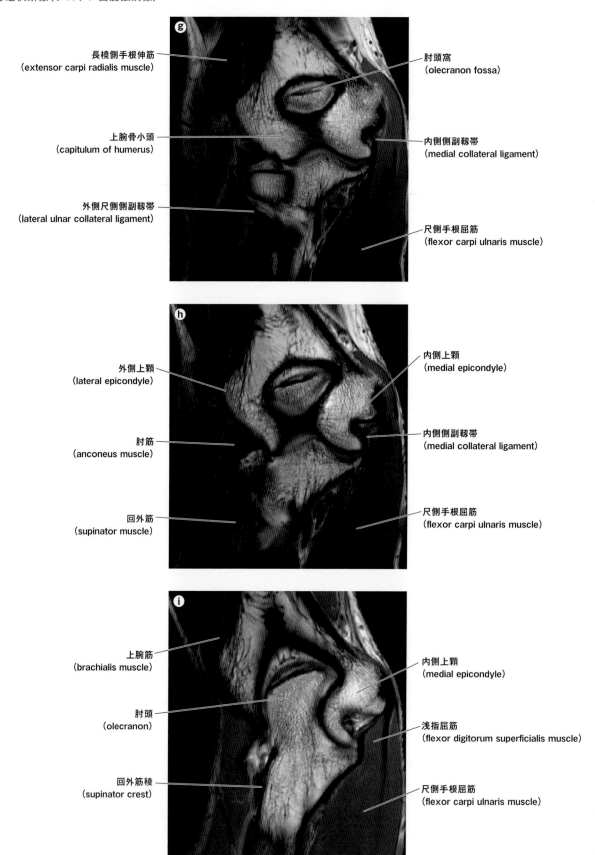

●矢状断像（T2-FFE water excitation）内側

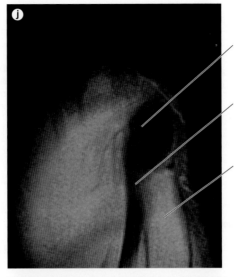

内側上顆
(medial epicondyle)

総指屈筋腱
(common flexor tendon)

浅指屈筋
(flexor digitorum superficialis muscle)

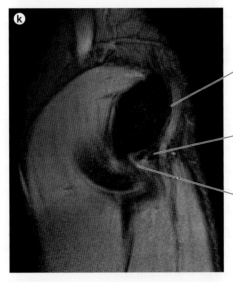

尺骨神経溝
(sulcus nervi ulnaris)

内側側副靱帯後線維束
(posterior bundle of medial collateral ligament)

内側側副靱帯前線維束
(anterior bundle of medial collateral ligament)

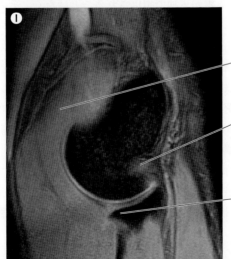

円回内筋
(pronator teres muscle)

内側側副靱帯後線維束
(posterior bundle of medial collateral ligament)

鉤状突起
(coronoid process)

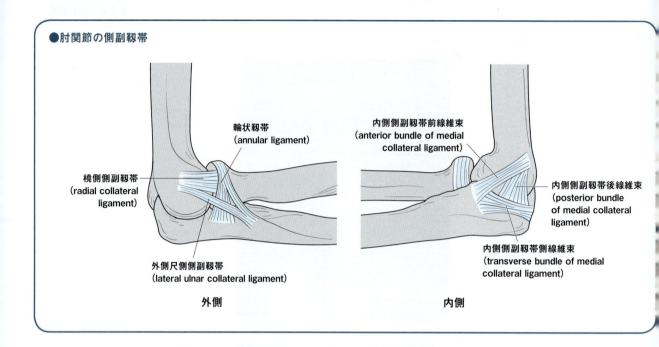

●肘関節の側副靱帯

疾患総論

以下，主要な疾患の診断に直結する肘関節構造に絞って解説する。

内側（尺側）側副靱帯

- 内側側副靱帯（medial collateral ligament, ulnar collateral ligament）は，前斜走線維（anterior oblique ligament）と後斜走線維（posterior oblique ligament）から構成される。
- 前斜走線維は肘関節の安定性に最も寄与する靱帯で，同時に最も損傷を受けやすい部位でもある。近位では内側上顆に，遠位では鉤状突起結節部に向かって走行する（図8，「画像解剖」ⓚの断面に相当）。
- 後斜走線維が単独で損傷されることはなく，その場合は前斜走線維も同時に損傷を受ける。
- 前斜部と後斜部を区別して評価することは困難であるが，前斜部の前縁は伸展位で緊張，屈曲位で弛緩し後斜部は逆作用をする。
- 伸展位にて薄いスライス厚の矢状断を撮像すると両者が分離できることが多い（図9，「画像解剖」ⓚ，ⓘの断面に相当）。しかし，後斜部は弛緩によりやや高信号に描出されるので，後斜部損傷の診断はかなりの進行損傷例でないと診断は非常に難しい（図10，「画像解剖」ⓚ，ⓘの断面に相当）。
- 冠状断像は内側側副靱帯全体を1断面でとらえうる（図11，「画像解剖」ⓖ，ⓗの断面に相当）。ここで靱帯は近位側の付着部付近では通常でも内部は高信号に描出されるため，損傷と見誤らないよう注意が必要である（図11）。

図8　内側（尺側）側副靱帯

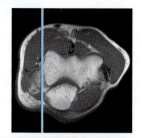

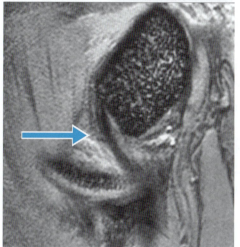

T2-FFE（fast field echo）矢状断像

内側上顆から鉤状突起結節部へ走行するバンド状の低信号構造がある（→）。内側側副靱帯の前斜走線維である。

図9　内側（尺側）側副靱帯

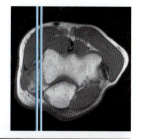

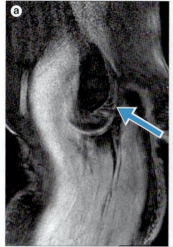

a，b：T2-FFE矢状断像

薄層スライスでは扇状に広がる後斜線維を複数スライスにわたって描出することができる（→）。

図10　内側（尺側）側副靱帯

T2-FFE矢状断像

後斜線維の間や周囲には線維に沿うような高信号域が広がっており、後斜線維にも及ぶ内側側副靱帯の症例である（→）。

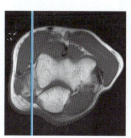

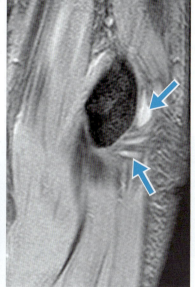

図11　内側（尺側）側副靱帯

プロトン密度強調冠状断像

冠状断像は内側側副靱帯を一断面で全長を描出することができる断面である。プロトン密度強調像では近位側の付着部が扇状を呈し、かつ内部が正常でも高信号を呈することが多い（→，○）。

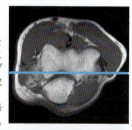

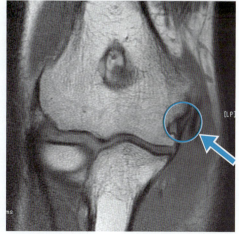

外側（橈側）側副靱帯および周囲の筋腱

- 外側側副靱帯（lateral collateral ligament, radial collateral ligament）は主に，①橈骨側副靱帯（radial collateral ligament，狭義の外側側副靱帯），②外側尺側側副靱帯（lateral ulnar collateral ligament），③輪状靱帯（annular ligament）の3本から構成されている。ただし内側と異なり変異が多く，外側靱帯複合体ともよばれる。
- 橈骨側副靱帯は橈骨頭付近で輪状靱帯と一塊となる。
- 外側尺側靱帯は外側に存在するが尺側に付着する靱帯であり，橈骨側副靱帯の背側にて尺骨の橈骨切痕後縁から回外筋稜に付着しており肘関節外側の安定性に最も寄与している（図12，「画像解剖」ⓓ～ⓖの断面に相当）。テニス肘で重要な総指伸筋（extensor digitorum communis muscle）や短橈側手根伸筋（extensor carpi radialis brevis）は，これよりやや近位手背側に付着している（図12）。
- MRIで輪状靱帯を完全に分離することは難しいが，橈骨側副靱帯と外側尺側側副靱帯および総指伸筋・短橈側手根伸筋は，関節液貯留などの条件下であれば冠状断で分離同定が可能である。ただし，短橈側手根伸筋と総指伸筋は外側上顆のほぼ同部位から腱状に描出され，両者をまとめて総指伸筋腱として解説されている場合も多く，これらを画像で区別する意義は乏しい。

肘部管[*1]

- 肘関節周囲では正中神経（median nerve），尺骨神経（ulnar nerve），橈骨神経（radial nerve）の3本が走行している。特に尺骨神経は肘部管（cubital tunnel）付近で障害を受けることが多い。
- 尺骨神経は肘関節内側上顆後面の尺骨神経溝を走行している。この付近にはOsborne's band[*2]とよばれる索状構造が尺骨神経を包み込むように存在する[1]。
- 肘関節領域に限らず末梢神経は脈管との区別が難しいことが多い。MRIで内部の神経線維束が同定できれば神経と断定できる（図13，「画像解剖」ⓑの断面に相当）が，その描出には高SNRである3T装置が有利である。

用語アラカルト

＊1 肘部管
肘関節内側の骨のくぼみで，本来は内部を尺骨神経がゆったりと通過している。このスペースは床が尺骨神経溝（上腕骨内側上顆後方）天蓋は近位で滑車上肘靱帯，遠位で尺側手根屈筋の上腕頭と尺骨頭の間を連結する強固な腱弓（Osborne's band）で構成されている。

＊2 Osborne's band
肘部管遠位で尺骨神経を覆う腱弓。肘部管症候群ではしばしば同部の切開が行われる。

1) Degeorges R, Masquelet AC : The cubital tunnel : anatomical study of its distal part. Surg Radiol Anat, 24 : 169-176, 2002.

図12 外側（橈側）側副靱帯および周囲の筋腱

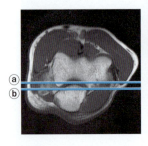
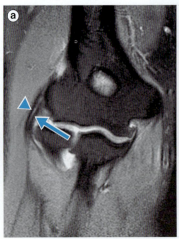
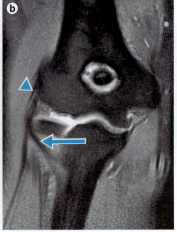

a, b：脂肪抑制プロトン密度強調冠状断像
bはaより一断面手背側に相当するスライスである。aの→は橈骨側副靱帯，bは外側尺側側副靱帯である（→）。これらに対して総指伸筋や短橈側伸筋の腱付着部は外側側副靱帯の近位付着部よりやや近位手背側にある（▶）。

図13　肘部管

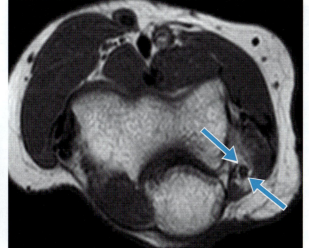
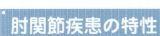

プロトン密度強調横断像
尺骨神経に限らず神経と脈管との鑑別は神経線維束が観察できるか否かである。本症ではOsborne's bandの直下を束状構造が走行し，尺骨神経に相当することがわかる。

肘関節疾患の特性

- 肘関節は，膝・足・股関節などと異なり，日常生活において自体重のかからない関節である。
- したがって，膠原病などの全身の関節を侵す疾患でなければ，意図的に負荷のかかる運動，動作を繰り返すか，あるいは予期せぬ外力が加わるかのいずれかが損傷の原因となることが多い。
- 前者の代表はスポーツ外傷であり使い過ぎや一度に激しい外力が加わった場合，後者は交通外傷や転倒をはじめとした外傷である。これらは頻度の高い疾患である。
- 一方，肘関節に特異的に多い疾患があり，その代表例として神経絞扼（entrapment）が挙げられる。ほかの部位にも生じうるが，手関節部を含め，上肢では特に多い。肘関節付近には3本の重要な神経すなわち正中神経，尺骨神経，橈骨神経が走行しているからである。また神経絞扼はさまざまな原因で生じうる（p.284）。

ここが 勘 ドコロ

肘関節疾患の特性

- 肘関節疾患は，頻度の高い疾患と特異的な疾患を知れば，ほぼ網羅できる。
- 特にスポーツ外傷と神経絞扼（entrapment）が多い。

疾患各論

　以下，①頻度の高い疾患と，②肘関節領域に特異的な疾患に絞って解説する。これらを理解すれば日常診療で遭遇する大部分の疾患に対応可能であろう．

投球障害

- スポーツ外傷の代表的疾患で，いわゆる野球肘とよばれるものである．
- さまざまな病態が起こりうるが，その最大の原因は投球動作のうちコッキング期〜加速期〜リリース期にかけての外反ストレスである．
- これにより肘外側部（橈側）では頻回に橈骨頭と上腕骨小頭が衝突し，肘内側部（尺側）では肘内側支持機構への牽引力，張力，収縮力などが加わり側副靱帯やその付着部に繰り返し負荷が加わる．これらが肘関節周囲構造にさまざまな損傷を引き起こす（**図14**）．
- 本症に限らずスポーツ外傷では常に複合損傷の可能性を念頭に置いておく必要がある．臨床的に明らかでなくともMRIでその他の異常が見つかることもまれではない．
- 特に3T MRIでは内・外側の軟部組織の状態を広範かつ高い空間分解能でとらえうる．したがってたとえ離断性骨軟骨炎の評価目的であっても，内側の軟部組織の状況や肘頭，肘部管なども十分観察可能であるため，必ず全断面に目を通すよう心がけなければならない．

> **ここが勘ドコロ**
>
> **投球障害**
> - 投球障害のMRIは肘関節スポーツ外傷の代表的疾患である．
> - 複合損傷が多いため，思わぬ所見に気付かぬことがあり注意を要する．

図14　肘関節周囲構造に起こるさまざまな損傷
投球時には肘に外反ストレス（曲→）が加わる．これにより外側では上腕骨小頭と橈骨頭が衝突，また内側では反復性の牽引ストレスが加わる．

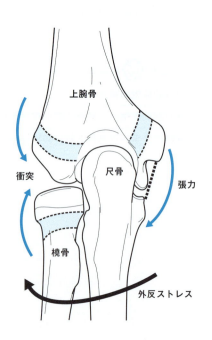

離断性骨軟骨炎(osteochondritis dissecans)

- いわゆる外側型野球肘の代表的疾患である。肘関節特有の疾患ではなく膝関節や足部の距骨でも生じることが知られている。
- 肘関節は日常生活で荷重のかかる関節ではないため,発症のメカニズムがその他の部位と異なるといわれているが,その詳細はわかっていない。
- 現時点では,以下のように推定されている。
  - ①投球動作による頻回の橈骨頭と上腕骨小頭衝突の結果,まず上腕骨外側の軟骨下骨に虚血を生じる。
  - ②さらに衝撃が加わり続け虚血の状態が続けば骨壊死に至る。
  - ③次第に母床から軟骨下骨が遊離を始める。
  - ④さらに衝撃が加わり続けると完全に軟骨下骨が周囲から離断し,それを被覆している関節軟骨に亀裂を生じ,最終的に離断,遊離の状態となる。
- 疾患は病期により透亮期,分離期と進行し,最終的には関節内に遊離体が分離(遊離期)する。分離期はMRIで前期と後期に分類される。
- 病変の広がりと病期の進行診断にMRIが有用であり(表1),以下の5項目を評価する必要がある。
  - ①病巣のサイズ(10mmを超えるかどうかが自然治癒の見込みがあるかの判断に重要)
  - ②分離線の信号変化(図15,16,Point advice)
  - ③軟骨損傷の有無
  - ④関節腔への突出
  - ⑤遊離体の有無,大きさ,個数,位置(術前検査では可能な限り正確に記載する)

2) Fritz RC, et al : MR imaging of the elbow : An update. Radiol Clin North Am, 35 : 117-144, 1997.
3) Patten RM : Overuse syndromes and injuries involving the elbow : MR imaging findings. AJR Am J Roentgenol, 164 : 1205-1211, 1995.

Point advice　分離線の信号変化

- 離断性骨軟骨炎における分離線は,単純X線写真においては正面像より45°屈曲位のほうが評価しやすい(図15)。
- MRIでは長軸方向に単に直行する横断では,分離線はわずかなスライスでしか観察できず困難である。詳細評価のためには矢状断の薄層スライスが適しており,筆者らは頻用している。これにてほぼすべての断面で病変と分離線の評価が可能である(図16)。
- 分離線の信号変化は手術療法を含めた治療法選択に影響するので,MRIが重要な役割をもつ[2,3]。

表1　離断性骨軟骨炎のMRI所見

透亮期	脂肪抑制T2強調像やSTIR像での上腕骨小頭の高信号(単純X線写真の変化より速い)
分離期前期	上腕骨小頭の高信号。関節腔への膨隆なし。母床との間に境界を認めるが,水の信号はなし。
分離期後期	上腕骨小頭の高信号。関節腔への膨隆。母床との間に境界を有し,水信号の介在あり(ガングリオン様の所見を呈する場合もあり)。
遊離期	上腕骨小頭が完全に母床から遊離。関節液の貯留と滑膜の増生。

図15　離断性骨軟骨炎

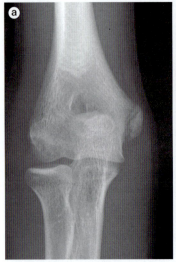

a：単純X線写真正面像

正面像では上腕骨小頭に透亮像がわずかにあるが、遊離体は見えない。

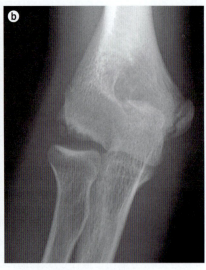

b：単純X線写真45°屈曲位

しかし45°屈曲位にすると分離した骨片が明らかとなっている。すでにunstableとなっており分離期後期である。

図16　離断性骨軟骨炎

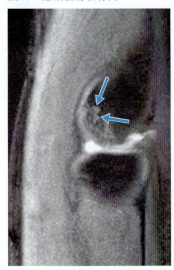

T2-FFE矢状断像

矢状断ではすべての断面で病巣部と母床との関係を描出することができる。本症例でも病変部と母床の間にガングリオン様のcystic lesionがあり、関節液の進入を確認しうる（→）。すでにunstableであり分離期後期に相当する。

- 病巣が分離期あるいは遊離期であるかどうか診断することが治療方針（＝手術適応）決定のために重要である。
  ① 病巣と正常骨髄部との間にガングリオン（ganglion）のような著明な高信号域が広がれば、分離線に進入した関節液を示唆する所見で、分離期後期である（図17）。
  ② 病巣の表面の関節軟骨に段差が見られ、若干関節腔へ突出していれば、母床から軟骨下骨が完全に分離していることを示す所見で、分離期後期である（図18）。
  ③ 関節液が増加し、そのなかに遊離体がsignal voidとして多数認められれば、遊離期である（図19，→Point advice）。

> **Point advice**　関節内遊離体と滑膜増生
>
> - 関節内に遊離体が存在すると滑膜の増生が生じ、非常に目立つことがある。
> - したがって、例えば分離期を疑って検査した症例であっても、関節液の貯留や滑膜増生が認められる場合は、ほとんどの場合いずれかに遊離体を認めることが多く、その場合はすべての撮影断面を駆使して遊離体の同定に努めたい（膠原病や結核などの慢性炎症を除く）。

第 3 章・03 肘関節

図17　離断性骨軟骨炎

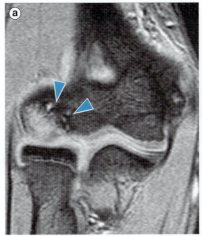

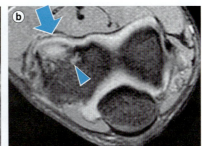

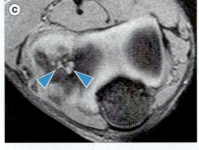

a：脂肪抑制プロトン密度強調冠状断像

上腕骨小頭の異常信号域と母床との間に，病巣を取り囲むようなcystic lesionが多数認められる(▶)。母床との間に関節液が進入している根拠となる。その形状はガングリオン様である。

b，c：脂肪抑制プロトン密度強調横断像

横断でも分離期後期を確認しうる(▶)。その表層の関節軟骨は保たれて見える(→)。これもすでにunstableである。

図18　離断性骨軟骨炎

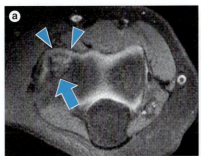

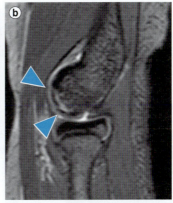

a：脂肪抑制プロトン密度強調横断像

病巣の境界は明瞭で母床との間はむしろ低信号を示しているように見える(→)。表層の軟骨も一見スムーズに見える(▶)。

b：脂肪抑制プロトン密度強調矢状断像

矢状断像では関節軟骨に段差があり，若干関節腔へ突出している(▶)。これは病巣が母床から完全に分離していないとなりえない所見であり，この所見も分離期後期すなわちunstableと判断する。

図19　離断性骨軟骨炎：water excitation

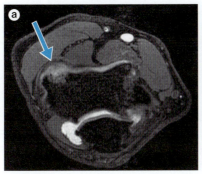

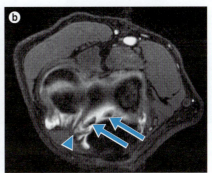

a：横断像

これは主に関節軟骨を評価する画像であるが，すでに小頭部では軟骨下骨とともに関節軟骨は著しく膨隆している(→)。

b：横断像

関節液が病的に多く貯留しており，→のごとく遊離体がsignal voidとして描出されている。また▶の部位は著明な絨毛構造が認められ，著しく増生した滑膜構造と考える。unstableとなった骨片が遊離したいわゆる遊離期の所見である。

> **ここが勘ドコロ**
>
> 離断性骨軟骨炎
> - 分離期後期には，病巣と母床の間に関節液の貯留が認められるが，ときとしてガングリオン（ganglion）様の形態を呈することがある。
> - 分離線に高信号が確認できなくても関節軟骨自体に変形（関節腔への突出）があれば分離期後期である。
> - 一見分離期に見える症例でも，異常な量の関節液や滑膜増生が認められる場合は遊離期を疑い，あらゆる画像で遊離体を探す。

内側側副靱帯損傷（medial collateral ligament injury）

- いわゆる内側型野球肘の代表的疾患である。
- 肘内側に頻回の牽引力，張力，収縮力が加わって生じる障害であり内側上顆の骨端線閉鎖後に生じる。
- したがって，骨端線の離解を生じるリトルリーグ肘[*3]より罹患年齢は高く，青壮年期に発生する。
- 上腕骨側の付着部に生じることが圧倒的に多く，MRIのプロトン密度強調冠状断像が診断に最も有用で，高信号域として描出される[4]（図20，21）。
- 付着部の裂離骨折（avulsion fracture）を合併することも珍しくない（図22）。

用語アラカルト

＊3 リトルリーグ肘
骨ができ上がっていない成長期の子供が，投球動作などを繰り返すことで，肘内側の成長軟骨に損傷を起こしたもの。特に野球少年に多いため「リトルリーグ肘」とよばれている。

4) Mirowitz SA, London SL : Ulnar collateral ligament injury in baseball pitchers : MR imaging evaluation. Radiology, 185 : 573-576, 1992.

図20　内側側副靱帯損傷

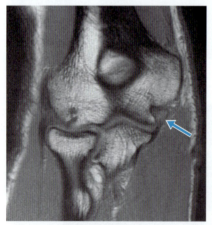

プロトン密度強調冠状断像

内側側副靱帯は上腕骨側の付着部付近で著明な信号上昇を示しており，軽微な損傷が示唆される（→）。このように損傷は上腕骨側の付着部に好発し，プロトン密度強調冠状断像で高信号域として描出される。

図21　内側側副靱帯損傷

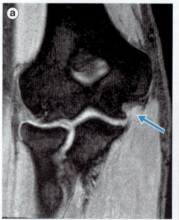

a：T2-FFE冠状断像

こちらは比較的高度の内側側副靱帯損傷であり，遠位付着部付近を除いてほぼ全体に信号上昇が認められる（→）。

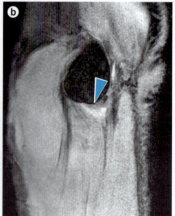

b：T2-FFE矢状断像

矢状断で観察すると後斜部にも明らかなびまん性の高信号が認められ，後斜部にも広範な損傷が及んでいることを確認しうる（▶）。

図22 内側側副靱帯損傷

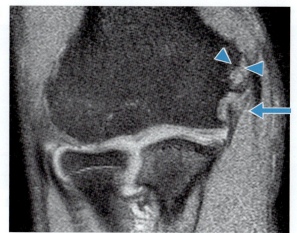

脂肪抑制プロトン密度強調冠状断像
内側側副靱帯はわずかに信号上昇が観察できる程度である（→）が，その付着部には高信号を伴った裂離を観察しうる（▶）。

野球肘の複合損傷

- 離断性骨軟骨炎や内側側副靱帯のほかにも，いわゆる野球肘ではさまざまな部位に多彩な病態が認められる（**表2**）。
- 例えば，離断性骨軟骨炎と内側側副靱帯損傷の合併（**図23**），内側側副靱帯損傷と肘頭の横骨折（いわゆる後方型野球肘）および尺骨神経の神経絞扼の合併（**図24**）など，そのバリエーションは多種多様である。

表2 野球肘で見られることの多い所見部位

離断性骨軟骨炎	上腕骨小頭
内側側副靱帯損傷	内側側副靱帯，付着部
内側上顆炎	総指屈筋腱の付着部
尺骨神経障害	尺骨神経，肘部管
肘頭骨端症	上腕三頭筋の付着部

図23 離断性骨軟骨炎と内側側副靱帯損傷の合併

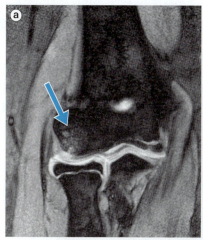
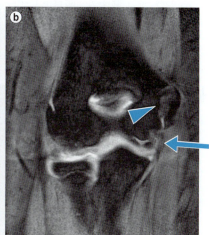

a：脂肪抑制プロトン密度強調冠状断像
上腕骨小頭に境界不明瞭な高信号域が広範に認められる（→）。離断性骨軟骨炎の所見である。

b：脂肪抑制プロトン密度強調冠状断像
同一撮像法，同一断面のほかのスライスでは内側側副靱帯が全体にたわみ，かつ高信号を示している（→）。この付着部には骨端線もやや離解している。

図24 内側側副靱帯損傷と肘頭の横骨折および尺骨神経の神経絞扼の合併

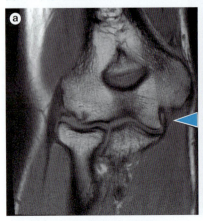

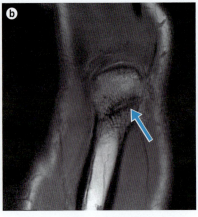

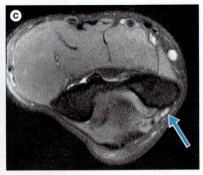

c：T2-FFE横断像

さらにまったく異なる撮像，断面において尺骨神経が扁平化するとともに信号上昇が認められ，尺骨神経障害も（画像上は）伴っていた（→）。このように（スポーツ障害全体にいえることだが）複合損傷の頻度が高いので注意する。

a：プロトン密度強調冠状断像

内側側副靱帯は近位付着部付近に軽微な信号上昇が認められ，軽微な損傷が存在する（▶）。

b：プロトン密度強調冠状断像

しかし肘頭には横走する骨折線が認められ，いわゆる後方型野球肘の所見も認められた（→）。

外側上顆炎（lateral epicondylitis）

- いわゆるテニス肘として有名であるが，近年では，パソコンのキーボード，マウスやスマートフォンなどが普及し，多くの人が手首を酷使するようになったため，誰もがかかる疾患となっている。
- テニス肘としては初心者の中高年者に多く，初級者テニス肘ともよばれる。原因はバックハンドストローク（手首の返し，すなわち回外）の多用による過剰な伸筋腱群の反復収縮によるとされており，伸筋腱付着部である外側上顆に炎症を生じる病態である。
- 本態は短橈側手根伸筋起始部の炎症ないし断裂であるが，この筋は総指伸筋とほぼ同部位から起始し，MRIではこれらの分離は困難で，両者をまとめて総指伸筋腱群と記載する。所見としては，この腱群がいずれの撮像においても高信号を呈する（図25）。
- 前述の投球障害同様，複合損傷の頻度も高く注意を要する（図26）。

図25 外側上顆炎

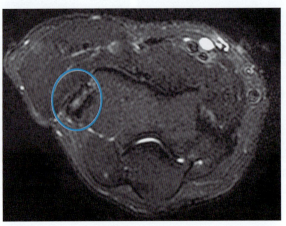

STIR横断像

総指伸筋腱付着部に淡い帯状の高信号が認められ，いわゆるテニス肘の所見である（○）。

図26 外側上顆炎

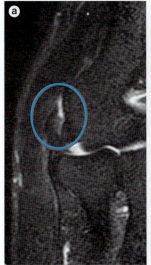
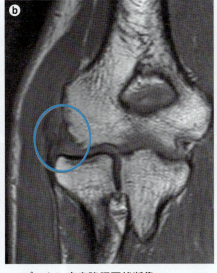
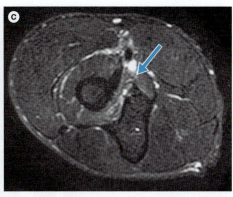

c：STIR横断像

さらに回外筋にもびまん性の高信号が観察された（→）。中年のテニスプレイヤーで自家筋力による筋損傷の所見と考える。このように複合損傷の頻度も高いので注意する。

a：プロトン密度強調冠状断像

図25とは別の症例で、やはり同様の部位にスリット状の高信号が認められる（○）。外側上顆炎は反復する回外動作に起因する総指伸筋腱群の炎症・断裂であり、MRIではいずれの撮像においても高信号域として描出される。

b：プロトン密度強調冠状断像

この症例では外側側副靱帯も高信号を示し、たわんでいる（○）。

肘部管症候群（cubital tunnel syndrome）

- 尺骨神経が肘部管内で絞扼されることが主たる原因で、上肢の神経絞扼では手根管症候群に次いで頻度が高い。
- 原因は外反肘、変形性関節症、関節リウマチ、腫瘍などによる神経の圧排であるが、投球障害で生じることもある。
- 従来、神経絞扼の診断は支配神経領域に一致した脱神経所見をSTIR像でとらえる（脱神経された筋が高信号を呈する）ことが一般的とされていた[5]が、3T装置を用いて高解像度の撮像をすれば圧排された末梢神経を直接描出することも十分可能である。
- 肘部管症候群を含め、神経絞扼の検査に際しては、まず神経の走行を十分に把握し、過不足のない範囲で上肢長軸方向に対する横断像が最も診断に有用である。
- 神経自体はプロトン密度強調像のみならずT2強調像やSTIR像でも高信号を呈し、絞扼された部位より近位および遠位で信号強度上昇と腫大をきたす（図27）。なお、絞扼部位を確実にとらえるためには複数の撮像方法で評価するとよい。

5) Andreisek G, et al：Peripheral neuropathies of the median, radial, and ulnar nerves：MR imaging features. RadioGraphics, 26：1267-1287, 2006.

図27 肘部管症候群

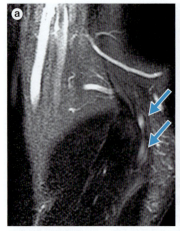

a：脂肪抑制プロトン密度強調矢状断像

尺骨神経に神経絞扼が認められ，絞扼部位の近位と遠位が腫大と高信号を示している(→)。

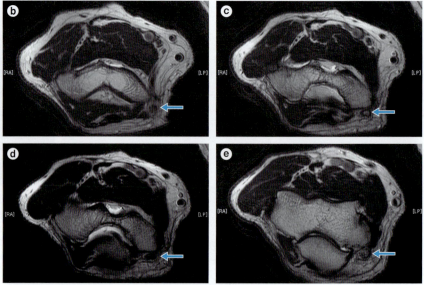

b～e：同症例の連続する脂肪抑制プロトン密度強調横断像

近位側から追跡するといったん腫大と信号上昇をした尺骨神経(c)が，これよりやや遠位(d)で著しく前後方向に圧排されて扁平化している様子がわかる(→)。eはさらに遠位で再び尺骨神経に腫大と信号上昇をきたしている様子を観察しうる(→)。このように3T装置などで高精細画像を用いれば，障害された神経そのものを描出できる。またこのように診断には上肢に直行する横断が有用で，絞扼部位の近位および遠位で信号強度上昇と腫大を連続断面でとらえることができる。

用語アラカルト

*4 Frohseのarcade
回外筋入口部である。ここを後骨間神経が通過しているが，狭いトンネル状となっており神経絞扼を受けやすい部位である。

6）Dunn AJ, et al：MR imaging findings of anterior interosseous nerve lesions. Skeletal Radiol, 36：1155–1162, 2007.
7）Furuta T, et al：Magnetic resonance microscopy imaging of posterior interosseous nerve palsy. Jpn J Radiol, 27：41-44, 2009.

後骨間神経麻痺（posterior interosseous nerve palsy）

・肘関節より遠位（前腕側）での神経絞扼である。後骨間神経とは橈骨神経深枝のことで，Frohseのarcade*4で圧迫される頻度が高い。
・ガングリオンや脂肪腫による腫瘤性圧迫，橈骨頭脱臼などが原因となる。
・この神経の支配筋である回外筋などの脱神経所見をとらえる（＝STIR像などで高信号となる）のが従来の診断法であるが[6]，1.5T装置でも小口径コイルで高精細画像を用いれば絞扼された神経そのものを直接描出しえたとする報告もあり[7]，末梢神経障害を直接描出しうるレベルとしては現状では最末梢のものである（図28）。

図28 後骨間神経麻痺
T2強調横断像

Frohseのarcade直下にガングリオンが存在している。後骨間神経はこれによって辺縁部を走行し，全体に信号上昇を伴っている(→)。

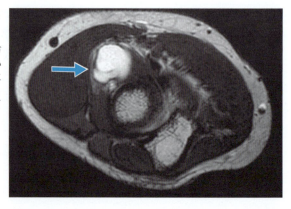

Point advice　　神経絞扼の診断には十分な予習を！

- 神経絞扼のMRI診断では横断が主役となるが，その撮像範囲が非常に重要である。
- 二次所見である脱神経に関しても十分把握し，撮像前に主治医，画像診断医および担当技師の間で撮像範囲およびパラメータについて十分なディスカッションが特に必要な病態である。
- そのためには検査前の予習，特に神経の走行範囲と絞扼の部位を十分に把握しておく必要があり，これが正診のために重要である。

ここが勘ドコロ

後骨間神経麻痺

- Froshのarcadeでの神経絞扼に起因する。
- 撮像前に十分な予習が必要である。

（岡本嘉一）

04 第3章 部位別疾患レビュー

木内信司・佐志隆士・勝又康友・田渕 隆／橘川 薫

手関節

MRIポジショニングの要点

コイルの用意

- 手関節専用コイル：固定，配置が容易だが，撮像位置の微調整が難しい（図1,2）。
- 汎用サーフェスコイル：直径10cm以下が適している（図3,4）。

ポジショニング

■ 腹臥位（腹ばい）が可能な場合

- 患者さんが30分程度腹臥位でいられる場合は，手関節をガントリーの中心付近に置くことができるため，S/N比（SNR）の高い画像を得ることができる（図5）。
- ヘッド・ファーストの腹臥位（腹ばい）が基本だが，体は少し斜めでもかまわない。必要であれば胸の下にタオルなどを置き，患者さんが少しでも楽な状態で検査が受けられるように配慮する。
- ただし，顔を伏せた状態になるため，鼻が圧迫されないように，また，呼吸が楽にできるように撮影補助具を用いる（図6）。
- 撮影しないほうの手は体の横，胸の下などに置き，折り返しアーチファクトの原因にならないようにする。
- 撮像する側の掌を下に伏せた状態でガントリー中心付近に置いてもらう。

■ 腹臥位（腹ばい）が不可能な場合

- 高齢者や小児など，手が挙げられない，また，長時間は不可能という場合は，手首を体の横に置いて撮像する。

図1 手関節専用コイル
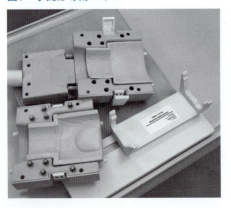

図2 手関節専用コイル
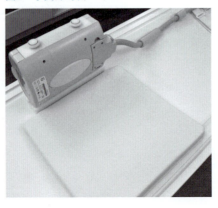

図3 汎用サーフェスコイル
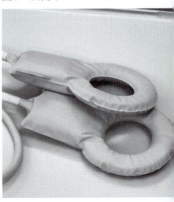

- ヘッド・ファーストの仰臥位（あおむけ）が基本となる。
- 汎用サーフェスコイルや手・肘コイルを使用する場合は，撮像する側の手首が磁場中心に近づくような位置に寝てもらう。
- 腕は体から少し離して伸展し，掌を立てた状態（手刀の形）にする（**図7**）。

コイルの装着，固定

- 手・肘専用コイルは規定どおりに取り付けを行う。指先などに隙間がある場合は，クッションなどを詰め，指も動かないように固定する。
- 汎用サーフェスコイルの場合，互いのコイルが対向するように装着し，ベルトなどで固定する（**図8,9**）。
- 仰臥位で手首を体の横に置いて撮像している場合，患者さんを撮像位置に移動させてから，撮像しない側のスペースに余裕がある場合は，患者さんに声をかけながら，撮像する肘が磁場中心に近づくように移動してもらうと画質が向上する。ただし，その際に装着したコイルの位置がずれてしまわないように注意する。また，撮像終了後，患者さんをガントリーから引き出す際は，壁と擦らないように元の位置にもどっていただくこと。

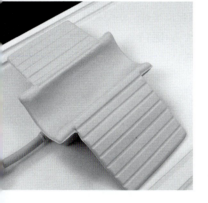

図4　手・肘コイル

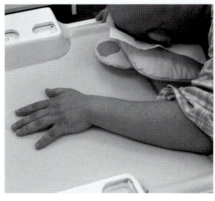

図5　撮影体位（腹臥位）

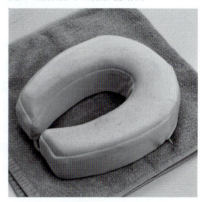

図6　腹臥位での撮影補助具

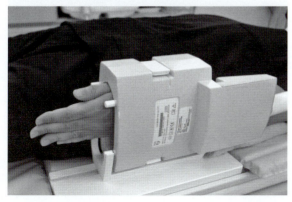

図7　掌を立てた撮影体位（手刀の形）

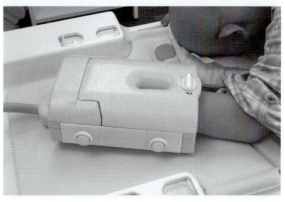

図8　コイルの装着・固定

図9 コイルの装着・固定

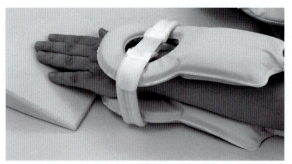

位置決め撮像

- 仰臥位で手首を体の横に置いて撮像している場合，最初に手関節がガントリーのどこにあるかがわかるように大きなFOV（400mm程度）で冠状断撮像を撮る。
- 次に200mm程度のFOVで3方向の撮像を行う。この2回目の撮像はスライス数と分解能を増やすことにより，正確な位置合わせが可能となる。また，位置決め画像には感度補正などを使わず，冠状断像で目的部位にコイルの感度が十分にあることをこの時点で確認しておく（図10）。

スライス面の設定方法

①冠状断面の設定
- 横断像の位置決め画像上で橈骨と尺骨の中心を結ぶ線に平行，かつ矢状断像の位置決め画像上で手関節の軸に平行なスライス面を設定する（図11）。
- 尺骨頭，橈骨頭から中手骨頭まで含む範囲を撮像する。

②横断面の設定
- ①で得られた冠状断像上で，手関節の軸に垂直にスライス面を設定する。撮像範囲は尺骨頭，橈骨頭から中手骨頭までとする（図12）。

③矢状断面の設定
- ②で得られた横断像で橈骨と尺骨の中心を結ぶ線に垂直，冠状断像上で手関節の軸に水平なスライス面を設定する（図13）。

図10 位置決め画像

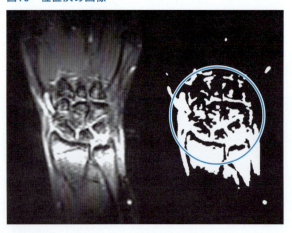

図11 冠状断面の設定

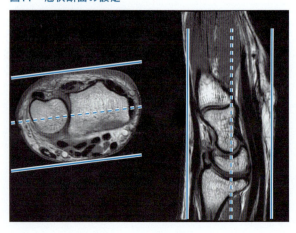

図12 横断面の設定

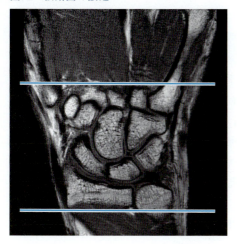

図13 矢状断面の設定

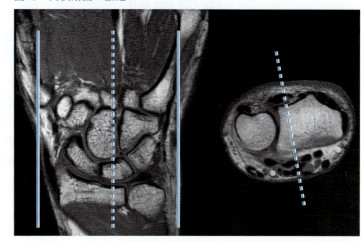

撮像プロトコルの例［三角線維軟骨複合体（TFCC）損傷を疑う場合］

- 撮像視野（FOV）：50〜110mm，スライス厚：1.5〜3mm，マトリクス：208〜223×512程度
  ①プロトン密度強調冠状断像
  ②脂肪抑制T2強調またはSTIR冠状断像
  ③T2*強調冠状断像
  ④プロトン密度強調矢状断像
  ⑤T2*強調横断像
- このプロトコルはあくまでも一例であり，実際には症状や目的とする疾患に合わせた設定が必要である。また，必要に応じ上記以外の撮像断面を追加する場合があるので，各論での記載も参照されたい。なお，手関節の場合，目的とする疾患および使用するコイルにより撮像視野（FOV），スライス厚，マトリクスも大幅に異なってくる。

（木内信司・佐志隆士・勝又康友・田渕　隆）

【注】
撮像パラメータの設定は，使用する装置によって大きく左右され，その性能を最高に引き出すような努力が必要である。個々の施設の対象患者さんの特性も踏まえ，メーカーのアプリケーション担当者を交えて綿密に練り上げる必要がある。いったんFOVやスライス厚を決めたら，安易には変更すべきでない。一方，加算回数，エコートレイン数（ETL）など，患者さんごとに臨機応変に変化させるべきパラメータもある。

画像解剖

手関節の外観(図14)

- 手関節を構成する骨は橈骨,尺骨,8つの手根骨(舟状骨,月状骨,三角骨,豆状骨,大菱形骨,小菱形骨,有頭骨,有鉤骨)である。
- 手根骨は近位3つ(舟状骨,月状骨,三角骨)が近位手根列,遠位4つ(大菱形骨,小菱形骨,有頭骨,有鉤骨)が遠位手根列を形成する(豆状骨は尺側手根屈筋腱の種子骨であり,近位列・遠位列いずれにも含めないことが多い)。
- 手関節は橈骨手根関節,手根間関節,豆状三角関節,遠位橈尺関節より構成される複合関節である。
- 手根間関節は隣接する手根骨の間にある関節である。近位手根列と遠位手根列の間は手根中央関節とよばれる。

図14 手関節正常解剖

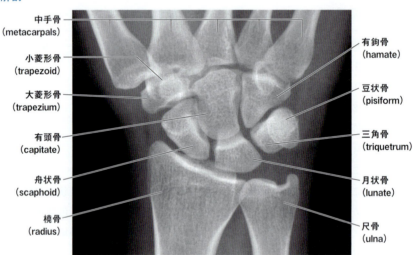

a:手関節を構成する骨(単純X線写真前後像)

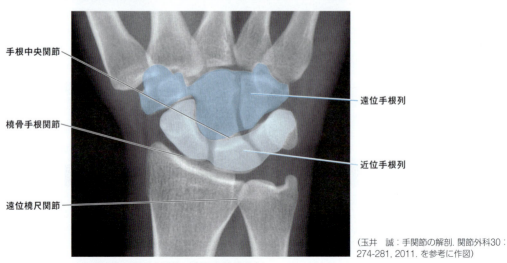

b:手関節の構造(単純X線写真前後像)

(玉井 誠:手関節の解剖. 関節外科30:274-281, 2011. を参考に作図)

画像解剖（GRE T2*強調像）

●冠状断像（近位手根列背側レベル）

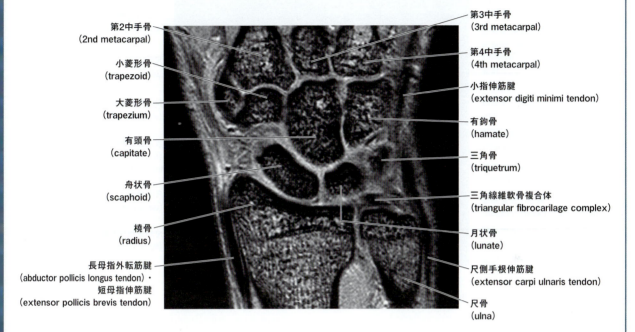

●冠状断像（近位手根列中央レベル）

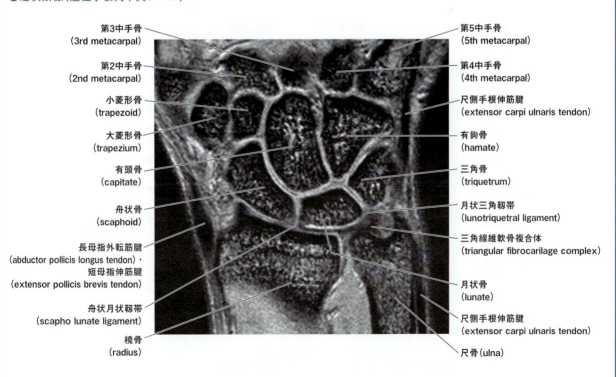

●横断像（遠位橈尺関節レベル）

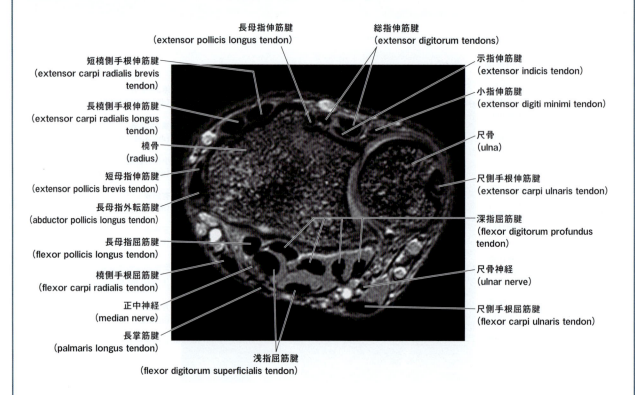

●横断像（橈骨手根関節レベル）

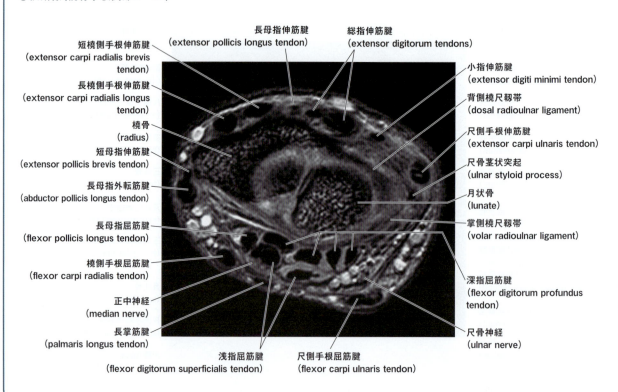

第3章・04手関節

●横断像（手根管近位レベル）

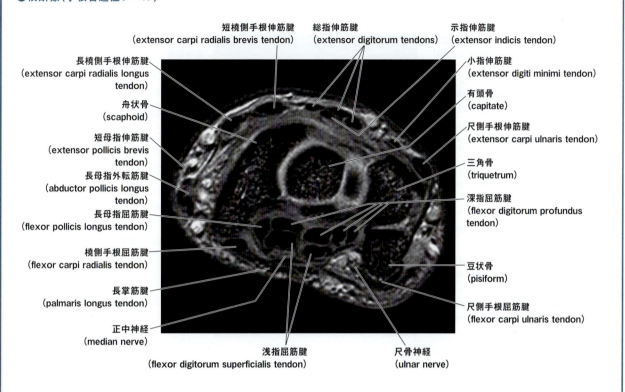

●横断像（手根管遠位レベル）

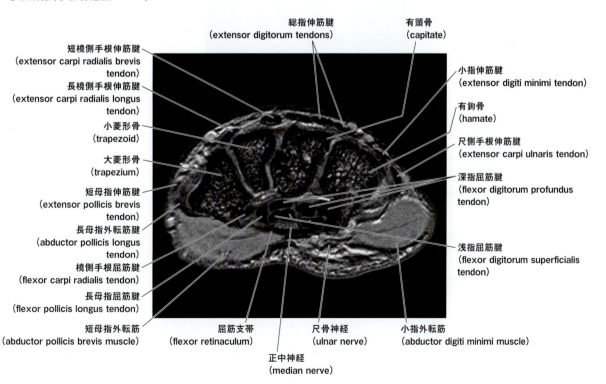

●矢状断像（TFCCレベル）

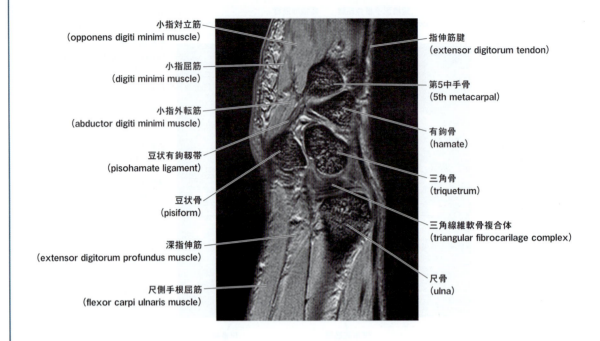

●矢状断像（遠位橈尺関節レベル）

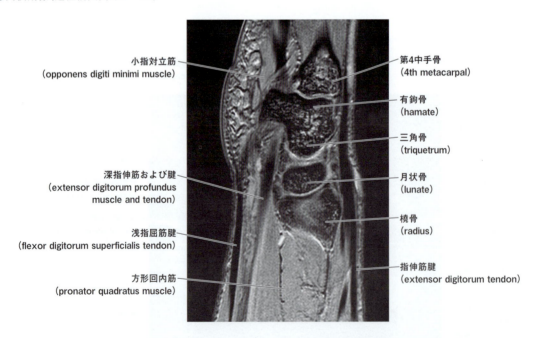

● 矢状断像[有頭骨中央(舟状月状関節)レベル]

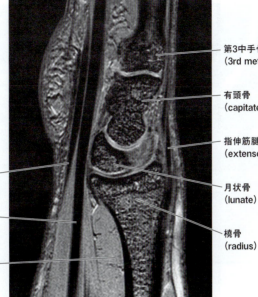

● 矢状断像(手根管橈側レベル)

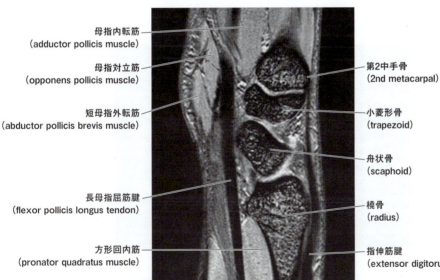

●正常三角線維軟骨複合体(TFCC)

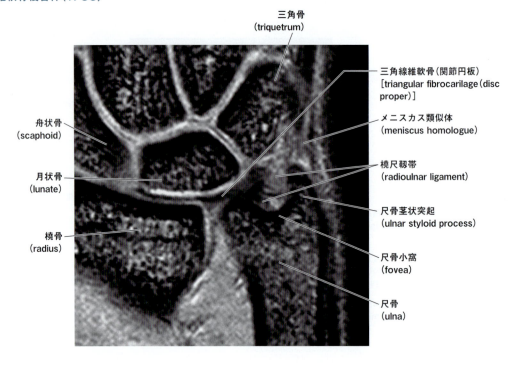

●正常手根管および尺骨神経管

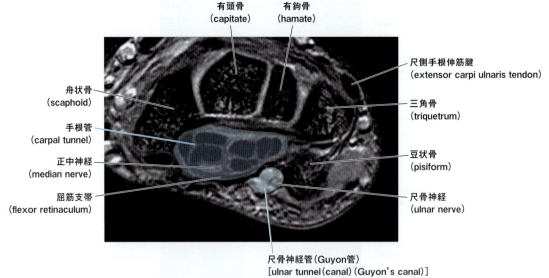

ulnar variance[1]

[1) Cerezal L, et al : Imaging findings in ulnar-sided wrist impaction syndromes. RadioGraphics, 22 : 105-121, 2002.]

- 手関節の単純X線前後像における尺骨と橈骨の遠位端の間の長さをいう。長さが等しい（2mm以内）場合をneutral variance，尺骨遠位端が橈骨遠位端より遠位にある場合をplus（positive）variance，近位にある場合をminus（negative）varianceという（図15）。
- 計測には中間位の手関節前後像が必要である。回外位では減少し，回内位では最大2mmまで増加する。
- 正確な中間位の手関節前後像は，肩関節外転90°（肩関節の高さ），肘関節屈曲90°で撮影台の上に掌をおいて撮影する。

図15　ulnar variance（手関節前後像）

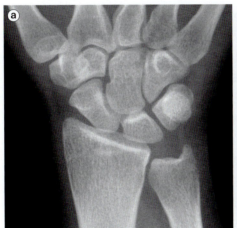
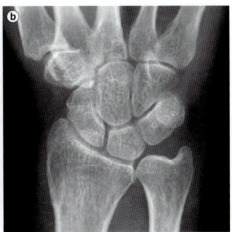

a：ulnar minus variance
尺骨遠位端は橈骨遠位端より近位にある。

b：ulnar plus variance
尺骨近位端は橈骨遠位端より遠位にある。

疾患各論

三角線維軟骨複合体（triangular fibrocartilage complex：TFCC）損傷

TFCCの解剖と機能[2]

[2) Palmer AK, et al : The triangular fibrocartilage complex of the wrist-anatomy and function. J Hand Surg, 6-A : 153-162, 1981.]

- 三角線維軟骨複合体は三角線維軟骨［関節円板（disc proper）］，橈尺靱帯，メニスカス類似体（meniscus homologue），尺骨月状骨靱帯，尺骨三角骨靱帯，尺側手根伸筋腱鞘で構成される（p.464）。
- 関節円板は橈骨尺側縁（尺骨切痕）に付着している。血流は辺縁部10〜30％にあり，中心部に血流はない。
- 橈尺靱帯は三角線維軟骨を支持しつつ橈骨と尺骨の遠位端を結ぶ。
- 橈尺靱帯には掌側および背側橈尺靱帯がある。

- 橈尺靱帯の尺側付着部は尺骨小窩から尺骨茎状突起にあり，それぞれ近位部（深層線維束），遠位部（浅層線維束）とよばれる。
- TFCCは尺骨遠位端と尺側近位手根列の荷重の伝達と衝撃の吸収，遠位橈尺関節の主要支持機構である。
- MRIではいずれの撮像法でも関節円板は均一な低信号を呈する。T2*強調像，プロトン密度強調像において橈尺靱帯は線維束が低信号を示し，その間に高信号域が介在して認められる。メニスカス類似体も淡い高信号を呈する。これらの高信号域を損傷と誤診しないよう注意を要する。

TFCC損傷

- 損傷により手関節尺側部痛，回内・回外の制限が生じる。他覚的には遠位橈尺関節の不安定性が認められる。
- 急性外傷の場合と反復的回内・回外運動による変性断裂がある。
- 損傷機序と部位により分類される（Palmer分類）[3]。

    Class Ⅰ：外傷性損傷
        ⅠA：中心性穿孔（橈骨付着部より2〜3mm）（図16）
        ⅠB：尺側剥離（図17）
        ⅠC：遠位剥離（手根骨付着部）
        ⅠD：橈側剥離
    Class Ⅱ：変性断裂
        ⅡA：関節円板の摩耗（菲薄化）
        ⅡB：ⅡA＋軟骨軟化症
        ⅡC：関節円板穿孔＋軟骨軟化症
        ⅡC：ⅡC＋月状三角靱帯穿孔
        ⅡE：ⅡD＋変形性関節症

3) Palmer AK : Triangular fibrocartilage complex lesions : a classification. J Hand Surg, 14-A : 594-606, 1989.

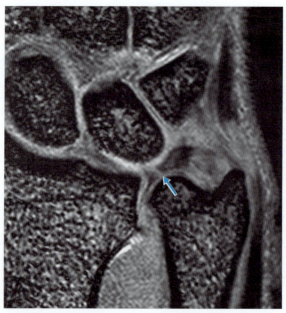

図16 三角線維軟骨複合体（TFCC）損傷（Class ⅠA）
40歳台，女性。

GRE T2*冠状断像
関節円板の橈骨付着部よりやや尺側寄りに穿孔を認める（→）。

図17 TFCC損傷（Class ⅠB）

30歳台，女性。

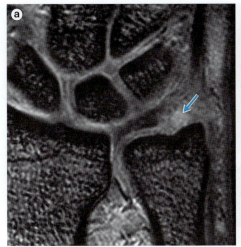
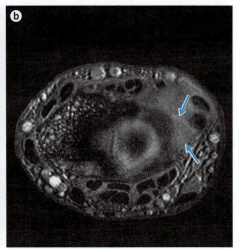

a：GRE T2*強調冠状断像
橈尺靱帯が高信号を呈している（→）。

b：GRE T2*強調横断像
掌側，背側橈尺靱帯とも不明瞭になっており，損傷と考えられる。

- 加齢により無症候性に関節円板中央部や橈骨付着部に変性断裂をきたす頻度が上昇する[4]。
- ulnar plus varianceでは関節円板が菲薄化する[5]。
- MRIにおいて損傷部はT2*強調像，プロトン密度強調像，STIR像もしくは脂肪抑制T2強調像において高信号を呈する。空間分解能の高いT2*強調像が有用である。
- MRIのTFCC損傷の診断能は感度75％，特異度81％と報告されている[6]。3T機器を使用した報告では，感度86％，特異度100％という報告がある[7]。
- 尺骨切痕の関節軟骨はT2*強調像にて高信号を呈するが，これを橈骨付着部損傷と間違えないよう注意する。

4) Iordache SD, et al：Prevalence of triangular fibrocartilage complex abnormalities on MRI scans of asymptomatic wrists. J Hand Surg, 37-A：98-103, 2012.
5) Sugimoto H, et al：Triangular fibrocartilage in asymptomatic subjects：investigation of abnormal MR signal intensity. Radiology, 191：193-197, 1994.
6) Smith TO, et al：Diagnostic accuracy of magnetic resonance imaging and magnetic resonance arthrography for triangular fibrocartilaginous complex injury：a systematic review and meta-analysis. J Bone Joint Surg, 94（a）：824-832, 2012.
7) Magee T：Comparison of 3-T MRI and arthroscopy of intrinsic wrist ligament and TFCC tears. AJR Am J Roentgenol, 192：80-85, 2009.

ここが勘ドコロ

三角線維軟骨複合体（TFCC）損傷

- 損傷の診断にはT2*強調冠状断像が有用で，高信号域として認められる。
- 加齢により無症候性断裂の頻度が増加する。

尺骨突き上げ症候群（ulnocarpal impaction/abutment syndrome）[1]（図18）

- 尺骨が橈骨に比較し相対的に長い，ulnar plus varianceに多いが，neutralもしくはminus varianceにも見られる。
- 尺骨頭と尺側手根骨の間で関節円板が慢性的に圧迫されることで発生する。
- Palmer分類Class Ⅱはこの疾患のスペクトラムを表している。
- 関節円板の変性，尺骨頭および月状骨近位尺側や三角骨近位橈側の関節軟骨の変性を生じる。

図18 尺骨突き上げ症候群
60歳台，男性。

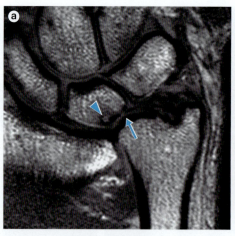
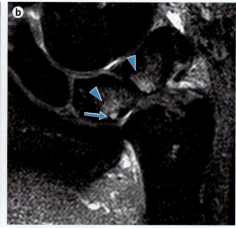

a：プロトン密度強調冠状断像
ulnar positive varianceであり，関節円板が菲薄化，穿孔している（→）。月状骨近位尺側関節面に低信号域を認める（▶）。

b：STIR横断像
月状骨近位尺側関節面，三角骨近位橈側関節面に高信号域を認め，骨髄浮腫の所見である（▶）。月状骨近位尺側関節面の軟骨下骨には小嚢胞を認める（→）。

- 進行すると**関節円板の穿孔**，月状三角靱帯の断裂，**月状骨・三角骨軟骨下骨に硬化・嚢胞形成**を生じ，変形性関節症に至る。

Kienböck病（Kienböck disease）[8,9]

- 月状骨の阻血性壊死であり，**手根骨阻血性壊死で最も頻度が高い**。
- 20～40歳の成人，手を使う仕事の人に多い。
- 数カ月～数年前に手関節の過伸展や骨折などの外傷歴があることがしばしばである。反復性微細外傷によっても発生する。
- 症状は月状骨背側部の疼痛，握力低下，運動域制限である。
- **橈骨側の皮質下に病変が見られることが多い**。
- 病期分類としてはLichtman分類がよく用いられる。これは単純X線撮影による分類であるが，MRIは早期の異常の検出に役立つ。
  Stage Ⅰ：正常もしくは骨折を認める。MRIでは局所的もしくはびまん性にT1強調像で骨髄信号が低下する。
  Stage Ⅱ：月状骨硬化を認めるが，月状骨の形態には異常がない。MRIではT1強調像にて低信号，STIR像にて早期は高信号・後期は低信号を呈する。
  Stage ⅢA：月状骨圧潰，分節化を見るも手根骨アライメントは正常である。
  Stage ⅢB：手根骨アライメント異常を認める。舟状月状骨解離[*1]，有頭骨の近位への偏位を見る。
  Stage Ⅳ：Stage Ⅲの所見に加え，隣接する手根骨や橈骨に変形性関節症の所見を認める。
- **尺骨突き上げ症候群（前項）との鑑別**は，月状骨の信号変化がびまん性，もしくは橈側に現れること，三角骨や尺骨頭の変化がないことが挙げられる（**図19**）。

---

8) Schuind F, et al：Kienböck's disease. J Bone Joint Surg, 90-B：133-139, 2008.
9) Watanabe A, et al：Ulnar-sided wrist pain. Ⅱ. Clinical imaging and treatment. Skeletal Radiol, 39：837-857, 2010.
10) Kitay A, et al：Scapholunate instability：current concepts in diagnosis and management. J Hand Surg, 37-A：2175-2196, 2012.

用語アラカルト

*1 舟状月状骨解離（scapholumate dissociation）

手根不安定症の1つで舟状月状関節を連結する舟状月状骨間靱帯の断裂により発生する。単純X線写真前後像で舟状月状骨間がほかの手根骨間関節と比較し2～3mm以上に開大すると疑わしいとされる。分解能の高いMRIでは舟状月状骨間靱帯の詳細評価が可能である[10]。

図19　Kienböck病（Stage ⅢA）

30歳台，男性。

T1強調冠状断像

月状骨は全体が低信号を呈し，高さの減少，骨皮質の不整を認める（→）。手根骨のアライメントに変化はない。三角骨や尺骨遠位端には異常信号域を認めない。

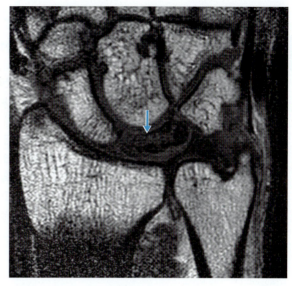

ここが勘ドコロ

月状骨の病変

- MRIでの信号変化は，
  - 尺骨突き上げ症候群では近位尺側
  - Kienböck病ではびまん性もしくは橈側

これは必読！

11) Kaewlai R, et al : Multidetector CT of carpal injuries : anatomy, fractures, and fracture-dislocations. RadioGraphics, 28 : 1771-1784, 2008.

手根骨骨折[11]

舟状骨骨折（fracture of the scaphoid）

- 手根骨骨折で最も多く，全体の60～70％を占める。
- 15～40歳に好発，40歳以上は少なくなる。
- 手関節背屈位で手をついて転倒して受傷することが多い。
- 舟状骨骨折は部位により結節部，遠位部，腰部，近位部に分けられ，**腰部に最も多い**（80％）。
- 偽関節や骨壊死をきたしやすい（→Point advice）。
- 単純X線撮影は前後像，側面像に加え，斜位像や尺屈位前後像で評価する。**尺屈位前後像では舟状骨腰部が見えやすくなる**。舟状骨骨折がある場合，患者さんは橈屈位を取りやすく，この肢位では舟状骨が短く写って骨折が検出しづらい。
- 転位のない骨折はわかりづらい。臨床的に舟状骨骨折が疑われ初回単純X線撮影にて骨折が検出できない場合は，骨折に準じた治療をしたうえで10日～2週間後に再度撮影を行うと骨折部に骨吸収が起こって骨折線が開大し，検出されやすくなる。
- CTは容易に行える施設が多く，臨床的に舟状骨骨折が疑われるが単純X線撮影で所見がない場合に最初に行われることが多い。CTの感度は89～97％，特異度は85～100％である。
- 偽関節では骨折線に沿った骨吸収や硬化，囊胞形成を認める（**図20**）。
- MRIは最も早期から鋭敏に骨傷の有無を診断できる。

| **Point advice** | 舟状骨骨折後の骨壊死診断 |

- 舟状骨の主要血行路は腰部前外側面より入り，舟状骨の近位部から遠位部までの70～80%を栄養する．骨折がこの血行路より近位にある場合，近位骨片の血流が不良となり偽関節や骨壊死のリスクが高まる．
- 単純X線撮影では骨片に骨硬化とともに圧潰を認めると壊死とされる[12]．
- MRIによる骨壊死診断能の検討では，T1強調像における骨片の信号低下を基準とした場合，診断感度55%，特異度94%とされている．STIR像や脂肪抑制T2強調像にて壊死骨片が高信号を呈することがあり，必ずしもよい指標とはならない[13]．dynamic造影MRIについては，通常の造影MRIにおける骨壊死の診断感度54～62%，特異度93%で，dynamic造影の情報を追加しても診断能の向上はなかったとする報告がある[14]．

12) Rogers LF : The wrist. Radiology of the skeletal trauma, 3rd ed. Rogers LF, Ed. Churchill Livingstone, Philadeiphia, p779-873, 2002.
13) Fox MG, et al : Assessment of scaphoid viability with MRI : a reassessment of findings on unenhanced MR images. AJR Am J Roentgenol, 195 : W281-W286, 2010.
14) Donati OF, et al : Is dynamic gadolinium enhancement needed in MR imaging for the preoperative assessment of scaphoidal viability in patients with scaphoid nonunion? Radiology, 260 : 808-816, 2011.

ここが勘ドコロ

舟状骨骨折

- 手根骨骨折で最多，成人に多い．
- 単純X線尺屈位前後像で見えやすい．
- 急性期外傷で骨折が不明瞭な場合は，10日～2週間後の再撮影やCTが有用．

図20　舟状骨骨折
20歳台，男性．

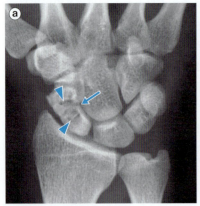 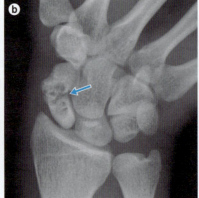 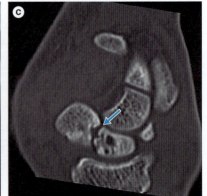

a：単純X線前後像
舟状骨腰部に骨折線が疑われる（→）．同部を中心とした囊胞形成を認める（▶）．

b：単純X線尺屈位前後像
腰部の骨折線はより明瞭に認められる（→）．

c：CT舟状骨斜冠状断再構成像
腰部に硬化性変化を伴う骨折線があり，骨癒合は認められない（→）．

15) Stark HH, et al : Fracture of the hook of the hamate. J Bone Joint Surg, 71-A : 1202-1207, 1989.

有鉤骨骨折(fracture of the hamate)[11,15]

- 小指球への直接外力による**有鉤骨鉤骨折**が多い。
- ラケットスポーツのラケット，野球のバット，ゴルフのクラブが有鉤骨鉤に衝突して基部で骨折する。スイングのみでも発生する。
- 有鉤骨鉤レベルでは尺骨神経が浅枝(知覚)と深枝(運動)に分かれており，尺骨神経障害を合併することがある。
- ルーチンの**単純X線2方向では骨折部は見えにくく**，診断が遅れやすい。
- 本疾患を疑ったときは手根管撮影[*2]が有効。
- CTが有効で骨折の検出，骨片転位の状況をチェックする(**図21**)。

用語アラカルト

＊2 手根管撮影
手関節の単純X線撮影法の1つで，手根管軸方向撮像ともよばれる。手関節を背屈させた状態で有鉤骨鉤と舟状骨の間を抜くようにX線を投射して撮影する。

図21 有鉤骨骨折
20歳台，男性。

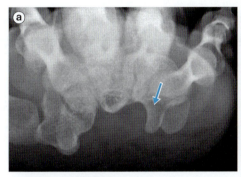

a：単純X線手根管撮影
有鉤骨鉤に骨折線が疑われる(→)が，確診は困難である。

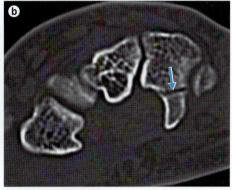

b：CT再構成横断像
有鉤骨鉤基部に骨折線を認める(→)。

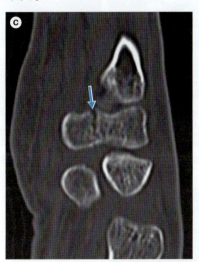

c：CT再構成矢状断像
骨折線は遠位でやや開大している(→)。

末梢神経絞扼症候群(nerve entrapment syndromes)

手根管症候群(carpal tunnel syndrome)[16,17]

- 手根管は掌側が屈筋支帯，背側が手根骨によって形成されるfibro-osseous spaceである(p.464)。屈筋支帯は橈側端は大菱形骨と舟状骨，尺側端は有鉤骨鉤と豆状骨に付着し，やや掌側に膨隆している。手根管内には浅指屈筋腱(4本)，深指屈筋腱(4本)，長母指屈筋腱の計9本が存在し，正中神経は手根管内掌側に存在する。
- 手根管症候群は上肢で最も頻度の高い末梢神経絞扼症候群で中年女性に多い。
- 手根管内における正中神経の圧迫により生じる。
- 原因がはっきりしない特発性の場合が最も多いが，腫瘤(ガングリオン，脂肪腫，神経性腫瘍，過誤腫など)，炎症性関節炎(関節リウマチなど)，アミロイドーシス，外傷性，筋肉の先天奇形などが知られている。
- 症状は手関節の灼熱痛で，肩関節や手指に放散することがある。母指，示指，中指，環指橈側のしびれ感で発症する。症状は夜間や運動時に増悪する。
- 電気生理学検査で正中神経の伝導速度が低下する。

■ 画像所見
- 正常の正中神経は，MRI横断像で第2浅指屈筋の浅層もしくは浅指屈筋と長母指屈筋腱の間に存在する卵円形の構造物として描出される。
- 手根管症候群では次の所見を呈する。

図22 手根管症候群
60歳台，女性。

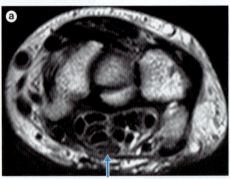

a：T2強調横断像(豆状骨近位レベル)
正中神経が腫大している(→)。

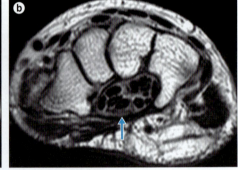

b：T2強調横断像(有鉤骨鉤レベル)
正中神経の扁平化，信号上昇を認める(→)。

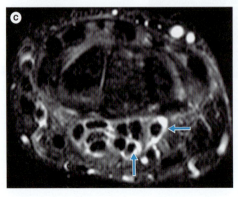

c：STIR横断像
屈筋腱腱鞘の液体貯留が見られる(→)。関節リウマチによる腱鞘滑膜炎と診断された。

16) Andreisek G, et al : Peripheral neuropathies of the median, radial, and ulnar nerves : MR imaging features. RadioGraphics, 26 : 1267-1287, 2006.

これは必読！
17) Miller TT, et al : Nerve entrapment syndromes of the elbow, forearm, and wrist. AJR Am J Roentgenol, 195 : 585-594, 2010.

①豆状骨レベルにおける正中神経の腫大（遠位橈尺関節レベルの1.6〜3.5倍）。
②有鉤骨鉤レベルにおける尺骨神経の扁平化。
③T2強調像もしくはSTIR像における正中神経の信号上昇。
④有鉤骨鉤レベルにおける屈筋支帯の膨隆。
⑤手根管内に正常で認められる脂肪組織の消失

これらのMRI所見は感度，特異度ともに低く，臨床所見とともに判断する必要がある。このため，スクリーニング検査としては適切ではない。

- MRIは臨床的に占拠性病変や関節炎が疑われる場合，術後の症状再発の場合などに有用である（図22）。またステロイド剤局所注射に対する反応性予測に有用であるという最近の報告がある[18]。

18) Aoki T, et al : High-resolution MRI predicts steroid injection response in carpal tunnel syndrome patients. Eur Radiol, 24 : 559-565, 2014.

尺骨神経管症候群（Guyon canal syndrome）[16,17]

- 尺骨神経管（Guyon canal）は三角形の空間で，尺側は豆状骨，掌側に掌側手根靱帯，背側尺側に豆状有鉤靱帯，背側に屈筋支帯が存在する（p.464）。
- 尺骨神経は尺骨神経管の尺側に存在し，橈側には尺骨動静脈が走行する。
- 尺骨神経管内で知覚枝である浅枝と運動枝である深枝に分かれる。
- 尺骨神経管症候群は尺骨神経管における神経圧迫により発症する。手根管症候群よりまれである。
- 原因として尺骨神経管レベルにおける占拠性病変（ガングリオン，脂肪腫，静脈瘤，動脈瘤），手根骨骨折，自転車のハンドルによる長時間の圧迫などがある（図23）。

図23　尺骨神経管症候群
70歳台，女性。

T2強調横断像
尺骨神経内にT2強調像にて淡い高信号を呈する境界明瞭な腫瘤を認める（→）。尺骨動静脈は橈側へ圧迫されている（▶）。腫瘤摘出が行われ病理組織学的に神経鞘腫と診断された。

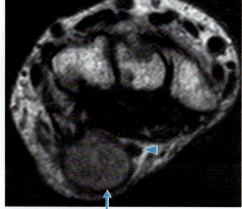

ここが勘ドコロ

手関節の神経絞扼症候群
- 手根管症候群は上肢で最多の末梢神経絞扼障害，特発性が多い。
- 手根管症候群は画像（MRI）所見のみで診断してはいけない。
- 尺骨神経管症候群は手根管症候群よりまれで，占拠性病変による尺骨神経の機械的圧迫が多い。

（橘川　薫）

05 第3章 部位別疾患レビュー

木内信司・佐志隆士・勝又康友・田渕　隆／山本麻子・中村　茂

股関節

MRIポジショニングの要点

コイルの用意

- 腹部撮影用コイル：骨盤腔を撮像しているコイルはそのまま使用できる（図1, 2）。
- 心臓撮影用コイル：一般的に腹部撮影用コイルに比べて小さいので，小児の撮影には有用である（図3）。

ポジショニング

- フィート・ファーストの仰臥位（あおむけ）が基本となる。
- 使用するコイルのポスト側（背面側）の感度中心と目的部位が一致するように寝ても

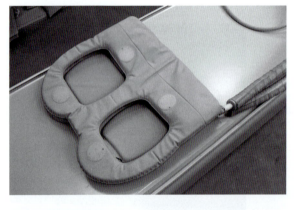

図1　腹部撮影用コイル

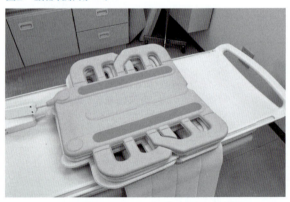

図2　腹部撮影用コイル

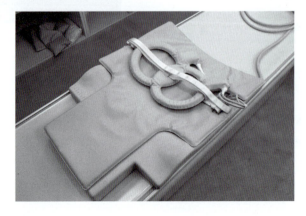

図3　心臓撮影用コイル

図4 砂嚢などでの下肢固定

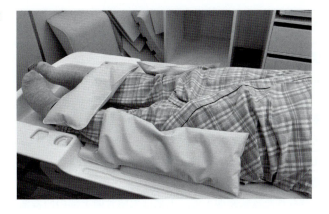

らう。必要があれば，患者さんに声かけをして両側の大転子や恥骨結合を触らせてもらい，できるだけ正確にポジショニングを行う。
・両下肢は股関節のX線撮影と同様に中間位とする。膝，足の向きで中間位になっていることを確認し，砂嚢などで下肢を固定する（**図4**）。

> **ここが勘ドコロ**
>
> **中間位で撮影しなければならない理由**
> - 両下肢を自然に置いてもらうと，ほとんどの患者さんは足が外旋してしまい，必然的に大腿骨頸部の軸も外旋する。
> - そうなると大腿骨頸部の軸と臼蓋の関節面に垂直な軸の角度が開きすぎてしまい，関節包や靱帯が不自然に伸展，弛緩するとともに，生理的な股関節の接合面の評価ができなくなってしまう。

コイルの装着，固定

・背面側コイルの感度中心と目的部位が一致しているはずなので，前側のコイルは正確に対向するように置き，幅の広いベルトでしっかりと固定する。

位置決め撮像

・最初の位置決め撮像は婦人科領域のプロトコルなどから流用してもかまわないが，3方向とも股関節，大腿骨頭をスライスしていることが必要である。
・また，位置決め画像撮像時は，感度補正などは使用せず，検査目的部位に選択したコイルの感度が一致しているかを確認する。

> スライス面の設定方法

①冠状断面の設定
- 横断の位置決め画像上で両大腿骨頭を結ぶ線に水平となるスライス面を設定する（図5）。
- 撮像範囲は左右の大転子および外側の筋肉なども含める。
- 症状のある側の股関節に対して，高分解能に撮像するため比較的小さなFOV（150mm程度）の撮像を追加する場合もある。

②横断面の設定
- ①で得られた冠状断像上で，上部は大腿骨頭上部の臼蓋部を含め，下部は大転子まで含めて撮像する（図6）。
- ただし，冠状断像にて変性や炎症などの所見が認められていた場合は，その所見まで含めて撮像する。

③矢状断面の設定
- 臼蓋部の加重部分を詳しく評価するために撮像されることがある。
- ①，②で得られた冠状断像，横断像上で，大腿骨頭を中心に冠状断像に対して，垂直になるスライス面を設定する。150mm程度の少し小さめのFOVで撮像する。

④放射状撮像（radial scan）
- 関節唇損傷が疑われる場合に撮像される。
- 冠状断像，横断像，矢状断像のすべてを用いてプランニングする。
- すべての面で関節唇にクロストーク・アーチファクトによる線がかからないように回転軸を設定する（図7）。

図5　冠状断面の設定

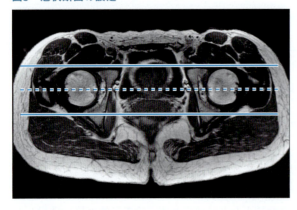

図6　横断面の設定

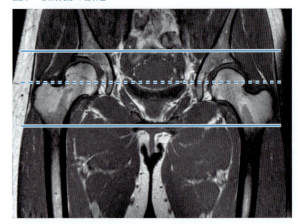

図7 放射状撮像の回転軸設定

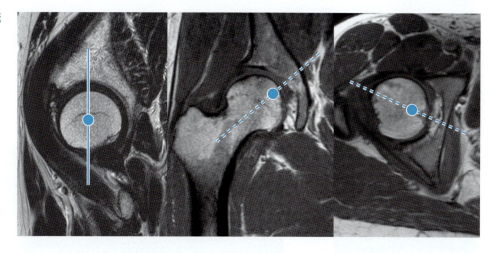

> ## 撮像プロトコルの例

- 撮像視野（FOV）：320〜400mm，スライス厚：3〜4mm，マトリクス：256×230〜256程度（患側のみの撮像ではFOV 140〜180mm程度）
  ①T2強調冠状断像
  ②T1強調冠状断像
  ③脂肪抑制T2強調冠状断像（脂肪抑制T2強調のTEは比較的短く設定し，闇夜のカラスのような画像になることは避ける）
  ④T2強調横断像
- 以下は症例に合わせて適宜撮像するとよい。
  ＊患側のみ：T2強調矢状断像
  ＊患側のみ：プロトン密度強調冠状断像（TEを30msec程度に設定し，関節液が高信号になるようにする）
  ＊患側のみ：プロトン密度強調放射状撮像（radial scan）
- このプロトコルはあくまでも1例であり，実際には症状や目的とする疾患に合わせた設定が必要である。また，必要に応じ上記以外の撮像断面を追加する場合があるので，各論での記載も参照されたい。なお撮像視野（FOV），スライス厚，マトリクスは画像診断ガイドライン2013年版（日本医学放射線学会，日本放射線科専門医会・医会編）に準拠したものを示した。

（木内信司・佐志隆士・勝又康友・田渕　隆）

【注】
撮像パラメータの設定は，使用する装置によって大きく左右され，その性能を最高に引き出すような努力が必要である。個々の施設の対象患者さんの特性も踏まえ，メーカーのアプリケーション担当者を交えて綿密に練り上げる必要がある。いったんFOVやスライス厚を決めたら，安易には変更すべきでない。一方，加算回数，エコートレイン数（ETL）など，患者さんごとに臨機応変に変化させるべきパラメータもある。

画像解剖

● T2*強調斜横断像

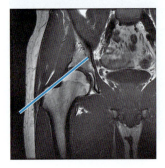
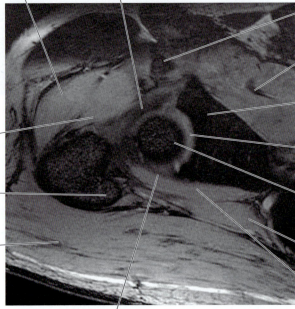

● T2*強調斜横断像

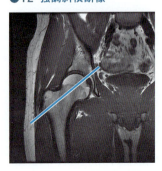
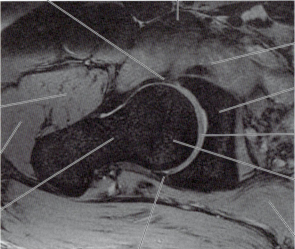

● T2*強調斜横断像

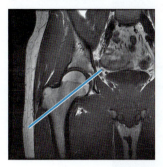

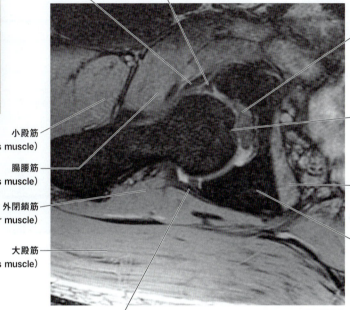

- 関節包靱帯(capsular ligament)
- 関節唇(labrum)
- 大腿骨頭靱帯(ligament teres)
- 大腿骨頭窩(fovea of the femoral head)
- 小殿筋(gluteus minimus muscle)
- 腸腰筋(iliopsoas muscle)
- 内閉鎖筋(internal obturator muscle)
- 外閉鎖筋(external obturator muscle)
- 臼蓋(acetabular roof)
- 大殿筋(gluteus maximus muscle)
- 関節包靱帯(capsular ligament)

● T2*強調冠状断像

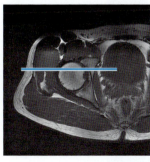

- 腸骨(ilium)
- 腸骨筋(iliacus muscle)
- 大腰筋(psoas major muscle)
- 中殿筋(gluteus medius muscle)
- 小殿筋(gluteus minimus muscle)
- 関節唇(labrum)
- 関節包靱帯(capsular ligament)
- 臼蓋(acetabulum)
- 関節軟骨(articular cartilage)
- 内閉鎖筋(internal obturator muscle)
- 大腿骨頭(femoral head)

● T2*強調冠状断像

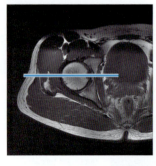
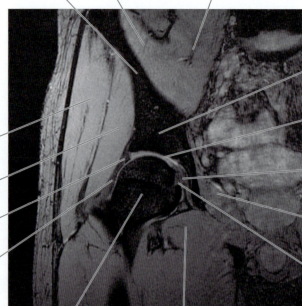

- 腸骨 (ilium)
- 腸骨筋 (iliacus muscle)
- 大腰筋 (psoas major muscle)
- 臼蓋 (acetabulum)
- 関節軟骨 (articular cartilage)
- 中殿筋 (gluteus medius muscle)
- 小殿筋 (gluteus minimus muscle)
- 大腿骨頭靭帯 (ligamentum teres)
- 関節唇 (labrum)
- 内閉鎖筋 (internal obturator muscle)
- 関節包靭帯 (capsular ligament)
- 大腿骨頭窩 (fovea of the femoral head)
- 大腿骨頭 (femoral head)
- 外閉鎖筋 (external obturator muscle)

● T2*強調冠状断像

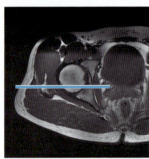
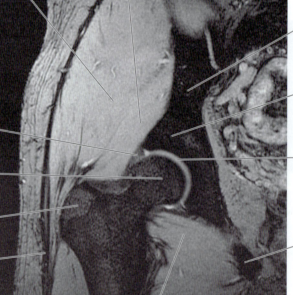

- 中殿筋 (gluteus medius muscle)
- 小殿筋 (gluteus minimus muscle)
- 腸骨 (ilium)
- 臼蓋 (acetabulum)
- 関節包靭帯 (capsular ligament)
- 関節軟骨 (articular cartilage)
- 大腿骨頭 (femoral head)
- 大転子 (greater trochanter)
- 坐骨結節 (ischial tuberosity)
- 腸脛靭帯 (iliotibial tract)
- 外閉鎖筋 (external obturator muscle)

● T2強調横断像

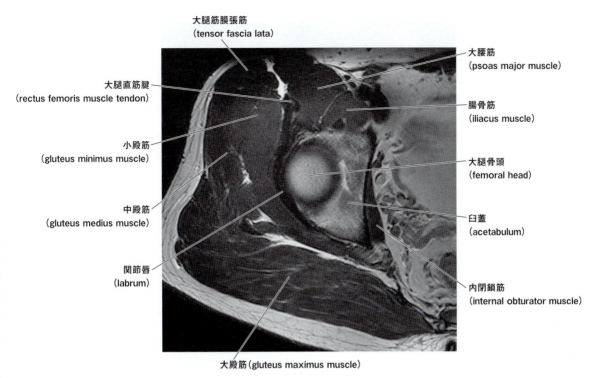

● T2強調横断像

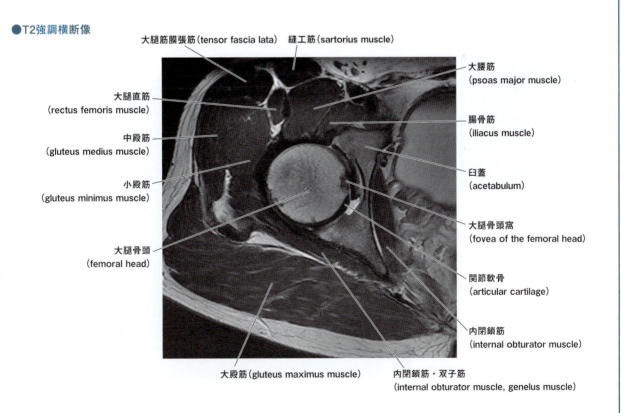

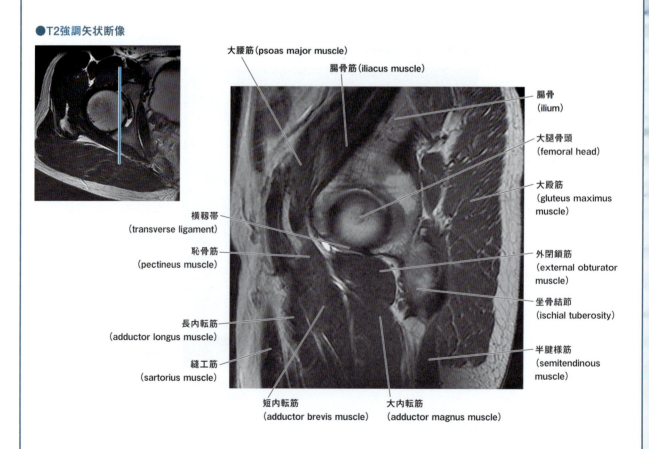

●T2強調横断像

●T2強調矢状断像

●T2強調矢状断像

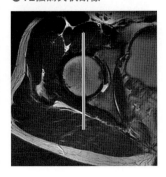
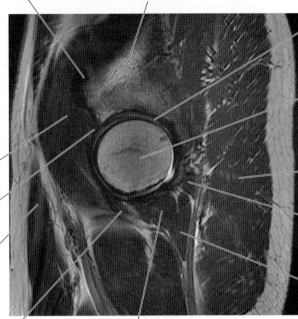

- 下前腸骨棘 (anterior inferior illiac spine)
- 腸骨 (ilium)
- 関節軟骨 (articular cartilage)
- 大腿骨頭 (femoral head)
- 腸腰筋 (iliopsoas muscle)
- 大殿筋 (gluteus maximus muscle)
- 関節唇 (labrum)
- 内閉鎖筋/双子筋 (internal obturator muscle/gemellus myscle)
- 縫工筋 (sartorius muscle)
- 大腿方形筋 (quadratus femoris muscle)
- 恥骨筋 (pectineus muscle)
- 外閉鎖筋 (external obturator muscle)

●T2強調矢状断像

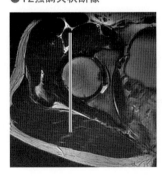
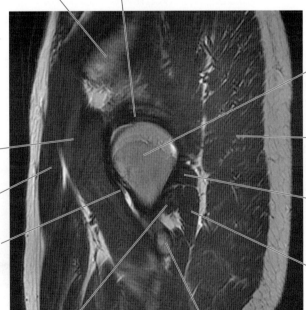

- 腸骨 (ilium)
- 関節唇 (labrum)
- 大腿骨頭 (femoral head)
- 腸腰筋 (iliopsoas muscle)
- 大殿筋 (gluteus maximus muscle)
- 縫工筋 (sartorius muscle)
- 内閉鎖筋/双子筋 (internal obturator muscle/gemellus myscle)
- 関節包靱帯 (capsular ligament)
- 大腿方形筋 (quadratus femoris muscle)
- 外閉鎖筋 (external obturator muscle)
- 小転子 (lesser trochanter)

1) Nakamura S, et al : Primary osteoarthritis of the hip joint in Japan. Clin Orthop Relat Res, 241 : 190-196, 1989.

発育性股関節形成不全症（developmental dysplasia of the hip : DDH）[1,2]

これは必読！

2) Dillon JE, et al : MR imaging of congenital/developmental and acquired disorders of the pediatric hip and pelvis. Magn Reson Imaging Clin N Am, 13 : 783-797, 2005.

概説

- かつて先天性股関節脱臼とよばれた疾患であるが，周産期および発育過程で発生することから名称が変更された。
- 病態には**臼蓋形成不全，亜脱臼，脱臼**が含まれ，発育過程で移行しうる。
- 遺伝的素因や分娩時の児の体位，育児方法（乳児期の股関節の固定方法），性別（男：女=1：5〜9）などの影響が知られている。
- 日本では3〜4カ月時の乳児健診で開排制限や大腿部の皮膚溝の非対称性を契機に発見されることが多い。
- 小児期以降は荷重面積が減少するため関節唇損傷や変形性股関節症に進行しやすい。

画像所見

■ 大腿骨頭核出現前（6カ月未満）
- 単純X線写真で補助線を利用した骨頭位置の推定を行う（**図8**）。
- 骨端がHilgenreiner線より頭側，Ombredanne線の外側へ偏移し，Shenton線およびCalvé線のアーチ状の曲線の破綻が見られた場合に本疾患が強く疑われる。

■ 小児期以降
- 臼蓋被覆および骨盤傾斜の異常（単純X線写真またはCTで評価が行われる）。**日本人の臼蓋被覆は欧米人と比較して浅い傾向がある**（**図9**）。CE角20°以下，sharp角45°以上，AHI 75%以下を診断基準として用いることが多い。骨頭はPerthes病に類似した扁平骨頭をきたしうる。
- MRIは関節唇損傷（**図10**），関節唇嚢胞，軟骨損傷の診断や，大腿骨頭壊死合併の除外に有用。

図8　骨頭位置の評価のための補助線

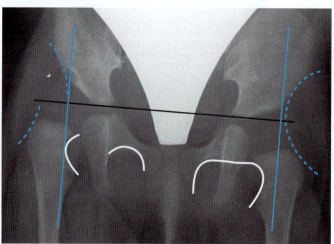

右側が患側，左側が健常側。
黒線：Hilgenreiner線。両側のY字軟骨を結ぶ線。
青線：Ombredanne線。臼蓋縁からH線に下ろした垂線。
白線：Shenton線，青の破線：Calvé線。正常の骨端は下方に位置する。
正常股関節では，骨端はHilgenreiner線の下方かつOmbredanne線の内側に位置し，Shenton線およびCalvé線は，連続したアーチ状の曲線となる。

図9 単純X線写真における臼蓋形態の評価方法

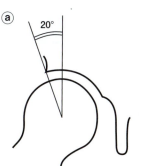 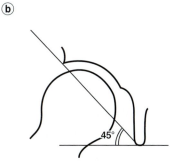 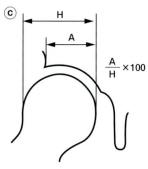

a：CE角：骨頭中心（center of the femoral head：C）と臼蓋嘴（edge of the acetabulum：E）のなす角度。
b：Sharp角：左右涙痕加担の接線と涙痕下端－臼蓋嘴とのなす角度。
c：AHI（acetabular head index）：大腿骨頭内側縁から臼蓋嘴までの距離を，大腿骨内側縁から大腿骨外側までの距離で割ったもの。

図10 臼蓋形成不全症例における関節唇損傷

20歳台，女性。

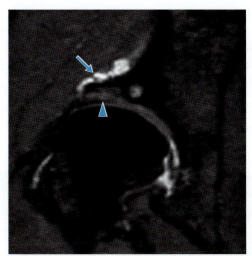

脂肪抑制プロトン密度強調冠状断再構成像
関節唇内部に断裂を示唆する高信号領域が見られ，腫大している（▶）。関節唇関節包靱帯から頭側に進展する高信号病変が認められ，関節唇囊胞の所見（→）。

Point advice　DDHにおける脱臼整復難治例

- 脱臼整復難治例においては，関節唇の内反・下垂，大腿骨頭靱帯の肥厚，腸腰筋の関節包圧迫などの整復阻害因子が認められることが多く，このような症例ではMRIを用いて詳細を検討する必要がある。
- 評価には脂肪抑制T2強調像やT2*強調像が有用とされ，手術適応の決定や手術計画に有用な情報を提供する。

ここが勘ドコロ

発育性股関節形成不全症

- 6カ月未満では骨端核が出現していないので単純X線写真で補助線を使って骨頭位置を推定：Hilgenreiner線，Ombredanne線，Shenton線，Calvé線
- 小児期以降は単純X線写真またはCT（3次元再構成像）で骨頭傾斜・臼蓋被覆を計測。

大腿骨頭すべり症（slipped capital femoral epiphysis）[3,4]

> **これは必読！**
> 3) Novais EN, Millis MB：Slipped capital femoral epiphysis：prevalence, pathogenesis, and natural history. Clin Orthop Relat Res, 470：3432-3438, 2012.
>
> 4) Billing L, et al：Reliable X-ray diagnosis of slipped capital femoral epiphysis by combining the conventional and a new simplified geometrical method. Pediatr Radiol, 32：423-430, 2002.

概説

- 大腿骨近位骨端線が離解し，大腿骨頭と頸部のずれを生じる疾患で，Salter-Harris I型損傷の特殊型である。
- 発症後1年以内に20〜80％の症例で両側性となる。
- 思春期の肥満体型の男児に多く発生し，成長板への負荷量，ホルモンバランスの影響が考えられている。
- 症状は股関節痛や股関節可動域制限，跛行が多いが，膝関節や大腿部の疼痛を主訴とする場合は診断が遅れることがある。

画像所見（図11）

- 骨頭は後方に転位することが多いため，単純X線写真では正面像のほかに側面像を撮影し，骨頭の高さや成長板の幅について左右の比較を行う。患側は成長板の幅が広くなる。

■ 単純X線写真

- 正面像ではKlein線，側面像では後方傾斜角（posterior tilt angle：PTA），および側面すべり角（lateral head-neck angle）が評価のために用いられる（→Point advice）。

図11　大腿骨頭すべり症
a, b：10歳台前半，男子。
c, d：10歳台前半，男子。
（別症例）

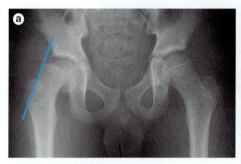

a：股関節単純X線写真正面像
右大腿骨頭は大きく転位し，大腿骨頸部外側縁の延長線（Klein線：青線）と交わらない。

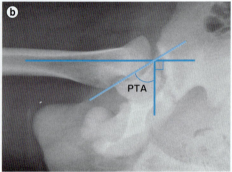

b：股関節単純X線写真側面像
骨頭は後方に大きく転位し，後方傾斜角（PTA）は65°であり，高度のすべりを認める。

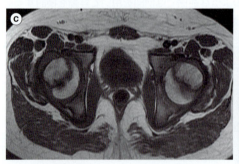

c：T1強調横断像
両側大腿骨頭が後方に転位している。

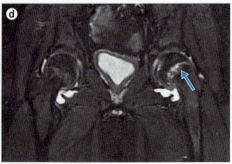

d：STIR冠状断像
左大腿骨頭の成長線（→）が高信号で，不整かつ幅広く描出されている。

> **Point advice** 大腿骨頭すべり症の診断に利用される補助線と角(図11)
>
> ● Klein線：大腿骨頸部外側縁の延長線
> ● 後方傾斜角(posterior tilt angle：PTA)：近位骨幹の長軸に対する垂線と骨頭近位骨端の接線が作る角度。10°以上で本症を示唆する。
> ● 側面すべり角(lateral head-neck angle)：骨頭近位骨端の接線に対する垂線と頸部軸が作る角度。正常での角度はほぼ0°である。

■ MRI

・早期すべり症における成長板の信号変化，骨髄浮腫や関節液貯留，合併症である大腿骨頭壊死や軟骨融解症の有無などを評価する。

> **ここが勘ドコロ**
> **大腿骨頭すべり症**
> ● 単純X線写真正面像では診断が困難であり，側面像が必須である。
> ● 初診時に異常が発見できない場合でも，本症を疑う場合は1週間以内にX線検査の再検を推奨する。

Perthes病(Perthes disease)[5〜7]

概説

・いわゆる骨端症(osteochondrosis)の1つにも数えられるが，その本態は大腿骨近位骨端の阻血性壊死である。
・骨端線閉鎖前の小児，特に6〜8歳の男児に好発し，85％程度が片側性である。
・股関節部あるいは膝周囲の疼痛を訴え，跛行が認められる。とりわけ疼痛回避歩行(antalgic gait)[*1]を示すことが多い。

画像所見

・画像検査は，診断のみならず，壊死範囲の評価および予後推定に必須である。

■ 単純X線写真正面像(図12)および側面像

・骨頭涙痕間距離の拡大：早期の滑膜炎による変化で，単純性股関節炎にも見られる所見であり，それだけでは両者の鑑別はできない。
・骨端の異常所見：単純性股関節炎との鑑別の決め手となる。初期から修復期まで3年程度の期間がある。
  ①初期(initial stage)：骨端の扁平化，硬化，軟骨下骨折(側面像で早期に見つけやすい)
  ②分節期(fragmentation stage)：骨端の吸収像，分節化
  ③修復期(healing stage)：骨端の新生骨形成
  ④後遺期(residual stage)：骨端の修復の完了，大腿骨頭および臼蓋のリモデリング
・予後との関連(→Point advice)

---

5) Herring JA, et al：Legg-Calvé-Perthes disease. Part I：Classification of radiographs with use of the modified lateral pillar and Stulberg classifications. J Bone Joint Surg, 86-A：2103-2120, 2004.
6) Rosenfeld SB, et al：Legg-Calvé-Perthes disease：a review of cases with onset before six years of age. J Bone Joint Surg, 89-A：2712-2722, 2007.
7) de Sanctis N：Magnetic resonance imaging in Legg-Calvé-Perthes disease：review of literature. J Pediatr Orthop, 31(2 Suppl)：S163-167, 2011.

用語アラカルト

*1 疼痛回避歩行 (antalgic gait)
疼痛のために，患側の荷重時間が短く，歩行のリズムに異常が出る。症状が強ければ，患側での片足立ちが困難である。

図12 Perthes病

10歳台前半，女子。右股関節痛を主訴に来院。

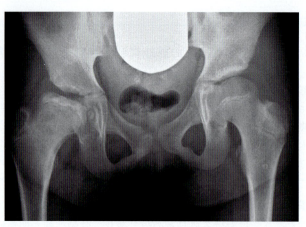

股関節単純X線写真正面像
右大腿骨頭に扁平化と硬化，外側への偏位を認める。

Point advice　Perthes病の予後と関連する単純X線所見

● 予後不良を示唆する所見として以下が知られている。
　①骨端外側のV字欠損像
　②骨端線の水平化
　③骨端外側部の石灰化
　④骨頭の側方化（骨頭涙痕間距離の開大[*2]），あるいは亜脱臼
　⑤骨幹端の囊腫変化

・Herringらは6歳以前のlateral pillar（分節期初期の骨頭外側部）の高さ，濃度から分類を行い，予後との相関を認めている（表1）。

表1　Herringらによるlateral pillar分類[5, 6]

Group A	骨濃度，高さは正常
Group B	骨濃度正常，高さは正常の50％以上，幅3mm以上
Group B/C（境界集団）	高さは正常の50％以上だが幅3mm以下，もしくは骨濃度低下あり
	高さは正常の50％で中心領域の陥凹は乏しい
Group C	高さが正常の50％以下

（Group B/C，Cにて予後不良）

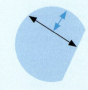

→：高さ，→：幅

用語アラカルト

＊2 骨頭涙痕間距離（tear drop distance：TDD）

骨頭内側端と涙痕外側面との距離。涙痕は臼蓋底と腸骨内側壁により単純X線写真正面像で認められる合成影であり，解剖学的構造としては存在しない。

■ MRI（図13）

・早期から骨髄浮腫，軟骨下骨折，壊死，**成長軟骨の損傷**の有無や程度，関節軟骨の異常を描出することが可能であり，治療介入時期の決定や早期予後予測に有用である。

ここが勘ドコロ

Perthes病

● 好発年齢，臨床症状，血液検査所見では，単純性股関節炎（治療法も予後も異なる！）と鑑別できない。

● 単純X線写真で骨端の異常を発見することが確診の鍵である。

● 単純X線写真で確診が困難な例ではMRI検査を推奨する。

図13 Perthes病

10歳台前半，女子。左股関節痛あり，跛行を認める。

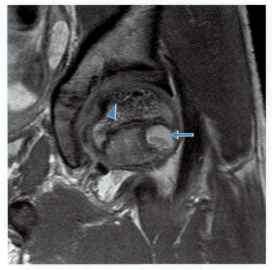

プロトン密度強調冠状断像
左大腿骨頭の軽度の扁平化，軟骨下骨骨折（▶），骨端線に接する囊胞形成（→），関節液貯留が認められる。

（八重洲クリニック症例）

8) Sugano N, et al : The 2001 revised criteria for diagnosis, classification, and staging of idiopathic osteonecrosis of the femoral head. J Orthop Sci, 7 : 601-605, 2002.
9) Malizos KN, et al : Osteonecrosis of the femoral head : etiology, imaging and treatment. Eur J Radiol, 63 : 16-28, 2007.

用語アラカルト

＊3 骨壊死(osteonecrosis)：骨梁および骨髄の壊死

- 骨無腐性壊死(avascular necrosis)：骨端や軟骨下骨に生じた骨壊死。
- 骨梗塞(bone infarction)：骨幹部や骨幹端に生じた骨壊死。ただし，特発性大腿骨頭壊死については，整形外科ではidiopathic osteonecrosis (ION)を用いることが多い。

＊4 double line sign

T2強調像で認められる，骨頭壊死部を囲む低信号帯およびそれに沿う高信号帯。ケミカルシフトアーチファクトの影響や血流増加域(高信号域)および石灰化や骨化(低信号域)のコントラストが考えられている。

特発性大腿骨頭壊死(avascular necrosis of the femoral head：AVN, idiopathic osteonecrosis of the femoral head：ION)[8,9]

概説

- 大腿骨頭は阻血性壊死[＊3]の好発部位の1つで，わが国ではステロイド投与やアルコール多飲に関連する場合と狭義の特発性を含めた概念である。
- 大腿骨頸部骨折や外傷性股関節脱臼後の大腿骨頭壊死も出会う頻度は高いが，こちらは症候性大腿骨頭壊死に区分される。

画像所見（図14）

- 臨床病期（いくつかの分類がある。Association for Research on Osseous Circulation；ARCOによる分類）により異なる。

①早期（Stage 1）
- 単純X線写真：異常を認めない。
- 骨シンチグラム：壊死巣は集積欠損，その周囲は集積増加をきたす(doughnut sign)。
- T1強調像：壊死巣周囲における反応性肉芽に相当して帯状またはリング状の低信号帯。
- T2強調像：T1強調像での低信号帯に対応した高信号域（＋その外側に低信号帯 "double line sign"[＊4]）

図14 特発性大腿骨頭壊死

30歳台，女性。SLEにてステロイド投与後。

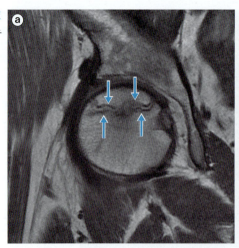
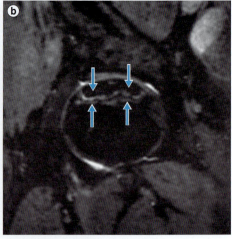

a：T1強調冠状断像　　　　　　　　　　b：脂肪抑制T2強調冠状断像

右大腿骨頭荷重面に線状の低信号/高信号域が認められ，壊死範囲の境界を示す(→)。

用語アラカルト

＊5 crescent sign
当初，単純X線写真で記載された所見で，軟骨下骨折を反映する。ARCO分類ではStage 3に相当するが，MRIでは骨頭の圧潰をきたす前に指摘することが可能であり，圧潰への進行を示唆する重要な所見である。

②Stage 2
・単純X線写真で骨硬化(修復反応)または透亮像・嚢胞性変化(骨吸収)。
③Stage 3
・骨頭の軟骨下骨折(関節面直下に円弧状の骨折線 "crescent sign"＊5)
④終末期(Stage 4)
・二次性変形性股関節症

Point advice　大腿骨頭壊死の病期分類(Association Research Circulation Osseous：ARCO)と対応する画像所見

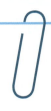

Stage	画像所見
0	異常なし(病理所見のみ異常)
1	単純X線写真：異常なし，MRI：double line sign
2	単純X線写真：硬化像または透亮像，MRI：crescent sign
3	単純X線写真：crescent sign，骨皮質の圧壊
4	二次性変形性関節症

病変範囲が関節面の1/3まで，1/3～2/3，2/3超によりA，B，Cに区分する。

・壊死範囲が広いと早期に関節荒廃に至るリスクが高いため，MRIで臼蓋荷重面に対する壊死範囲，骨頭の圧壊の程度，臼蓋の変化の有無，および関節軟骨の評価が重要となる。

> **ここが勘ドコロ**
>
> **特発性大腿骨頭壊死**
> ● 初期には単純X線写真で無所見。
> ● MRIで帯状またはリング状の異常信号域を探せ！

一過性大腿骨頭萎縮症/一過性骨髄浮腫症候群(transient osteoporosis of the hip：TOH/transient bone marrow edema syndrome)[10]

10) Gemmel F, et al：Multimodality imaging of transient osteoporosis of the hip. Acta Orthop Belg, 78：619-627, 2012.

概説

・大腿骨頭に形態的な異常を伴わず，明確な誘因なしに30〜40歳台の男性や30歳台の妊婦に好発する病態である。
・荷重時の股関節痛で発症する場合が多く，大腿部，殿部の疼痛を訴える場合もある。
・約1カ月の経過で跛行や運動制限が出現するが，その後，単純X線写真で骨量の減少が見られる時期に入ると症状の進行は停止し，鎮痛消炎薬の投与や杖歩行により発症後6カ月〜1年程度で自然治癒に至る。
・微小循環不全や交感神経との関連，軽微な軟骨下脆弱性骨折(次項参照)に伴う骨髄浮腫など，原因には諸説あるが定まっていない。

画像所見(図15)

■ **単純X線写真**
・骨頭から頸部にかけてのびまん性の萎縮像(骨量の減少)を特徴とするが，早期には異常が見られない場合が多い。

■ **MRI**
・異常所見が単純X線写真での骨量の減少に先行して出現し，**大腿骨頭から転子間部**にかけてT1強調像で低信号，脂肪抑制T2強調像で高信号の**骨髄浮腫パターン**が見られる。
・転子間部では正常骨髄との間に比較的明瞭な境界が形成される。
・関節液の貯留が見られることもあり，骨髄浮腫の同定，および大腿骨頭壊死や軟骨下脆弱性骨折の除外が重要である。

> **ここが勘ドコロ**
>
> **一過性大腿骨頭萎縮症**
> ● 骨頭から転子間部にかけてMRIで異常信号域。
> ● 骨頭壊死，骨腫瘍，軟骨下脆弱性骨折との鑑別には，経時的なMRI検査が必須で，経過観察で画像所見の改善が確認できた時点で診断が確定する。

図15 一過性大腿骨頭萎縮症
40歳台，男性。右股関節の疼痛が出現，歩行困難となり来院。

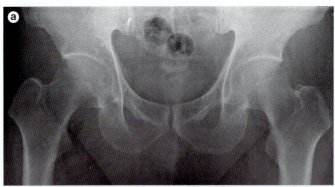

a：股関節単純X線写真正面像
右大腿骨頭の骨濃度が対側と比して低下し，骨梁が明瞭である。

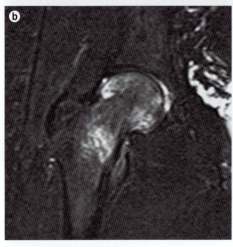

b：脂肪抑制T2強調冠状断像
右大腿骨頭から転子間部に高信号が認められ，骨髄浮腫の所見である。

c：2カ月後のフォローアップ
骨髄浮腫は消失している。

11) Yamamoto T, et al：Subchondral insufficiency fracture of the femoral head：a differential diagnosis in acute onset of coxarthrosis in the elderly. Arthritis Rheum, 42：2719-2723, 1999.

軟骨下脆弱性骨折（subchondral insufficiency fracture：SIF）[11]

概説

・退行期骨粗鬆症，肥満，移植後などの要因により脆弱化した大腿骨頭に日常的な外力が繰り返されることによって惹起される関節軟骨直下の骨折。

画像所見（図16）

■ MRI
・T1・T2強調像いずれにおいても骨頭の軟骨直下に蛇行する線状の低信号帯が見られ，周囲にさまざまな程度の骨髄浮腫を伴う。
・一過性大腿骨頭萎縮症（TOH，前項参照）と類似する所見で，TOHの進行過程でSIFを合併するとする説と，SIFがTOHの原因の1つとする説がある。

- 進行すると骨頭が著しい圧潰をきたし，本症が急速破壊性股関節症（rapidly destructive coxarthrosis）の原因疾患である可能性が示唆されている（p.494）。
- 特発性大腿骨頭壊死との鑑別がしばしば問題になるが，臨床背景・画像所見ともに異なる（p.199参照）。

図16　軟骨下脆弱性骨折
40歳台，女性。右股関節痛を主訴に来院。

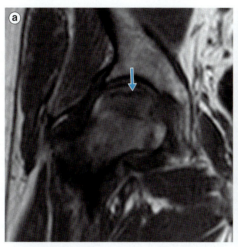
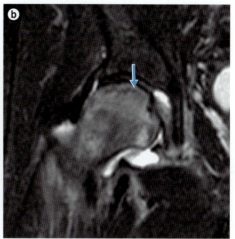

a：T1強調冠状断像
大腿骨頭の関節面直下に屈曲蛇行した形態を呈する線状の低信号域を認める（→）。大腿骨頭から頸部にかけて，境界不明瞭な低信号を示す。

b：脂肪抑制T2強調冠状断像
aと同様に大腿骨頭関節面直下に線状の低信号域があり（→），これは骨折線を示している。骨頭から頸部にかけて境界不明瞭な高信号を示し，骨髄浮腫を反映している。

（沼津市立病院症例）

ここが勘ドコロ

軟骨下脆弱性骨折
- 骨粗鬆症の高齢女性，片側性
- 大腿骨頭下に関節面に向かって凸の屈曲蛇行する低信号帯＋周囲の骨髄浮腫

急速破壊型股関節症(rapidly destructive coxarthropathy/coxarthrosis/coxopathy/arthrosis:RDC/RDA)[12,13]

概説

- 臨床経過から提唱された疾患群で,半年～1年程度の間に急速な股関節破壊が進行する病態。
- 60歳以上の女性に好発し,10%程度で両側発生する。
- 原因は不明で,大腿骨頭壊死症や関節リウマチ,結晶沈着症などが基礎疾患として考えられてきたが,軟骨下脆弱性骨折に起因するという仮説もある。

画像所見(図17)

■ 単純X線写真

- 早期には異常所見を認めないが,関節裂隙の狭小化を経て,1年以内の経過で大腿骨頭の1/2～2/3が消失し,臼蓋の破壊が続発する。
- 約半数の症例で,大腿骨頭は水平にスパッと切り取られたように平坦化し,外側上方に亜脱臼した特徴的な像を呈する。
- 残りの症例では,大腿骨頭の高さが減弱した圧壊像を呈する。
- 急速な経過を反映し,通常の変形性股関節症よりも荷重部の骨増殖性変化が乏しいことが特徴である。

■ MRI

- 骨髄浮腫や骨折線,crescent signが見られる場合があるが,確立された所見はない。

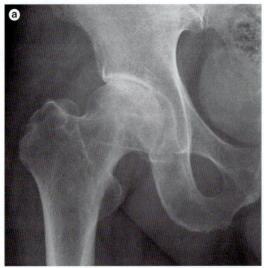

図17 急速破壊型股関節症
60歳台,男性。

a:股関節単純X線写真正面像
右股関節には関節裂隙の狭小化が認められる。骨頭,臼蓋の形態には明らかな異常は見られない。

図17 急速破壊型股関節症（つづき）

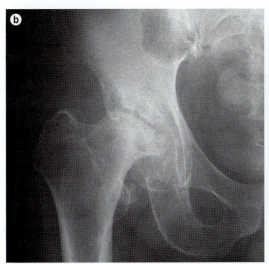

b：7カ月後の股関節単純X線写真正面像
大腿骨頭は大部分が直線的に切り取られたように消失している。臼蓋荷重面にも骨吸収、硬化、不整が見られる。

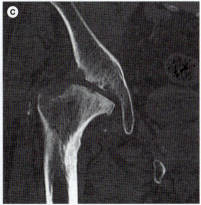

c：同CT再構成冠状断像

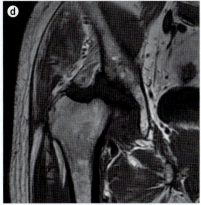

d：同T1強調冠状断像

> **ここが勘ドコロ**
>
> **急速破壊型股関節症**
> - 1年以内の経過で大腿骨頭がスパッと切り取られたように平坦化し、消失する。
> - 増殖性変化に乏しい。

14) Leunig M, et al : Fibrocystic changes at anterosuperior femoral neck : prevalence in hips with femoroacetabular impingement. Radiology, 236 : 237-246, 2005.
15) Anderson SE, et al : Femoroacetabular impingement. Eur J Radiol, 81 : 3740-3744, 2012.

femoroacetabular impingement(FAI)[14,15]

＊和訳では大腿寛骨臼インピンジメントだが、一般にFAIが使用される。

概説

- 運動時（股関節の内外旋・屈曲時）に大腿骨頭と寛骨臼が衝突（＝インピンジメント）することで発症する症候群で、微小な外傷の繰り返しにより骨、関節、関節唇の損傷をきたし変形性股関節症に至る。
- cam type（大腿骨頭の形態異常）、pincer type（大腿骨頭に対しする臼蓋の過剰被覆）、およびmixed typeに分類される（図18）。
- 従来一次性股関節症と考えられてきた症例のなかに、このような軽度の形態異常を示すものがあることが発見され、疾患概念として確立した。
- 発育性股関節形成不全症や大腿骨頭すべり症、Perthes病、術後性変化など、ほかの臼蓋、骨頭と頸部の移行部に変形を生じる病態は除外される。

図18 FAIの模式図

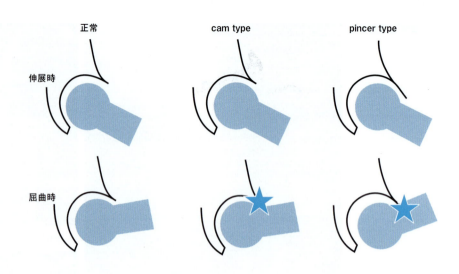

用語アラカルト

＊6 ピストルグリップ変形
大腿骨骨頭が球状の形態でなく頸部寄りで半径が大きくなり，その結果，大腿骨頸部外側のくびれが減弱，消失する所見。

＊7 offset
横断像で大腿骨頸部腹側の辺縁を直線と想定したときに，これと平行な大腿骨骨頭最前点を通る直線との間の距離。α角が増大すればoffsetは減少する（図21）。

＊8 α角
横断像で大腿骨骨頭の輪郭線を円形と想定したときに，頸部前縁に移行して円から離れる点と頸部軸のなす角度（図21）。

＊9 cross-over sign
本来は交差しない臼蓋前縁と後縁が交差する所見。

＊10 posterial wall sign
骨頭中心が臼蓋後縁よりも外側に位置する所見。

＊11 prominence of ischial spine sign
坐骨棘が骨盤腔内に突出して認められる所見。

＊12 prominent posterior wall
股関節正面像において臼蓋後縁が大腿骨骨頭中心よりも外側を通る所見。

画像所見

■ cam type（図19）
- 大腿骨近位部に生じた骨性隆起が原因で，若い男性に多い傾向がある。
- 単純X線写真正面像でピストルグリップ変形[＊6]があり，横断像ではoffset減少[＊7]や骨頭－頸部移行部腹側の骨性隆起（bump）形成が認められる。
- α角[＊8]が55°以上で，cam type FAIが示唆される。
- CTでは再構成により正確なα角，offsetの測定，骨形態の評価（herniation pitを含む）が可能となる。
- MRIでは骨形態，骨髄浮腫，関節唇および軟骨損傷が観察できる。

■ pincer type（図20）
- 寛骨臼による骨頭の被覆が全般性もしくは部分的に過剰。中年女性に多い傾向がある。
- 単純X線写真正面像での主な所見：ただし撮影体位による偽陽性の頻度が高い。

○全般性臼蓋過剰被覆
coxa profunda：寛骨臼窩が腸骨坐骨線よりも内側に位置する。
protrusio acetabuli：大腿骨骨頭が腸骨坐骨線よりも内側に位置する。
CE角40°以上でpincer type FAIが示唆される。

○部分的臼蓋過剰被覆
前方（臼蓋後捻）：cross-over sign[＊9]，posterior wall sign[＊10]，prominence of ischial spine sign[＊11]
後方：prominent posterior wall[＊12]

■ mixed type
- 最も多く，cam/pincer typeが進行するとmixed typeに移行しうる。

> **ここが勘ドコロ**
>
> **femoroacetabular impingement（FAI）**
> - 変形性股関節症のリスク因子の1つとして提唱された病態。
> - cam typeは若い男性，pincer typeは中年女性に多いが，多くはmixed typeである。

図19 cam type FAI

50歳台，男性．運動時の左股関節痛を主訴に来院．

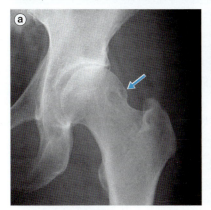
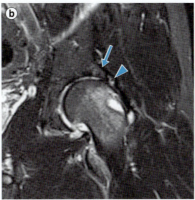
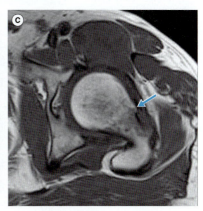

a：単純X線写真正面像
左大腿骨頭頸部移行部に張り出しが認められ，ピストルグリップ変形をきたしている（→）．直下にはherniation pitが見られる．

b：STIR冠状断像
大腿骨頭頸部移行部の皮質直下にherniation pitが認められる．周囲には骨髄浮腫を伴う．臼蓋縁には骨の過形成が見られる（→）．関節唇は同定されず，関節液が貯留している．関節唇損傷の所見である（▶）．

c：T1強調横断像
大腿骨頭頸部移行部のbumpが認められる（→）．

図20 pincer type FAI

30歳台，女性．運動時の股関節可動域制限を主訴に来院．

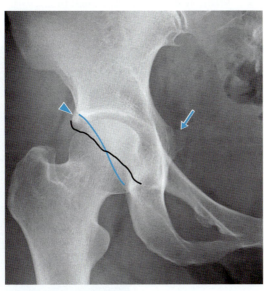

単純X線写真正面像
臼蓋後捻を示すcross-over sign（黒線：前縁，青線：後縁），prominence of ischial spine sign（→）が認められる．os acetabuli[*13]を伴う（▶）．

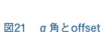

*13 os acetabuli
臼蓋縁に接する小骨片．裂離骨折や二次骨化中心の癒合不全と考えられており，FAIにおいて頻度が高い．

図21 α角とoffset

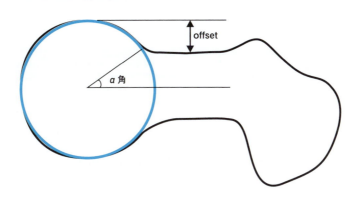

大転子疼痛症候群(greater trochanteric pain syndrome)[16,17]

概説

- 股関節外側部の慢性疼痛を示す症候群で，大転子部滑液包炎や腸脛靱帯炎(iliotibial tract friction syndrome)，大転子に付着する筋腱(中殿筋，小殿筋，梨状筋，内・外閉鎖筋，双子筋)の損傷などが含まれる。
- 大転子滑液包は股関節周囲の滑液包のなかで最大で，滑液包炎をきたす頻度が高い(図22)。
- 従来は大転子滑液包炎が本疾患の主病態と考えられてきたが，最近では，その筋腱の重なり合う構造から，筋腱障害，特に中殿筋腱障害の頻度が高いとされている。
- 40〜50歳台，女性に好発し，変形性関節症や変形性腰椎症を有する例が多い。

画像所見

■ MRI(図22)

- STIR像または脂肪抑制T2強調像で，大転子周囲の滑液包の液体貯留，筋・腱の異常高信号を認めるが，偽陽性も多く，左右比較や臨床所見との照らし合わせが必須である。

図22　大転子周囲疼痛症候群
60歳台，女性。
STIR冠状断像
右大転子周囲には中殿筋腱内・外に高信号が認められる(→)。

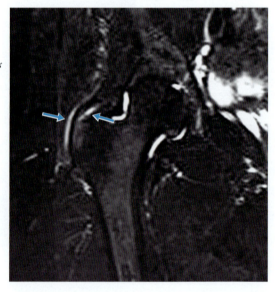

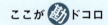
大転子疼痛症候群
- 臨床的に疼痛があり，大転子周囲に異常信号域があれば疑うが，画像所見のみで診断してはいけない。

股関節周囲の滑液包炎(bursitis of the hip)

概説

- 股関節周囲は筋肉や腱，靱帯が重なり合うように股関節を強固に保持する解剖学的な特徴をもっているため，多数の滑液包が存在する。

---

16) Ho GW, et al : Greater trochanteric pain syndrome : more than bursitis and iliotibial tract friction. Curr Sports Med Rep, 11 : 232-238, 2012.
17) De Maeseneer M, et al : MR imaging changes in the trochanteric area of asymptomatic individuals : a potential for misdiagnosis of pain in the trochanteric region. Eur J Radiol, 72 : 480-482, 2009.

- 前述の大転子滑液包炎が最多だが，ほかに，腸恥滑液包炎（iliopsoas brusa）（図23），坐骨滑液包炎（ischiogluteal bursa）（図24）に滑液包炎が生じる頻度が高い。
- 腸恥滑液包は腸腰筋腱と関節包の間に存在する。15％程度に**関節内との潜在的な交通**があり，滑液包炎をきたしたものではほぼ全例に連続性が確認される。
- 腸恥滑液包炎は特発性のほか，化膿性/非化膿性関節炎や外傷に伴うものもある。
- 坐骨滑液包は大殿筋下部と坐骨の間にあり，慢性機械的刺激により滑液包炎をきたす。

画像所見

■ 腸恥滑液包炎（図23）

- MRIで腸腰筋腱周囲の囊胞状腫瘤として描出され，内容液の性状によりT2強調像で均一もしくはやや不均一な高信号を呈する。
- 大きくなると，鼠径靭帯を超えて腸腰筋に沿って骨盤内に進展しうる。
- 感染を伴って骨盤内に進展していれば超音波あるいはCTガイド下の穿刺が必要となる。

■ 坐骨滑液包炎（図24）

- 平滑もしくは不整な壁を有する囊胞構造を呈し，坐骨結節周囲の軟部組織や皮下組織に炎症波及を伴うことがある。
- いずれも臨床的に腫瘍との鑑別を要することがあり，MRIまたは超音波で液体貯留を確認する。

> **ここが勘ドコロ**
>
> **股関節周囲の滑液包炎**
> - MRIあるいは超音波検査で液体貯留を確認し，腫瘍との鑑別をすること。
> - 感染を合併したものには穿刺が必要。

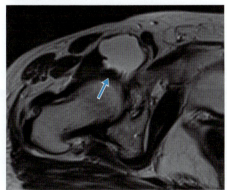

図23　腸恥滑液包炎
60歳台，女性。

T2強調横断像
右鼠径部に腸腰筋腱（→）周囲の囊胞構造が認められる。

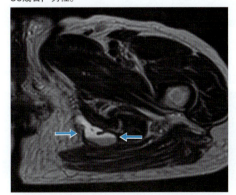

図24　坐骨滑液包炎
50歳台，男性。

T2強調横断像
左坐骨結節内側と大殿筋の間に内部に液面形成を伴う囊胞構造が認められる（→）。

（山本麻子）

膝関節

第 3 章　部位別疾患レビュー

木内信司・佐志隆士・勝又康友・田渕　隆／新津　守

MRIポジショニングの要点

コイルの用意

- 膝関節専用コイル：専用に設計されているため，使いやすい（図1）。
- 足関節・膝関節兼用コイル：専用コイルに比べて，そのまま使用すると膝を伸展させた状態で撮ることになるので，工夫が必要となる（図2）。
- 汎用サーフェスコイル：上記のコイルが使用できない場合に使用する。直径12cm程度が必要となる（図3）。

図1　膝関節専用コイル

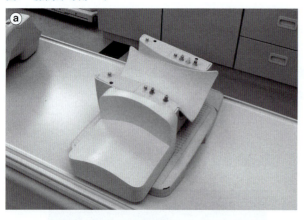
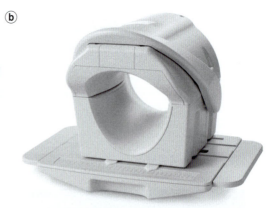

図2　足関節・膝関節兼用コイル

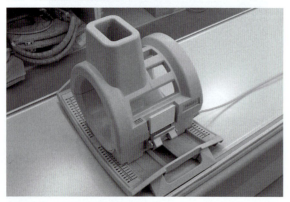

図3　汎用サーフェスコイル

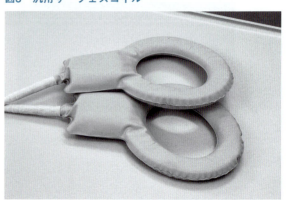

ポジショニング

・フィート・ファーストの仰臥位（あおむけ）が基本となる。
・撮像する側の膝関節がガントリーの中央付近に位置するように寝てもらう。撮像しない側の膝関節が折り返しアーチファクトの原因とならないように，可能な範囲内で撮像する側の膝から離しておく。

Point advice　MRI検査前に十分な問診，触診をしていますか？

● MRIの依頼表は不十分な記載が多く，これのみを信じて検査に突入すると失敗に終わる場合も多い。
● 受傷機転や痛みの場所は患者さん自身が一番知っているはずだから，待時間の間に，必ず診察をしておくことが重要。
● その際にMRI検査のこと（時間が長い，騒音がする，動いたらダメになる，など）を十分に説明しておけば患者さんの不安も解消するし，検査に対する信頼関係も得られる。

（新津　守）

コイルの装着，固定

・膝関節が20〜30°程度屈曲するようにする。
・足関節・膝関節兼用コイルを使用している場合は，コイルの下にマットなどを敷いて，コイルの高さを上げ，膝の裏（膝窩部）に小さなクッションなどを入れて，膝ができるだけ屈曲するように工夫する。

> **ここが動ドコロ**
> **膝を伸展位で撮影してはいけない理由**
> ● 顆間窩上端の骨縁と前十字靭帯（ACL）前縁が密着してしまい，どちらも画像上は低信号（黒い）ので，靭帯の全体像を把握できなくなる。
> ● また，ACLの大腿付着部の描出が，大腿骨外顆内側面とのパーシャル・ボリューム効果により不鮮明となってしまう。

・脚とコイルとの隙間には大腿側，下腿側ともにクッションなどを挟み込み動ける隙間をなくす（図4）。
・踵が寝台に着いていることを確認し，足首の上に砂嚢などを置き，足先を安定させて動きの影響をなくす（図5）。

図4　コイルの装着・固定

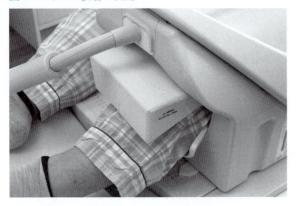

図5　足先の安定・固定

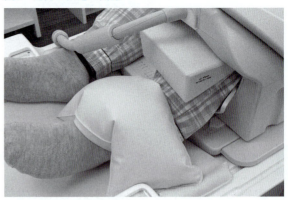

> **Point advice**　検査着に着替えてもらう
>
> ●短パンで来院した患者さんを除いて，膝MRI検査の前に，検査着に着替えてもらうのがよい。こうすれば，無理にズボンをまくって膝上に駆血帯のような締め付けを作ったり，女性のスカートやストッキングを気にしなくてもよい。
> ●案外，本人の気付いていないワイヤーやメッシュ状の金属が衣服に混在するものである。
>
> （新津　守）

位置決め撮像

・最初に撮像する位置決め画像は大きめのFOV（300mm程度）で撮像し，2回目の撮像は200mm程度のFOVで撮像する。
・なお，位置決め画像撮像時は感度補正を用いず，目的部位に適正な感度があることを確認する。

スライス面の設定方法

①**矢状断面の設定**
・横断の位置決め画像上で大腿骨内側顆，外側顆の後面を結ぶ線に垂直となるスライス面を設定する。
・撮像範囲は内側顆，外側顆を十分に含めている必要がある（図6）。

②**冠状断面の設定**
・①で得られた矢状断像上で，大腿骨の軸と脛骨の軸の中間のラインに平行になるように設定する（図7）。

③**横断面の設定**
・①で得られた矢状断像上で，膝蓋骨上縁から脛骨粗面まで含めて撮像するが，角度をつける必要はない（図8）。

図6　矢状断面の設定

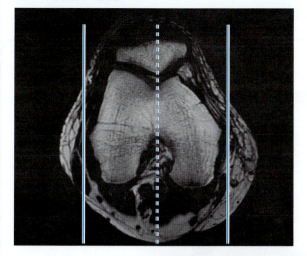

図7　冠状断面の設定

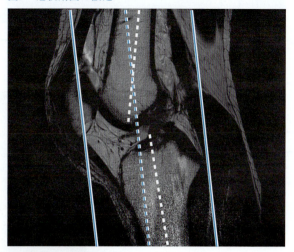

図8　横断面の設定

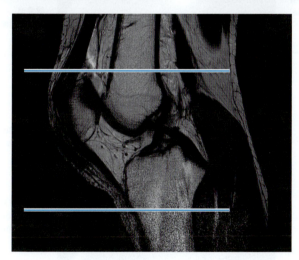

撮像プロトコル例

- 撮像視野（FOV）：120～160mm，スライス厚：3～4mm（3D-FFEでは1mm），マトリクス：256×230～256程度
  ① プロトン密度強調矢状断像（関節液が高信号になるようにTEは30msec程度に設定し，TSEファクターを5～7程度に抑える）
  ② 3D-FFE軟骨撮影矢状断像
  ③ 3D-FFE軟骨撮影冠状断像
  ④ 脂肪抑制プロトン密度強調冠状断像
  ⑤ 脂肪抑制プロトン密度強調横断像
  ⑥ T1強調横断像（予期せぬ病変を見つけるためにT1強調は必ず撮影する）
- このプロトコルはあくまでも一例であり，実際には症状や目的とする疾患に合わせた設定が必要である。また，必要に応じ上記以外の撮像断面を追加する場合があるので，各論での記載も参照されたい。なお撮像視野（FOV），スライス厚，マトリクスは画像診断ガイドライン2013年版（日本医学放射線学会，日本放射線科専門医会・医会編）に準拠したものを示した。　　　　　　　　　　　（木内信司・佐志隆士・勝又康友・田渕　隆）

【注】
撮像パラメータの設定は，使用する装置によって大きく左右され，その性能を最高に引き出すような努力が必要である。個々の施設の対象患者さんの特性も踏まえ，メーカーのアプリケーション担当者を交えて綿密に練り上げる必要がある。いったんFOVやスライス厚を決めたら，安易には変更すべきでない。一方，加算回数，エコートレイン数（ETL）など，患者さんごとに臨機応変に変化させるべきパラメータもある。

画像解剖

● 矢状断像

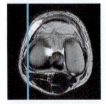

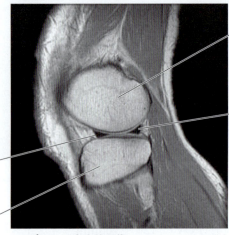

- 腸脛靱帯 (Iliotibial band)
- 脛骨 (tibia)
- 外側顆 (lateral femoral condyle)
- 腓腹筋外側頭 (lateral head of gastrocnemius)
- 膝窩筋腱 (popliteus tendon)
- 腓骨頭 (fibular head)

a：プロトン密度強調像

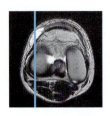

- 外側半月板前角 (anterior horn of lateral meniscus)
- 脛骨 (tibia)
- 外側顆 (lateral femoral condyle)
- 外側半月板後角 (posterior horn of lateral meniscus)

b：プロトン密度強調像

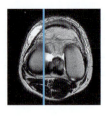

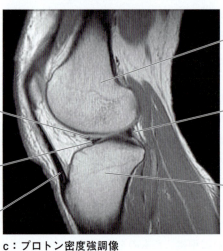

- 膝横靱帯 (transverse meniscal ligament)
- 外側半月板前角 (anterior horn of lateral meniscus)
- 膝蓋腱 (patellar tendon)
- 外側顆 (lateral femoral condyle)
- 外側半月板後角 (posterior horn of lateral meniscus)
- 脛骨 (tibia)

c：プロトン密度強調像

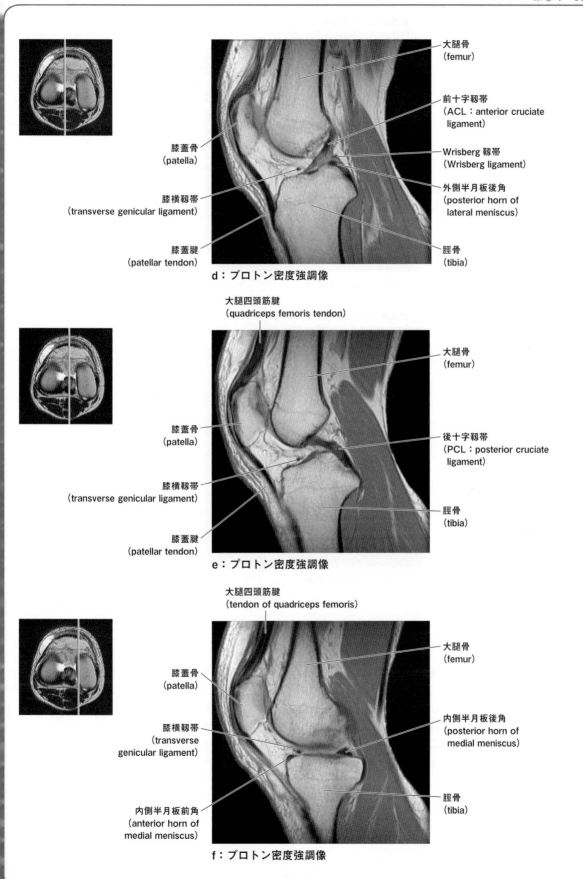

d：プロトン密度強調像

e：プロトン密度強調像

f：プロトン密度強調像

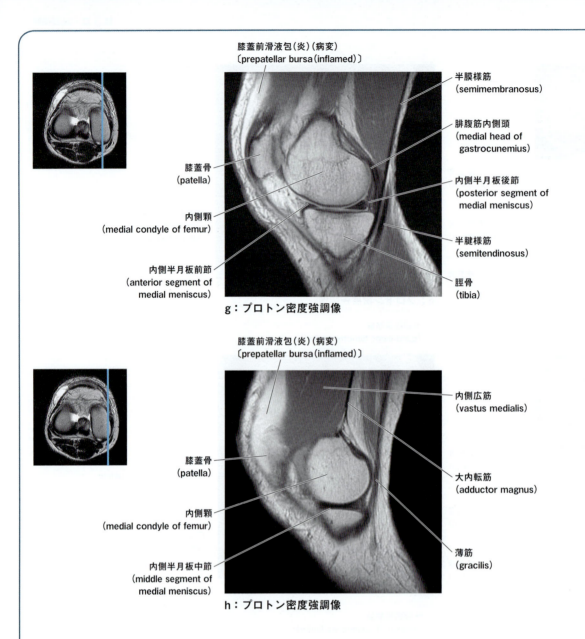

g：プロトン密度強調像

h：プロトン密度強調像

Point advice　矢状断面を前十字靱帯（ACL）に完全に平行にしようとしない

- MRI矢状断面をACLに平行にしようとしすぎるあまり，過度の傾きをつけすぎる場合がある．そうすると外側顆からACLがいきなり飛び出してくるような，変な画像が撮れてしまう．
- ACLは上下左右前後の3軸ともに斜走しており，これを1枚のスライスで全部含めるのは無理がある．3mm程度であるはずの矢状断では，その数枚を連続して読むのがよいと思われる．

● 冠状断像

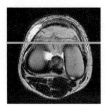
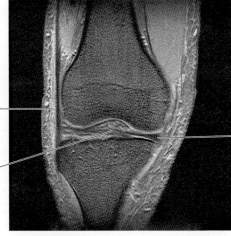

腸脛靱帯 (Iliotibial band)
膝横靱帯 (transverse genicular ligament)
内側半月板前角 (anterior horn of medial meniscus)

a：T2*強調像

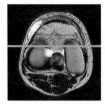
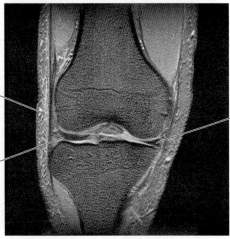

腸脛靱帯 (Iliotibial band)
外側半月板前角 (anterior horn of lateral meniscus)
内側半月板前角 (anterior horn of medial meniscus)

b：T2*強調像

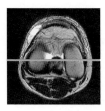
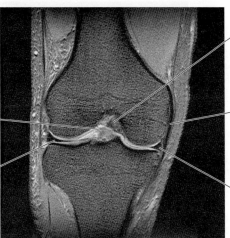

前十字靱帯 (ACL：anterior cruciate ligament)
外側半月板前節 (anterior segment of lateral meniscus)
後十字靱帯 (PCL：posterior cruciate ligament)
内側側副靱帯 (MCL：medial collateral ligament)
内側半月板中節 (middle segment of medial meniscus)

c：T2*強調像

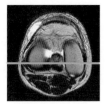
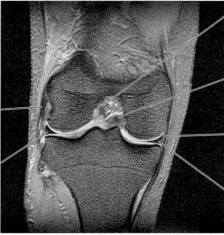

- 前十字靱帯（ACL：anterior cruciate ligament）
- 後十字靱帯（PCL：posterior cruciate ligament）
- 外側側副靱帯（LCL：lateral collateral ligament）
- 内側側副靱帯（MCL：medial collateral ligament）
- 外側半月板中節（middle segment of lateral meniscus）
- 内側半月板中節（middle segment of medial meniscus）

d：T2*強調像

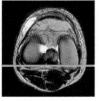
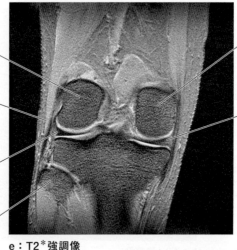

- 外側顆（lateral condyle of femur）
- 内側顆（medial condyle of femur）
- 外側側副靱帯（LCL：lateral collateral ligament）
- 内側半月板後節（posterior segment of medial meniscus）
- 外側半月板後節（posterior segment of lateral meniscus）
- 腓骨頭（head of fibula）

e：T2*強調像

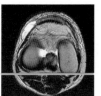
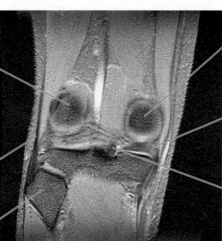

- 外側顆（lateral condyle of femur）
- 内側顆（medial condyle of femur）
- 内側半月板後角（posterior horn of medial meniscus）
- 大腿二頭筋腱（biceps femoris）
- 後十字靱帯（PCL：posterior cruciate ligament）
- 腓骨頭（head of fibula）

f：T2*強調像

●横断像

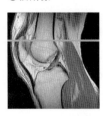
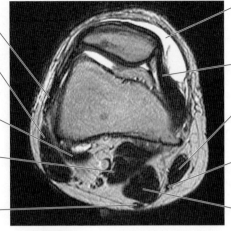

a：T2強調像

- 膝蓋前滑液包（炎）（病変）〔prepatellar bursa (inflamed)〕※
- 内側広筋（vastus medialis）
- 縫工筋（sartorius）
- 薄筋（gracilis）
- 半膜様筋（semimembranosus）
- 腸脛靱帯（Iliotibial band）
- 大腿二頭筋（biceps femoris muscle）
- 腓腹筋外側頭（lateral head of gastrocunemius）
- 腓腹筋内側頭（medial head of gastrocunemius）
- 半腱様筋（semitendinosus）

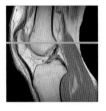

b：T2強調像

- 膝蓋前滑液包（炎）（病変）〔prepatellar bursa (inflamed)〕
- 内側滑膜ヒダ（medial plica）
- 縫工筋（sartorius）
- 薄筋（gracilis）
- 半膜様筋（semimembranosus）
- 腸脛靱帯（Iliotibial band）
- 大腿二頭筋（biceps femoris muscle）
- 腓腹筋外側頭（lateral head of gastrocunemius）
- 腓腹筋内側頭（medial head of gastrocunemius）
- 半腱様筋（semitendinosus）

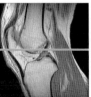
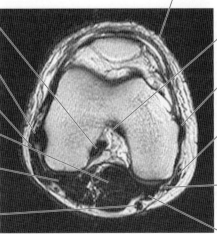

c：T2強調像

- 膝蓋前滑液包（炎）（病変）〔prepatellar bursa (inflamed)〕
- 後十字靱帯（PCL：posterior cruciate ligament）
- 内側側副靱帯（MCL：medial collateral ligament）
- 縫工筋（sartorius）
- 薄筋（gracilis）
- 半膜様筋（semimembranosus）
- 前十字靱帯（ACL：anterior cruciate ligament）
- 外側側副靱帯（LCL：lateral collateral ligament）
- 大腿二頭筋（biceps femoris muscle）
- 腓腹筋内側頭（medial head of gastrocunemius）
- 腓腹筋外側頭（lateral head of gastrocunemius）
- 半腱様筋（semitendinosus）

※通常の膝蓋前滑液包炎より側方への伸展が大きく，prepatellar Morel-Lavallée effusion の可能性もある。

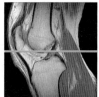
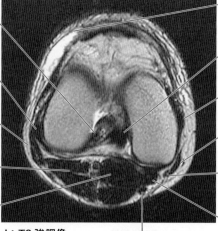

d：T2強調像

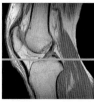
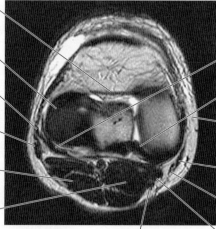
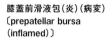

e：T2強調像

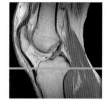

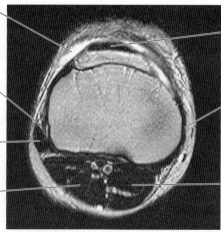

f：T2強調像

前十字靱帯（anterior cruciate ligament：ACL）

前十字靱帯（ACL）完全断裂（complete tear of ACL）

> **用語アラカルト**
>
> **＊1 裂離骨折（avulsion fracture）**
> 腱や靱帯の付着部で骨が牽引されて剥がれた状態を裂離骨折という。これに対して局所への直達外力により骨の一部が剥がれた状態は剥離骨折（cleavage fracture）とよばれ，これはどこに生じてもよい。両者は厳密には異なるが，混同されていることもある。

- ACLの完全断裂は靱帯線維の途絶を示す。
  ① 最も多いのはACLの中位での断裂で約7割を占める（図9）。
  ② 約2割はACLの大腿骨付着部での断裂である（図10）。
  ③ 靱帯組織に比べて骨組織の未熟な若年者では靱帯が「骨付き」で断裂する裂離骨折（avulsion fracture）＊1が見られ，これはACLが幅広く強固に付着している脛骨付着部に見られることが多い（図11）。
- これらのACL完全断裂のMRIによる正診率は良好であり90％以上とされる。ただし急性期の断裂でACLが浮腫性に腫脹し血腫なども付随する場合は，後述のACL部分断裂との識別が困難な場合も多い。

図9　ACL完全断裂（靱帯中位）
10歳台後半，男性。

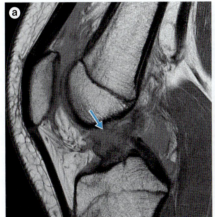

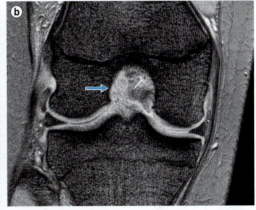

a：プロトン密度強調矢状断像
ACLはその中間位で完全に連続性を失い，完全断裂を示す（→）。

b：T2＊強調冠状断像
冠状断像でも外側顆の顆間窩壁に付着する靱帯線維が腫脹・高信号化している様子が確認される（→）。完全断裂のなかでは最も多いタイプである。

図10　ACL断裂（大腿骨付着部）
10歳台後半，女性。

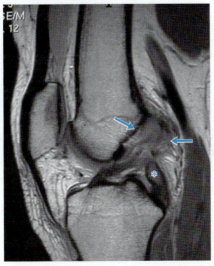

プロトン強調矢状断像
ACLは大腿骨付着部で膨化し高信号化している（→）。PCLの靱帯内断裂も見られる（＊）。

図11 ACL断裂(脛骨付着部,窩間隆起裂離骨折)

20歳台,女性。

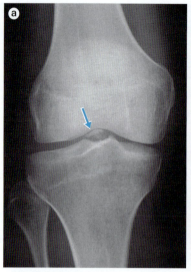
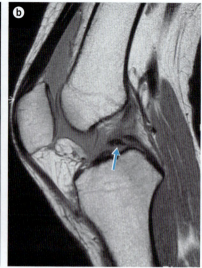

a:単純X線写真正面像　　b:プロトン密度強調矢状断像

ACLは脛骨付着部(窩間隆起)で裂離骨折を示し,その骨片が顆間窩に偏位している(→)。

ACL部分断裂(partial tear of ACL)

- ACLを構成する2つの線維束(anteromedial bundleとposterolateral bundle)の一方,またはさらにそれらの一部分が断裂した状態である。
- そのMRI診断は非常に難しいといわれる[1]。靱帯内部の高信号や靱帯の異常屈曲などが唯一の所見であることが多く,微細な所見であり,特に急性期で浮腫や出血,滑膜増生などを伴う場合は完全断裂との識別は困難なことが多い。
- コイル内で膝をなるべく曲げ,ACL前縁をうまく描出するとともに,横断像などを活用して多断面で総合診断すると診断能は向上する[2,3](図12)。

1) Yamato M, Yamagishi T : Can MRI distinguish between acute partial and complete anterior cruciate ligament tear? Nippon ACTA Radiologica, 56 : 385-389, 1996.
2) Niitsu M, et al : Knee extension and flexion : MR delination of normal and torn anterior cruciate ligaments. J Comput Assist Tomogr, 20 : 322-327, 1996.
3) 新津 守:膝MRI,改訂版. 医学書院,東京, 2009.

図12 ACL部分断裂(靱帯中位)

30歳台,男性。

a:プロトン密度強調矢状断像

ACLは軽度蛇行しその中間位で高信号化する(→)。全体としての連続性は一応確認され,部分断裂を示す。

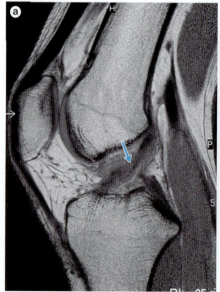
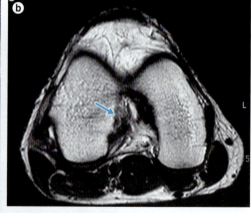

b:T2強調横断像

横断像では外側顆に付着する靱帯線維が限局性に高信号化している(→)。

ACL陳旧性断裂(chronic tear of ACL)

- 受傷から数カ月以上が経過した損傷ACLは多彩な様相を呈する。単純なのは靱帯線維が吸収され，顆間窩に靱帯組織がまったく存在しない場合であるが，その場合の診断は容易である。
- 注意を要するケースとして，断裂ACLがその供血源を求めて付近の構造物に瘢痕性に付着する場合である。最も多いのは後十字靱帯(posterior cruciate ligament：PCL)に付着するACL断片で，瘢痕性付着部が確認される(図13)。

図13 ACL陳旧性断裂（PCLに付着する）
30歳台，男性。

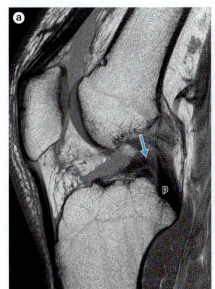
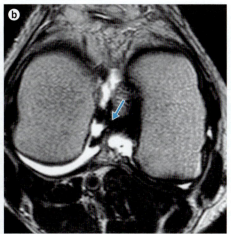

a：プロトン密度強調矢状断像
b：T2強調横断像

1年前の断裂によりACLは低位を走行するが，背側でPCL(p)に瘢痕性に付着している(→)。

Point advice　何が何でもACL！

- 膝の靱帯損傷のうちACL断裂は頻繁に見られる。ACLはPCLに比べて線維自体が細く，また骨への付着部などの解剖的にも脆弱部分が多い。
- さらに膝損傷の大半を占めるスポーツ障害においても，スキー事故に代表される膝屈曲，外反，下腿外旋の強制やバスケットなどの膝軽度屈曲時のストップやジャンプなど，スポーツ動作に関連する受傷機転が多く含まれる。
- ACL断裂は初期診断に失敗するとその後に半月板，軟骨損傷，そして変形性膝関節症へと進行し，スポーツのみならず日常生活にも多大な支障をきたす。
- さらにACLはPCLに比べてそのMRI描出能が不良で，中途半端な撮像では正確に評価することができない。したがって膝のMRI検査では，まずACLの描出に最大限の努力を払うべきである。ACLがきちんと描出されていないMRIを筆者は医療画像としては認めたくない。

> **ここが勘ドコロ**
>
> **前十字靭帯（ACL）断裂**
> - 靭帯中位での断裂が最多。
> - 部分断裂では描出が難しいことがあるので注意する。
> - コイル内で膝を少し屈曲させ，多断面で評価すること！

後十字靭帯（posterior cruciate ligament：PCL）

4) Sonin AH, et al：MR imaging of the posterior cruciate ligament：Normal, abnormal, and associated injury patterns. RadioGraphics, 15：551-561, 1995.

- PCLはACLに比べて2倍近くの太さをもち，またほかの膝の靭帯に比べても2倍以上の張力を有する[4]。
- したがって，靭帯損傷のなかでの割合は少ないとされ，すべての膝損傷のなかで3〜20％，手術を要する膝外傷の中では1％未満といわれる（ただしPCLの臨床的診断が困難であることも背景にあると思われる）。
- さらにPCLは，ACLのように顆間部を斜走することなく頭尾方向にほぼ並行に走行するため，矢状断像での描出が容易であり，通常のMRI検査で健常PCLを描出できない場合はまずありえない。
- PCL断裂は徒手検査による診断能は低いためMRIの役割は重要である。
- PCLの完全断裂はACLと同様に靭帯線維の途絶，または消失を示すが，その頻度は少ない。
- PCLは部分断裂の頻度が高く，靭帯全体としての連続性は見られ，特に辺縁部の線維は連続性を保つ場合が多い［靭帯内損傷（intrasubstance injury）］。これはMRIで靭帯全長にわたって腫脹し，内部の実質部に高信号が連続性に見られる（**図14**）。
- またPCLは脛骨付着部で裂離骨折しやすく，付着部裂離骨折も見られる（**図15**）。この場合，若年者に多いACLの場合に対して，PCLの裂離骨折は成人，特に年長者に多い。

用語アラカルト

*2 Wrisberg靭帯とHumphrey靭帯

PCLの前後を横切るようにして，外側半月板後角と大腿骨内側顆背側面を結ぶ靭帯が存在することがあり，第3の十字靭帯ともよばれる。後方に位置するものをWrisberg靭帯，前方のものをHumphrey靭帯という。Wrisberg靭帯のほうが大きく認識されやすい。

図14 PCL部分断裂（靭帯内損傷）
10歳台後半，男性。

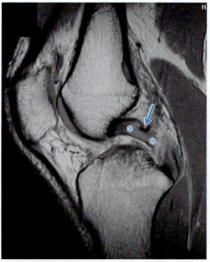

プロトン密度強調像
PCLは辺縁部の線維は連続性を保つが全長にわたって腫脹し実質部に高信号が見られ（＊），靭帯内損傷を示す。PCL背側を斜に走行するWrisberg靭帯（→）[*2]が，腫脹したPCLにめり込むように存在する。

図15　PCL付着部裂離骨折

60歳台，女性。

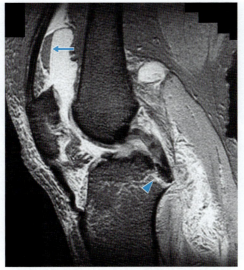

T2*強調矢状断像
PCLは脛骨付着部で裂離し，無信号を示す数mm大の骨片が認められる(▶)。関節内骨折であり，多量の関節液と骨髄から遊離した脂肪成分が液面形成をなす(→)。

> **ここが 勘ドコロ**
>
> **後十字靱帯(PCL)断裂**
> - 部分断裂が多い。
> - 年長者では脛骨付着部の裂離骨折も多い。

内側側副靱帯(medial collateral ligament：MCL)

- MCL損傷は膝の靱帯損傷のなかでは最も頻度が高く，外反強制による受傷機転が主体である。
- MCL断裂は臨床的に，Grade 1の微細断裂，Grade 2の部分断裂，Grade 3の完全断裂の3つに分類されるが，Grade 2と3は鑑別不可能の場合が多い。
- Grade 1のMCL微細断裂は靱帯の延長が主体で，靱帯線維に沿って浮腫を示す高信号域が見られる(図16)。MCL断裂の半数以上は大腿骨側で発生する。機能的な障害にはならず，治療も保存的となる。
- Grade 2，3の断裂では，靱帯線維の不連続と，血腫や浮腫による異常信号が見られる(図17)。

図16 MCL微細断裂（Grade 1）
20歳台，男性。

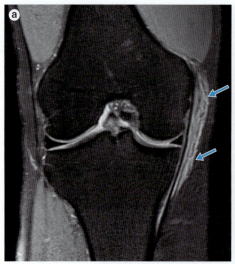

a：脂肪抑制プロトン密度強調冠状断像　　b：脂肪抑制プロトン密度強調横断像

MCL浅層に沿って微細断裂による浮腫を示す高信号域が見られる（→）。

図17 MCL完全断裂（Grade 3）
20歳台，男性。

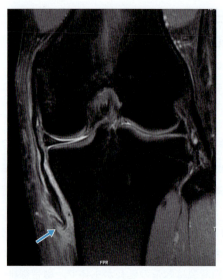

脂肪抑制プロトン密度強調冠状断像

MCL下端が完全断裂を示し（→），周囲に著明な浮腫性変化が広がる。

外側側副靱帯（lateral collateral ligament：LCL）を含む外側支持機構

LCL断裂

・LCL断裂は4本の十字，側副靱帯のうち最も頻度は少ない。その断裂には交通事故など強大な外力が作用することが多く，複数の靱帯が関与する複合靱帯損傷の場合が多い。したがって外側側副靱帯の単独損傷はまれであり，複数の靱帯損傷を伴うことがある（図18）。

図18 LCL断裂とPCL断裂

30歳台，男性。

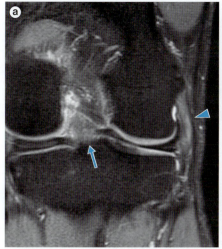
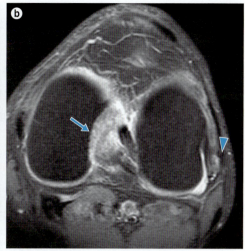

a：脂肪抑制プロトン密度強調冠状断像　　b：脂肪抑制プロトン密度強調横断像

LCLの靱帯線維の高信号化が見られる部分損傷を示す（▶）。PCLの腫脹，高信号化も見られ，PCL部分断裂（靱帯内損傷）を示す（→）。

5）Murphy BJ, et al：Iliotibial band friction syndrome：MR imaging findings. Radiology, 185：569-571, 1992.

用語アラカルト

＊3 overuse syndrome
膝関節に見られるoveruse syndromeとしては，腸脛靱帯炎のほかに腸脛靱帯包の滑液包炎（腸脛靱帯包炎）や深膝蓋下滑液包炎が挙げられる。

腸脛靱帯炎（iliotibial band friction syndrome）

・腸脛靱帯（iliotibial band）の大腿骨側直下に，浮腫性変化が限局して見られることがあるが，これは膝の屈伸により腸脛靱帯が外側顆に対して前後に滑動し，繰り返す摩擦刺激による局所炎症像であり，腸脛靱帯炎として知られる[5]。

・いわゆる"overuse syndrome"[＊3]の1つとして長距離ランナーなどに見られ，下り坂の走行で増悪するといわれる。MRIでは同部位に限局する浮腫性変化が見られる（図19）。

図19 腸脛靱帯炎

30歳台，男性。

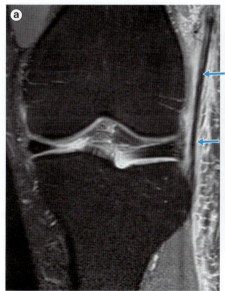
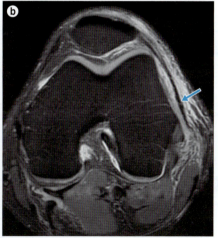

b：脂肪抑制プロトン密度強調横断像

a：脂肪抑制プロトン密度強調冠状断像

腸脛靱帯（→）の大腿骨側直下と皮下に高信号を示す浮腫性変化が見られる。

> **ここが勘ドコロ**
> **MCLとLCL**
> ● MCL断裂は膝の靱帯損傷で最も高頻度に見られ，靱帯線維の不連続＋周囲の血腫・浮腫による異常信号域を認める。
> ● LCL断裂の頻度は低く，外側ではoveruse syndromeとしての腸脛靱帯炎を忘れない。

半月板(meniscus)

半月板断裂の定義，分類(図20, 21)

・MRIによる半月板断裂の定義は，①半月板表面に達する内部の高信号，②半月板の変形，である。内側半月板後節は最も厚く内部に淡い高信号が認められることが多いが，関節面に達する断裂を除いて生理的な変性(mucoidまたはmyxoid degeneration)であるといわれる。

・垂直断裂(vertical tear)は若年者に多く，長軸断裂(longitudinal tear)は後角に始まり中節に進行することが多い。

・放射状断裂(radial tear)は通常，半月板の自由縁に始まり辺縁方向へ延びる。またradial tearはスライスによっては段差が生じる。

・上下の関節面に断裂が連続する場合を完全断裂(complete tear)または全層断裂(full thickness tear)とよび，上下どちらか片方の関節面にのみ限局する場合を部分断裂(partial tear)とよぶ。

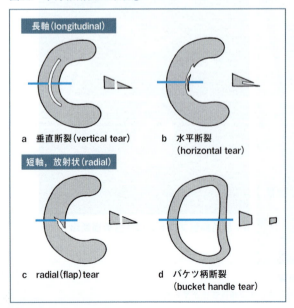

図20 半月板断裂の命名①

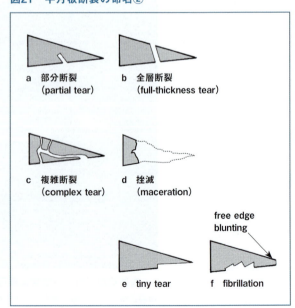

図21 半月板断裂の命名②

- 水平断裂(horizontal tear)は高齢者に多く，内部の異常高信号と共存する場合が多い。水平断裂は半月板表面直下に始まり辺縁方向へ伸展する。
- 複合断裂による挫滅や強い変性により，その形態を失った半月板はmacerated（挫滅）meniscusとよばれ，半月板損傷の終末像でもある。
- きわめて小さな半月板断裂は表面のわずかな段差のみが所見のこともある。fibrillationは半月板表面に限局するごく小さな不整像で関節鏡では表面の毛羽立ち状の外観を示す。

> **Point advice　半月板の解剖の要点**
>
> - 外側半月板(lateral meniscus：LM)は内側半月板(medial meniscus：MM)に比べ半径が小さな"C字型"をしている。
> - 部位は5等分(前角/前節/中節/後節/後角)，または3等分(前節/中節/後節)して記載する。
> - LMでは前角と後角はほぼ等しい大きさだが，MMでは後角が前角より大きい。
> - 半月板の外周1/3は血流が豊富(red zone)で，小さな断裂ならば自然治癒しうる。しかし，自由縁(内周)側には血流がなく(white zone)，自然治癒は期待できない。

> **Point advice　膝の"unhappy triad"について**
>
> - 半月板断裂にACL断裂とMCL断裂を伴う膝の"unhappy triad"は，以前は内側半月板が有名であったが，実際には外側半月板のほうが受傷頻度は高い。
> - またこれらの靱帯断裂に伴う半月板断裂は内側，外側半月板ともに，後節後角のlongitudinal tearが多い[6]。

6) Barber FA : What is the terrible triad? Arthroscopy, 8 : 19, 1992.

バケツ柄断裂(bucket handle tear)

- 距離の長い全層の長軸断裂では，断裂により辺縁部から分離した中央部分が顆間窩よりに移行することがあり，これが"バケツの柄"に似た形態を呈することからバケツ柄断裂と称される。
- 内側半月板に圧倒的に多く，分離した半月板の間隙部分に大腿骨加重面が入り込むと膝のロッキングを生じる。
- 以下のように特徴的な像を示し，サイン名が付けられている。

■ double PCL sign（図22）
- 半月板のバケツ柄断裂のときに顆間部へ偏位した断裂片がPCLの下方に存在し，あたかも2本のPCLがあるごとく見える。

■ flipped meniscus, double peak（図23）
- バケツ柄断裂の断裂が限局した場合に，「柄」の部分は対側に移行し，既存の半月板に重なることもある。この場合，矢状断で断裂部分は空虚で，異常に大きな2倍近くの高さをもつ半月板や"2つ並んだpeak"が見られることがある[7]。

7) Ruff C, et al : MR imaging patterns of displaced meniscus injuries of the knee. AJR Am J Roentgenol, 170 : 63-67, 1998.

図22 バケツ柄断裂：double PCL sign

40歳台，男性。

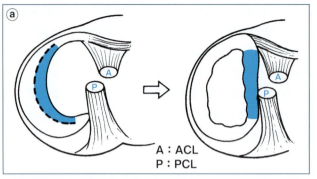

a：模式図

距離の長い全層長軸断裂により内側部分は顆間窩よりに移行する。冠状断ではその断裂と遊離片が明瞭であり（b：→），矢状断では断裂片がPCLの下方に存在し，あたかも2本のPCLがあるごとく見える（c：→，double PCL sign）。

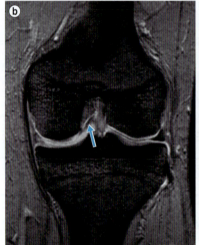

b：T2*強調冠状断像　　c：プロトン密度強調矢状断像

図23　double peak，flipped meniscus

10歳台後半，男性。

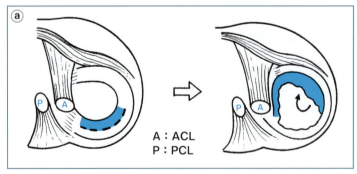

a：模式図

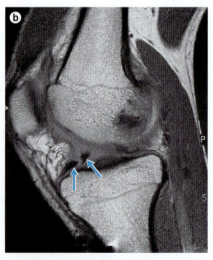

b：プロトン密度強調矢状断像

後節の部分的なバケツ柄断裂により生じた柄の部分が前方に移行し，前角に重なる。この場合，矢状断で後角部分は空虚で"2つ並んだ前角"が見られる（→）。

円板状半月板(discoid meniscus)

- 胎生期の半月板形成過程でC字型の中央部が吸収されずに遺残し円板状を呈するもので、半月板の幅が12mm以上あり辺縁の高さも5mm以上と高い。
- 円板状半月板は圧倒的に外側半月板に多く、また両膝ともに認められることが多い(**図24**)。東洋人に多いともいわれている。
- 円板状半月板は正常の半月板に比べて変性や断裂の頻度が高く、比較的軽微な外力で損傷する。この場合の断裂は水平断裂が多い。

図24　円板状半月板
10歳台前半、男子。

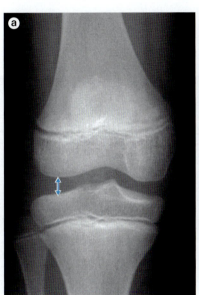

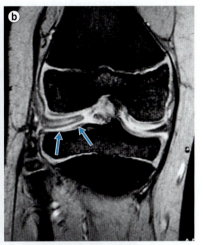

a：単純X線写真正面像
外側の関節裂隙は開大する(→)。

b：T2*強調冠状断像
MRIでは内部に変性による高信号を含む、厚い外側半月板が顆間部まで進展している様子がわかる(→)。

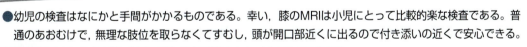

Point advice　小児の膝MRI

- 幼児の検査はなにかと手間がかかるものである。幸い、膝のMRIは小児にとって比較的楽な検査である。普通のあおむけで、無理な肢位を取らなくてすむし、頭が開口部近くに出るので付き添いの近くで安心できる。
- 学齢期以上になればよく言い聞かせればおとなしくしていてくれる。
- このとき、足の指も絶対に動かさないように言い含めることが重要。

ここが勘ドコロ

半月板
- 断裂は関節面に達する異常信号域、または半月板の変形。
- 垂直断裂は若年者、水平断裂は高齢者に多い。
- バケツ柄断裂ではdouble PCL sign、double peakなど特徴的所見を示す。
- 円板状半月板は東洋人の外側半月板に多く、断裂をきたしやすい。

その他の疾患

膝蓋腱炎[patellar tendinitis, ジャンパー膝(jumper's knee[*4])]

- バスケットボールやバレーボールなどジャンプを反復する競技者に、膝蓋腱、特にその**膝蓋骨付着部の腱炎**が頻発し、膝蓋骨下端の運動痛、自発痛が見られる。繰り返すストレスによる慢性損傷とされ、単一の打撲や急性の腱炎は含まれない。
- 膝蓋骨付着部の膝蓋腱のintrasubstance microtear, mucoid degenerationといわれている。大半は40歳未満のスポーツ活動の盛んな人に多く、女性より男性に多い。
- MRIでは早期の微細な病変の検出が可能である。脂肪抑制T2強調像が有用で、膝蓋骨付着部が腫脹し内部に高信号を認める(図25)。

> **用語アラカルト**
>
> ***4 ジャンパー膝**
> 狭義には膝蓋腱炎を指すが、広義には次の疾患群を含める場合がある。
> ① Osgood-Schlatter病：膝蓋腱の脛骨付着部の慢性刺激による微細断裂・軟骨裂離。
> ② Sinding-Larsen-Johansson病：膝蓋腱付着部の慢性刺激による膝蓋骨下端の骨化異常。
> ③ 大腿四頭筋総腱炎

図25 膝蓋腱炎
30歳台、男性。

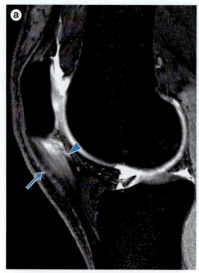
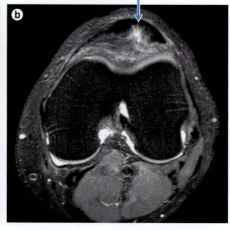

a：脂肪抑制T2*強調矢状断像
b：脂肪抑制プロトン密度強調横断像

膝蓋腱の膝蓋骨付着部の腫脹と内部の高信号がある(→)。膝蓋下脂肪体にも一部炎症が及ぶ(▶)。

鵞足包炎(pes anserine bursitis)

- 鵞足包とは膝の内側面を下降する鵞足(縫工筋、薄筋、半腱様筋の各腱)の周囲の滑液包である[8]。
- この滑液包が外傷や炎症により腫脹し、症状をきたし触知されるようになる(図26)。鵞足包炎は肥満体の人や運動選手に比較的多いといわれ、MCL損傷後にも認められる。

8) Warren LF, Marshall JL : The supporting structures and layers of the medial side of the knee. J Bone Joint Surg, 61-A : 56-62, 1979.

図26 鵞足包炎
50歳台，男性。

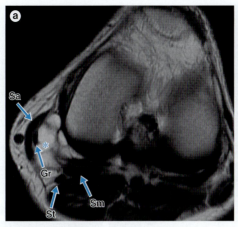
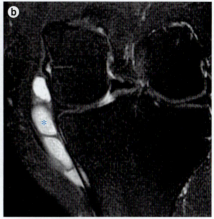

a：T2強調横断像

b：脂肪抑制プロトン密度強調冠状断像

膝内側部の皮下に腫脹がある。鵞足（→，Sa：縫工筋，Gr：薄筋，St：半腱様筋）の間隙に拡張した鵞足包がある（＊）。Sm：半膜様筋

9) Nakanishi K, et al：MR evaluation of mediopatellar plica. Acta Radiologica, 37：567-571, 1996.

タナ障害（内側滑膜ヒダ）（medial shelf syndrome）

・膝関節の発生途中での滑膜隔壁の遺残を滑膜ヒダといい，頻度の高いものに内側ヒダ，膝蓋上ヒダ，膝蓋下ヒダがある。いずれも正常構造であり，通常は薄く柔軟性に富み，臨床的に問題とはならない。しかしランニングなど繰り返す機械的刺激により反応性滑膜炎が生じ，ヒダの肥厚や瘢痕化が進行すると症状が出現することがある。

・特に膝関節腔の内側を走行する内側滑膜ヒダは，正常でも高頻度に認められるが，大きな内側ヒダはタナ（shelf）とよばれる。肥厚した内側滑膜ヒダが膝蓋大腿関節にはさみ込まれ，膝前内側の疼痛，クリックや引っかかり感，重度の場合にはロッキングをきたし，いわゆる「タナ障害」を発生する。

・病的な内側滑膜ヒダは，横断像で内腔へ張り出す，T2強調像で低信号の索状，帯状物として見られる[9]（図27）。

・ただし関節液の貯留しない膝では描出されないことも多い。また肥厚した内側滑膜ヒダが描出されても，必ずしも臨床症状に一致せず，MRIでのタナ障害の確定診断は困難であるといわれる。最終的には臨床症状を加味して関節鏡で診断が下されることが多い。

図27 内側滑膜ヒダによるタナ障害

30歳台, 男性。マラソンランナー, 膝前内側部の違和感。

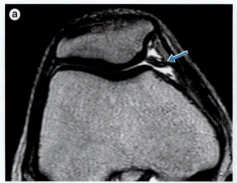

a：T2強調横断像

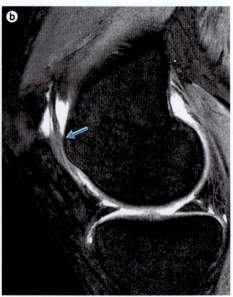

b：脂肪抑制T2*強調矢状断像

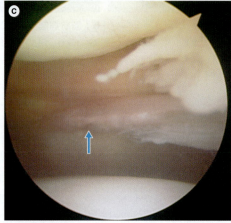

c：関節鏡写真

T2強調像で低信号を呈する内側滑膜ヒダが大きく内腔へ張り出している(→)。関節液も貯留している。関節鏡で肥厚した内側滑膜ヒダが見られた(→)。

(cは聖路加国際病院整形外科 田崎 篤先生のご厚意による)

分裂膝蓋骨(partite patella)

- 正常人の23％で膝蓋骨は複数の骨化中心があり, ほとんどは思春期までに癒合して単一の骨になる。
- まれに(2％), 成人になっても癒合していないことがあり, これを分裂膝蓋骨(2つに分裂：bipartite patella, 3つに分裂：tripartite patella)という。
- 男子に多く, 半数は両側性である。
- 骨折と誤診されやすいが, 部位が特徴的で, 大部分は膝蓋骨外上方の外側広筋付着部で分節化が見られるのが鑑別ポイントである(図28)。
- まれに疼痛を伴う(有痛性分裂膝蓋骨)症例に遭遇し, このような場合は治療の対象となることがある。

大腿骨遠位皮質骨不整(distal femoral cortical irregularity)

- 単純X線写真で大腿骨遠位骨幹端の背側・内側に見られる透亮像ないし不整像(図29a)で, しばしば骨腫瘍と誤診されやすい正常変異である。
- 思春期の男子に多く認められ, 頻度は約10％とされる。

図28　分裂膝蓋骨（二裂膝蓋骨）
40歳台，男性。

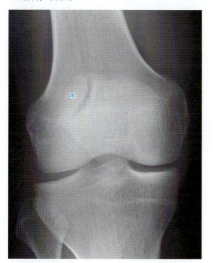

右膝関節単純X線写真正面像
膝蓋骨の外上方が分節化している（＊）。
（沼津市立病院症例）

図29　大腿骨遠位皮質骨不整
10歳台前半，女子。

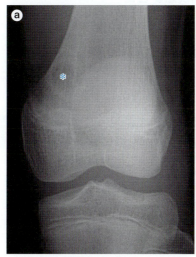

a：単純X線写真正面像
大腿骨遠位骨幹端の内側に透亮像を認める（＊）。

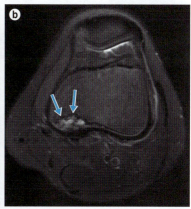

b：脂肪抑制T2強調横断像
病変は大腿骨遠位内側・背側の境界明瞭な高信号域として描出される（→）。
（沼津市立病院症例）

- 本態は，大内転筋ないし腓腹筋内側頭付着部位のストレス性変化で，さまざまな別名（avulsive cortical irregularity，cortical desmoidなど）がある。
- 部位が特徴的で，本来は単純X線写真のみで確診されるべきだが，ときに骨腫瘍を疑われてMRIが撮像されてしまうことがある。
- MRIではT1強調像で低信号，T2強調像では高信号を呈する境界明瞭な領域として描出される（**図29b**）。ときに周囲骨髄に広範な異常信号域を伴うことがあり，悪性腫瘍や骨髄炎などと鑑別しにくい所見となりうるので注意を要する。

軟骨下脆弱性骨折と特発性骨壊死（subchondral insufficiency fracture & spontaneous osteonecrosis）

- 高齢女性の大腿骨内側顆が好発部位である（p.200の**図18**を参照）。

Baker囊胞（膝窩囊胞，Baker's cyst）

- 膝窩部内側寄り（腓腹筋内側頭と半膜様筋の間）に発生する滑液囊胞で，gastrocnemio-semimembranous bursaへの液体貯留である。
- 全身のうち最も高頻度に認められる滑液囊胞で，膝のMRIを撮像すると約4割の症例に認められる（p.257の**図16**を参照）。

（新津　守）

07 第3章 部位別疾患レビュー

木内信司・佐志隆士・勝又康友・田渕 隆／辰野 聡

足関節・足部

MRIポジショニングの要点

コイルの用意

- 足関節専用コイル：専用に設計されているため，使いやすい（図1，2）。
- 汎用サーフェスコイル：上記のコイルが使用できない場合に使用する。取り付けおよび固定が煩雑となる（図3）。

ポジショニング

- フィート・ファーストの仰臥位（あおむけ）が基本となる。
- 撮像する側の足関節がガントリーの中央付近に位置するように寝てもらう。
- 汎用サーフェスコイルを使用する場合，磁場中心に対して，足関節の位置が低くなりがちなのでマットなどを下に置いて，少し高くなるように置く。

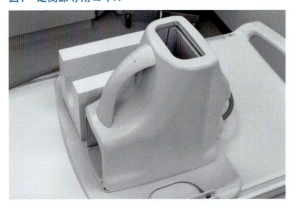

図1　足関節専用コイル

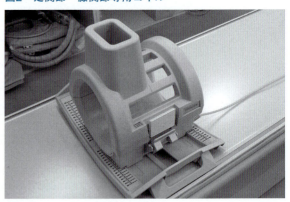

図2　足関節・膝関節専用コイル

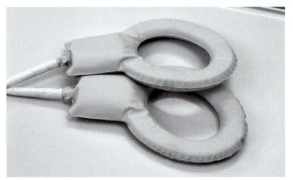

図3　汎用サーフェスコイル

・撮像しない側の足関節が折り返しアーチファクトの原因とならないように，可能な範囲内で撮像する側の足から離しておく。

コイルの装着，固定

・足関節専用コイルを使用している場合，足の甲や指先の隙間をクッションなどで埋めるようにする。
・汎用サーフェスコイルを使用する場合，足底の軸が真上を向くように置き，両脇からコイルを装着する。
・足の両サイドに砂嚢などを置き，固定する。
・足底にも砂嚢などを置いて，つま先ができる限り上を向くように，なおかつ安定するようにする（**図4，5**）。

位置決め撮像

・最初に撮像する位置決め画像は大きめのFOV（300mm程度）で撮像し，2回目の撮像は200mm程度のFOVで撮像する。
・位置決め画像撮像時は感度補正を用いず，目的部位に適正な感度があることを確認する。

スライス面の設定方法

①矢状断面の設定
・横断の位置決め画像上で内果，外果を結ぶ線に垂直となるスライス面を設定する。
・撮像範囲は脛骨，腓骨，アキレス腱（遠位1/3程度），足根骨すべて，中足骨（近位半分程度）を含めている必要がある（**図6**）。

②横断面の設定
・①で得られた矢状断像上で，後距骨下関節の内側寄りの関節面に平行なスライスを設定する。

図4 コイルの装着

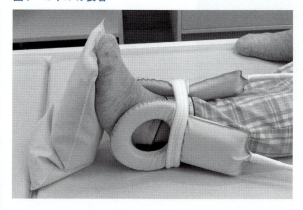

図5 コイルの装着

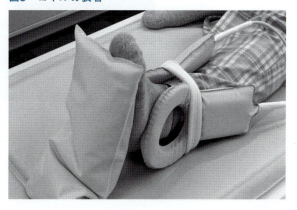

・撮像範囲は脛骨，腓骨の遠位の一部から踵骨下部まで，前側は中足骨の近位の一部まで含めて撮像する（**図7**）。

③冠状断面の設定
・①で得られた矢状断像上で，②で設定したラインに垂直にスライスを設定する。
・足根骨をすべて含む範囲を撮像する（**図8**）。

図6　矢状断面の設定

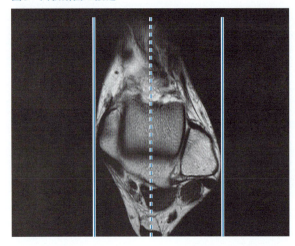

図7　横断像面の設定

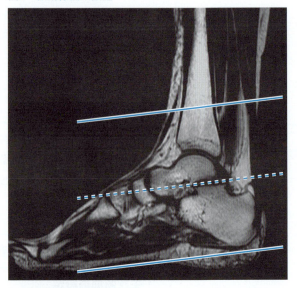

図8　冠状断面の設定

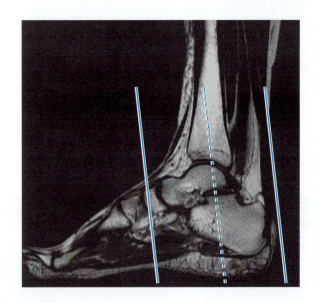

> ### ここが 勘 ドコロ
> **横断像の決め方**
> - 体軸(下腿の軸)に対して,垂直になるように横断像を設定してしまうと,つま先がどのような角度になっているかで,足根骨や中足骨の写り方が毎回変わってしまう。
> - 足関節においては,横断像が足関節の面になるべく水平になるように,後距骨下関節の内側寄りの関節面に平行なスライスを設定する。これは,後距骨下関節では一番傾斜の少ない面である。
> - 反対に後距骨下関節の外側部では傾斜が強くなる。これによりコイルの形状や足の固定方法に関係なく,損傷頻度の高い前距腓靱帯描出の再現性が高くなる。

撮像プロトコルの例

- 撮像視野(FOV):100〜150mm,スライス厚:3〜4mm,マトリクス:256×204〜230程度
  ① T1強調矢状断像
  ② 脂肪抑制T2強調矢状断像
  ③ T2強調横断像
  ④ 脂肪抑制T2強調冠状断像
  ⑤ T2*強調冠状断像
- このプロトコルはあくまでも一例であり,実際には症状や目的とする疾患に合わせた設定が必要である。また,必要に応じ上記以外の撮像断面を追加する場合があるので,各論での記載も参照されたい。なお撮像視野(FOV),スライス厚,マトリクスは画像診断ガイドライン2013年版(日本医学放射線学会,日本放射線科専門医会・医会編)に準拠したものを示した。

(木内信司・佐志隆士・勝又康友・田渕 隆)

【注】
撮像パラメータの設定は,使用する装置によって大きく左右され,その性能を最高に引き出すような努力が必要である。個々の施設の対象患者さんの特性も踏まえ,メーカーのアプリケーション担当者を交えて綿密に練り上げる必要がある。いったんFOVやスライス厚を決めたら,安易には変更すべきでない。一方,加算回数,エコートレイン数(ETL)など,患者さんごとに臨機応変に変化させるべきパラメータもある。

画像解剖

●足関節の靱帯の模式図

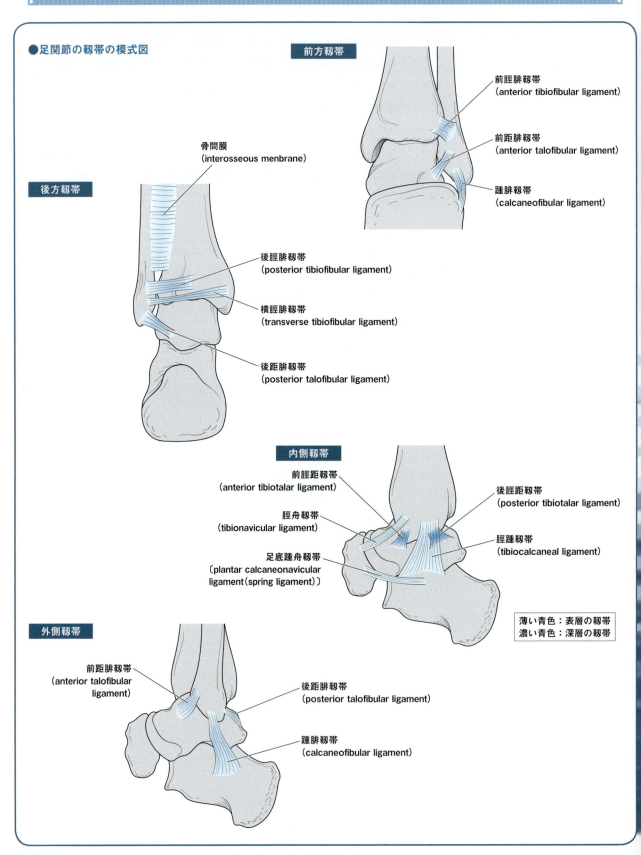

●足関節単純X線写真

側面像

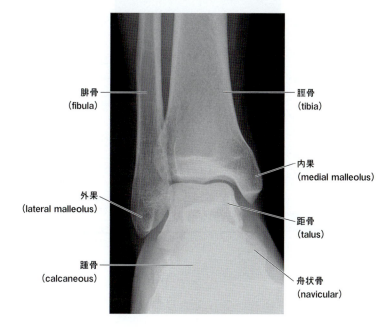

正面像

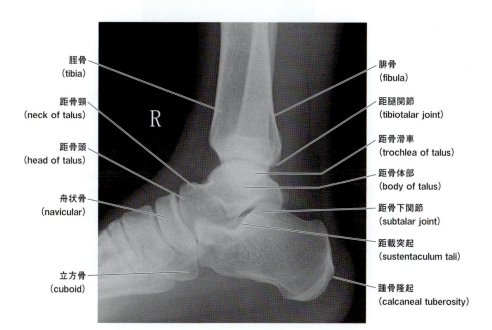

●足部単純X線写真

背底方向像

- 末節骨 (distal phalanx)
- 遠位指節間関節 (distal interphalangeal joint)
- 中節骨 (middle phalanx)
- 近位指節間関節 (proximal interphalangeal joint)
- 基節骨 (proximal phalanx)
- 中足趾節間関節 (metatarsophalangeal joint)
- 中足骨 (metatarsal bone)
- 立方骨 (cuboid)
- 母趾遠位趾節骨 (distal phalanx of great toe)
- 母趾指節間関節 (interphalangeal joint of great toe)
- 母趾近位趾節骨 (proximal phalanx of great toe)
- 母趾種子骨 (sesamoid bones of hallux)
- Lisfranc関節 (Lisfranc joint)
- 内側楔状骨 (medial cuneiform)
- 中間楔状骨 (intermediate cuneiform)
- 舟状骨 (navicular)
- Chopart関節 (Chopart joint)

斜方向像

- 立方骨 (cuboid)
- 母趾種子骨 (sesamoid bones of hallux)
- 内側楔状骨 (medial cuneiform)
- 中間楔状骨 (intermediate cuneiform)
- 外側楔状骨 (lateral cuneiform)
- 舟状骨 (navicular)

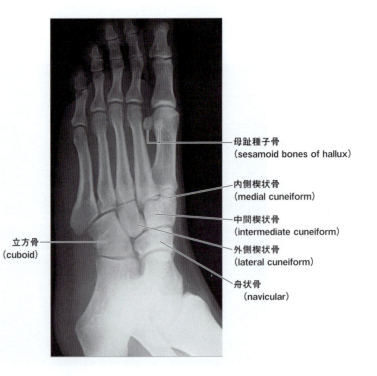

●足関節MRIプロトン密度強調像

横断像

- 長趾伸筋腱 (extensor digitorum longus tendon)
- 前脛腓靱帯 (anterior tibiofibular ligament)
- 外果 (lateral malleolus)
- 短腓骨筋腱 (peroneus brevis muscle tendon)
- 長腓骨筋腱 (peroneus longus muscle tendon)
- 後脛腓靱帯 (posterior talofibular ligament)
- 長母趾伸筋腱 (extensor hallucis longus muscle tendon)
- 前脛骨筋腱 (anterior tibial muscle tendon)
- 内果 (medial malleolus)
- 後脛骨筋腱 (posterior tibial muscle tendon)
- 長趾屈筋腱 (flexor digitorum longus muscle tendon)
- 後脛骨動静脈 (posterior tibial artery and vein)
- 脛骨神経 (tibial nerve)
- アキレス腱 (Achilles tendon)

横断像

- 長趾伸筋腱 (extensor digitorum longus tendon)
- 前距腓靱帯 (anterior talofibular ligament)
- 外果 (lateral malleolus)
- 短腓骨筋腱 (peroneus brevis muscle tendon)
- 長腓骨筋腱 (peroneus longus muscle tendon)
- 後距腓靱帯 (posterior talofibular ligament)
- 長母趾伸筋腱 (extensor hallucis longus muscle tendon)
- 前脛骨筋腱 (anterior tibial muscle tendon)
- 後脛骨筋腱 (posterior tibial muscle tendon)
- 長趾屈筋腱 (flexor digitorum longus muscle tendon)
- 後脛骨動静脈 (posterior tibial artery and vein)
- 脛骨神経 (tibial nerve)
- 長母趾屈筋腱 (flexor hallucis longus tendon)
- アキレス腱 (Achilles tendon)

横断像

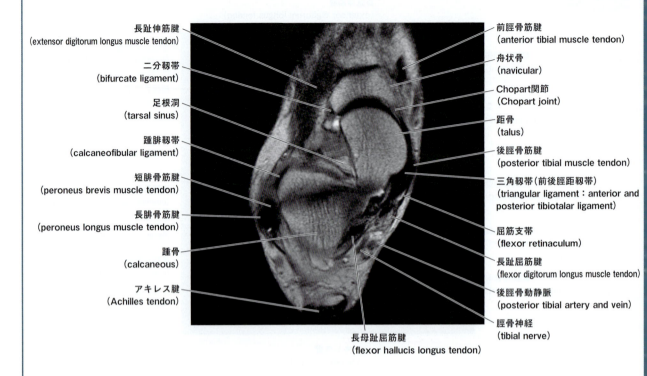

横断像

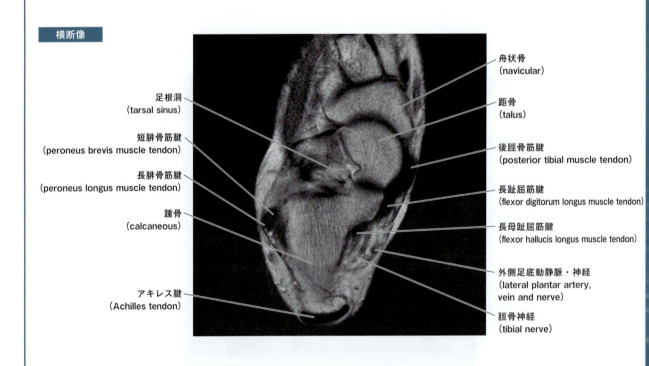

第 3 章・07 足関節・足部

冠状断像

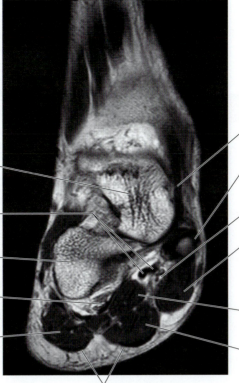

- 距骨 (talus)
- 長趾屈筋腱 (flexor digitorum longus muscle tendon)
- 踵骨 (calcaneous)
- 外側足底動静脈・神経 (lateral plantar artery, vein and nerve)
- 小趾外転筋 (abductor digiti minimi muscle)
- 三角靱帯（距舟靱帯）(triangular ligament：talonavicular ligament)
- 後脛骨筋腱 (posterior tibial muscle tendon)
- 内側足底動静脈・神経 (medial plantar artery, vein and nerve)
- 母趾外転筋 (abductor hallucis muscle)
- 足底方形筋 (quadratus plantae muscle)
- 短趾屈筋 (flexor digitorum brebis muscle)
- 足底腱膜 (plantar aponeurosis)

冠状断像

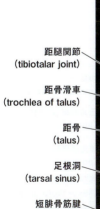

- 距腿関節 (tibiotalar joint)
- 距骨滑車 (trochlea of talus)
- 距骨 (talus)
- 足根洞 (tarsal sinus)
- 短腓骨筋腱 (peroneus brevis muscle tendon)
- 踵骨 (calcaneous)
- 長腓骨筋腱 (peroneus longus muscle tendon)
- 小趾外転筋 (abductor digiti minimi muscle)
- 足底腱膜 (plantar aponeurosis)
- 短趾屈筋 (flexor digitorum brebis muscle)
- 脛骨 (tibia)
- 内果 (medial malleolus)
- 三角靱帯（距舟靱帯）(triangular ligament：talonavicular ligament)
- 屈筋支帯 (flexor retinaculum)
- 後脛骨筋腱 (posterior tibial muscle tendon)
- 内側足底動静脈・神経 (medial plantar artery, vein and nerve)
- 長趾屈筋腱 (flexor digitorum longus muscle tendon)
- 長母趾屈筋腱 (flexor hallucis longus muscle tendon)
- 母趾外転筋 (abductor hallucis muscle)
- 外側足底動静脈・神経 (lateral plantar artery, vein and nerve)
- 足底方形筋 (quadratus plantae muscle)

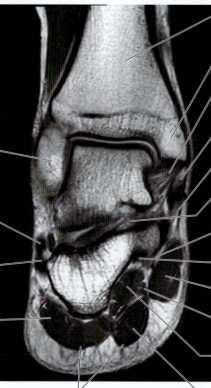

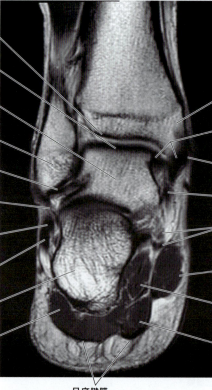

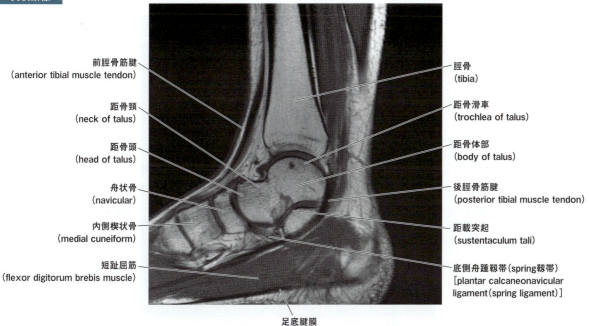

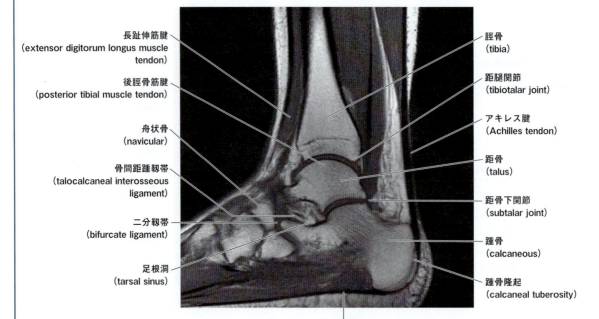

矢状断像

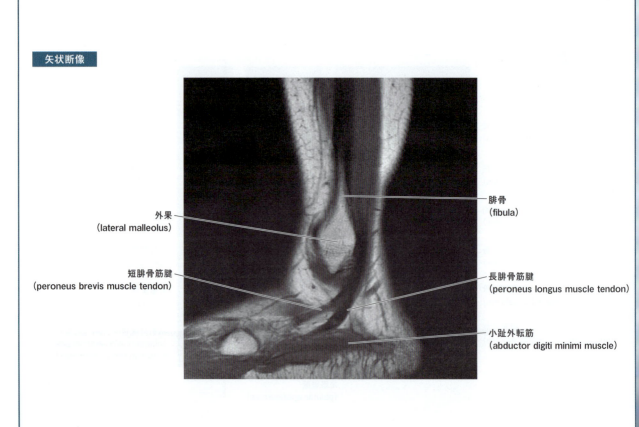

矢状断像

副骨（過剰骨）障害（disorder of accessory bones）

- 足関節・足部には多数の副骨あるいは過剰骨が存在する。これらは，ときに画像で骨折と迷うことがあり，理学的所見との比較が必要となる。
- また，副骨の存在によって周囲に炎症を生じて症状を惹起するほか，副骨自体の骨折，骨壊死も疼痛の原因となりうる[1]。
- ここでは臨床的に問題になることが多い外脛骨障害，三角骨障害について概説する。

外脛骨障害[symptomatic os tibiale externum（accessory navicular bone）]

- 外脛骨（副舟状骨）は後脛骨筋付着部の過剰骨（図9）で，以下の3型に分けられる。
  Type 1：後脛骨筋腱内の2〜6mm程度の小骨
  Type 2：舟状骨と軟骨で連続する三角形の二次骨化核
  Type 3：舟状骨が角状に大きく内側へ突出
- このうちType 2で，①後脛骨筋の牽引による骨軟骨炎による疼痛（運動で誘発される），②後脛骨筋機能不全に伴う扁平足や腱・腱鞘炎を生じうる[2]。
- 診断にはMRIの脂肪抑制T2強調像またはSTIR像が有用で，骨髄浮腫を示す高信号域を認める（図9b）。

1) Mellado JM, et al：Accessory ossicles and sesamoid bones of the ankle and foot：imaging findings, clinical significance and differential diagnosis. Eur Radiol, 13(Suppl)：L164-177, 2003.

2) Choi YS, et al：MR imaging findings of painful type II accessory navicular bone：correlation with surgical and pathologic studies. Korean J Radiol, 5：247-279, 2004.

図9 外脛骨障害

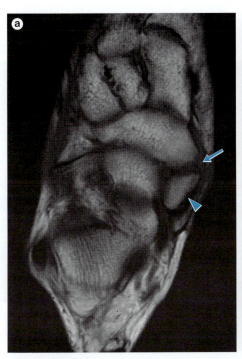
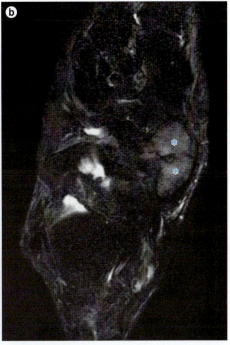

a：T1強調横断像　　　　　　　　　　b：STIR横断像
舟状骨内側に三角形の骨（▶）が認められ舟状骨との間に関節様構造（→）を伴う。STIR法でこれらの骨の骨髄信号の著明な上昇（骨髄浮腫）が認められる（＊）。

三角骨障害(symptomatic os trigonum, os trigonum syndrome)

- 三角骨は距骨後方の外側結節が癒合しない状態で，多くは無症状である．
- 足関節底屈時に，①三角骨と距骨が衝突したり，②三角骨が距骨と脛骨にはさみ込まれたりすることで，アキレス腱の腹側に疼痛を訴える場合があり，三角骨障害と称される(図10)．
- MRIで，三角骨周囲組織の液体貯留・滑膜増生を反映して脂肪抑制T2強調像で高信号が見られる．三角骨自体の骨髄も高信号を呈する．

母趾種子骨障害(symptomatic sesamoid bone)

- 母趾中足趾節間関節底部に2個の小骨が認められ，短母趾屈筋の種子骨として働く[3]．
- これらを内側種子骨，外側種子骨と称するが，繰り返すストレスにより種子骨周囲の炎症(種子骨炎)，種子骨自体の骨折，骨壊死を生じることがある(図11)．
- 臨床症状としては運動時の疼痛を認め，安静により寛解することが多い．
- 種子骨炎はMRIのT2強調像で骨とその周囲組織の信号上昇，骨壊死はすべての撮像シーケンスでの信号低下が認められる．

足関節外側靱帯損傷(injury of lateral collateral ligament)

- 足関節捻挫は日常臨床で頻繁に見られる疾患であり，その85～90%は内反負荷(内返し強制)による外側靱帯損傷である．

3) Richardson EG : Hallucal sesamoid pain : causes and surgical treatment. J Am Acad Orthop Surg, 7 : 270-278, 1999.

これは必読！
- 小橋由紋子：足の画像診断．メディカル・サイエンス・インターナショナル，東京，2013．
- 井口　傑：足のクリニック．南江堂，2004．

図10　三角骨障害

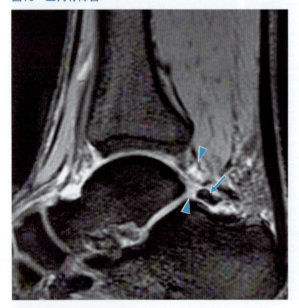

脂肪抑制T2強調矢状断像
三角骨(→)と距骨周囲に信号上昇(▶)が認められ，液体貯留や滑膜肥厚を示す．三角骨自体の信号も不均一に上昇している．

図11　母趾MTP関節種子骨障害

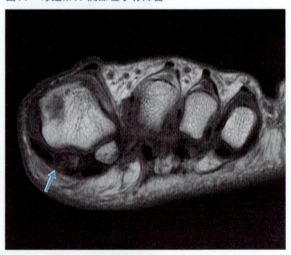

プロトン密度強調冠状断像
母趾IP関節内側種子骨の信号が低下しており(→)，経過から疲労骨折が疑われた．

用語アラカルト

＊1 二分靱帯
踵骨と立方骨，踵骨と舟状骨を結ぶY字状の靱帯。二分靱帯損傷も内反強制で生じるが，外側靱帯とは圧痛の部位が異なる点で鑑別できる。

＊2 三角靱帯
脛骨内果下縁から生じ，舟状骨，距骨，踵骨に付着する強靱な靱帯。単独の損傷はまれであり，外果または両果骨折，Maisonneuve骨折に合併することが多い。プロトン密度／T2強調冠状断像で正常の三角靱帯に索状の高信号が認められることがあり，異常と誤らないよう注意を要する。

4) Perrich KD, et al : Ankle ligaments on MRI : appearance of normal and injured ligaments. AJR Am J Roentgenol, 193 : 687-695, 2009.

- 外側靱帯は腹側から前距腓靱帯（anterior talofibular ligament：ATFL），踵腓靱帯（calcaneofibular ligament：CF），後距腓靱帯（posterior talofibular ligament：PTFL）によって構成されるが，この順に損傷を受けやすく，前距腓靱帯単独損傷の頻度が最も高い。前距腓靱帯に一致して外果前方に疼痛，圧痛，出血斑が認められる。
- 踵腓靱帯損傷は，より高度な負荷によって発生し，ほとんど常に前距腓靱帯断裂を伴う。
- 後距腓靱帯はきわめて強靱で，骨折を伴わずに断裂することはほとんどない。
- 前距腓靱帯は関節包靱帯（関節包を構成する線維組織が限局性に肥厚した靱帯様組織）であり，前距腓靱帯の全層断裂は関節包の破綻を意味する（図12）。重症例では前脛腓靱帯，二分靱帯＊1，三角靱帯＊2の損傷や距骨滑車の骨軟骨損傷，短腓骨筋腱断裂を合併することがあり，MRIの読影ではこれらをチェックする必要がある[4]。
- 通常，外側靱帯損傷の診断は病歴の聴取と系統的な診察によって容易に得られ，その多くは保存的治療によって後遺障害を残すことなく治癒する。したがって，足関節捻挫の急性期には単純X線撮影以外の画像診断は必要とされない（→Point advice）。

図12　外側靱帯損傷

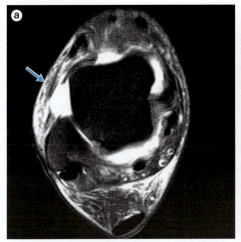 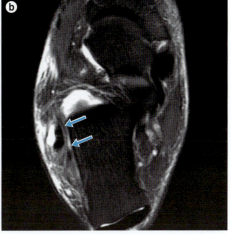

a, b：脂肪抑制T2強調横断像
前距腓靱帯は線状構造として同定できず，完全断裂と考えられる（a：→）。踵腓靱帯（b：→）は正常に保たれている。

Point advice　足関節捻挫で単純X線撮影を行う理由

- 「捻挫だと思っていたら実は骨折だった」ということにならないように，腫脹や圧痛が高度な場合は単純X線撮影で骨折を除外する必要がある。注意すべき外傷は，
  ①外果裂離骨折
  ②踵骨前方突起骨折
  ③第5中足骨基部骨折
  ④距骨骨軟骨損傷

図13 外側靱帯損傷

T2強調横断像
前距腓靱帯の肥厚（→）が認められ、繰り返す損傷の既往が推定される。

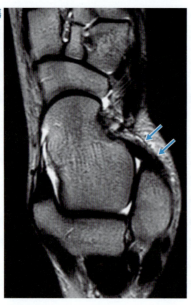

図14 前外側インピンジメント症候群

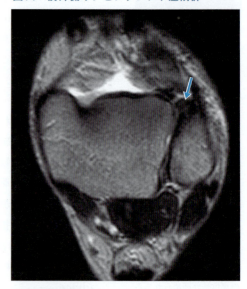

T2強調横断像
正常の前脛腓靱帯が同定できず、同部に骨格筋よりわずかに信号の高い結節（→）が生じている。滑膜組織の線維反応性増生を示す。

- MRIの意義は運動時痛が持続する例、足関節不安定性を有する例で関節や靱帯の状態を評価することにある。
- 急性期、慢性期にかかわらず認められる外側靱帯損傷のMRI所見は、靱帯の狭細化、不整な走行、連続性の欠如、消失である。比較的早期にMRIが撮像されると足関節外側部の浮腫性変化、内果や距骨内側の骨挫傷が認められこともある[5]。繰り返し損傷を受けた前距腓靱帯の肥厚が描出されることも多い（図13）。
- 初回捻挫後の不適切な治療や捻挫の繰り返しによって距腿関節前外側部の滑膜線維組織が増生し、肥厚した組織が関節面にはさまり足関節背屈で疼痛を生じることがあり、前外方インピンジメントと称される（図14）。MRI上、いずれの撮像法においても脛腓靱帯前面から前距腓靱帯頭側にかけて線維性組織増生に対応する低信号域を認める。

5) Rios AM, et al : Bone marrow edema patterns in the ankle and hindfoot : distinguishing MRI featuress. AJR Am J Roentgenol, 197 : W720-W729, 2011.

6) Mansour R, et al : Persistent ankle pain following a sprain : a review of imaging. Emerg Radiol, 18 : 211-225, 2011.

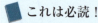
これは必読！
- Rosenberg ZS, et al : MR imaging of the ankle and foot. RadioGarphics, 20 : S153-179, 2000.

ここが勘ドコロ

外側側副靱帯損傷

- まず前距腓靱帯が損傷され、加わった外力が強い場合に踵腓靱帯損傷を合併。
- 外側靱帯損傷でここをチェック[6]
  - 脛骨遠位部と足根骨の骨髄信号変化
  - 内側靱帯（三角靱帯）
  - 短腓骨筋腱
  - 二分靱帯
  - 足根管症候群
  - 前外方インピンジメント

後脛骨筋腱損傷(injury of tibialis posterior tendon)

- 後脛骨筋は最も強力な距骨下関節の「内がえし筋」[*3]であり，縦アーチの保持に重要な役割を果たしているが，損傷を受けやすいことが知られ，この腱が損傷され機能が低下すると扁平足となる。

> **Point advice**
>
> ●後脛骨筋腱は損傷を受けやすい腱として知られているが，その原因として，
>   ①舟状骨のほか内側，中間，外側楔状骨，立方骨，第2～第4中足骨足底面に停止するため，さまざまな方向への負荷が腱に生じること
>   ②体重の増加により内果後方での摩擦が増加すること
>   ③内果から1～1.5cm遠位を中心に血行の乏しい領域があること
> などが推定されている。

- 後脛骨筋腱の損傷によって足関節内側の腫脹，疼痛，圧痛を生じ，理学的所見として後脛骨筋筋力低下，片側起立での踵挙上困難(爪先立ちができない)，**外反扁平足**[*4]が認められる。
- 後脛骨筋腱損傷は足部捻挫などの外傷，スポーツなどによる使いすぎ障害による障害のほか，関節リウマチや糖尿病，ステロイド投与などの全身性基礎疾患が原因となって発生することもある。
- 明らかな原因が認められない「後脛骨筋機能不全」も存在する。中高年女性に頻度が高く，肥満や高血圧の関与が示唆されている。
- 後脛骨筋腱損傷の診断にはMRIが広く用いられており[7]，T2強調横断像と矢状断像が有用である(図15)。

用語アラカルト

[*3] 内がえし(inversion)と外がえし(eversion)

足関節の底背屈，内・外転，回内・回外を単独で動作することは不可能であり，内転・踵骨回外・底屈を組み合わせた動作が内がえし(母趾側が上，小趾側が下になる状態で足の裏が内方向)，外転・踵骨回内・背屈を組み合わせた動作を外がえし(母趾側が下，小趾側が上になる状態で足の裏が外方向)という。内がえしには後脛骨筋と長母趾屈筋，外がえしには長短腓骨筋が働く。

[*4] 外反扁平足

踵骨が外反(後方から見るとハの字に傾斜している)し，土踏まずの低下した状態。成人では後脛骨筋機能不全がその原因である。後脛骨筋腱部の腫脹，疼痛に加え，外果と外反した踵骨の間に軟部組織がはさみ込まれ，外側部の疼痛を訴えることがある。

7) Bencardino JT, et al：MR imaging of tendon abnormality of foot and ankle. MRI Clin N Am, 9：475-492, 2001.

図15 後脛骨筋機能不全

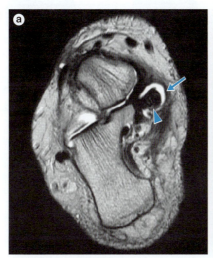
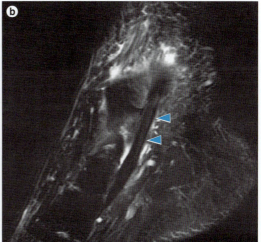

a：プロトン密度強調横断像　　b：脂肪抑制T2強調矢状断像

後脛骨筋の腫大と内部の信号異常(▶)が認められ，不全断裂の状態と推定される。腱鞘内液体貯留あり(→)。

- TEの短いMRIではmagic angle（魔法角）現象（p.51参照）に注意が必要。
- 腱鞘内液体貯留（水腫），腱内のスリット状高信号（縦断裂），腱のびまん性腫大，腱の細小化，完全断裂などが認められる（図16）。
- 後脛骨筋腱の遠位部で腱鞘内に液体貯留が見られれば異常としてよいが，近位部の液体貯留は正常でも認められる。
- 後脛骨筋腱腫大の目安は隣接する長趾屈筋であり，正常では後脛骨筋腱が長指屈筋の2倍を越えない。完全断裂はまれであるが，断裂部のgapに肉芽組織の増生が見られることがある。

 これは必読！
- 仁木久照ほか：後脛骨筋機能不全の病態と治療．整形・災害外科，53：1399-1407, 2010.

ここが勘ドコロ

後脛骨筋腱損傷

- 足関節内側の慢性の疼痛，腫脹を訴える症例では，まず後脛骨筋腱をチェックする。
- 読影のポイントは腱鞘内液体貯留，腱の腫大，腱の変形，腱内スリット状高信号。
- 隣接する長趾屈筋と比較する。
- 腱は短いTEの撮像シーケンスで観察しない。

図16　腱損傷のいろいろ

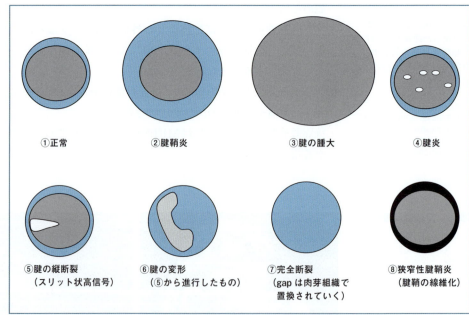

①正常　②腱鞘炎　③腱の腫大　④腱炎
⑤腱の縦断裂（スリット状高信号）　⑥腱の変形（⑤から進行したもの）　⑦完全断裂（gapは肉芽組織で置換されていく）　⑧狭窄性腱鞘炎（腱鞘の線維化）

距骨の骨軟骨損傷 [osteochondral disease (lesion) of talus]

- **骨軟骨損傷** [osteochondral disease (lesion)：OCD，**図17**] は，かつて外傷の既往のない離断性骨軟骨炎 (osteochondritis dissecans)，既往のある骨軟骨損傷として記載されていた病態を包含した病名であり，この名称を使用することが推奨される。
- 捻挫に伴って距骨滑車の関節軟骨～関節軟骨下骨が脛骨天蓋と衝突して損傷する状態で，教科書的には内がえし損傷で距骨滑車の内側後方1/3，外がえし損傷で外側前部から中央1/3に損傷を生じるとされているが，内がえし，外がえしとも中央寄りに好発するという異論がある[8]。
- ときに外傷の既往が明らかでない症例や両側性の骨軟骨損傷もしばしば経験される。
- 病理組織学的には骨壊死，欠損，嚢胞性変化などが見られる。
- 病巣が周囲の骨と分離していない状態では症状は軽度であるが，病巣が不安定(離断しやすい状態)になると運動時痛が強くなり，病変が脱落，関節内遊離体を生じた場合，関節の可動域制限，嵌頓症状や関節水腫が出現する。
- 初期には単純X線写真で病巣周囲に透亮帯が認められるが，多くは明瞭ではなく，しばしば見逃される。経過とともに次第に分離部底部に硬化縁を生じ，骨片の存在が明瞭となる。不安定性の有無が予後と治療方針に影響するので，以前は関節軟骨下骨の亀裂や欠損の検出を目的として関節造影が行われてきた。
- T2強調像で病変部と正常組織(母床骨)との境界部に高信号領域が認められる症例では不安定性が高いとされている。この高信号は関節腔から侵入した関節液や肉芽組織を現しており，非侵襲的に不安定性を評価できるMRIは骨軟骨損傷の診断には必須の検査となっている (→Point advice)。MRIの性能向上により，関節軟骨自体の変化(母床骨からの剥離，亀裂，菲薄化，欠損など)も評価可能となっており，関節軟骨を詳細に観察する必要がある。

8) Hembree WC, et al：Magnetic resonance imaging features of osteochndral lesions of the talus. Foot Ankle Int, 33：591-597, 2012.

図17 距骨骨軟骨損傷

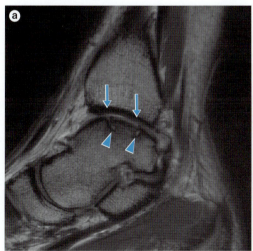
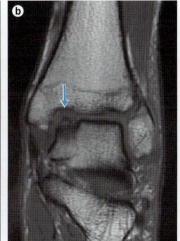
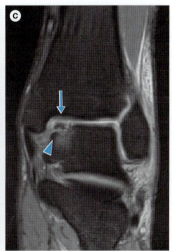

a：プロトン密度強調矢状断像　　b：T1強調冠状断像　　c：脂肪抑制T2強調冠状断像

距骨滑車関節軟骨に亀裂 (a：→) を認め骨軟骨損傷が示唆され，T1強調像上の軟骨下骨信号低下は骨壊死を示す (b：→)。プロトン密度強調とT2強調像で，この軟骨下骨壊死部の周囲に高信号 (a, c：▶) が描出されており，肉芽組織・液体貯留の存在が示唆され，不安定性を意味する。

> **Point advice** 骨軟骨損傷のMRI分類[9]
>
> Stage Ⅰ：軟骨下骨の骨挫傷/骨髄浮腫（trabecular compression）
> Stage ⅡA：軟骨下嚢胞（subchondral cyst）＊
> Stage ⅡB：分離に至らない骨軟骨損傷（non-detached fragment）
> Stage Ⅲ：骨軟骨片の転位を伴わない分離（non-displaced fragment）
> Stage Ⅳ：骨軟骨片の転位を伴う分離（displaced fragment）
> ● Stage ⅡBとStage Ⅲは病変部と正常組織との境界部に高信号領域の有無で分類する。
> ● 高分解能MRIによる軟骨の変化を加えた分類が提唱されている[10]。
> ＊：この嚢胞は単純X線写真ではほとんどの例で検出できない

9) Anderson BF, et al : Osteochondral fractures of the dome of the talus. J Bone Joint Surg, 71-A : 1143-1152, 1989.
10) Griffith JF, et al : High-resolution MR imaging of talar osteochondral lesions with new classification. Skeletal Radiol, 41 : 387-399, 2012.

> **ここが勘ドコロ**
>
> 距骨の骨軟骨損傷
> ● 距骨滑車の内側後方1/3，または外側前部から中央1/3に好発。
> ● MRIのT2強調像で母床骨との境界に高信号域があれば不安定性が高い。

足根骨癒合症（tarsal coalition）

11) Crim J : Imaging of tarsal coalition. Radiol Clin North Am, 46 : 1017-1026, 2008.

・足根骨が骨性，軟骨性，線維性に癒合する先天性あるいは成長段階での異常である[11]。踵骨と舟状骨［踵舟関節癒合症（calcaneonavicular coalision）］（図18），距骨と踵骨［距踵関節癒合症（talocalcaneal coalition）］（図19）の間に生じることが多い。

・癒合部の骨性隆起（距踵関節癒合症は足根管症候群の原因となる），可動域制限，疼痛を生じる。骨性癒合を生じている場合は単純撮影でも診断できるが，軟骨性，線維性癒合では評価しにくい。

図18　踵舟骨癒合症

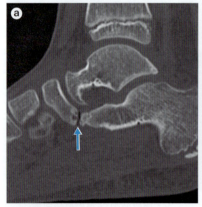 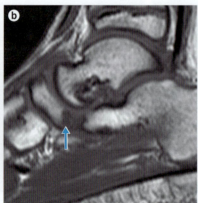 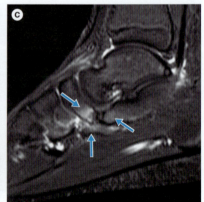

a：CT矢状断像　　b：T1強調矢状断像　　c：脂肪抑制T2強調矢状断像

CTで踵骨前方突起と舟状骨間の間隙が狭小化し，CT（a）で対面する骨の不整像，MRI（b，c）で骨髄組織の非特異的な信号異常，周囲組織の反応性変化が認められる（→）。

図19 距踵骨癒合症

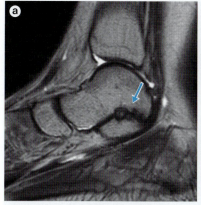
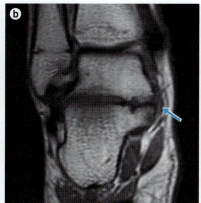
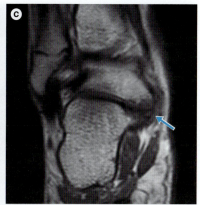

a：プロトン密度強調矢状断像　　b，c：プロトン密度強調冠状断像（cはbの4mm後方）
相接する踵骨距載突起と距骨に不整像が認められ，線維組織の増生が疑われる（→）。

- CT，MRIで関節裂隙狭小化，関節面の不整，囊胞形成，骨硬化（CT）や骨髄信号異常（MRI）が観察可能で診断に役立つ。

足根管症候群（tarsal tunnel syndrome）

- 脛骨内果，距骨，踵骨と屈筋支帯によって囲まれた狭い骨線維性トンネルを**足根管**（tarsal tunnel）とよぶ。足根管内を後脛骨筋腱，**長趾伸筋腱**，後脛骨動静脈，脛骨神経，**長母趾屈筋**がこの順で前内側から後外側に並んで通る。脛骨神経は内側踵骨枝を分枝した後，**内側足底神経**，**外側足底神経**に分かれ，足底の知覚を司る。
- 足根管症候群は足根管内で脛骨神経とその分枝が障害される絞扼性神経障害（entrapment neuropathy）である[12]。
- 原因としては，ガングリオン（**図20**），静脈瘤，長母指屈筋の腱鞘炎，外傷による血腫や癒着，足根骨癒合症（**距踵関節癒合症**，前項参照）による骨性隆起（**図19**），副長趾屈筋などの筋の破格といった足根管内外からの物理的な圧排による神経障害によって神経絞扼が生じるが，原因となる異常が明らかではない特発性もまれではない。神経原性腫瘍が足根管とその近傍に生じることもあり，術前にMRIが施行されれば容易に診断できる（**図21**）。
- 臨床症状は足底部から足趾にかけての放散痛と局所の疼痛で，足根管領域の叩打によってTinel徴候が認められる。
- 臨床的に足根管症候群と鑑別すべき疾患として，足底筋膜の異常（足底筋膜炎，足底筋膜の断裂），腱鞘炎，アキレス腱周囲滑液包炎，足根骨損傷（ストレス骨折や骨挫傷），足底脂肪層の異常があり，これらの多くはMRIで診断可能である。
- 占拠性病変が存在する場合は切除が選択される。原因となる異常が明らかでない症例では保存的にステロイド注入が行われるが，効果がない症例には，屈筋支帯の切除，神経剝離術が施行される。

12) Lopez-Ben R：Imaging of nerve entrapment in the foot and ankle. Foot Ankle Clin, 16：213-224, 2011.

図20 足根管症候群(ガングリオン)

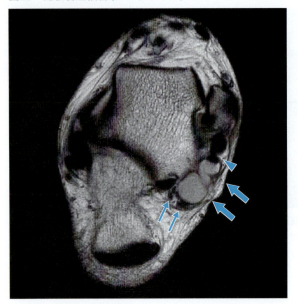

プロトン密度強調横断像
足根管内に生じた多房性囊胞性腫瘤(➡)が長指屈筋(▶)を前方へ,脛骨神経・後脛骨動静脈を背側へ圧排している(→)。

図21 神経鞘腫(脛骨神経)

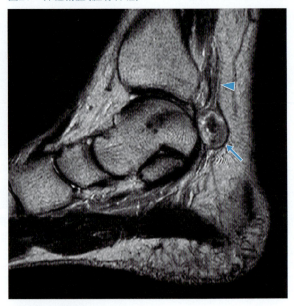

T2強調矢状断像
足根管内に類球形腫瘤を認める(→)。脛骨神経(▶)に連続しており,神経原性腫瘍が疑われる。

足根洞症候群(tarsal sinus syndrome)

- **足根洞**とは,距骨と踵骨の間の外側に開いた溝で,この部位に自発痛や圧痛があり,足関節の不安定感や崩れ感を伴う場合,**足根洞症候群**と称される。立位や平坦でない地面を歩くときに,痛みが激しくなる特徴がある。
- 足関節捻挫による血腫形成に続発した瘢痕線維化,浮腫,滑膜炎が疼痛の原因と考えられている[13]。
- 正常の足根洞は**骨間距踵靱帯**,**距踵頸靱帯**を除いてほとんどが脂肪組織により構成されるが,本症においてはMRIで線維化,血腫,滑膜炎を示す信号異常が描出される(**図22**)。同時に外側靱帯の損傷の程度も評価する必要がある。
- 診断的治療としての足根洞内ステロイド注入が有用で,症状の消退が得られる。

13) Beltran J : Sinus tarsi syndrome. Magn Reson Imaging Clin N Am, 2 : 59-65, 1994.

ここが動ドコロ

足根管症候群と足根洞症候群

- 名称が似ているが,まったく異なる病態である。
- 足根管症候群:内側で,脛骨神経の分枝に生じる神経絞扼症候群
- 足根洞症候群:外側で,外傷や炎症に起因する局所の疼痛と不安定性

図22 足根洞症候群

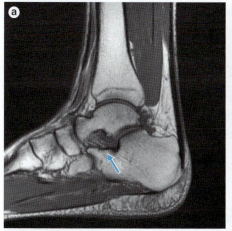
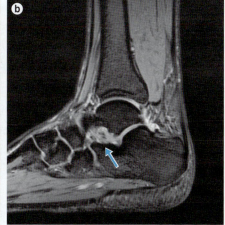
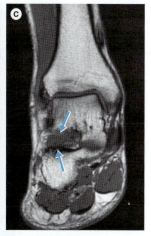

a：T1強調矢状断像　　b：脂肪抑制T2強調矢状断像　　c：T1強調冠状断像

正常では靱帯，血管，神経以外は脂肪で占められている足根洞にT1強調像で低信号，T2強調像で軽度高信号を呈する組織が増生している（→）。

足底筋膜炎（plantar fasciitis）

- 慢性的な負荷によって短指屈筋を被覆する足底筋膜中央部に微小断裂，踵骨を含む周囲組織の反応性変化，炎症を生じた状態で，**後足部痛の原因として頻度の高い疾患**である。
- 正常の足底筋膜はMRIで厚さ3mm以下の低信号組織として認められるが，この厚さを越える肥厚，T2強調像での信号上昇，短指屈筋の腫大と信号充進，踵骨の骨髄浮腫が見られる[14]（**図23**）。

14) Theodorou DJ, et al：Dsiorders of the plantar aponeurosis：a spectrum of MR imaging findings. AJR Am J Roentgenol, 176：97-104, 2001.

図23 足底筋膜炎

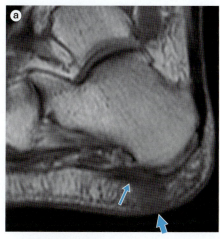
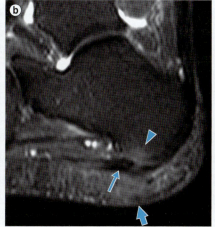
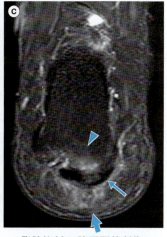

a：T1強調矢状断像　　b：脂肪抑制T2強調矢状断像　　c：脂肪抑制T2強調冠状断像

足底腱膜の踵骨付着部の肥厚とT2強調像での信号上昇（→）を認めるほか，踵骨骨髄内（▶）と足底皮下組織（➡）に反応性変化を生じている。

足底線維腫症(plantar fibromatosis)

- 足底筋膜に発生する線維性肥厚で，表在型線維腫症の範疇に属する良性軟部腫瘍の1つである[15]。線維芽細胞と膠原線維の増生からなる足底腱膜に連続する紡錘状腫瘤であり，多くは無症状で足底部皮下腫瘤として気付かれるが，疼痛で発症することもある。
- MRIのT1強調像で低信号，T2強調像は低信号から軽度高信号までさまざまな信号を示し(**図24**)，増強効果は一定しない。足底腱膜との連続性が診断のポイントとなる。

15) Robbin MR, et al：Imaging of musculoskeletal fibromasotis. RadoiGraphics, 21：585-600, 2001.

図24 足底線維腫症

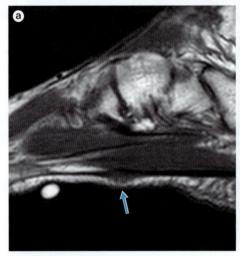 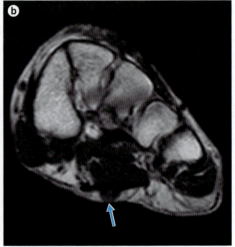

a：T1強調矢状断像　　b：T2強調冠状断像

足底筋膜と連続するT1強調像で低信号，T2強調像で軽度高信号を示す腫瘤が描出されている(→)。矢状断像(a)で紡錘状，冠状断像(b)で半球状の形態を示す。

Morton神経腫(Morton's neuroma)

- 足趾趾間に生じる神経変性・神経周囲組織の線維性肥厚であり，ハイヒールを履く若年女性に好発し，鋭い疼痛や圧痛の原因となる[16]。
- 「神経腫」という名称であるが真の腫瘍ではなく，解剖学的に脆弱な内側・外側足底神経の合流部の絞扼性神経障害と考えられている。第3・4趾間に多く，第2・3趾間がこれに次ぐが，このほかの趾間には発生しない。
- 無症状の症例も存在することに注意が必要で，描出されたMorton神経腫が前足部の疼痛の原因ではない場合があり，理学的所見との比較検討が重要である。
- 超音波検査で低輝度充実性腫瘤として描出され，MRIではT1強調像で低信号，T2強調像で皮下脂肪と比較して低～等信号を呈する(すなわちT1強調像のほうが検出しやすい)(**図25**)。中足骨間の滑膜包炎を合併することが多い。
- 保存的治療が無効な場合は神経切離が選択されるが，超音波ガイド下ステロイド注入の有用性も報告されてる[17]。

16) Lee MJ, et al：Morton neuroma：evaluated with ultrasonography and MR imaging. Korean J Radiol, 8：148-155, 2007.

17) Yablon CM：Ultrasound-guided interventions of the foot and ankle. Semin Musculoskelet Radiol, 17：60-68, 2013.

図25 Morton神経腫

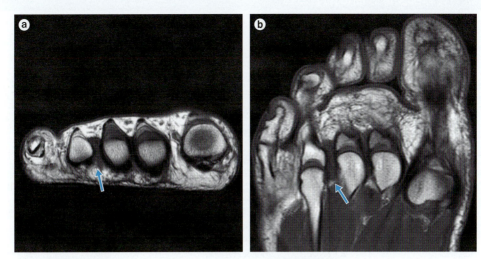

a：T1強調冠状断像　　　　　　　　　　b：T1強調横断像
第3・4趾間にT1強調像で骨格筋と同程度の低信号を示す腫瘤が認められる（→）。

（辰野　聡）

和文

太字は「見出し語」，*イタリック体*は「症例写真」のページ番号を示します

あ

- アーチファクト……………… 50, 59
- 亜急性連合性脊髄変性症……… **380**, *381*
- アクアポリン4（AQP4）…………… 375
- 悪性軟部腫瘍………………………… 244
- 悪性末梢神経鞘腫瘍………………… 299
- 悪性リンパ腫……………… 237, *237*
- 朝のこわばり………………………… 135
- アダマンチノーマ…………………… 243
- 圧排性骨吸収………………………… 245
- 圧迫骨折……………… 151, **217**, 322
- アテローム………………… 256, *257*
- アミロイドーシス…………………… 160
- アミロイド関節症………… **160**, *161*

い

- 胃癌……………………………… 98, *209*
- 一過性骨髄浮腫症候群……………… **491**
- 一過性骨粗鬆症……………………… 153
- 一過性大腿骨頭萎縮症…… **491**, *492*
- 異方性……………………………………… 60
- イメージングプレート………………… 10
- 印環細胞癌…………………………… *214*

う

- ヴィーガン…………………………… 380
- 右脛骨骨線維性異形成……………… *243*
- 内がえし……………………………… 543
- 運動ニューロン……………………… 346
- 運動ニューロン疾患………………… 283

え

- 栄養血管……………………………… 261
- 腋窩神経絞扼障害…………………… 424
- 腋窩嚢………………………………… 414
- 腋窩嚢拘縮…………………………… 415
- エコー間隔……………………………… 50
- エコー時間……………………………… 39
- 壊死性筋膜炎……………… **278**, *279*
- 遠位肢節型短縮……………………… 173
- 塩基性リン酸カルシウム結晶沈着症
  …………………………………………… 127
- 炎症性滑膜炎……………… 114, 115, 116
- 炎症性関節炎………………………… 100
- 炎症性筋疾患………………………… 276
- 炎症性変形性関節症……… 108, *140*
- 円板状半月板……………… **521**, *521*

お

- 黄色髄………………………………… 287
- 黄色靱帯骨化症…………… **338**, *339*
- 黄色ブドウ球菌…………… 122, 333
- 横断性脊髄炎………………………… 374
- 横紋筋融解症……… **274**, *274*, *275*
- 大きな骨端核………………………… 168
- 音響陰影…………………………………… 59
- 音響増強…………………………………… 60

か

- 開花性反応性骨膜炎……… **267**, *268*
- 外脛骨障害………………… **539**, *539*
- 外骨腫症……………………………… 228
- 外傷性脱臼…………………………… 406
- 外傷性顆炎………………… 450, *450*, *451*
- 外足靱帯損傷……………… *541*, *542*
- 外側側副靱帯……… 442, *442*, 516
- 外側側副靱帯断裂………… 516, *517*
- 外側半月板…………………………… 519
- 外側皮質脊髄路……………………… 346
- 階調処理………………………………… 12
- 灰白質………………………………… 343
- 外反母趾……………………………… 141
- 外反扁平足…………………………… 543
- 核医学……………………………… 84, 95
- 隠された病変………………………… 421
- 化骨性筋炎……………… *254*, 265, **266**
- 化骨性脂肪織炎……………………… 266
- カセッテ………………………………… 8
- 画素……………………………………… 9
- 鵞足包炎…………………… **522**, *523*
- 肩関節………………………………… 382
- 肩関節脱臼…………………………… 406
- 肩関節不安定症…………… **411**, *411*
- 滑液包炎……………………………… 498
- 褐色腫………………………………… 159
- 滑膜炎活動性グレード・スコア……… 113
- 滑膜骨軟骨腫症…… 132, *133*, 143, 265
- 滑膜増殖・増生…………… *140*, 446
- 滑膜転移……………………………… 215
- 滑膜肉腫……………………………… 265
- 滑膜嚢腫…………………… 329, *330*
- 滑膜嚢胞……………………………… 256
- 滑膜ヒダ……………………………… 523
- 化膿性関節炎……………… **122**, *123*
- 化膿性筋炎………………… **276**, *277*
- 化膿性・結核性脊椎椎間板炎………… 218
- 化膿性脊椎椎間板炎……… **333**, *335*
- ガリウム67……………………………… 84
- 顆粒球コロニー刺激因子…………… 297
- 過労性骨障害………………………… 188
- ガングリオン
  …………… 59, 76, 256, 547, *548*
- 肝細胞癌…… 204, 207, 209, **212**, *212*
- 関節炎………………………………… 100
- 関節血腫……………………………… 131
- 関節超音波…………………………… 114
- 関節痛………………………………… 101
- 関節内（骨軟骨）遊離体……… 143, 446
- 関節リウマチ……………… 100, 111
- 乾癬性関節炎
  ………… 104, 108, 110, **117**, *117*
- 環椎破裂骨折………………………… *321*
- 管電圧……………………………… 2, 3, **26**
- 癌の骨転移…………………………… 219
- ガンマカメラ…………………………… 85

き

- 寛容度……………………………………… 8
- 乾酪壊死……………………………… 124
- 緩和時間………………………………… 38

き

- 偽神経腫………………………………… *78*
- 偽性骨軟骨無形成症………………… 167
- 偽痛風……………………………… *110*, 265
- 希突起星細胞腫……………………… *348*
- 偽嚢胞………………………………… *107*
- 亀背…………………………………… *336*
- キャプチャー画像……………………… 89
- 臼蓋形成不全………………………… *485*
- 急性化膿性骨髄炎…………………… 125
- 急性コンパートメント症候群……… *273*
- 急性リンパ球性白血病……………… *292*
- 急速破壊型股関節症
  ……………… 141, **494**, *494*, *495*
- 胸郭の異常…………………………… 177
- 鏡視下腱板修復術…………………… 398
- 胸髄…………………………………… 344
- 強直…………………………………… 138
- 強直性脊椎炎………………… 101, 341
- 強直母趾……………………………… 141
- 胸椎…………………………………… 316
- 胸椎黄色靱帯骨化症………………… *339*
- 胸椎横骨折…………………………… *341*
- 棘上筋腱石灰沈着…………………… *412*
- 局所性移動性骨粗鬆症……………… 154
- 距骨骨軟骨損傷……………………… *545*
- 距踵骨癒合症………………………… *547*
- 近位肢節型短縮……………………… **172**
- 筋萎縮……………………… **282**, 398
- 筋萎縮性側索硬化症……… 283, *284*
- 筋区画症候群………………………… **273**
- 筋挫傷…………………………… *70*, 271
- 筋サルコイドーシス……… 303, *303*
- 筋ジストロフィ…………… **282**, *283*
- 筋損傷………………………………… 271
- 筋肉内脂肪腫………………………… *246*
- 筋肉内肉腫…………………………… *272*
- 筋肉内粘液腫………………………… *259*
- 筋の超音波像…………………………… 68

く

- 空間分解能……………………………… 49
- 屈曲肢異形成症…… 170, *178*, *179*
- くびれ…………………………………… *78*
- くも膜………………………………… 343
- 繰り返し時間…………………………… 39
- グリコサミノグリカン……………… 147
- グリッド………………………………… 16
- くる病……………… 149, **155**, *157*, *170*
- クレフト徴候………………………… 195

け

- 脛骨神経……………………………… *548*
- 脛骨疲労骨折（疾走型）…… *190*, *191*

頸髄	344	
頸髄損傷	*338*	
頸椎	316	
頸椎後縦靱帯骨化症	*339, 340*	
頸椎側面撮影法	17	
血管3D画像	36	
血管芽腫	357, *358*	
血管奇形	251	
血管腫		
235, *235*, 251, *251*, 252, *360*		
血管新生	80	
血管性腫瘤	235	
結晶沈着症	126, *127*	
結節間溝	384	
結核性関節炎	123, *124*	
月経	189	
結節性筋膜炎	280, *281*	
結節性硬化症	*302*, 302	
結核性脊椎椎間板炎	335	
血友病性関節症	129	
血友病性偽腫瘍	*130*	
毛羽立ち像	157	
腱炎	*72*	
肩甲下筋腱石灰沈着	*413*	
肩甲下筋腱損傷	*422*	
肩甲骨Y撮影	411	
肩甲骨の異常	178	
肩甲上神経	*423*	
肩甲上神経絞扼障害	*423*	
肩甲上神経絞扼症候群	423	
腱鞘炎	*72*	
腱鞘巨細胞腫	*245*, 260	
腱損傷	271	
腱断裂	*71*	
原発性高リン酸性腫瘤状石灰化症	264	
原発性骨腫瘍	219	
原発性骨粗鬆症	194	
原発性正リン酸性腫瘤状石灰化症	264	
原発性全身性変形性関節症	140	
原発性変形性関節症	139	
腱板腱症	392, *392*	
腱板術後評価	398	
腱板全層断裂	395, *397*	
腱板疎部	414	
腱板疎部炎	416, *417*	
腱板疎部拘縮	*417*	
腱板疎部損傷	416, *417*	
腱板損傷	392	
腱板断裂	393	
腱板部分断裂	*394*	
腱板変性	392	
けんびき	185	
腱病変の超音波診断	71	
肩峰下インピンジメント	393	
肩峰下滑液包内注射	60	
肩峰先端骨棘	*393*	

こ

コイル選びのポイント	44	
コイルセッティング	43	
行軍骨折	192	
後脛骨筋機能不全	*543*	
後脛骨筋腱損傷	543	
膠原線維	*259*	
後骨間神経麻痺	452, *452*	
後索障害	381	
好酸球性筋膜炎	279, *280*	
後斜走線維	440	
後十字靱帯	514	
後十字靱帯付着部裂離骨折	*515*	
後十字靱帯部分断裂	514	
後縦靱帯骨化症	337, *339*	
拘縮肩	414, *416*	
鉤椎関節	18, 329	
後方関節唇損傷	405	
後方傾斜角	486, *487*	
後方正中型椎間板ヘルニア	*326*	
後方脱臼	411, *411*	
硬膜	343	
硬膜外血管腫	*362*	
硬膜外腫瘍	354	
硬膜外神経鞘腫	*354*	
硬膜外脊髄圧迫	211	
硬膜内神経鞘腫	*353*	
硬膜内髄外血管腫	*362*	
硬膜内髄外腫瘍	354	
絞扼性神経障害	284, *547*	
股関節	474	
呼吸障害性胸郭異形成症		
173, *177*, 178		
股臼底突出	*107*, 112	
後光サイン	66	
骨壊死	138, 195, 470, 489	
骨外性骨肉腫	254	
骨外性軟骨肉腫	265	
骨外性粘液型軟骨肉腫	*259*	
骨芽細胞腫	227, *227*	
骨化性筋炎	*70*	
骨幹端線維性欠損	233, *234*	
骨幹端軟骨異形成症	167, *170*	
骨幹端の異常	165	
骨幹端の不整像	167	
骨吸収	*159*	
骨棘	*77*	
骨棘形成	135, 136, 329	
骨巨細胞腫	232, *233*	
骨巨細胞腫の治療	233	
骨形成性腫瘍	226	
骨形成不全症	171	
骨系統疾患	164	
骨原発リンパ腫	237	
骨梗塞	489	
骨サルコイドーシス	*303*	
骨腫瘍	219	
骨腫瘍と長管骨	220	
骨シンチ	84, 90, 205, *207*	
骨髄異形成症候群	293, *293*	
骨髄壊死	489	
骨髄炎	124, 226, 238	
骨髄疾患	287	
骨髄性白血病	292	
骨髄線維症	296, *297*	
骨髄浮腫	*116*, 116	
骨性Bankart病変	*407*, 408	

骨線維性異形成	243, *243*	
骨粗鬆症	111, **149**	
骨粗鬆症性椎体骨折	195	
骨端線損傷	*405*	
骨端の異常	168	
骨転移	54, 202, *223*	
骨転移診断	95	
骨島	218	
骨頭涙痕間距離	488	
骨内嚢胞	*107*	
骨軟化症	149, *155*, 194	
骨軟骨腫	228, *229*	
骨軟骨損傷	545	
骨軟骨損傷のMRI分類	546	
骨肉腫	*223*, 226, *227*, 265	
骨濃度	104	
骨破壊のパターン	222	
骨盤骨多発性脆弱性骨折	*197*	
骨盤変形	181	
骨病変の超音波診断	64	
骨びらん	*103*, 106, *108*, 114, *115*	
骨膜下骨吸収	*159*	
骨膜反応	224	
骨膜肥厚	*66*	
骨無腐性壊死	489	
骨量壊死	489	
骨梁間型骨転移	204	
骨量減少	149, 150	
孤発性血管芽腫	*359*	
コリメータ	85	
こわばり	101	
コントラスト	2, 26, 38	
コンパートメント症候群	273	

さ

サーフェスコイル		
42, 382, 432, 454, 500, 526		
再構成関数	32	
再生不良性貧血	294, *294*	
杯状拡大	157	
杯状変形	166	
錯乱線	4, 5	
坐骨滑液包炎	*499*, 499	
鎖骨頭蓋異形成症	169	
鎖骨の異常	178	
左中間広筋内肉腫	*272*	
撮影電圧	27	
撮像ポジショニング	7	
砂粒腫性髄膜腫	*356*	
サルコイドーシス	303, 377	
三角骨障害	540, *540*	
三角靱帯	541	
三角線維軟骨複合体損傷		
457, *465*, *466*, *467*		

し

指炎	117	
磁化率効果	260	
時間分解能	59	
しきい値	34	
色素性絨毛結節性滑膜炎		
131, *132*, 260, *261*		

ジグザグ変形	103	
軸椎歯突起骨折	321	
指趾炎	118	
自己免疫疾患	375	
四肢短縮	172	
脂質代謝異常症	307	
歯状靱帯	343	
視神経炎	374, 375	
視神経脊髄炎	375, 376	
膝蓋腱炎	522, 522	
膝関節	500	
膝関節液	25	
膝関節軟骨変性	148	
歯突起基部骨折	322	
歯突起基部骨折偽関節化	322	
脂肪芽腫症	255	
脂肪腫	249, 250, 255	
脂肪信号	253	
脂肪髄	287	
脂肪肉腫	258	
脂肪変性	398	
脂肪抑制像	184	
尺側側副靱帯	440, 441	
尺側偏位	103	
尺骨神経管	464	
尺骨神経芽腫骨転移	223	
尺骨神経管症候群	473	
尺骨突き上げ症候群	467	
ジャンパー膝	522, 522	
舟状月状骨解離	468	
舟状骨骨折	469, 470, 470	
周波数処理	13	
手関節	454	
手根管	464	
手根管撮影	471	
手根管症候群	472, 472	
手根骨骨折	469	
手根骨阻血性壊死	468	
種子骨炎	540	
樹枝状脂肪腫	249	
掌蹠膿疱症	119	
受信コイル	41	
受信バンド幅	50	
腫瘍シンチ	87, 91	
腫瘍性骨軟化症	156, 157	
腫瘤	426	
腫瘤状石灰化症	264, 265	
上衣腫	349, 351, 352	
上衣腫のWHO分類	350	
小円形低信号	252	
小円形細胞腫瘍	237	
小円筋浮腫	425	
上行路	344	
踵舟骨癒合症	546	
小石灰化結節	132	
焦点サイズ	4	
小児の化膿性関節炎	122	
小児の膝MRI	521	
静脈血栓	81	
静脈石	251	
上腕骨頭大結節骨折	413	
上腕骨内旋	21	

上腕二頭筋長頭腱亜脱臼	420	
上腕二頭筋長頭腱炎	418, 418	
上腕二頭筋長頭腱断裂	419, 420	
上腕二頭筋長頭腱脱臼	420	
腎癌	213, 213	
神経芽腫骨転移	223	
神経原性浮腫	423	
神経絞扼	443, 450, 451, 453	
神経絞扼症候群	284, 284	
神経根障害	329	
神経障害性関節症	130, 131	
神経鞘腫	252, 253, 256, 352, 357, 548	
神経線維腫	252	
神経線維腫症1型	299, 300	
神経線維腫症2型	299, 301, 349	
神経皮膚症候群	299	
人工ニューラルネットワーク	93	
浸潤性骨破壊	245	
腎性骨異栄養症	158, 159	
新鮮脆弱性圧迫骨折	196	
靱帯骨棘	101	
靱帯弛緩	75	
靱帯断裂	74	
靱帯病変の超音波診断	73	
浸透状骨破壊	223	

す

水素の原子核密度	38	
髄外血腫	363	
髄脊髄血管腫	361	
髄内血管腫	363	
髄膜	343	
髄膜腫	354	
髄膜皮髄膜腫	355	
頭蓋骨幹端異形成症	183	
頭蓋骨の異常	182	
菅谷分類	399, 399	
スキャッター	4	
ステロイド	151	
ストレス骨折	184	
スピン格子緩和	38	
スピンスピン緩和	38	
スポーツ障害	193	
スライスライン	428	

せ

星細胞腫	347, 349, 350	
脆弱性圧迫骨折	196	
脆弱性骨折	194, 218	
脆弱性骨折の原因	194	
生物学的製剤	112	
脊索腫	236, 236	
脊索性腫瘍	236	
赤色髄	287	
赤色髄過形成	290	
脊髄	342	
脊髄空洞症	358, 371	
脊髄係留	373	
脊髄血管障害	363	
脊髄梗塞	363	
脊髄硬膜外血腫	368	

脊髄硬膜動静脈瘻	366, 367	
脊髄サルコイドーシス	377	
脊髄視床路	345	
脊髄疾患	342	
脊髄腫瘍	347	
脊髄神経	342	
脊髄髄膜瘤	372, 373	
脊髄半側横断障害	379	
脊髄ヘルニア	379	
脊柱管	319, 342	
脊椎関節炎	100	
脊椎結核	336	
脊椎血管腫	218	
脊椎コイル	45	
脊椎骨折	341	
脊椎疾患	316	
脊椎すべり症	331	
脊椎の異常	175	
脊椎の正常解剖	316	
脊椎分離症	186, 332	
石灰化上皮腫	254	
石灰(沈着)性腱炎	73, 265	
石灰沈着性腱板炎	128, 412	
線維性骨異形成	241, 242	
線維組織球性腫瘍	233	
線維軟骨性塞栓症	366	
鮮鋭度	2, 4	
前外側インピンジメント症候群	542	
仙骨悪性リンパ腫	237	
仙骨脆弱性骨折	152, 201	
仙骨脊索腫	236	
前斜走線維	440	
前十字靱帯	511	
前十字靱帯完全断裂	511, 511	
前十字靱帯陳旧性断裂	513, 513	
前十字靱帯部分断裂	512, 512	
線状低エコー像	68	
全身MRI	54, 205	
全身骨骨転移	98	
全身性エリテマトーデス	104	
全身性疾患	299	
先天性奇形	371	
先天性脊椎骨端異形成症	169	
前方脱臼	406	
前方不安定症	404, 404	
前立腺癌	202, 203, 207, 210, 210	

そ

ソーセージ指	109	
ゾーン現象	254	
爪下外骨腫	269, 270	
増感紙	7	
層間剝離	396, 397	
造血器系の新生物	237	
造血器腫瘍	292	
造血髄	287	
増殖滑膜	113	
足関節	526	
足関節外足靱帯損傷	540	
足根管症候群	547, 548	
足根骨癒合症	546	

足根洞症候群	548, *549*
足底筋膜炎	**549**, *549*
足底線維腫症	**550**, *550*
続発性骨粗鬆症	194
続発性変形性関節症	136, 140
続発性無月経	*189*
側方陰影	59
側面すべり角	486, *487*
側弯	*371*
鼠径部痛	189
阻血性壊死	489
組織球症	304
組織コントラスト	40
外がえし	543
疎密度	57

た

第3中足骨疲労骨折	*192*
第5中足骨の疲労骨折	*193*
大結節骨折	*414*
退行期骨粗鬆症	*216*
代謝性骨疾患	149
大腿骨遠位皮質骨不整	524, *525*
大腿骨頸部骨折	*153*
大腿骨頸部脆弱性骨折	*198*
大腿骨頭壊死の病期分類	490
大腿骨頭すべり症	**486**, *486*
大腿骨頭軟骨下脆弱性骨折	*199*
大転子周囲疼痛症候群	*498*
大転子疼痛症候群	**498**
ダイナミックレンジ	11
ダイナミックレンジ圧縮処理	13
大理石骨病	183
多関節炎	100
多重反射	60
脱臼	*103*
脱臼肩	**406**
脱臼骨折	322, *323*
脱髄疾患	*373*
脱分化型脂肪肉腫	255
タナ障害	**523**, *524*
タナトフォリック骨異形成症	167, *170*
多発性筋炎	**277**, *278*
多発性硬化症	**373**, *375*
多発性骨髄腫	154, 236, **295**, *295*
多発性骨端異形成症	169
多発性内軟骨腫症	230
タリウム201	84
タリウムシンチ	84
単関節炎	100
単純X線写真	2, 2, 14
単純性骨囊腫	230, 235, **239**, *240*
弾性線維腫	*247*, 256
ダンベル型変形	167
ダンベル型腫瘤	352

ち

恥骨部痛	189
地図状骨破壊	223
遅発性脊椎骨端異形成症	175
中間肢節型短縮	172
肘関節	432

肘関節側面撮影法	22
中心管型脊柱管狭窄	330
肘部管	442, *443*
肘部管症候群	**451**, *452*
超音波	56
超音波ガイド下intervention	81
腸脛靱帯炎	**517**, *517*
腸骨骨転移	98
腸恥滑液包炎	**499**, 499
陳旧性脊椎骨結核	*336*

つ

椎間孔	319
椎間孔型脊柱管狭窄	330
椎間板	318
椎間板ヘルニア	*324*
椎間板ヘルニアの形態	325
椎弓根徴候	206
椎骨動脈	353
椎体圧迫骨折	216
椎体骨折	151, *321*
椎体内ヘルニア	214, *327*
椎体の異常	175
痛風	265
痛風性関節炎	*109*, **126**, *127*

て

低アルカリホスファターゼ血症	183
低エストロゲン血症	189
低カルシウム血症	158
定型亜急性・慢性骨髄炎	125
テクネチウム99m	84
デジタルX線画像処理	12
デスモイド	*260*
テニス肘	450
転移性骨腫瘍	202
点状軟骨異形成症	169
点状軟骨石灰化	168

と

透過線量	3
投球障害	444
投球(障害)肩	**385**, *386*, **400**, *429*
投球動作	401
橈尺靱帯	465
橈側側副靱帯	**442**, *442*
疼痛回避歩行	487
疼痛肩	*386*, *417*, **429**, *431*
糖尿病性筋梗塞	**275**, *276*
動脈瘤様骨囊腫	232, **240**, *241*
動揺肩	411
特発性大腿骨頭壊死	199, **489**, *490*
飛び石状の骨折	322
ドプラ像	64
トモシンセシス	12

な

内インピンジメント	**404**, *404*
内骨腫	218
内側滑膜ヒダ	523
内側側副完全断裂	*516*
内側側副靱帯	**440**, *441*, 515

内側側副靱帯損傷	*200*, **448**, *448*, 449
内側側副靱帯微細断裂	*516*
内側半月板	519
内側毛帯路	345
内軟骨腫	*225*, **230**, *230*
軟骨	106
軟骨下脆弱性骨折	199, **200**, **492**, *493*, 525
軟骨形成性腫瘍	**228**
軟骨性骨化結節	132
軟骨内骨化	166
軟骨肉腫	**231**, *231*
軟骨病変の超音波診断	67
軟骨変性	144, 146
軟骨帽	228, 228
軟骨無形成症	166, 167, *170*
軟骨腫瘍	244
軟部組織	109
軟部石灰化	*160*
軟部非腫瘍性疾患	264
軟膜	343

に

II型コラーゲン	136
肉ばなれ	*69*
2次性骨粗鬆症	150
2次性腫瘤状石灰化症	264
2次性動脈瘤様骨囊腫	215
2次性変形性股関節症	199
二分靱帯	541
乳癌	202, *203*, 205, 206, 208, 211, **215**
乳癌骨転移	298
乳剤	7
二裂膝蓋骨	*525*

ね

ねこひっかき病	*248*
粘液型脂肪肉腫	*258*, 258
粘液型・多形細胞型脂肪肉腫	256
粘液線維肉腫	259
粘液乳頭状上衣腫	349
捻曲性骨異形成症	176

の

脳腱黄色腫症	307, *309*
囊腫形成	138
囊胞	256
囊胞形成	*470*

は

肺癌	98, 202, 206, 208, 211, *214*, **215**
杯状拡大	157
杯状変形	166
肺腺癌	203, 209
ハイドロキシアパタイト	127
破壊性脊椎関節症	**160**, **162**, *162*
白質	343
白鳥の首変形	*103*
バケツ柄状断裂	*402*

バケツ柄断裂 519, 520	部分断裂 393	右上腕骨内軟骨腫 225
発育性股関節形成不全症 484	フラットパネルディテクタ 10	右大腿骨骨幹端線維性欠損 234
白血病 292	フレアリング 166	右大腿骨肉腫 223, 227
パラレルイメージング 54	プローブ 61	右大腿骨線維性骨異形成 242
破裂骨折 322, 323	プローブ走査法 62	耳・口蓋・指症候群 179
半月板 518	プロテオグリカン 136	**む**
半月板断裂 518	プロトン密度 38	ムコ多糖症 171
反応性関節炎 118, 118	分化型脂肪肉腫 249, 250, 255	虫食い状骨破壊 223, 227
反応性骨硬化 245	分節型後縦靱帯骨化症 338	虫眼鏡 16
ひ	分離線の信号変化 445	無症候性Chiari I型奇形 371
非外傷性脱臼 406	分裂膝蓋骨 524, 525	**や・ゆ・よ**
皮下サルコイドーシス 304	**へ**	野球肘 444, 449
光電子増倍管 10	ヘモジデリン 260	野球肘の複合損傷 449
非乾酪性類上皮細胞肉芽腫 377	ヘモジデリン沈着 233	有鉤骨骨折 471, 471
ピクセルサイズ 45, 46	ヘリカルスキャン 29	有効視野 32
肥厚性皮膚骨膜症 171	変形性関節症 104, 105, 134, 137	癒着性関節包炎 414
非骨化性線維腫 233	変形性頸椎症 313, 329	溶骨型骨転移 207
皮質脊髄路 346	変形性股関節症 137	腰髄 344
ピストルグリップ変形 496	変形性膝関節症 137	腰椎 316
ビタミンB12 380	変形性脊椎症 329	腰椎症 314
ビタミンD 155	変形性脊椎症による椎体の	腰椎椎間板ヘルニア 314
左鎖骨Ewing肉腫 239	fibrovascular degeneration 218	腰椎分離すべり症 332
左上腕骨血管腫 235	扁平上皮癌 214	腰椎変性すべり症 332
左上腕骨動脈瘤様血管腫 241	**ほ**	腰椎変性側彎症 332
左大腿骨巨細胞腫 233	ボーラー動作 187	腰痛 328
左大腿骨類骨骨腫 228	蜂窩織炎 276, 285, 285	腰部脊柱管狭窄図 330
ヒッチハイカー変形 103, 104, 105	傍関節唇嚢胞 423	**ら・り**
皮膚筋炎 277	傍骨性骨軟骨異型増生	ラチチュード 8
皮膚筋炎の特徴的皮膚症状 277	229, 268, 269	螺髪サイン 66
びまん性骨髄病変 291	放射状断裂 325	離断性骨軟骨炎
びまん性骨髄病変の鑑別 291	ボクセルサイズ 47, 48	445, 446, 447, 449
びまん性星細胞腫 348	母趾種子骨障害 540, 540	リトルリーグ肩 405
びまん性大細胞型B細胞リンパ腫 237	母子正面撮影法 23	リトルリーグ肘 448
びまん性特発性骨増殖症	ポジトロンカメラ 95	粒状性 2
340, 340, 341	ボタン穴変形 103	量子化 9
病的骨折 204, 211, 217	骨の正常解剖 221	良性軟部腫瘍 249
表皮嚢腫 256, 257	掘れ込み 139	緑色腫 292
疲労骨折 184, 228	**ま**	輪郭異常 68
ピロリン酸カルシウム結晶沈着症	マイクロスコピー・コイル 52, 53	リンパ球性白血病 292
110, 128, 129	膜形成性脂質異栄養症 307, 308	リンパ管腫 256
ふ	膜内骨化 166	**る・れ・ろ・わ**
フーリエ変換 48	マジックアングル効果 145	類骨骨腫 227, 228
不安定肩	末梢血管の超音波診断 79	レーザ光 10
385, 386, 400, 427, 429, 430	末梢神経絞扼症候群 472	励起パルス 39
フィルム特性曲線 8	末梢神経障害 284	冷膿瘍 335
フィルム濃度 8	末梢神経病変の超音波診断 76	礫音 135
フォトダイオード 11	魔法角現象・効果 388, 392, 392	裂離骨折 75, 448, 511
副甲状腺機能亢進症 158	マルチスライスCT 29, 30	連続型後縦靱帯骨化症 337
副甲状腺ホルモン 158	慢性コンパートメント症候群 273	肋骨疲労骨折 185
複合性局所疼痛症候群 104, 153	**み**	ロッキング 131
副舟状骨 539	ミオパシー 282	彎曲 169
副腎障害 539	右示指中手骨内軟骨腫 230	
付着部炎 117	右上腕骨単純性骨嚢腫 240	
フッ素18 95		
ぶどうの房状 252		

欧文

太字は「見出し語」，イタリック体は「症例写真」のページ番号を示します

A

absorption	2
acetabular head index（AHI）	485
achondroplasia	166, 167
acoustic enhancement	60
acoustic shadow	59
acquired osteochondroma	268
acromelic shortening	**173**
adamantinoma	243
ADCマップ	257
adhesive capsulitis	**414**
ALPSA病変	408, *409*
amyloid arthropathy	**160**
amyloidosis	**160**
amyotrophic lateral sclerosis（ALS）	283, *284*
aneurysmal bone cyst	**240**
anisotropy	60
ankylosing spondylitis（AS）	101
ankylosis body	138
antalgic gait	488
anterior cruciate ligament（ACL）	**511**, 513
anterior dislocation	406
anterior fat pad	22
anterior instability	404, *404*
anterior oblique ligament	440
anteroposterior（AP）	15
aplastic anemia	294
arachnoid	343
Artificial Neural Network（ANN）	93
asphyxiating thoracic dysplasia（ATD）	173
astrocytoma	347
attenuation	57
autotomography	19
avascular necrosis	489
avascular necrosis of the femoral head（AVN）	489
avulsion fracture	448, 511

B

Bモード像	**64**
B1不均一	51
Baker嚢胞	257, *525*
ballooning	*411*
Bankart病変	*406, 407*, 407, 409
bare area	*106*
basic calcium phosphate（BCP）	127
basic calcium phosphate（BCP）crystal deposition	127
Batson's paravertebral venous plexus	202
Batsonの静脈叢	202
BCP結晶沈着症	127
beautiful bone scan	207
Bennett病変	404, *405*
biceps tendinitis	418, *418*

bizarre parosteal osteochondromatous proliferation（BPOP）	229, **268**, *269*
blooming effect	129
BOLD像	273
bone infarction	489
bone island	**218**
bone marrow edema	116
bone resorption	158
Bone Scan Index（BSI）	93
bone stress injuries	188
BONENAVI®	93
Boutonnière deformity	103
bright light	16
Brodie膿瘍	*125*, 125, 228
brown tumor	159
Brown-Séquard症候群	379
bucket handle tear	**519**
Buddha's halo sign	66
Buddha's spiral hair sign	66
Buford complex	*403*
bunch of grapes appearance	252
buttressing	136

C

calcific tendinitis	**412**
calcifying epithelioma	254
calcium pyrophosphate dehydrate deposition（CPPD）disease	110
calcium pyrophosphate dihydrate（CPPD）crystal deposition disease	110, **128**
cam type FAI	496, *497*
cap sign	*351*
capsular osteophyte	136
carpal tunnel syndrome	**472**
cartilage cap	228
catching position	23
cellulitis	**285**
central osteophyte	136, *137*
cerebrotendinous xanthomatosis（CTX）	307
CE角	485
chain oblique	427
Charcot関節	**130**
Chiari Ⅰ型奇形	**371**, *372*
Chiari Ⅱ型奇形	372
chicken wire puttern	264
chloroma	292
chondrodysplasia punctata	169
chondrogenic tumors	**228**
chondrosarcoma	**231**
chordoma	**236**
chronic expanding hematoma	272
chronic tear of ACL	**513**
claw spur	329
cleidocranial dysplasia	169

557

cocktail sausage finger	109
Codman三角	224, *227*
cold abscess	335
cold spot	207
collimator	85
compartment syndrome	273
complete tear of ACL	511
complex regional pain syndrome (CRPS)	104, 153
compression fracture	216
compressive erosion	*107*, 111
computed radiography (CR)	10, 14
computer tomography (CT)	28
CT値	31
contrast	38
contrast resolution	58
conventional radiograph	2
corticospinal tract	346
craniometaphyseal dysplasia	183
crescent sign	490
cross table lateral (XTL)	17
cross-over sign	496
cubital tunnel syndrome	451
cupping	157, 166
cystic lesion	*447*

D

dactylitis	117, 118
dedifferentiated liposarcoma	255
degenerative "cysts"	138
delamination	147, 396
Denisのthree-column theory	322, 323
denticulate ligament	343
dermatomyositis	277
destructive spondyloarthropathy (DSA)	162
detritic arthritis	140
developmental dysplasia of the hip (DDH)	484
dGEMRIC	147
diabetic muscle infarction	275, *276*
diastrophic dysplasia	176
diffuse idiopathic skeletal hyperostosis (DISH)	340
discoid meniscus	521
disease activity score (DAS)	114
dislocation of the shoulder	406
disorder of accessory bones	539
distal femoral cortical irregularity	524
don't touch lesion	234
dots sign	*252*
double line sign	489
double PCL sign	519, *520*
double peak	519, *520*
dual-energy CT	126
Duchenne型筋ジストロフィ	282
dumbbell-shaped deformity	167
Dupuytren's exostosis	269
dura mater	343
dural tail sign	355

E

eburnation	135, 138
echo time (TE)	39
Eggers' cyst	138, *139*
elastofibroma	256
Ellis-van Creveld症候群	179
en plaque meningioma	*356*
enchondroma	230
enchondromatosis	230
enostosis	218
enthesitis	117
entrapment	443
entrapment neuropathy	284, 547
eosinophilic fasciitis	279, *280*
ependymoma	349
epidermal cyst	256
epidural hematoma	368
epiphyseal dysplasia	168
Erdheim-Chester病	304, 305, 307
erosion	106
Ewing肉腫	226, **238**, *239*
exostosis	228
expansile remodeling	*212*
extraskeletal myxoid chondrosarcoma	259
extraskeletal osteosarcoma	254

F

fascial tail sign	281
fatigue fracture	184
femoroacetabular impingement (FAI)	495, 496
fibrillar pattern	72
fibroblast growth factor 23 (FGF 23)	157
fibrohistiocytic tumors	233
fibrous dysplasia	241
field of view (FOV)	32
filamin	176
flat panel detector (FPD)	10, 11
flip angle	40
flipped meniscus	519, *520*
florid reactive periostitis	267, *268*
flow compensation	51
flow voids	*359*, *367*
footprint	398
fracture of the hamate	471
fracture of the scaphoid	469
fraying	157
French telephone receiver	169
frequency	57
Frohseアーケード	78
Frohseのarcade	452
fuid-fuid level	240
full-thickness tear	395

G

G-CSF	97, 297, *298*
ganglion	256
Garden分類	151

Garré硬化性骨髄炎	125
geographic pattern	223
giant cell tumor of bone	232
GLAD病変	408, *409*
glenohumeral joint dislocation	**406**
glycosaminoglycan(GAG)	147
Goutallier分類	398
gouty arthritis	126
granulaty	2
GRAPPA法	54
great trochanteric pain syndrome	**498**
greater tuberosity fracture	413
Guyon canal syndrome	473

H

hallux rigidus	141, *142*
hallux valgus	141, *142*
Havers管	221
hemangioblastoma	357
hemangioma	235, 251, **360**
hematopoietic neoplasms	237
hemophilic arthropathy	129
herniated disc	*324*
hidden lesion	421, *422*
Hill-Sachs病変	*410*
hitchhiker's deformity	103
hot spot	207
humeral avulsion of glenohumeral ligament (HAGL)	*410*, 410
Humphrey靱帯	514
hydroxyapatite(HA)	127
hyperparathyroidism	158
hypophosphatasia	183

I

ICRS cartilage grading	144
idiopathic osteonecrosis of the femoral hear(ION)	**489**
iliopsoas brusa	499
iliotibial band friction syndrome	**517**
in-phase	289
inferior glenohumeral ligament(IGHL)	*410*, 410
injury of lateral collateral ligament	**540**
injury of tibialis posterior tendon	**543**
insufficiency fracture	138, **218**
internal impingement	404, *404*
intertrabecular bone metastasis	204
intramuscular hematoma	272
intramuscular myxoma	259
ischiogluteal bursa	499
iso tropic像	50

J・K

Jaccoud変形	*104*, 104
Jefferson骨折	*321*
joint distension	415
jumper's knee	**522**
Kemp sign	186
Kienboöck病	**468**, *469*
Kim病変	*405*
Klein線	486
Klippel-Feil症候群	371
knee coil	53
Kniest異形成症	167
Kummel病	195

L

Langerhans cell histiocytosis(LCH)	304
Langerhans細胞組織球症	304, 305, *306*
Larsen症候群	176, 176
lateral collateral ligament(LCL)	442, **516**
lateral epicondylitis	**450**
lateral head-neck angle	486, 487
lateral meniscus(LM)	519
lateral pillar分類	488
lateral shadow	**59**
latitude	8
Lauenstein法	24
leukemia	*292*
Lichtman分類	468
lipoblastoma	255
lipoblastomatosis	255
lipoma	**249**, 255
lipoma arborescens	*250*
liposarcoma	258
little league shoulder	**405**
loose shoulder	**411**
Luschka関節	18, 329
lymphangioma	256

M

Maffucci症候群	230
magic angle effect・phenomenon	388, *392*, 392
magnetic resonance imaging(MRI)	**38**
MRIの原理	41
magnetic susceptibility effect	260
marble bone disease	183
march fracture	192
marginal erosion	111
marginal osteophyte	135, 136
medial collateral ligament(MCL)	440, **515**
medial collateral ligament injury	**448**
medial meniscus(MM)	519
medial shelf syndrome	**523**
megaepiphysis	168
Melnick-Needles症候群	179
membranous lipodystrophy	307
meninges	343
meningioma	354
meniscus	**518**
mesomelic shortening	**172**
metaphyseal chondrodysplasia	167
metaphyseal dysplasia	**165**
metaphyseal fibrous defect	**233**
Meyerding分類	333
middle glenohumeral ligament(MGHL)	*410*, 410
Milwaukee shoulder	141

mini brain sign	295
Modic分類	331
Modic分類 Type 1	*330*
Morton神経腫	*247*, **550**, *551*
moth-eaten pattern	223
motor neuron disease	**283**
MPNST	299
MPR像	34
MR関節造影	396
mucopolysaccharidosis	171
multiple echo	60
multiple epiphyseal dysplasia(MED)	169
multiple myeloma	295
multiple sclerosis(MS)	373
muscle contusion	271
muscle injury	**271**
muscular dystrophy	**282**, *283*
myelodysplastic syndrome(MDS)	293
myelofibrosis	*296*
myelomeningocele	**372**
myopathy	282
myositis ossificans	254, **266**, *266*
myotendinous strain	271
myxofibrosarcoma	259
myxoid liposarcoma	258
myxoid/pleomorphic liposarcoma	256

N

Nasu-Hakola病	307, *308*
necrotizing fasciitis	**278**, *279*
nerve entrapment syndrome	**284**, **472**
neurocutaneous syndromes	**299**
neurofibromatosis type 1(NF-1)	299
neurofibromatosis type 2(NF-2)	299, 349
neuromyelitis optica(NMO)	375
NMO-IgG	375
neuropathic arthropathy	**130**
nidus	227
nodular fasciitis	**280**, *281*
non-contiguous fracture	322
non-iso tropic像	50
non-ossifying fibroma(NOF)	**233**
Nora's lesion	229, **268**
notochordal tumors	**236**

O

offset	496
Ollier病	230
OPD syndrome	179
orange peel sign	280
os acetabuli	497
Osborne's band	442
Osgood-Schlatter病	522
ossification of the ligamentum flavum(OLF)	**338**
ossification of the posterior longitudinal ligament (OPLL)	**337**
osteoarthrosis(OA)	104, *134*
osteoblastoma	**227**

osteochodritis dissecans	**445**, **545**
osteochondroma	**228**
osteochondrosis	487
osteofibrous dysplasia	**243**
osteogenesis imperfecta	171
osteogenic tumors	**226**
osteoid osteoma	**227**
osteomalacia	**155**
osteomyelitis	**124**
osteonecrosis	138, **489**
osteopenia	**149**
osteoporosis	**149**
osteosarcoma	**226**
out-of-phase	289
outerbridge cartilage grading	144
overhanging edge	*109*
overmodeling	171
overuse syndrome	517

P

pachydermoperiostosis	171
Palmer分類	466
panniculitis ossificans	266
paralabral cyst	138, *139*
partial articular surface tendon avulsion lesion (PASTA)	393, *394*
partial tear of ACL	512
partial-thickness tear	393
partite patella	524
patellar tendinitis	522
pedicle sign	206
periosteal osteophyte	*137*
periosteal reaction	224
peripheral neuropathy	284
permeated pattern	223
Perthes病	408, *409*, **487**, **488**, 488, *489*
pes anserine bursitis	522
Pfirrmann分類	324
Phemisterの3徴候	124
phosphatouric mesenchymal tumor(PMT)	*156*
photodiode	11
photomultiplier tube(PMT)	10
pia mater	343
pigmented villonodular synovitis(PVNS)	**131**
pincer type FAI	**496**, *497*
pitting edema	119
pixel size	45
plantar fasciitis	549
plantar fibromatosis	550
POEMS症候群	*296*
polar cyst	*352*
polymyositis	**277**, *278*
positive standing sign	188
positron emission tomography(PET)	95
PET/CT	95
PETカメラ	95
posterial wall sign	496
posterior cruciate ligament(PCL)	**514**

posterior dislocation	**411**
posterior fat pad	22
posterior interosseous nerve palsy	**452**
posterior labral tear	**405**
posterior oblique ligament	440
posterior tilt angle(PTA)	486, 487
posteroanterior(PA)	15
primary generalized osteoarthritis	140
primary lymphoma of bone	237
primary neurulation	372
prominence of ischial spine sign	496
prominent posterior wall	496
proteoglycan	136
protrusion acetabuli	*107*, 112
pseudoachondroplasia	167
pseudonormalization	363
pseudosarcomatous fibromatosis	280
pseudotumor	162
psoriatic arthritis(PA)	104, **117**
pyogenic arthritis	122
pyogenic spondylodiscitis	**333**
pyogenic/tuberculous spondylodiscitis	218
pyomyositis	276, *277*

Q・R

quadrilateral space症候群	**424**, *425*
radial collateral ligament	442
RANKL-RANK	154
rapidly destructive arthrosis(RDA)	**494**
rapidly destructive coxarthropathy(RDC)	**494**
rapidly destructive coxarthrosis	141
ray sum像	34
reactive arthritis	**118**
RECIST	263
rectilinear propagation	56
reflection	56
refraction	56
regional migratory osteoporosis	154
reinforcement line	152
renal osteodystrophy	158
repetition time(TR)	39
resolution	58
rhabdomyolysis	274, *274*, *275*
rheumatoid arthritis(RA)	100, *103*, 105, *107*, **111**, *113*
RAの診断基準	102
rhizomelic shortening	172
rickets	155
rotator cuff tear	**393**
rotator cuff tear arthropathy	*141*, 141
rotator cuff tendinopathy	**392**
rotator interval lision	**415**
RS3PE症候群	**119**

S

SAPHO 症候群	**119**, **120**, **218**
sarcoidosis	**303**, **377**
saturation pulse	50
scalloping	352, *354*
scapholumate dissociation	468
scapula-Y view	411
scatter radiation	4
Schmorl結節	214, *327*
schwannoma	256, **352**
sclerosing osteomyelitis of Garré	125
scooping-out	138
SENSE法	54
sensitivity	**58**
sharpness	2
Sharp角	485
signal void	*447*
simple bone cyst	**239**
Sinding-Larsen-Johansson病	522
skeletal related event(SRE)	204
skyline view	24
SLAP病変	**401**, *402*
slipped capital femoral epiphysis	**486**
small round cell tumor	224, 237
spatial resolution	**58**
specific absorption rate(SAR)	51
SPECT/CT装置	86
speed test	418
spinal cord	**342**
spinal cord herniation	**379**
spinal cord infarction	**363**
spinal dural arterioveous fistula	**366**
split fat sign	253
spondyloarthropathy(SpA)	100
spondyloepiphyseal dysplasia congenital(SEDC)	169
spondylolisthesis	**331**
spondylosis	**329**
spontaneous osteonecrosis	138, 525
spontaneous osteonecrosis of the knee(SONK)	200
standardized uptake value(SUV)	96
sterol 27-hydroxylase	309
Stickler症候群	169
stiff shoulder	**414**
stippled epiphysis	**168**
stress fracture	184
subacromial impingement	393
subacute combined degeneration of spinal cord	**380**
subchondral bone resorption	159
subchondral erosion	138
subchondral insufficiency fracture of the knee(SIFK)	200
subchondral insufficiency fracture(SIF)	**199**, **492**, **525**
sublabral hole	*403*
sublabral recess	*402*
subluxation of the long head of biceps brancii	**420**
subungual exostosis	269, *270*
Sugaya分類	*399*, 399
sun-rise view	24
superficial surface resorption	112
superior glenohumeral ligament(SGHL)	417
superscan	207
suprapatellar bursa	25
suprascapular nerve entrapment syndrome	**423**

suture anchor ··· 398
swan neck deformity ······································ 103
swimmer's view ·· 17
symptomatic os trigonum ····························· 540
symptomatic sesamoid bone ······················· 540
syndesmophyte ··· 101
synovial cyst ··· 256, 329
synovial osteochondromatosis ···················· 132
synovitis-acne-pustulosis-hyperostosisosteitis
　syndrome ··· 119

T

T1 rho mapping ··· 147
T2 map ··· 53, 147
tarsal coalition ··· 546
tarsal sinus syndrome ·································· 548
tarsal tunnel syndrome ································· 547
tear drop distance (TDD) ······························ 488
tear of the long head of the biseps branchii ····· 419
temporal resolution ··· 59
thanatophoric dysplasia ································ 167
Thomazeau分類 ·· 398
throwing injury of the shoulder ····················· 400
throwing position ·· 23
toxic shock-like syndrome ···························· 278
traction spur ·· 329
transcatheter arterial embolization (TAE) ········· 212
transient bone marrow edema syndrome ······ 491
transient osteoporosis ·································· 153
transient osteoporosis of the hip (TOH) ········ 491
transit ·· 2
triangular fibrocartilage complex (TFCC) ····· 465, 466, 467
TRPV4 ··· 168
tuberculous arthritis ······································· 123
tuberculous spondylodiscitis ························ 335
tuberous sclerosis (TS) ································· 302
tumor-induced osteomalacia ························ 157
tumoral calcinosis ··· 160
tumoral calcinosis (TC) ··························· 264, 265
Turret's exostosis ·· 268
type II collagen ·· 136

U

ulnar collateral ligament ································ 440

ulnar variance ·· 465, 465
ulnocarpal abutment syndrome ··················· 467
ulnocarpal impaction syndrome ··················· 467
undermodeling ·· 171
unhappy triad ·· 519

V

vascular tumors ··· 235
vegan ··· 380
venous thrombosis ··· 81
vertebral body fracture ································· 151
vertebral hemangioma ·································· 218
von Hippel-Lindau病 ······························ 357, 358
voxel size ·· 47
VR像 ·· 34

W

water excitation ··· 447
Weber-Christian病 ·································· 285, 286
well-differentiated liposarcoma ···················· 255
whiskering ··· 104
WHO腫瘍組織分類 ······································· 248
window of opportunity ·································· 114
Wormian bone ·· 182, 183
Wrisberg靱帯 ·· 514

X·Y

X線の吸収・透過 ·· 2
X線フィルム ·· 7
X線露光量 ·· 8
Yergason徴候 ·· 418

その他

α角 ·· 496
ΔADC ·· 263
Δvolume ·· 262
14番染色体父性片親性ダイソミー (UPD14) ····· 179
^{18}F-fluorodexyglucose (FDG) ·························· 95
^{201}Tl ·· 84
3.0T MRI ··· 51
3次元CT ·· 33
6つのD ·· 130
^{67}Ga ·· 84
^{99m}Tc ··· 84

新 骨軟部画像診断の勘ドコロ

2015年1月1日　第1版第1刷発行
2020年5月20日　　　　第4刷発行

- 監修　髙橋雅士　たかはし まさし
- 編集　藤本　肇　ふじもと はじめ
- 発行者　三澤　岳
- 発行所　株式会社メジカルビュー社
　〒162-0845　東京都新宿区市谷本村町2-30
　電話　03(5228)2050(代表)
　ホームページ　https://www.medicalview.co.jp

　営業部　FAX 03(5228)2059
　　　　　E-mail eigyo@medicalview.co.jp

　編集部　FAX 03(5228)2062
　　　　　E-mail ed@medicalview.co.jp

- 印刷所　シナノ印刷株式会社

ISBN978-4-7583-0898-4 C3347

©MEDICAL VIEW, 2015. Printed in Japan

・本書に掲載された著作物の複写・複製・転載・翻訳・データベースへの取り込みおよび送信(送信可能化権を含む)・上映・譲渡に関する許諾権は,(株)メジカルビュー社が保有しています.
・JCOPY〈出版者著作権管理機構 委託出版物〉
本書の無断複製は著作権法上での例外を除き禁じられています.複製される場合は,そのつど事前に,出版者著作権管理機構(電話 03-5244-5088,FAX 03-5244-5089,e-mail:info@jcopy.or.jp)の許諾を得てください.

・本書をコピー,スキャン,デジタルデータ化するなどの複製を無許諾で行う行為は,著作権法上での限られた例外(「私的使用のための複製」など)を除き禁じられています.大学,病院,企業などにおいて,研究活動,診察を含み業務上使用する目的で上記の行為を行うことは私的使用には該当せず違法です.また私的使用のためであっても,代行業者等の第三者に依頼して上記の行為を行うことは違法となります.

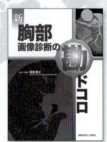

「画像診断の勘ドコロ」シリーズ，待望の新版誕生！

新 画像診断の勘ドコロ

- 2006年に刊行され好評を博した人気シリーズが新しくなって登場。
- 先輩医師が後輩医師に現場で伝授している診断のおさえどころを臨床と技術の両面から学べる。
- 新版では心臓，頭頸部，脊髄などの領域を新たに加え，最新の知見も追加。
- 新たに乳房の巻が加わり，全身を網羅したシリーズとなっている。

監修 髙橋 雅士 友仁山崎病院病院長

新 頭部 画像診断の勘ドコロ
編集 前田 正幸
三重大学医学部附属病院
中央放射線部准教授

定価（本体 8,000円＋税） ISBN978-4-7583-0895-3
B5変型判・412ページ・2色刷（一部カラー） 写真1,200点・イラスト30点

新 胸部 画像診断の勘ドコロ
編集 髙橋 雅士
友仁山崎病院病院長

定価（本体 9,000円＋税） ISBN978-4-7583-0896-0
B5変型判・544ページ・2色刷（一部カラー） 写真1,500点・イラスト60点

新 腹部 画像診断の勘ドコロ
編集 兼松 雅之
岐阜大学医学部附属病院
放射線科臨床教授

定価（本体 8,000円＋税） ISBN978-4-7583-0897-7
B5変型判・432ページ・2色刷（一部カラー） 写真1,200点・イラスト30点

新 骨軟部 画像診断の勘ドコロ
編集 藤本 肇
沼津市立病院放射線科部長

定価（本体 9,500円＋税） ISBN978-4-7583-0898-4
B5変型判・580ページ・2色刷（一部カラー） 写真1,200点・イラスト120点

★ 新 乳房 画像診断の勘ドコロ
編集 角田 博子
聖路加国際病院
放射線科乳房画像診断室室長

定価（本体 9,000円＋税） ISBN978-4-7583-1596-8
B5変型判・392ページ・オールカラー 写真750点・イラスト90点

★：最新刊

メジカルビュー社
http://www.medicalview.co.jp
※ご注文，お問い合わせは最寄りの医書取扱店または直接弊社営業部まで。
〒162-0845 東京都新宿区市谷本村町2番30号
TEL.03(5228)2050 FAX.03(5228)2059
E-mail（営業部）eigyo@medicalview.co.jp

スマートフォンで書籍の内容紹介や目次がご覧いただけます。